临床消化内镜诊断图谱

第 2 版

Clinical Gastrointestinal Endoscopy
A Comprehensive Atlas
2nd edition

主　编　Hoon Jai Chun　Suk-Kyun Yang
　　　　Myung-Gyu Choi

主　译　王志强　令狐恩强

副主译　吴　诚　赵　锐

译　者（以姓氏笔画为序）
　　　　王洪阳　刘与之　孙　曦　李云奇　李婷婷
　　　　苏斌斌　吴丽丽　周凌霄　韩英杰　穆　晨

中原出版传媒集团
中原传媒股份公司

河南科学技术出版社
· 郑州 ·

内容提要

本书由韩国内镜专家编写，解放军总医院王志强、令狐恩强等内镜专家翻译，以高清图解方式系统地阐述了咽喉、食管、胃、小肠、结直肠等部位正常及正常变异的内镜下表现，炎症、息肉、肿瘤等常见和少见疾病的内镜下特征与诊断要点。对目前通用的内镜术语与镜下分型进行了梳理，并介绍了基于设备的图像增强内镜、共聚焦内镜、经鼻内镜、胶囊内镜等新的内镜技术及临床应用实例。精选的高分辨率消化道内镜图像，几乎涵盖了全消化道（从口咽到直肠）典型和非典型病变图像，且极具代表性。本书内容丰富，图像精美，有助于读者直观学习，适合消化内镜医师及相关学科医师阅读参考。

图书在版编目（CIP）数据

临床消化内镜诊断图谱 / （韩）胡恩春，（韩）阳苏均，（韩）崔勉奎主编；王志强，令狐恩强主译. — 2 版. —郑州：河南科学技术出版社，2022.7

ISBN 978-7-5725-0826-4

Ⅰ. ①临… Ⅱ. ①胡… ②阳… ③崔… ④王… ⑤令… Ⅲ. ①消化系统疾病—内窥镜检—图谱 Ⅳ. ①R570.4-64

中国版本图书馆 CIP 数据核字（2022）第 097913 号

First published in English under the title
Clinical Gastrointestinal Endoscopy: A Comprehensive Atlas (2nd ed.)
edited by Hoon Jai Chun, Suk-Kyun Yang and Myung-Gyu Choi
Copyright © Springer Nature Singapore Pte Ltd., 2018
This edition has been translated and published under licence from
Springer Nature Singapore Pte Ltd.
Springer Nature Singapore Pte Ltd. 授权河南科学技术出版社
独家发行本书中文简体字版本。
版权所有，翻印必究

备案号：豫著许可备字-2022-A-0024

出版发行：河南科学技术出版社
　　　　　北京名医世纪文化传媒有限公司
　　　　　地址：北京市丰台区万丰路 316 号万开基地 B 座 115 室　　　邮编：100161
　　　　　电话：010-63863168　010-63863186
策划编辑：梁紫岩　杨磊石
文字编辑：周文英
责任审读：周晓洲
责任校对：张　娟
封面设计：吴朝洪
版式设计：吴朝洪
责任印制：程晋荣
印　　刷：河南瑞之光印刷股份有限公司
经　　销：全国新华书店、医学书店、网店
开　　本：889mm×1194mm　1/16　　印张：36.5　字数：1035 千字
版　　次：2022 年 7 月第 1 版　　2022 年 7 月第 1 次印刷
定　　价：398.00 元

主译简介

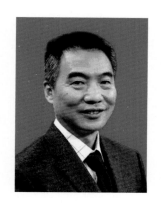

王志强　解放军总医院第二医学中心消化内科主任医师，中央及军队保健会诊专家。曾任中华医学会消化病学分会肝胆疾病协作组委员兼秘书，中华医学会消化内镜分会超声内镜学组委员。现任中华医学会消化内镜分会老年内镜学组副组长。在消化内镜诊断及治疗方面具有丰富的经验，在国内较早开展了多种新技术，如超声内镜（EUS）诊断、介入超声（超声内镜引导下的纵隔、腹膜后病变穿刺活检等）内镜下多种疾病的微创治疗（消化道早期癌的内镜下切除、各种黏膜下肿物的内镜下切除等），B超、X线双引导治疗不能手术和内镜治疗的复杂胆管狭窄，难治性食管良性狭窄的微创治疗，自发性食管破裂的微创治疗等。参加及主持了7项省部级课题，并获得多项医疗成果奖，获批国家发明及实用新型专利6项。发表SCI论文及中文论著40余篇，参编专著5部。

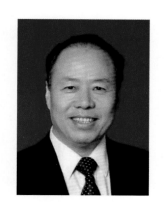

令狐恩强　解放军总医院消化内科医学部主任、主任医师、教授。任中华医学会消化内镜学分会主任委员，中国医师协会内镜医师分会副会长，北京医学会消化内镜分会主任委员，《中华胃肠内镜电子杂志》总编辑，《中华消化内镜杂志》副总编。吴阶平医药创新奖获得者，3次获得ACG奖。

原著者名单

Jeong-Sik Byeon Department of Gastroenterology, Asan Medical Center, University of Ulsan College of Medicine, Seoul, Korea

Jae Myung Cha Department of Internal Medicine, Kyung Hee University College of Medicine, Seoul, South Korea

Jun-Hyung Cho Digestive Disease Center, Soonchunhyang University Hospital, Seoul, South Korea

Young Sin Cho Department of Internal Medicine, Soonchunhyang University College of Medicine, Cheonan, South Korea

Hwang Choi Division of Gastroenterology, College of Medicine, The Catholic University of Korea, Seoul, South Korea

Il Kwun Chung Department of Internal Medicine, Soonchunhyang University College of Medicine, Cheonan, South Korea

Woo Chul Chung Department of Internal Medicine, St. Vincent's Hospital, College of Medicine, The Catholic University of Korea, Suwon, Gyeonggi-Do, South Korea

Sung Pil Hong Department of Surgery and Cancer, Imperial College London, London, UK

Sung Noh Hong Department of Medicine, Samsung Medical Center, Sungkyunkwan University School of Medicine, Seoul, South Korea

Jong Pil Im Department of Internal Medicine and Liver Research Institute, Seoul National University College of Medicine, Seoul, South Korea

Jae Young Jang Division of Gastroenterology, Department of Internal Medicine, College of Medicine, Kyung Hee University, Seoul, South Korea

Seong Ran Jeon Department of Internal Medicine, Soonchunhyang University College of Medicine, Seoul, South Korea

Bora Keum Division of Gastroenterology and Hepatology, Department of Internal Medicine, Korea University College of Medicine, Seoul, South Korea

Eun Soo Kim Department of Internal Medicine, Kyungpook National University School of Medicine, Daegu, South Korea

Eun-Sun Kim Division of Gastroenterology and Hepatology, Department of Internal Medicine, Korea University College of Medicine, Seoul, South Korea

Gwang Ha Kim Department of Internal Medicine, Pusan National University School of Medicine, Busan, South Korea

Hyun Gun Kim Department of Internal Medicine, Soonchunhyang University College of Medicine, Seoul, South Korea

Jin-Oh Kim Department of Internal Medicine, Soonchunhyang University College of Medicine, Seoul, South Korea

Kyoung Oh Kim Department of Internal Medicine, Gachon University of Medicine and Science, Incheon, South Korea

Sang Gyun Kim Department of Internal Medicine, Liver Research Institute, Seoul National University College of Medicine, Seoul, South Korea

Bo-In Lee Department of Gastroenterology, The Catholic University of Korea, Seoul, South Korea

Hang Lak Lee Department of Internal Medicine, Hanyang University College of Medicine, Seoul, South Korea

Jun Haeng Lee Department of Medicine, Samsung Medical Center, Sungkyunkwan University School of Medicine, Seoul, South Korea

Sang Kil Lee Department of Internal Medicine, Yonsei University College of Medicine, Seoul, South Korea

Chul-Hyun Lim Department of Internal Medicine, The Catholic University, Seoul, South Korea

Jae Myung Park Department of Internal Medicine, The Catholic University of Korea, Seoul, South Korea

Jun Chul Park Department of Internal Medicine, Yonsei University College of Medicine, Seoul, South Korea

Kyung Sik Park Department of Internal Medicine, Dongsan Medical Center, Keimyung University College of Medicine, Daegu, South Korea

Ki-Nam Shim Department of Internal Medicine, Ewha Womans University College of Medicine, Seoul, South Korea

Woon Geon Shin Department of Internal Medicine, Kangdong Sacred Heart Hospital, Hallym University College of Medicine, Seoul, South Korea

Ho June Song Division of Gastroenterology, Department of Internal Medicine, Asan Medical Center, University of Ulsan College of Medicine, Seoul, South Korea

Jeong-Yeop Song Department of Gastroenterology, Korea Association of Health Promotion, Suwon, South Korea

Byong Duk Ye Department of Gastroenterology and Inflammatory Bowel Disease Center, Asan Medical Center, University of Ulsan College of Medicine, Seoul, South Korea

译者名单

主　译　王志强　解放军总医院第二医学中心消化内科
　　　　令狐恩强　解放军总医院第一医学中心消化学部
副主译　吴　诚　解放军总医院第二医学中心消化内科
　　　　赵　锐　四川省肿瘤医院内镜诊治部
译　者（以姓氏笔画为序）
　　　　王洪阳　解放军总医院第六医学中心耳鼻咽喉头颈外科医学部
　　　　刘与之　四川大学华西医院消化内科
　　　　孙　曦　解放军总医院第二医学中心消化内科
　　　　苏斌斌　解放军总医院第二医学中心消化内科
　　　　李云奇　解放军总医院第一医学中心消化学部
　　　　李婷婷　解放军总医院第二医学中心消化内科
　　　　吴丽丽　解放军总医院第二医学中心消化内科
　　　　周凌霄　四川省肿瘤医院内镜诊治部
　　　　韩英杰　解放军总医院第五医学中心肿瘤医学部
　　　　穆　晨　解放军总医院第一医学中心消化学部

原版序

《临床胃肠内镜》第 1 版出版至今已有 5 年。第 1 版成为一部对多数胃肠内镜医师都有帮助的图书。《临床胃肠内镜》第 1 版收录了约 2000 张上、中、下消化道的内镜图像，涵盖了主要的胃肠道病变和疾病变化过程，包括肿瘤、炎症和其他疾病。清晰、高分辨率的典型和非典型病变图像，以及精心选择的先进技术（如超声内镜、胶囊内镜、球囊辅助内镜）的内镜图像是第 1 版的独特之处。基于上述特点，第 1 版《临床胃肠道内镜》已成为世界上最受欢迎的胃肠道内镜图集之一。

近年来，随着技术的进步，胃肠内镜领域得到了迅速的发展。图像的分辨率有了显著的提高。光源多种多样，图像后处理技术不断发展。此外，新的仪器如共聚焦激光显微内镜也相继涌现。过去 5 年的一系列进展促使我们出版了第 2 版的《临床胃肠内镜》，为内镜医师提供最新版本的胃肠道内镜图集。

第 2 版有几个新特点。首先，大部分内镜图像已更新为高分辨率图像。高分辨率图像是发现早期病变和精准内镜诊断的关键因素。现在大多数内镜厂家提供高分辨率内镜设备。为了满足读者的需求，第 2 版所有章节都提供了优秀的、清晰的、高分辨率的图像。其次，第 2 版涵括了一些新颖的内镜技术介绍和应用图谱。基于设备的图像增强内镜，如窄带成像和计算机虚拟色素内镜系统，现在已广泛应用于临床。第 2 版包括了这些图像增强内镜的基础知识，以及精选的图像。

共聚焦激光显微内镜是另一种新型的实时组织学诊断内镜技术。第 2 版介绍了共聚焦激光显微内镜的基本原理，并提供了典型的图像。还收录了其他新的内镜技术的高质量图像，如经鼻内镜，全视野结肠镜，结肠胶囊内镜。第 2 版每一章的最后提供了专题测验病例或有趣的小测验。这些小测验总结了相关章节的复杂知识和图像，为读者提供了一个有趣的测试，从而强化对章节的理解和知识的熟练应用。

除此之外，第 2 版对图集的内容进行了系统的整理。根据消化道的解剖结构，分为食管、胃、小肠和结直肠。每一节中，首先介绍正常的内镜检查结果，后续的分章节再详细解释常见疾病。最后，包括"杂项"病变在内的一些罕见病由独立章节涵盖。第五部分详细介绍前面描述的新型内镜技术。第 2 版这种有序的组织结构将有助于读者系统地学习胃肠内镜。

《临床胃肠内镜》第 2 版的更新改进还包括出色的高分辨率图像、新型内镜技术的部分，以及每个章节末尾趣味测验。这些为内镜医师提供系统的知识和胃肠道内镜病变的诊断及鉴别诊断工具。本书将成为初学者或高级内镜医师的胃肠内镜的工具书，并将有效地帮助临床医师解决他们在日常内镜实践工作中遇到的各种各样的问题。

我们感谢所有参与编写《临床胃肠内镜》第 2 版的作者和提供内镜图像的贡献者。因为他们的贡献和努力，我们创造了一部辉煌的作品。我们希望该图谱能成为胃肠内镜医师的主要参考资料。

Seoul, Korea   Hoon Jai Chun

Seoul, Korea   Suk-Kyun Yang

Seoul, Korea   Myung-Gyu Choi

中文版前言

对于消化内镜医师来说，不仅要熟练掌握消化内镜操作技能，而且对消化内镜下疾病识别能力的掌握也尤为重要。任何一位医师都极难亲身遇见所有的消化道疾病病例，也很难系统全面地对消化道所有的疾病都能做到"病随镜识""见图识病""无病不识"，所以需要取他人所长，以丰富自身的临床经验。

韩国内镜专家出版的《临床胃肠内镜》第2版（我们译为《临床消化内镜诊断图谱》）涵盖了大多数主要的胃肠道疾病，对疾病进行了简单而实用的介绍，并以高清图解方式全面系统地阐述了咽喉、食管、胃、小肠、结直肠等部位的正常内镜下表现、常见疾病及少见疾病，对目前通用的内镜术语与镜下分型进行了梳理。另外，在书中对基于设备的图像增强内镜、共聚焦内镜、经鼻内镜、胶囊内镜等新的内镜技术的基本知识及临床应用实例进行了介绍。书中选用的图像清晰，分辨率高，包括了约2000张上、中、下消化道的内镜图像，几乎涵盖了全消化道（从口咽到直肠）各种常见病和少见病的典型和非典型病变图像，且极具代表性，有助于我们更好地认识胃肠道疾病，更好地在内镜下诊断胃肠道疾病，为内镜医师提供极具参考价值的消化道内镜图集。

关于消化内镜相关的优秀图书不少，我们也希望此书能成为消化内科及消化内镜医师工作学习的参考，帮助低年资的医师学习进步，供高年资医师参考，探讨。本书的翻译工作主要由长期从事临床消化内镜的医师参加编译，过程中反复推敲，力求精准表达原意。相信读者朋友们通过对本书提供的内镜图像和理论的学习，再结合日常工作实践，能有效提高诊断水平。相信本书的出版必将有利于提升我国消化内镜医师的整体诊断水平，更好地造福于人民群众。

最后，感谢在本书翻译过程中做出奉献及努力的同仁，更感谢提供本书原著的韩国同仁，希望中韩的内镜医学事业能更加辉煌。同时对于书中疏漏不足之处，敬请同道们批评指正。

王志强　令狐恩强

2021年10月　于北京

目 录

第 1 章　正常上消化道及正常变异

Kyoung Oh Kim

导读

1.1　口腔、咽部和喉部

　　内镜进入人体开始检查时，首先看到的是口腔、咽部和喉部。由于这些部位存在咽喉反射，且检查者不重视，通常没有被仔细观察。然而口腔、咽和喉部常存在多种肿瘤和其他病变，应当仔细观察。使用前视内镜时，舌位于上方，而硬腭位于下方（图 1.1a）。随着内镜的深入，先后可见硬腭、软腭，并观察到悬雍垂（图 1.1b）。当窥见悬雍垂时，继续插入内镜不要触碰悬雍垂。通过悬雍垂后可见会厌，之后可见声带和下咽部（图 1.2）。当内镜通过下咽左侧进入梨状窝时，应注意不要插入左侧梨状窝上方。随后可见食管上括约肌和食管上段。食管上段解剖结构薄弱，内镜粗暴插入时有穿孔的风险。咽喉部和食管表层均由鳞状上皮组成。喉是咽喉的一部分，位于舌根和气管之间。喉部包括声带，当气体进入时，声带会振动并发出声音。

　　喉包括三个部分　①声门上区：声带上方的喉上部，包括会厌。②声门区：声带所在的喉中部。③声门下区：声带和气管之间的喉下部。

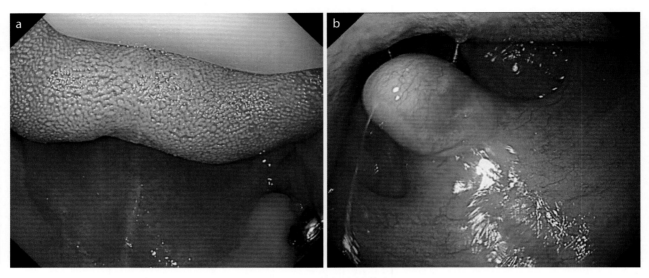

图 1.1   口腔的内镜检查

a. 口腔；b. 悬雍垂，位于舌体和硬腭之间。

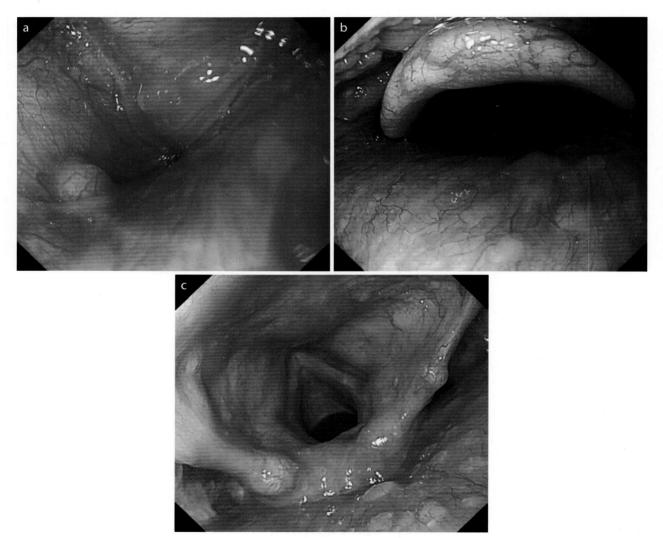

图 1.2   喉部的内镜检查

a. 梨状窝；b. 会厌和咽部；c. 喉部和声带。

1.2　食管

正常食管黏膜光滑，粉红色，薄于胃壁。表层血管在食管入口和食管胃结合部（EGJ）纵向走行，在其他区域呈分支血管网。

1.2.1　颈段食管

食管颈段始于食管上括约肌，长 4~5cm（距门齿 15~20cm）。食管上括约肌下方的颈段食管后壁 Laimer 三角缺乏纵行肌，当这个部位变薄弱时，下咽黏膜形成 Zenker 憩室，即食管后部和环咽薄弱部分形成一个囊袋。若操作人员强行将内镜插入憩室，则易发生穿孔。颈部食管常可见红色或鲑鱼色黏膜岛。黏膜岛表层黏膜由胃柱状上皮构成，诊断为食管胃黏膜异位或食管入口胃斑。食管胃黏膜异位常被认为是一种先天性疾病，是因为胚胎食管不完全上皮化形成。食管胃黏膜异位主要位于食管上括约肌下方（图 1.3）。绝大多数食管胃黏膜异位不会引起临床症状；然而，一些食管胃黏膜异位患者会有吞咽困难、吞咽疼痛或烧心等主诉。颈段食管是患者在内镜检查通过时最不适的部位，因此操作者在插入内镜通过该部位时应多加注意。

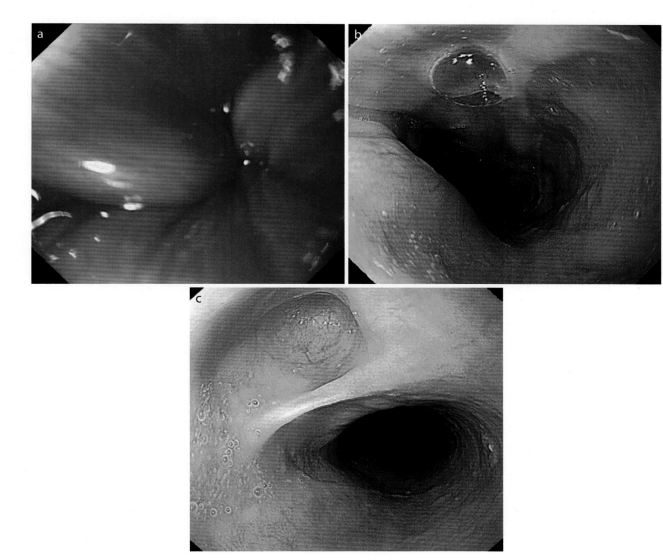

图 1.3　颈段食管

a. 食管上括约肌；b. 异位胃黏膜；c.Zenker 憩室。

1.2.2　胸段食管

胸段食管始于胸廓入口，止于食管胃结合部，分为上、中、下三段（距门齿 20~40cm）。

食管上段后壁可见外源性压迹，于食管第二生理性狭窄部位（距门齿约 28cm）可见主动脉弓和左主支气管压迹。食管中段前壁可以观察到左心房搏动造成的压迹（图 1.4），在心脏肥大患者中尤为显著。主动脉走行于食管左后壁。约有 1/10 接受内镜检查的患者在胸段食管可检出糖原棘皮症。这个结果不是病理性的，无须色素内镜检查或活检。

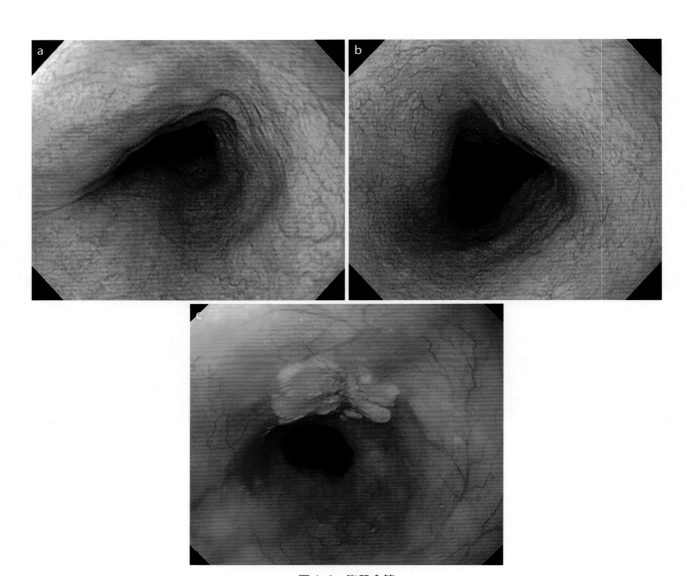

图 1.4　胸段食管
a. 主动脉弓和左主支气管压迹；b. 心脏、左心房压迹；c. 糖原棘皮症。

1.2.3　食管胃结合部

食管胃结合部（EGJ）是指食管末端复层鳞状上皮和胃起始端柱状上皮之间的区域。EGJ 近端 2cm 位于膈食管裂孔水平，远端 2cm 位于腹腔膈肌以下（Nishi 分型）。食管裂孔疝患者的食管胃结合部松弛开放，在食管侧可观察到胃黏膜。

食管静脉在食管黏膜下层呈树枝状纵向延伸，汇聚呈柱状血管。在食管胃结合部，静脉穿过黏膜肌层，在食管表层可见呈纵行栅栏状（图 1.5）。在日本，食管胃结合部在内镜下定义为纵行栅栏状血管的末端。然而在西方国家，食管胃结合部的定义是胃皱襞的近端。

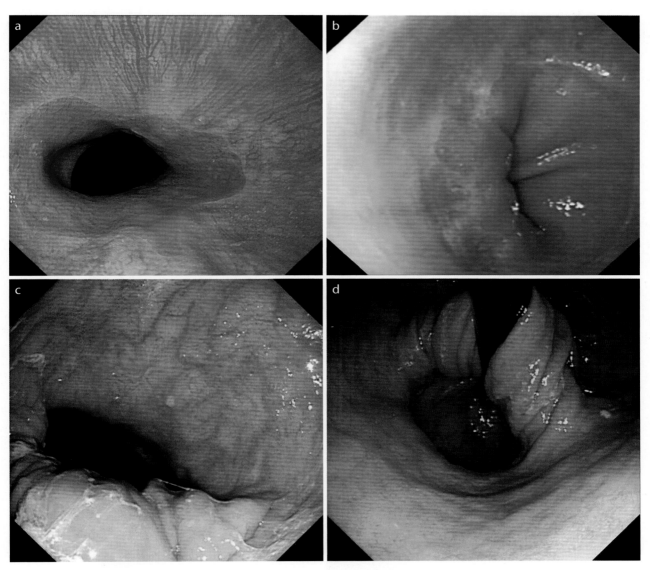

图 1.5　食管胃结合部
a. 食管下段可见纵行栅栏状血管；b. 食管胃结合部的标志；胃皱襞的近端；c、d. 食管裂孔疝；d 为反转观察。

1.3 胃

胃黏膜比食管黏膜更红更厚。胃分为贲门、胃底、胃体和胃窦（图 1.6）。胃底腺区可见呈红色点状的集合静脉。

1.3.1 胃窦

胃窦是从胃角远端到幽门的区域，黏膜多为橙色。胃窦大弯无类似胃体见到的纵行皱襞（图

1.6c），可见收缩环（或胃窦环：向幽门环蠕动的圆形皱襞，图 1.6b）。胃角后壁区域不易观察，因此，需要内镜下有意识的去观察。通常不易看到血管形态，但如果充分注气，则可观察到血管分支形态。这一情况须与黏膜萎缩区别开。当患者因禁食而至胆囊膨大时，可于胃窦前壁观察到外源性压迹（图 1.6e）。改变患者体位时这一压迹可消失。正常幽门为圆形。如果幽门环扭曲变形则幽门周围可能存在病变，包括胃窦或十二指肠溃疡。

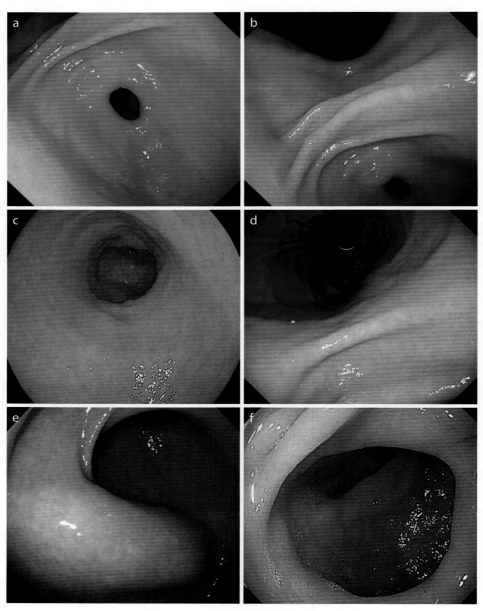

图 1.6　正常胃内镜检查所见

a. 胃窦、幽门管；b. 胃窦蠕动环；c. 胃窦大弯部无纵行皱襞；d. 胃角；e. 胃窦前壁可见胆囊压迹；f. 幽门变形伴十二指肠溃疡。

1.3.2　胃体

当内镜通过食管胃结合部时，在右侧远端向下至胃角区域是胃体。胃体分为上、中、下三部分。集合静脉在镜下呈红点样。胃体大弯可见纵行皱襞，当注入空气时，皱襞展开拉直。当观察大弯皱襞时，操作者必须充分注气，因为皱襞之间可能存在微小病变（图 1.7）。胃体可以观察到外源性压迹：胰腺在胃体后壁的压迹（图 1.7d）、横结肠在大弯处压迹（图 1.7c），以及肝在胃上部压迹。

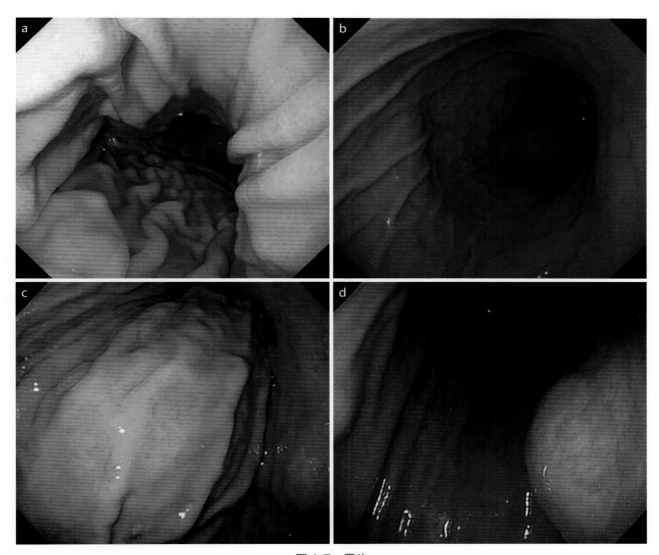

图 1.7　胃体

a. 胃体收缩时可见大弯侧弯曲的黏膜皱褶；b. 充气后展开胃体黏膜皱襞拉伸变直；c. 胃体大弯侧横结肠压迹；d. 胃体后壁胰腺压迹。

1.3.3 贲门和胃底

贲门位于食管胃结合部 2cm 内，胃底是贲门和胃体之间的区域。内镜检查时应翻转镜身来观察。需要注意的是，内镜镜身容易遮挡部分的贲门区域造成视野上的盲点。因此，内镜反转镜身必须旋转足够角度，以避免盲点。通常胃底可见少量的胃液或食物残渣，因为这是胃最低部位。胃底大弯后壁可见脾压迹（图 1.8d），贲门可见主动脉压迹（图 1.8e）

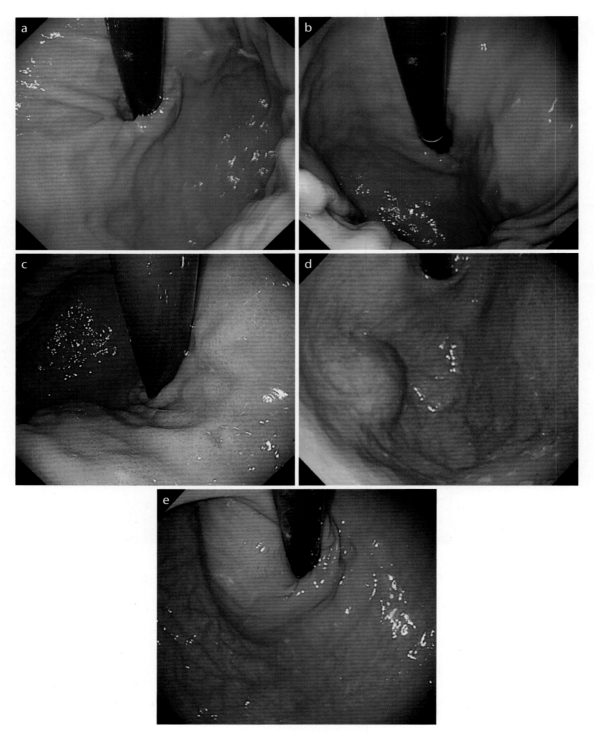

图 1.8　贲门和胃底

a. 贲门（内镜反转视图）；b. 贲门和胃底（内镜反转视图）；c. 内镜下贲门视觉盲点；d. 脾胃底压迹；e. 主动脉贲门压迹。

1.4 十二指肠

十二指肠黏膜与食管及胃黏膜不同，因为其无血管显露且被绒毛覆盖，极易与食管及胃黏膜区分。十二指肠在胰头周围呈 C 形环绕。从幽门环到十二指肠上角之间无褶皱的区域被称为球部。内镜进入十二指肠球部时，应小心以避免内镜头部损伤十二指肠球部前壁。如图 1.9 所示，根据十二指肠上角确定十二指肠球部的位置（图 1.9a）。当内镜到达十二指肠上角时，就将进入十二指肠第二段。十二指肠上角后段是内镜检查的盲区，需要贴近观察。该区域可见环形皱襞和瓦特壶腹（图 1.9b）。可以观察到 2 个乳头（主、副乳头），副乳头只有存在副胰管的情况下才能观察到。副乳头多在主乳头近端 2cm 处（图 1.9c）。壶腹位于与十二指肠长轴垂直的克氏皱襞远端。壶腹所在的区域称为内壁，对侧称为外壁，腹侧称为前壁，背侧为后壁。有时在十二指肠球部可以观察到胆囊的压迹。

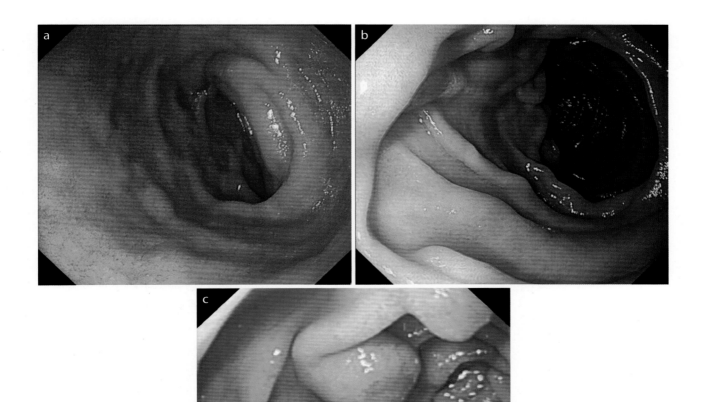

图 1.9　正常十二指肠
a. 十二指肠球部；b. 十二指肠第二段；c. 主乳头及副乳头。

第 2 章 咽喉病变

Kyoung Oh Kim

导读

2.1　反流性咽喉炎

咽喉反流病（laryngopharyngeal reflux disease，LPRD）是大多数初级家庭医师经常遇到的常见病。常见症状包括声音嘶哑、吞咽困难、异物感和慢性咳嗽，以及吞咽疼痛和咽喉分泌物过多。烧心是胃食管反流病患者的常见主诉，但仅 1/3 多一点的咽喉反流病患者诉有烧心症状。由于胃食管反流病患者食管下括约肌功能存在异常，因此认为咽喉反流病可能是由于食管上括约肌功能异常导致的。

喉镜检查可发现弥散性刺激所引起的诸多改变。弥漫性红斑、水肿、杓状间隙肥大及鹅卵石征是咽喉反流病诊断的典型表现（图 2.1）。反流体征评分量表（reflux finding score，RFS）是用于量化喉部炎症和标准化内镜客观发现的临床工具。RFS 包括声门下水肿、喉室消失、红斑 / 充血、弥漫性喉头水肿、后联合黏膜肥厚、肉芽肿 / 肉芽组织和喉内厚浊黏液（总分范围为 0~24）。

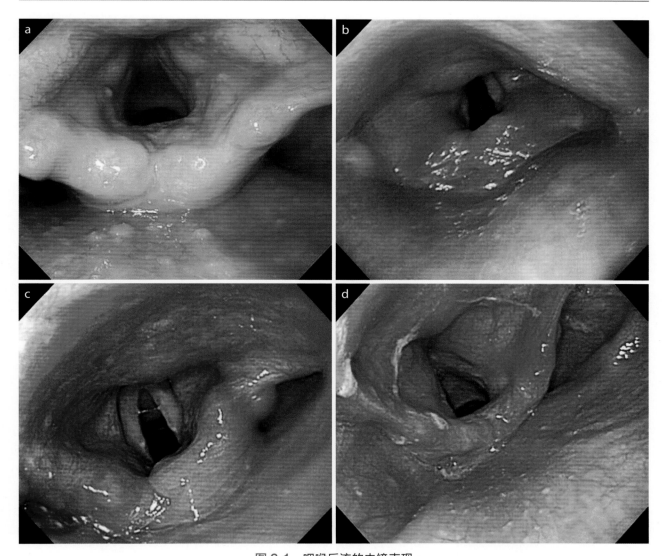

图 2.1　咽喉反流的内镜表现

a. 声门下水肿，LRPD 的常见表现；b. 喉室消失；c. 喉头水肿；d. 喉充血。

2.2 腐蚀性病变

摄入腐蚀性物质对上消化道有破坏作用，所造成损伤的严重程度很大程度上取决于腐蚀性、与黏膜的接触时间及所摄入药剂的浓度。特别是固体物质，由于黏附在口腔黏膜上不易吞下，因此对咽喉部位损伤严重。各种形式的酸和碱性物质依据摄入量和浓度不同可导致不同程度的损伤，根据损伤的严重程度不同，从会厌充血到严重的黏膜水肿或溃疡，内镜表现各不相同（图2.2）。会厌和喉部肿胀可能会影响呼吸。同样，各种化学物质也可能损害食物通过的口咽和食管上段（图2.3）。

2.3 咽喉部溃疡

内镜下咽喉溃疡少见，无外伤或热损伤病史的患者可能与其他全身性疾病有关（图2.4）。

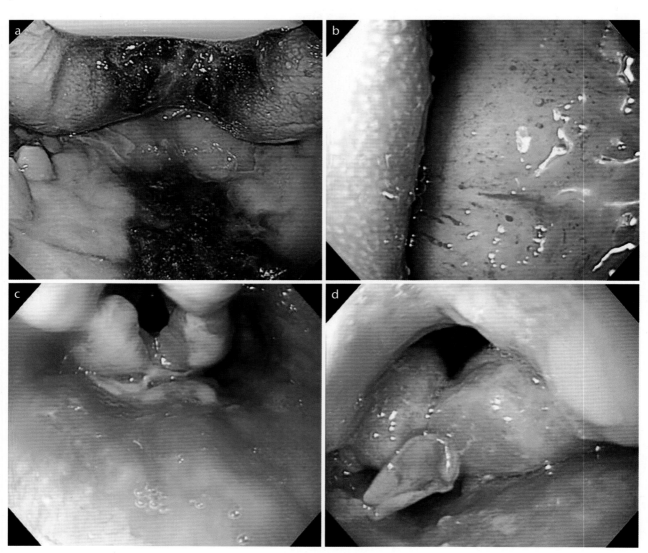

图2.2 腐蚀性病变

声门上喉水肿或黏膜溃疡伴气道狭窄；a.舌和上腭（软硬）见严重的侵蚀和血凝块；b.软腭水肿和上皮出血；c.喉头水肿和溃疡；d.喉上皮脱落。

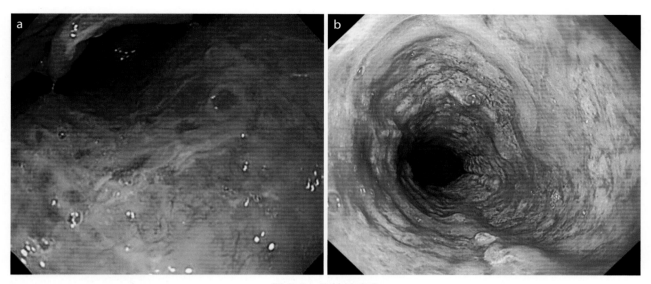

图 2.3 腐蚀性病变

a. 口咽后壁水肿和上皮出血；b. 食管上段渗出、局部或环周溃疡。

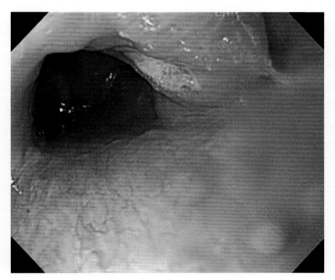

图 2.4 白塞病相关会厌溃疡

2.4 咽喉部良性肿瘤

2.4.1 咽喉部乳头状瘤

乳头状瘤是由人乳头瘤病毒（HPV）感染引起的良性上皮肿瘤，是喉部和上呼吸道最常见的良性肿瘤，其症状取决于病变的大小，多发性咽喉乳头状瘤的复发率更高。乳头状瘤表现为鳞状上皮的疣状外观（图 2.5），病变部位可在口腔、咽部、声带或会厌。建议进行活检以确定病毒的亚型，并与恶性肿瘤相鉴别。

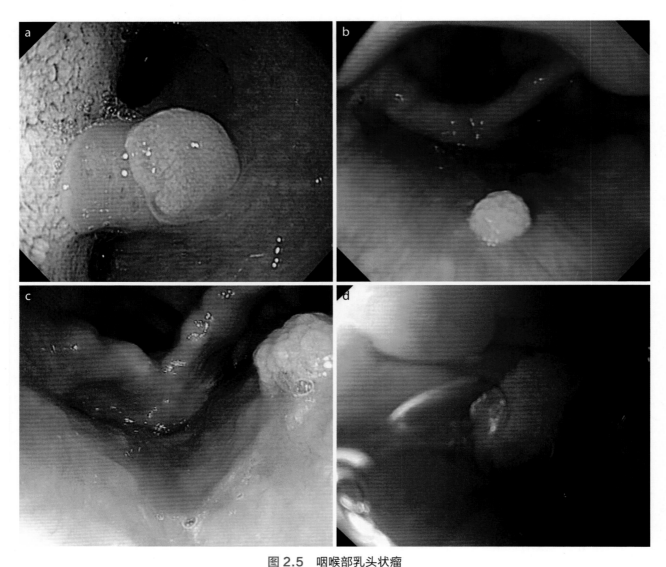

图 2.5　咽喉部乳头状瘤

a. 悬雍垂处乳头状瘤；b. 喉部乳头状瘤（图片所示为下咽后壁乳头状瘤）；c. 咽部乳头状瘤；d. 下咽乳头状瘤。

2.4.2 咽喉部囊性病变

扁桃体囊肿是扁桃体上的白色肿块，患者会有咽部异物感和刺激性症状。会厌囊肿位于会厌部位，会厌舌面最常见（图 2.6）。

2.4.3 咽部血肿

咽部血肿通常与外伤和抗凝治疗有关。根据血肿的大小和位置，可能会出现气道受压等表现（图 2.7）。

2.4.4 咽喉部脂肪瘤

脂肪瘤不会发生癌变，通常不需要治疗。脂肪瘤由成人型脂肪细胞组成，在咽喉部很少见。脂肪瘤界限分明，具有油脂样密度，表现为黄色至橙色，通常表现出"枕头征"（图 2.8）。

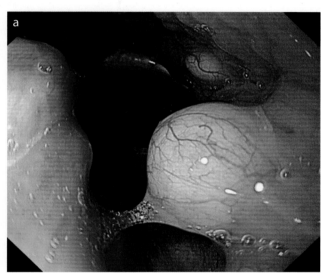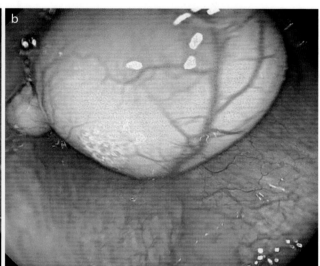

图 2.6　a. 扁桃体囊肿；b. 会厌巨大囊肿

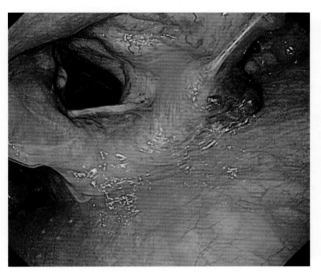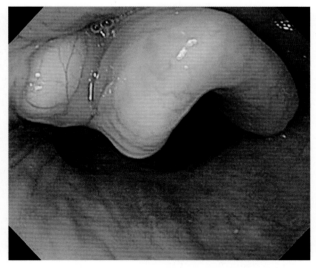

图 2.7　下咽血肿

图 2.8　喉部脂肪瘤。会厌处可见边界清楚的淡黄色质软肿块

2.4.5 声带小结

声带小结是良性白色结节，也被称为"声带的老茧"。它们出现在两侧声带的前缘，通常位于中点（译者注：原文有误，应为"声带游离缘前中1/3交界处"）。声带小结是由滥用嗓音引起的，主要诊断方法是内镜检查（图 2.9）。

2.5 咽喉部恶性肿瘤

2.5.1 喉癌

喉癌是头颈部最常见的恶性肿瘤，占 90%~95%，大多数喉癌是鳞状细胞癌。喉癌通常起源于声门区，即声带，因此常导致声音嘶哑或其他声音变化。40 岁以下的喉癌少见。吸烟是与喉癌相关的主要危险因素，大量饮酒会增加患癌风险。近期，人乳头瘤病毒也被认为是喉癌的致病因素（图2.10）。

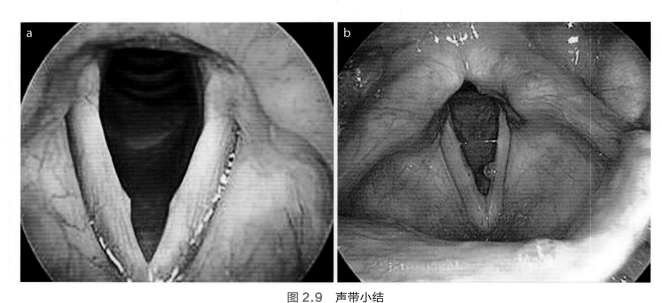

图 2.9　声带小结
a. 双侧声带局灶性增厚；b. 单侧声带结节（译者注：原文有误，应为"单侧声带息肉样变"）。

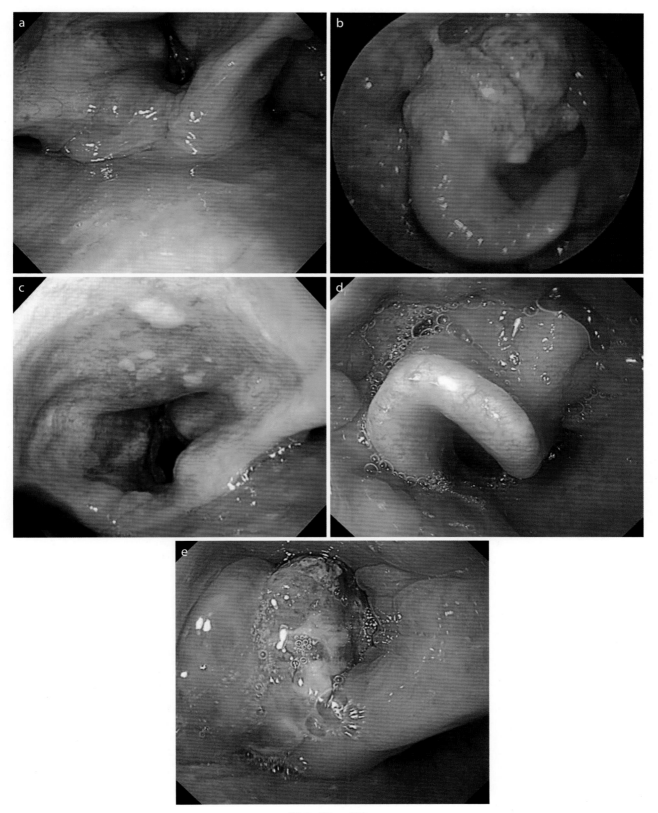

图 2.10　喉癌

a. 左侧声带增厚；b. 喉部不规则肿块，几乎阻塞了气管入口；c. 喉部不对称增厚；d. 会厌舌面不规则结节样病变；e. 声门上不规则肿物。

2.5.2　咽部癌变

咽部癌变（译者注：咽部癌变包括鼻咽癌、口咽癌和下咽癌，此处主要指下咽癌）非常罕见，有时会在内镜检查中发现。然而，大多数咽部癌变发现时已为晚期，因此很少在内镜下进行治疗。值得注意的是，下咽和食管并发癌变的发生概率相对较高。窄带成像（NBI）和放大内镜的发展使咽部癌变的早期诊断成为可能。因此，内镜医师通过早期诊断可改善预后（图 2.11）。

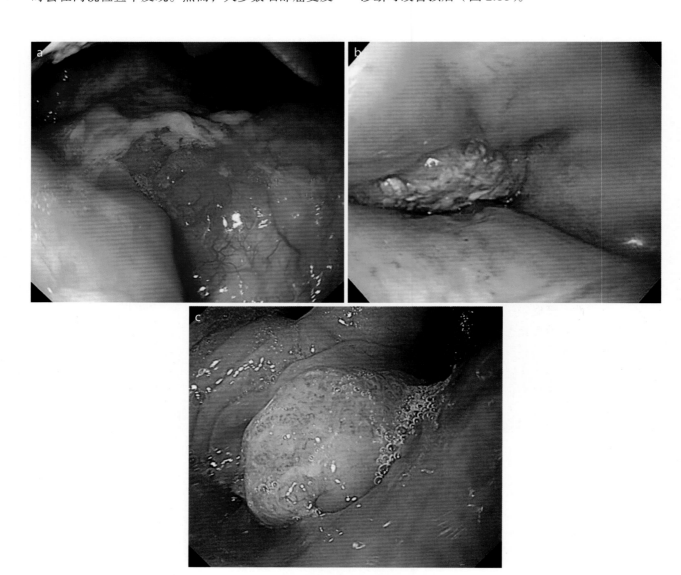

图 2.11　咽癌

a. 咽部病灶略隆起，表面不规则且充血；b. 梨状窝不规则小结节样病变；c. 下咽部不规则肿块。

第 3 章　感染性和非感染性食管炎

Kyung Sik Park

导读

3.1　感染性食管炎

食管感染主要发生在接受免疫抑制治疗或感染人类免疫缺陷病毒（HIV）后免疫功能低下的人群，偶发于免疫功能正常的个体。感染性食管炎其致病微生物包括念珠菌属、巨细胞病毒（CMV）、单纯疱疹病毒（HSV）和一些细菌（表 3.1）。

表 3.1　非反流性食管炎分类

感染性食管炎
病毒
疱疹病毒
巨细胞病毒
真菌
念珠菌
细菌
非感染性食管炎
药物损伤
损伤性食管炎
腐蚀性
放射性
嗜酸细胞性
食管白塞病
皮肤病相关
剥脱性食管炎

3.1.1　病毒性食管炎

3.1.1.1　单纯疱疹病毒

单纯疱疹病毒（herpes simplex virus，HSV）可通过迷走神经或口咽扩散感染食管黏膜。大多数感染与 1 型单纯疱疹病毒相关，而 2 型单纯疱疹病毒也是感染原因。单纯疱疹病毒性食管炎常见于免疫功能低下患者，但亦偶见于免疫功能正常个体。内镜检查加病理活检是确诊单纯疱疹病毒食管炎的必要条件。最早期的表现通常是累及食管远端的囊泡，但这种早期改变在内镜检查中难以发现。内镜检查中通常所见是多发的由囊泡组成微小浅溃疡（图 3.1）。溃疡多界线清楚，溃疡间黏膜正常。其他镜下可见渗出、斑块或广泛的糜烂等表现。应在溃疡边缘进行病理活检或刷检，因该处病毒性细胞阳性率最高。

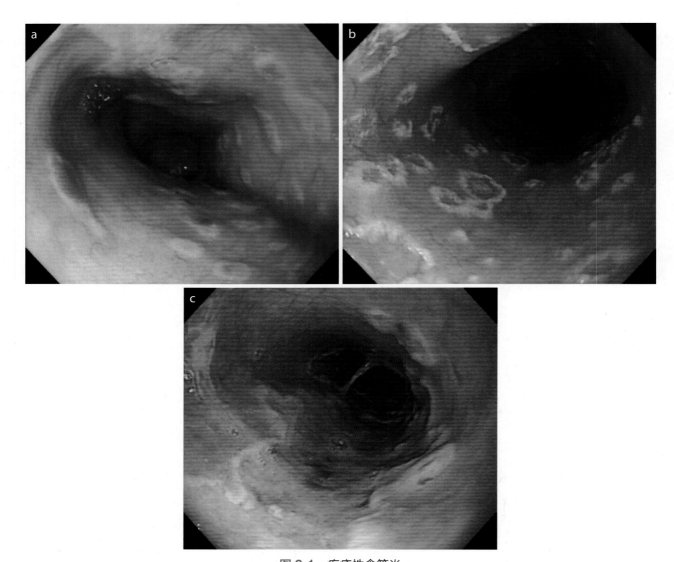

图 3.1　疱疹性食管炎

a. 多发性水疱性病变；b. 浅溃疡边缘隆起；c. 多个小溃疡融合成大溃疡。

3.1.1.2　巨细胞病毒

巨细胞病毒（CMV）为疱疹病毒家族的一个属，可在急性感染后潜伏。巨细胞病毒的再激活和新外源性菌株的再感染都会引发宿主出现临床症状。胃肠道、肝、神经系统和心血管系统都是巨细胞病毒感染的靶器官。食管炎是仅次于结肠炎的巨细胞病毒消化道感染的表现。巨细胞病毒性食管炎可能与结肠炎同时存在。巨细胞病毒性食管炎几乎只在免疫功能低下患者中查到，须通过上消化道内镜检查及病理活检明确诊断（图 3.2）。与单纯疱疹病毒性食管炎相比，巨细胞病毒性食管炎的溃疡多

呈线状或纵向且更深，但也可以表现为类似单纯疱疹性食管炎的浅溃疡或多发散在黏膜病损，尤其多见于食管远端。因为巨细胞病毒感染黏膜下成纤维细胞和血管内皮细胞，活检时应在溃疡底部取足够数量的标本（>10）。

3.1.1.3　HIV

人类免疫缺陷病毒（HIV）血清转阳时可导致形似巨细胞病毒性食管炎的溃疡（图 3.3）。但需要注意的一个问题是获得性免疫缺陷综合征（AIDS）患者的食管炎常由多种病原体引起（图 3.4）。

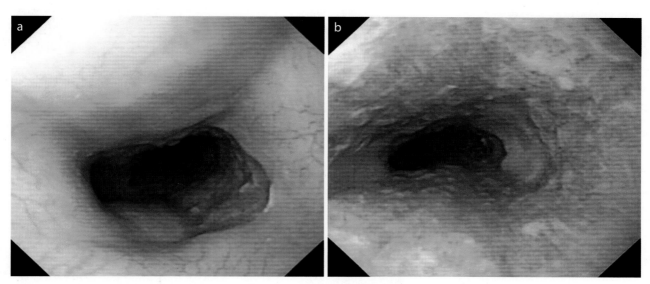

图 3.2　巨细胞病毒性食管炎
a. 纵行深溃疡；b. 类似疱疹性食管炎的多发浅溃疡。

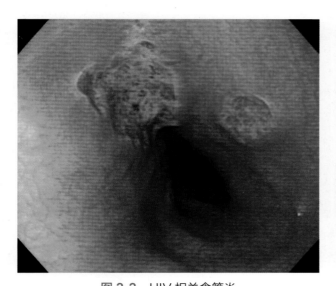

图 3.3　HIV 相关食管炎

HIV 阳性患者可能有类似巨细胞病毒性食管炎边界清楚的溃疡，但其免疫组化 CMV 及 HSV 为阴性。

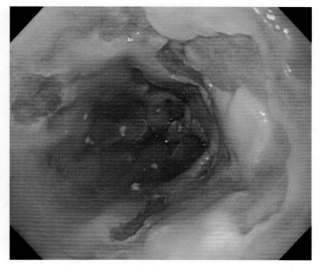

图 3.4　艾滋病患者多病原性食管炎

不同类型的溃疡和白色斑块；念珠菌、单纯疱疹病毒、巨细胞病毒免疫组化染色均为阳性。

3.1.2　真菌性食管炎

虽然隐球菌、组织胞浆菌、芽生菌或曲霉菌等真菌都可导致食管炎，但念珠菌是引起食管炎最常见的真菌。

3.1.2.1　念珠菌性食管炎

念珠菌是一种多菌种酵母属。尽管大多数寄居在人体内的念珠菌是无害的共生体，但白念珠菌可感染人或动物，尤其是免疫功能低下的患者。念珠菌性食管炎的其他危险因素包括应用广谱抗生素、类固醇，糖尿病、营养不良和长期抑酸治疗。念珠菌感染多为局部或全身性侵袭，而口咽、食管和外阴阴道的黏膜通常会受累，但致病菌几乎总是白念珠菌。首选上消化道内镜活检或刷检用于诊断。典型表现为弥漫性多发白色或黄色黏膜斑块（图3.5）。

即使内镜接触也可以使斑块从黏膜刮离。如果病理检查显示为酵母菌和假菌丝侵入黏膜细胞，则可确诊为念珠菌性食管炎。

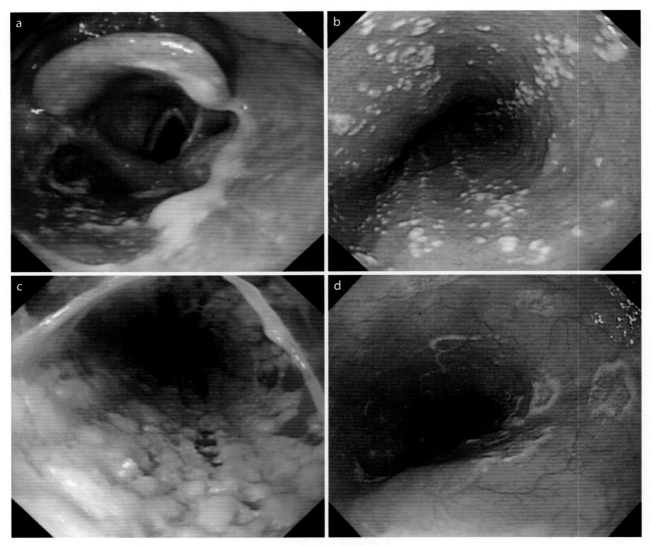

图 3.5　念珠菌性食管炎

a. 并发咽部病变有助于诊断念珠菌性食管炎；b. 多发白色斑块；c. 弥漫性膜状白色物质；d. 类似疱疹性食管炎的非典型病变。

3.1.3　细菌性食管炎

细菌性食管炎罕见，其诊断需要病理学证实细菌侵及食管黏膜或更深层，并且排除真菌、病毒感染，或肿瘤侵犯，或食管术后。所有的免疫功能低下的患者出现吞咽疼痛时需要考虑该病可能。内镜下表现多种多样，从正常黏膜到溃疡、红斑、白斑，以及假膜或出血。黏膜活检和培养是确诊的必要条件。

3.1.3.1　食管结核

胃肠道结核在发达国家罕见，但在发展中国家很常见。累及食管更为罕见。食管结核感染常位于食管中段，表现为肿瘤样溃疡病变（图 3.6）。由于结核性肉芽肿在感染组织中稀疏且位于黏膜下层，因此需要多次深部组织活检来确诊。

3.2　非感染性食管炎

其他非感染性的因素，如机械和化学损伤、放射和免疫反应都可以引起食管炎症。

3.2.1　药物性食管炎

有些药物会直接损伤食管。代表性药物：多西环素、阿司匹林、氯化钾、奎尼丁、依米溴铵、抗坏血酸和硫酸亚铁等。药物的腐蚀性成分与食管黏膜长期接触被认为是食管损伤的主要机制。因此主动脉弓或左心房压迹处的食管生理性狭窄处是损伤的常见部位。另一个经常受累的部位是食管胃结合部。典型的症状是突然发作的咽痛和胸骨后疼痛。当口服药物不当后突然出现典型症状，应怀疑这类食管炎。典型的内镜表现为：大小不等、界线清楚、孤立性或多发性溃疡，周围黏膜相对正常（图 3.7）。"对吻性"溃疡很常见。有时，可观察到纵行匐行溃疡。在损伤部位发现了药物残留有助于确诊。

3.2.2　损伤性食管炎

长期放置鼻胃管可引起各种并发症，如鼻溃疡、吸入性肺炎、电解质紊乱、腹泻和高血糖症。由于鼻胃管直接压迫或反酸，也可能导致食管炎或食管狭窄。内镜下典型表现是沿鼻胃管方向的纵行糜烂或溃疡伴黏膜水肿（图 3.8）。

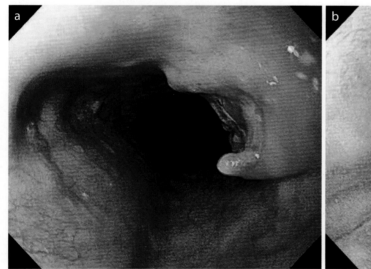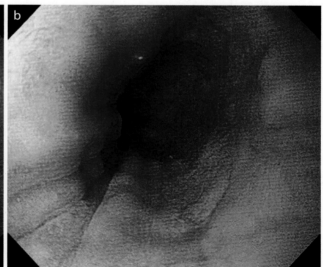

图 3.6　食管结核

a. 食管中段可见一大小约 2cm 中央伴有溃疡的肿块样病变；b. 抗结核治疗 3 个月后，病灶处呈瘢痕样改变。

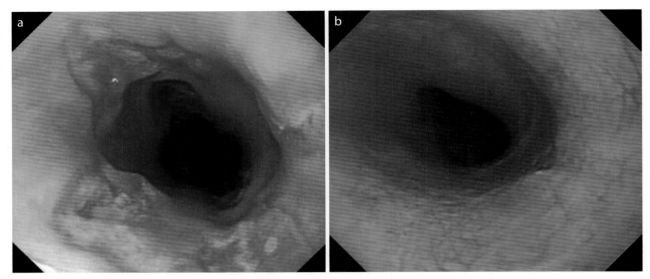

图 3.7　药物性食管炎

a. 服用未知药物 5 天后，在食管中段发现多个相邻的、边界清楚的大溃疡，周围黏膜完整；b. 2 个月后溃疡处呈瘢痕样改变。

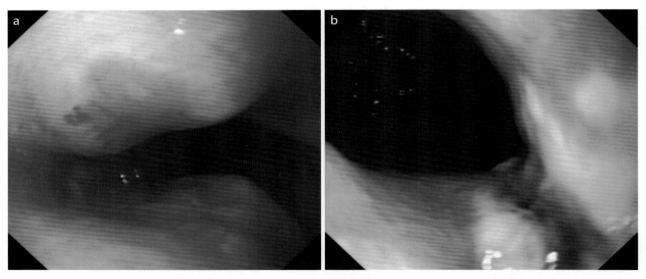

图 3.8　损伤性食管炎

a. 长期使用鼻胃管后，在食管中段突出部发现 2 个纵行的对吻性溃疡；b. 食管胃结合部可见并发纵行性溃疡。

3.2.3　腐蚀性食管炎

摄入腐蚀性物质会对食管和胃造成严重伤害。损伤的严重程度和范围取决于摄入物质的性质和量，以及食管组织暴露在腐蚀性物质的持续时间。摄入腐蚀性物质后，碱对食管的损害通常大于对胃损害，而酸会导致更严重的胃损伤，因为摄入的碱会被胃内的胃酸部分中和。摄入碱后，损伤迅速扩展穿透黏膜和食管壁。因此，在 2 天到 2 周内可发生穿透性损伤（液化坏死，图 3.9）。相比之下，酸性物质经常导致凝固性坏死，从而限制了损伤侵透的深度（图 3.10）。上消化道内镜检查应在摄入腐蚀性物质后的 24h 内进行，以评估损伤程度。通常内镜下表现为：红斑、水肿、出血、糜烂和溃疡。内镜下腐蚀性损伤的严重程度可分为三级（图 3.11）。一级损伤仅表现为黏膜充血、水肿，无渗出液或溃疡。由于损伤局限于黏膜层，因此没有穿孔或狭窄形成。二级损伤表现为浅糜烂或深溃疡伴渗出物和严重红斑。三级损伤包括透壁损伤和广泛的黏膜坏死。这种程度的损伤有极大的穿孔风险，应在内镜通过病变部位前及时中止检查。

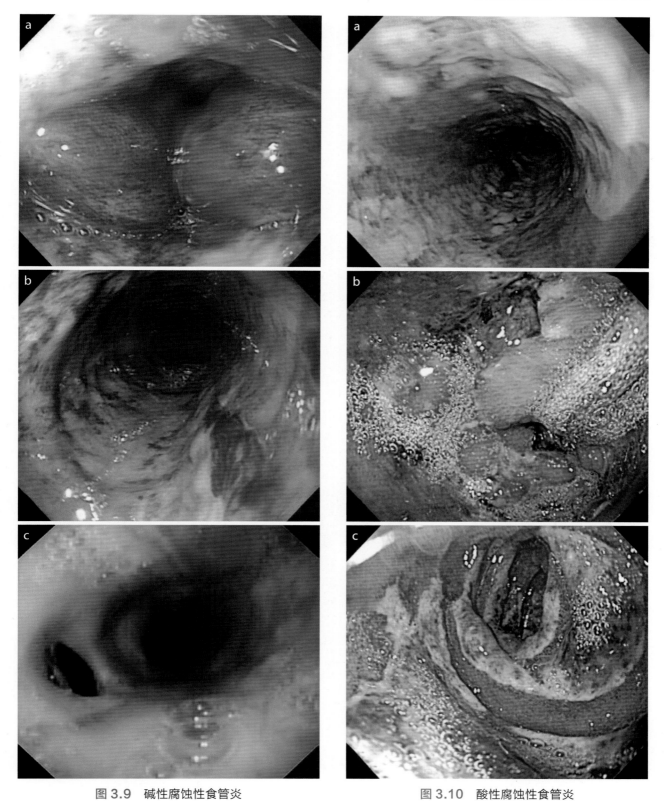

图 3.9　碱性腐蚀性食管炎

　　a. 咽部严重水肿；b. 几乎整个食管广泛的深溃疡；c. 20 天后瘘管形成。

图 3.10　酸性腐蚀性食管炎

　　a. 食管浅层损伤伴黏膜脱落；b. 严重的胃损伤；c. 十二指肠广泛性溃疡。

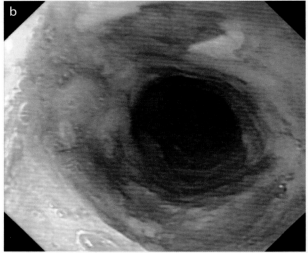

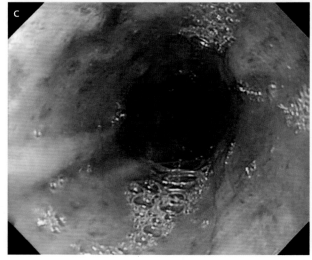

3.2.4　放射性食管炎

放射治疗广泛应用于支气管肺癌、转移性乳腺癌、食管癌和淋巴瘤。低至 30Gy 辐射剂量已足以损伤食管黏膜，尤其是基底表皮细胞，进而引起食管炎。放射性食管炎的内镜表现是非特异性的，主要取决于放射剂量和持续时间（图 3.12）。在急性状态下，红斑、水肿、糜烂、溃疡、渗出物和坏死是常见的内镜下表现，而在慢性阶段易发展为狭窄、瘘管、瘢痕和毛细血管扩张，合并真菌性或病毒性食管炎并不罕见。

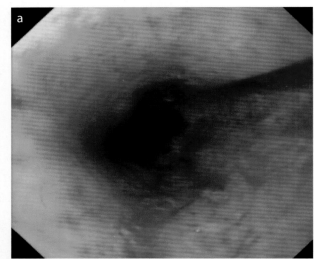

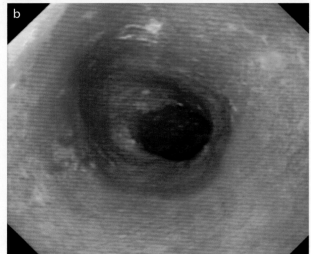

图 3.11　三度腐蚀性损伤

a. 一度：黏膜充血、水肿；b. 二度：浅糜烂或深溃疡，伴有渗出物覆盖和严重红斑；c. 三度：广泛黏膜坏死。

图 3.12　放射性食管炎

a. 食管上段浅溃疡伴周围水肿和出血；b. 广泛黏膜水肿伴渗出。

3.2.5　嗜酸细胞性食管炎

嗜酸细胞性食管炎是一种近年来新发现的疾病，可定义为食管过敏性炎症。特异性症状包括吞咽困难、食物嵌顿或对抗反流治疗无效的烧心。确诊必须为食管病理活检显示至少每高倍视野查见15 个嗜酸性粒细胞。虽然内镜下可有不同的表现，如脊、纵行沟、白色渗出物或多个环形沟，但表现为正常黏膜也非少见（图 3.13）。

3.2.6　食管白塞病

白塞病是一种罕见的免疫介导的系统性血管炎，通常表现为黏膜损伤。复发性口腔阿弗他溃疡、生殖器溃疡和葡萄膜炎是其主要症状。然而，该病也可能涉及各内脏器官，如胃肠道、肺、肌肉、骨骼系统、心血管系统和神经系统。虽然回肠末端、盲肠和升结肠是胃肠道常见的受累部位，但食管也可能受累。这种食管炎的溃疡形状与下消化道的相似，显示出相对清晰的地图状溃疡。识别其他部位同时发生的溃疡有助于本病的诊断（图 3.14）。

3.2.7　皮肤病相关性食管炎

在一些类天疱疮皮肤病如寻常型天疱疮、瘢痕性类天疱疮、大疱性类天疱疮和大疱性表皮松解症中，食管受累可能是这类疾病的一种表现。典型的表现是水肿性上皮层剥脱（图 3.15）。

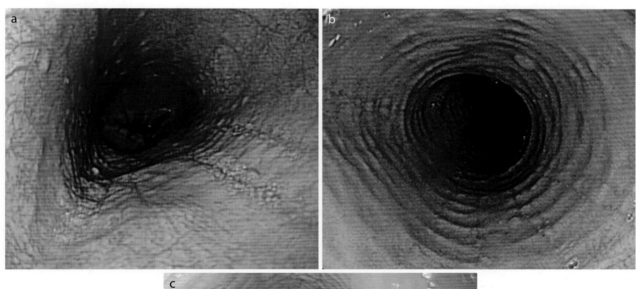

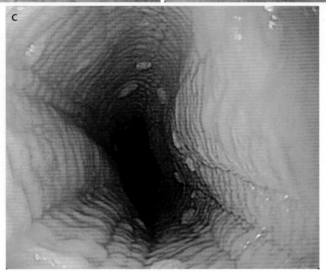

图 3.13　嗜酸细胞性食管炎
a. 纵行沟；b. 环形沟；c. 纵行沟和环形沟。

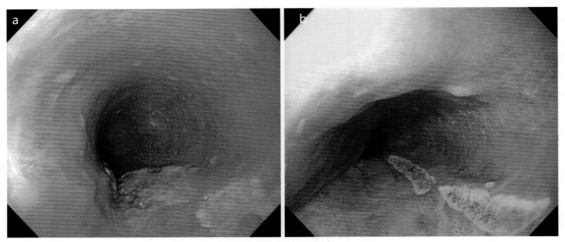

图 3.14　食管白塞病
a. 界线分明的地图状深溃疡；b. 类固醇治疗 2 个月后溃疡好转。

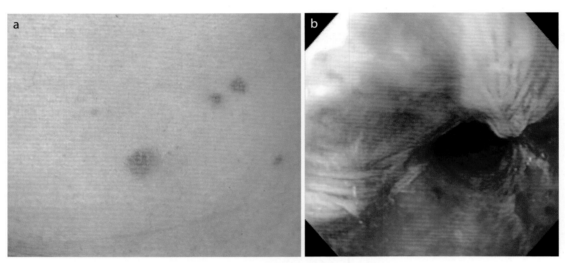

图 3.15　大疱性类天疱疮患者食管黏膜脱落
a. 皮肤；b. 食管。

3.2.8　剥脱性食管炎

剥脱性食管炎是一种罕见的疾病，其镜下表现为食管浅表黏膜多发纵行剥脱（图 3.16）。虽然已有报道该病可能与吸烟、热饮、数种药物、贲门失弛缓症和慢性消化不良有关，但其病因和发病机制仍不明确。有时可在无症状人群中观察到，已知的危险因素包括高龄、转移性肿瘤、器官移植、免疫抑制剂和营养不良等。

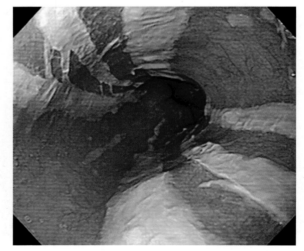

图 3.16　剥脱性食管炎
食管浅表黏膜多发性纵行剥脱。

趣味测验

患者女性，39 岁，因烧心和吞咽疼痛 2 周从妇科转诊。4 个月前，她被诊断患有第四期宫颈癌，并伴有食管旁和锁骨上淋巴结远处转移。紫杉醇和卡铂同步化疗 2 个周期后，她出现了严重的烧心和吞咽疼痛。患者生命体征稳定，但全血细胞减少，白细胞计数为 1870/μl，血红蛋白为 10.5g/dl，血小板计数为 49 000/μl。上消化道内镜和显微镜检查结果分别如图 3.17 和图 3.18 所示。

问题：你的诊断是什么？

内镜下表现为食管黏膜弥漫性脱落、易接触性出血、表面覆渗出物，尤其是食管中下段的表现与急性放射性食管炎一致。食管上段多发黏膜白斑提示念珠菌性食管炎。经氟康唑 200mg/d 和阿昔洛韦 1000mg/d 治疗 2 周后，患者症状改善。

答：本病例是由放疗、念珠菌、疱疹病毒等多种病因引起的混合性食管炎。

（特别感谢陈志宇教授和钟显秀教授提供的精美照片）

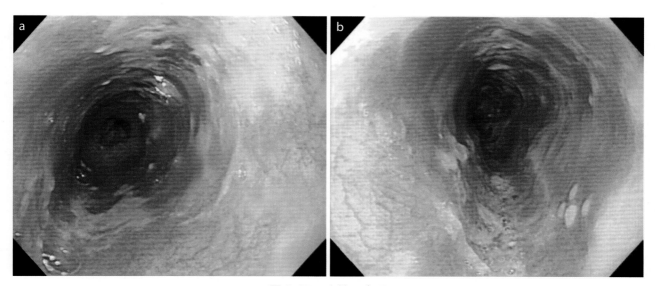

图 3.17　内镜下表现

a. 食管黏膜弥漫性脱落，接触时易出血，食管中下段有渗出物；b. 食管上段多发黏膜白斑。

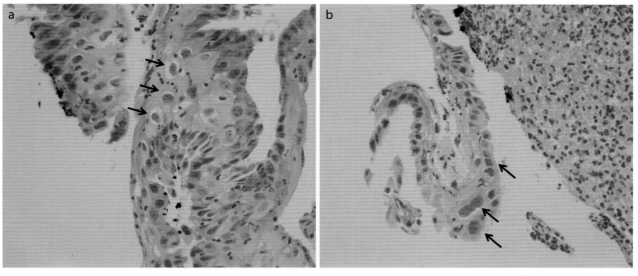

图 3.18　显微镜下发现非典型上皮细胞

a. 细胞核呈磨玻璃样外观；b. 多核细胞。

第 4 章　反流性食管炎与巴雷特食管

Jae Myung Park

导读

4.1　病理生理学

胃内容物病理性反流机制为反流物对食管黏膜的攻击强于食管胃结合部的抗反流屏障。防反流主要依靠的是食管下括约肌（LES），LES 收缩以维持高于胃内压的压力。食管胃结合部解剖结构的破坏，通常与食管裂孔疝有关（图 4.1），因为 LES 功能被破坏而导致反流病。食管裂孔疝与严重食管炎、消化性狭窄或巴雷特食管患者密切相关。慢性 LES 压力降低是 GERD 患者严重反流的主要机制，食管清除功能受损也可能是硬皮病患者的另一种病理生理学改变（图 4.2）。

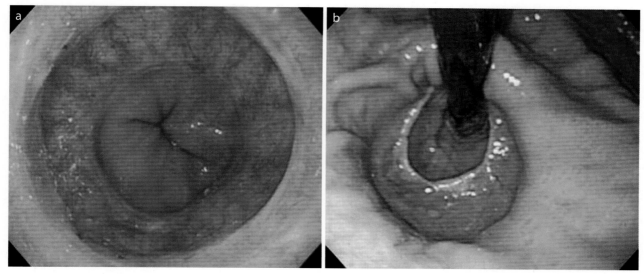

图 4.1　裂孔疝

　　食管裂孔疝是指胃的一部分通过膈食管裂孔疝出；食管下括约肌压力降低是由于腹部压力和膈肌角缺失。a. 滑动性裂孔疝的正面图。近端胃的一部分位于食管胃结合部；b. 滑动性裂孔疝的倒镜视图。食管胃结合部持续开放，倒镜可见远端食管黏膜。

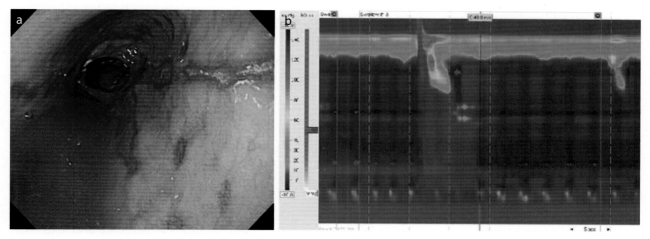

图 4.2　硬皮病患者反流性食管炎

　　a. 内镜检查显示食管下段黏膜破损及糜烂；b. 该患者的高分辨率测压显示食管的蠕动缺失，导致食管清除功能障碍并发展为反流性食管炎。

4.2 临床表现

烧心和反流是胃食管反流病的典型临床表现（表 4.1）。"报警症状和体征"有：吞咽困难、吞咽疼痛、体重减轻、持续恶心和呕吐、症状持续时间长（>10 年），以及对治疗的不完全应答，需要进行内镜评估。

表 4.1　GERD 的症状

典型	非典型
烧心	呕吐
反流	胸痛
咽痛	慢性咳嗽
吞咽困难	声音嘶哑

4.3 内镜评估的适应证

上消化道内镜检查不仅可以诊断反流性食管炎，还可以发现相关并发症，如狭窄或 Barrett 食管。对正常剂量的抑酸药物反应不佳或有其他的临床症状提示难治性胃食管反流病须进行内镜检查。除此外还应考虑其他诊断方法，如动态 pH 监测、食管测压或多通道阻抗测试。内镜检查也是巴雷特食管高危患者的首选检查方法。表 4.2 列出了 GERD 患者上消化道内镜检查的指征。

表 4.2　GERD 反流症状患者的内镜检查适应证

- ·抑酸治疗后仍有持续或进行性加重的反流症状
- ·意外体重减轻
- ·吞咽困难或吞咽疼痛
- ·贫血
- ·疑由于 GERD 引起的食管外表现
- ·Barrett 食管筛查
- ·呕吐
- ·内镜或手术抗反流治疗术后症状复发

4.4 反流性食管炎诊断与分级

反流性食管炎内镜下表现为食管远端至 Z 线的条状糜烂或溃疡，其是由于酸暴露引起的食管黏膜损伤和炎症所致（图 4.3）。根据典型的内镜下表现诊断 GERD，特异性为 90%~95%。

有反流症状的患者至少 50% 内镜下食管黏膜未见异常，称为非糜烂性胃食管反流病。非 Barrett 食管患者在没有新症状出现情况下不需要内镜复查。抑酸治疗后仍存在严重的糜烂性食管炎的患者需要内镜复查，以排除潜在的 Barrett 食管。

黏膜损伤的范围和严重程度可以通过内镜进行评估。洛杉矶分级量化了反流性食管炎黏膜损伤的长度和周长。有几种分级系统用于对糜烂性反流性食管炎和相关并发症的内镜下的表现严重程度进行分级。这些分级系统最主要用于临床试验以研究药物治疗反流性食管炎的疗效，也可用于临床实践以记录疾病严重程度。最常用的系统是洛杉矶分级法（表 4.3 和图 4.4），该分级有着良好的被观察者自身和观察者之间一致性，并且与 24h pH 监测食管酸暴露程度高度相关。遇到以下情况必须进行食管活检以排除包括感染性病因和恶性肿瘤，如免疫功能低下患者、不规则或深部溃疡、肿块性病变或结节性病变、不规则或恶性狭窄。

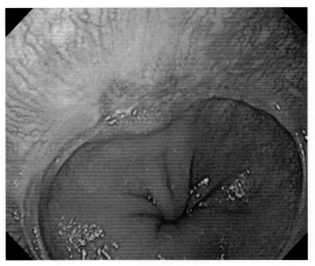

图 4.3　反流性食管炎的典型表现（Z 线处可见条状红斑溃疡）

表 4.3　修正后的洛杉矶 GERD 分级

分级	说明
A	≥1 处黏膜破损，不超过 5mm，破损黏膜皱襞之间无连续
B	≥1 个黏膜破损，超过 5mm，黏膜皱襞间无连续
C	≥1 个黏膜破损，2 个或 2 个以上破损黏膜间有连续，但涉及周长的<75%
D	≥1 个黏膜破裂，破损黏膜占食管周长的＞75%

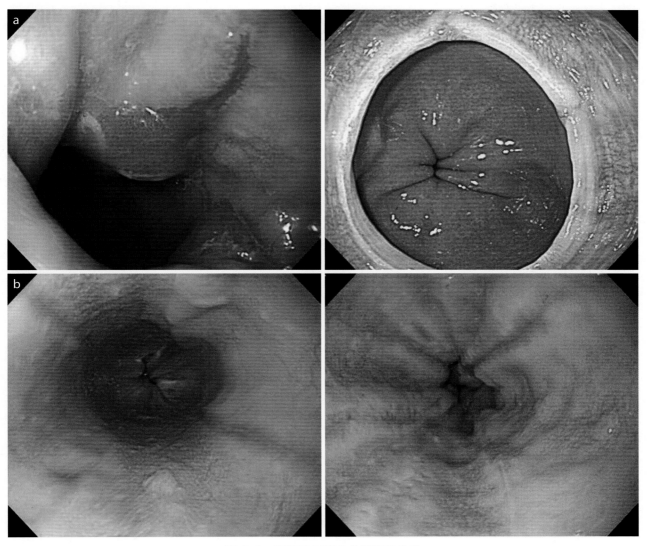

图 4.4　洛杉矶反流性食管炎的分级

　　a. A 级，食管远端单条条状糜烂（长度<5mm）；b. B 级，多条条状糜烂和红斑（＞5mm 长）；c. C 级，条状溃疡变为环状；d. D 级，严重环形深溃疡，位于括约肌上方的食管胃结合部。

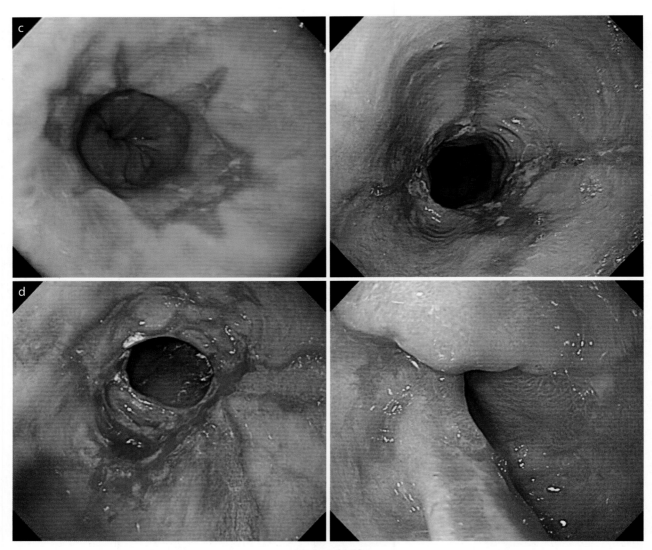

图 4.4（续）

4.5　微小病变

胃食管反流病的另一类型为非糜烂性反流性食管炎，内镜下表现为：黏膜水肿、质脆和红斑、黏膜苍白、细颗粒样改变、渗出、黏膜脆和血管消失。但这些表现在不同观察者之间诊断一致性很低。为提高诊断的一致性，如窄带成像（NBI）和放大内镜等新检查方法已经被用于临床检查。NBI 系统增强了微血管和黏膜形态的可视化。NERD 患者当结合放大内镜检查时，可以在内镜下观察到异常改变。绒毛 / 峰窝模式、血管增多、微小糜烂、上皮内乳头状毛细血管襻（IPCL）数量增加或纤曲可作为 NERD 病变的表现模式（图 4.5）。

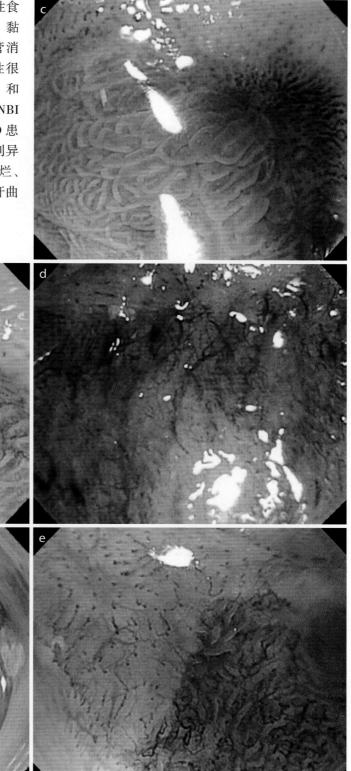

图 4.5　放大窄带成像系统对非糜烂性胃食管反流病患者食管胃结合部的观察发现
a. 绒毛 / 峰窝表型；b. 血管增多；c. 微小糜烂；d. IPCL 数目增加；e. 微血管扭曲。

4.6　治疗

4.6.1　抑酸治疗

质子泵抑制剂（PPIs）是 GERD 急性发作和维持治疗的主要药物。PPIs 均通过抑制胃酸分泌泵的最终环节从而显著减少胃酸分泌（图 4.6）。

4.6.2　胃底折叠术

腹腔镜下胃底折叠术是治疗反流性食管炎的常用手术。恰当的胃底折叠术缝合应短、直，折叠的皱襞与横膈膜平行，在胃底部包绕食管下段（图 4.7）。

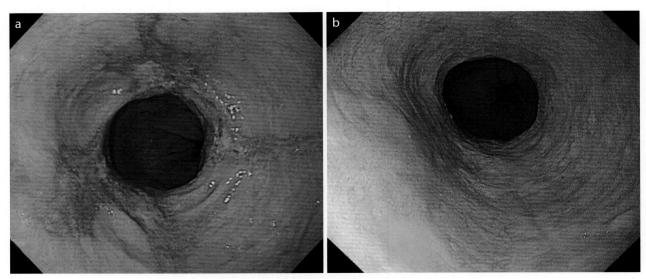

图 4.6　质子泵抑制剂治愈的一例反流性食管炎
a. 治疗前；b. 服用质子泵抑制剂 3 个月后。

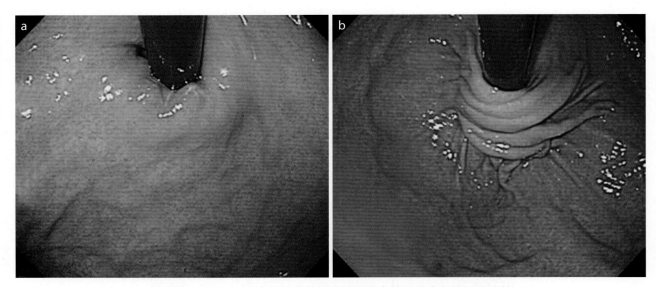

图 4.7　Nissen 胃底折叠术前后反转胃镜食管胃结合部的视图比较
a. 健康人反转内镜所见；b. Nissen 胃底折叠术后胃包绕食管胃结合部。反转胃镜见：胃底包裹的皱襞与横膈膜平行。

4.7　前哨息肉（皱襞）

前哨皱襞或息肉是位于食管胃结合部的息肉样皱襞。内镜检查，前哨皱襞通常见于局灶严重糜烂或溃疡区域。皱襞活检病理示正常柱状上皮，伴有急性或慢性炎症。在积极的抗反流治疗后，皱襞消失或明显缩小（图 4.8）。

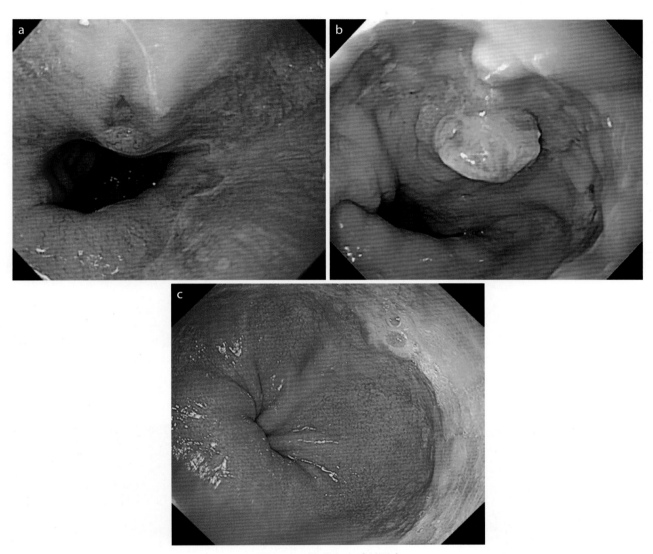

图 4.8　前哨息肉（皱襞）

a. 位于食管胃结合部下方的息肉，伴有条状糜烂；b. 一名转诊拟行食管息肉切除的男性患者。该患者接受了 1 个月的质子泵抑制剂治疗而未采用内镜下切除息肉；c. 复查上消化道内镜发现息肉大小明显缩小。

4.8　消化道狭窄

由于长期胃食管反流病刺激和炎症及纤维化和瘢痕形成，食管胃结合部易出现消化道狭窄。大多数狭窄段较短，但也有些狭窄可能向食管远端延伸几厘米（图4.9）。最早的变化通常是Z线处管壁增厚，进而出现同心性管腔变窄。

4.9　巴雷特食管（Barrett食管）

巴雷特（Barrett）食管是指食管远端的鳞状上皮被肠型柱状上皮替代（特殊的肠化生，图4.10）。食管鳞状上皮受到慢性反流损伤后被化生柱状上皮替代，形成Barrett食管。Barrett食管中约10%的病变会有形成腺癌的危险，因此有必要发现它，

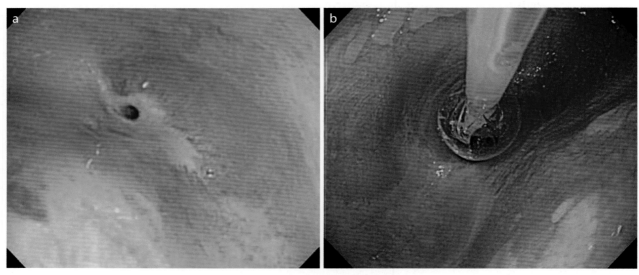

图4.9　反流性食管炎相关性狭窄
a. 与长段Barrett食管相关的食管远端针尖样狭窄；b. 内镜下球囊扩张治疗狭窄。

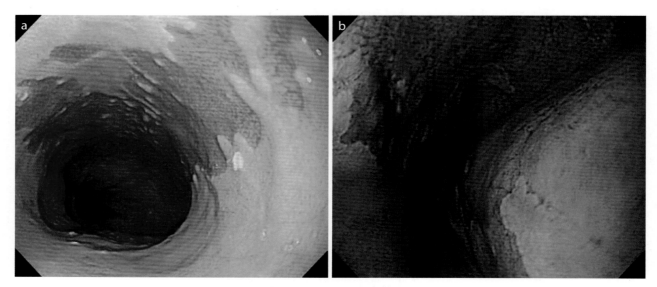

图4.10　Barrett食管
a. 远端食管上皮化生为柱状上皮。鳞柱上皮交界上移至距门齿34cm处。食管下端可见鲑鱼色黏膜；b. Barrett食管窄带图像显示鳞状上皮和柱状上皮黏膜有明显区别。

通过活检确诊，并监测它的发展。内镜检查是最精准的发现和诊断 Barrett 食管的工具。内镜诊断 Barrett 食管前提是必须清楚地确定鳞柱上皮交界和食管胃结合部。当鳞柱交界线相对于食管胃结合部向近端（译者注：口侧方向）移位提示是 Barrett 食管的可能，但仅依靠或联合鲑鱼色黏膜、不规则 Z 线这两种内镜下的表现，仍然不足以作出诊断。必须取得活检标本组织确认为柱状上皮才能诊断。（译者注：对于 Barrett 食管的诊断目前存在争议）对于初次内镜检查无异型增生的 Barrett 食管患者，应在第 2 年复查内镜。如果再次检查证实没有异型增生，这些患者可以认为病情进一步发展或最终进展成癌症的风险很低。因此复查的时间间隔建议为每 3 年 1 次。如果确诊为高度异性增生，则应去除 Barrett 上皮。近年来，多种内镜下治疗方法如内镜下黏膜切除术、热凝固术或光动力疗法已成功地用于治疗 Barrett 食管伴异型增生。

布拉格标准用以规范 Barrett 食管的报告。在这一标准中，在内镜检查中同时测量 Barrett 食管的最大长度（M）（包括舌状黏膜）和全周 Barrett 食管的长度（C）。这些数据可以用于以后 Barrett 食管患者的随访。此标准对于 Barrett 食管段长度 >1cm 化生黏膜具有高度的整体有效性（图 4.11）。

趣味测验

患者女性，54 岁，因"吞咽困难、烧心和胸骨后疼痛 5 天"来院就诊。就诊前 5 天，上述症状突然发作。症状持续发作，导致她寻求医疗帮助。问诊发现，她在 3 个月前接受了包括上消化道内镜、腹部超声、骨密度测定和胸部 X 线在内的各项检查。除了骨质疏松外，这些检查没有发现其他任何异常，因此此后定期服用双膦酸盐治疗。由于她的症状持续存在，因此再次进行了上消化道内镜检查，如图 4.12 所示。你认为最有可能的诊断是什么？

答案：药物性食管炎。

5 天前，由于患者当天早晨忘记口服双膦酸盐片，因此晚上睡觉前吃了一片。当时她没有感觉到任何不适或胸骨后梗阻感。内镜检查可见距门齿约 25cm 一处伴有少许糜烂的不明显溃疡。

给予包括液体抗酸剂和雷尼替丁治疗。服药后第 4 天，她的症状完全消失。

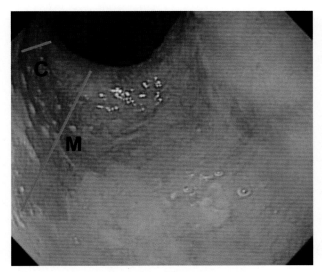

图 4.11　Barrett 食管的布拉格标准
内镜检查时同时测量 Barrett 食管的最大长度（M）（包括舌状黏膜）和 Barrett 环段的长度（C），这些数据用来随访 Barrett 食管的进展。

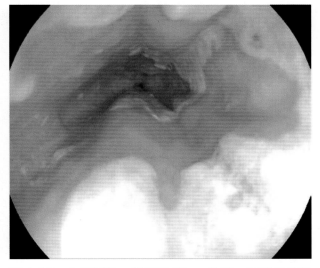

图 4.12　内镜评估：距门齿 25cm 处见一不明显的溃疡伴有少许糜烂

第 5 章　食管良性肿瘤

Kyung Sik Park

导读

5.1　上皮性肿瘤

5.1.1　鳞状上皮乳头状瘤

食管乳头状瘤是一种少见的良性上皮性肿瘤（译者注：该肿瘤并不罕见）。在组织学检查中，病变组织学特征呈指样排列的鳞状细胞增生。虽然有多发性病变，但大多数肿瘤是孤立的。食管乳头状瘤的发病机制似乎与各种炎症状态或人乳头状瘤病毒（HPV）有关。内镜下表现为微小的、粉白色的、疣状外生性凸起（图 5.1）。如果怀疑是乳头状瘤，应进行活检以与其他类似的病变相鉴别，如早期鳞状细胞癌和乳头状白斑。由于这种肿瘤的恶变可能性很低，不推荐进行定期随访。对于引起吞咽困难的大肿瘤，内镜下切除并不困难（表 5.1）。

表 5.1　食管良性肿瘤的分类

上皮性肿瘤
乳头状瘤
腺瘤
非上皮性肿瘤
平滑肌瘤
颗粒细胞瘤
囊性肿瘤
支气管囊肿
重复囊肿
淋巴管瘤
纤维血管息肉
炎性纤维性息肉
脂肪瘤
血管瘤

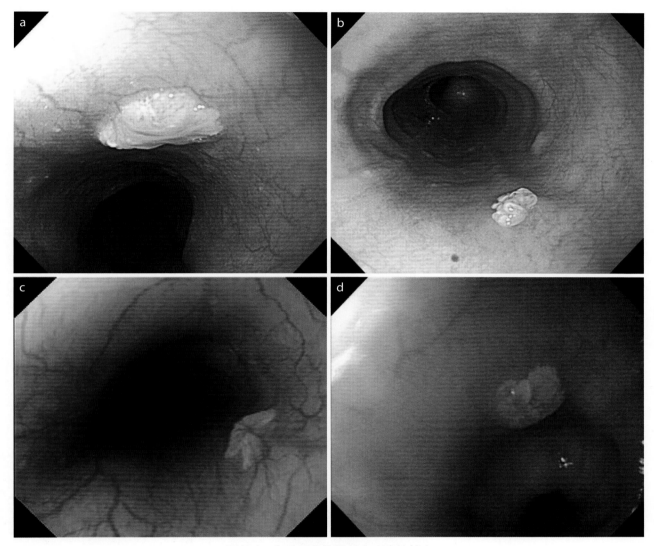

图 5.1　各种形状的鳞状上皮乳头状瘤

　　a. 食管上段一个约 8mm 的白色隆起性病变；b. 食管中段一个约 5mm 呈粉白色、表面分叶状的隆起病变；c. 食管上段一个约 5mm 不典型的非圆形的白色结节状病变；d. 食管上段一个约 6mm 的粉白色扁平结节性病变。

5.1.2　腺瘤

虽然不伴 Barrett 食管的食管腺瘤曾有报道，但这些病变几乎只发生在 Barrett 食管中。上一章已经讨论过这种疾病。

5.2　非上皮性肿瘤

由于上皮下肿瘤被完整的鳞状上皮覆盖，因此很难通过内镜了解肿瘤的组织学来源。超声内镜（EUS）是诊断上皮下肿瘤的标准诊断工具。

5.2.1　平滑肌瘤

平滑肌瘤是最常见的食管良性肿瘤。它起源于黏膜肌层或固有肌层。大多数病例是偶然发现的，因为食管平滑肌瘤直径＜5cm 时很少引起症状。在内镜检查中，它们通常表现为食管壁上大小不等的非特异性凸起，覆盖着完整的鳞状上皮（图 5.2 和图 5.3）。超声内镜可用于进行准确评估肿瘤起源、大小和肿瘤性质。EUS 的典型表现是起源于黏膜第二或第四层的低回声圆形肿块。起源于第二层的病变通常很小，可以通过内镜下黏膜切除术很容易切除。肿瘤＜3cm 者，如无症状可随访不切除。

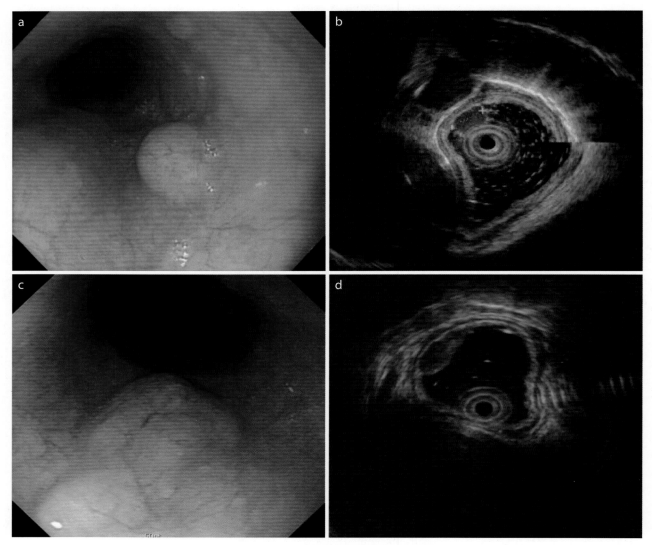

图 5.2　源于黏膜肌层的平滑肌瘤

a. 食管中段覆盖完整黏膜的小隆起；b. EUS 显示：第二层（黏膜肌层）5mm 大小的连续均匀低回声隆起；c. 食管中段可见隆起，表面黏膜光滑；d. EUS 显示位于第二层的 9.8mm 大小的连续均匀低回声病变。

5.2.2　胃肠道间质瘤

　　胃肠道间质瘤（GIST）是最常见的消化道间叶源性肿瘤之一，最有可能起源于肌间神经丛的 Cajal 间质细胞（ICC）。胃肠道间质瘤可能发生在胃肠道的任何部分，但多见于胃和近端小肠。食管 GIST 非常罕见，仅见少数病例报道。内镜和超声内镜下表现与固有肌层的平滑肌瘤相类似，主要表现为覆盖正常黏膜的黏膜下隆起。因此，内镜检查通常无法将其与平滑肌瘤区分（图 5.4）。切除或 EUS 引导下穿刺活检获得的组织行 CD117、DOG-1、S100 蛋白、平滑肌肌动蛋白和结蛋白的免疫组化染色对于诊断和排除诊断是必要的。

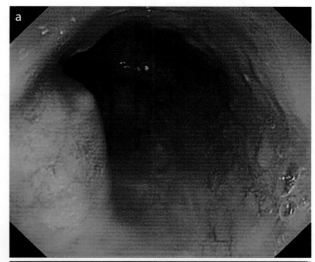

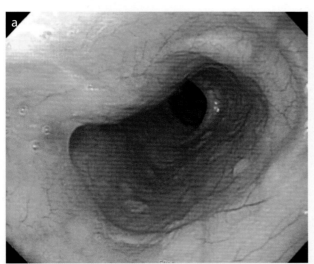

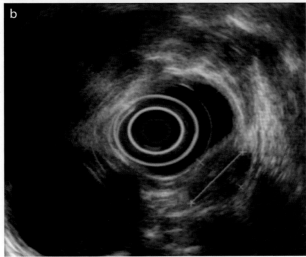

图 5.3　源于固有肌层的平滑肌瘤

　　a. 食管中段表面黏膜光滑的隆起；b. EUS 显示：位于第四层（固有肌层）16mm 的连续均匀低回声病变。

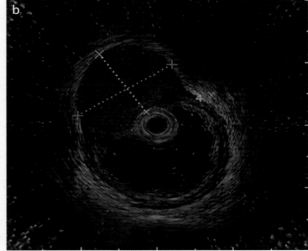

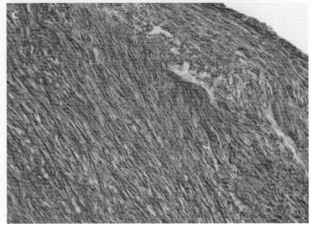

图 5.4　食管间质瘤

　　a. 食管远端被覆完整黏膜的圆形隆起；b. EUS 显示第四层（固有肌层）见最大 15mm 的连续均匀低回声结节；c. 免疫组化染色：CD117 阳性。

5.2.3 颗粒细胞瘤

颗粒细胞瘤是一种罕见的食管肿瘤。食管是颗粒细胞瘤最常出现的部位。免疫组化染色 S100 蛋白呈强阳性提示肿瘤起源于神经源性细胞。大多数患者没有症状，如果有，最常见的症状是吞咽困难。内镜下典型表现为黄白色，臼齿状，无蒂息肉样外观（图 5.5）。通常，活检钳触之质地硬或韧。典型的 EUS 表现为黏膜下层均匀的低回声肿块。由于肿瘤位于上皮层附近，穿凿活检确诊并不困难。尽管少见，但这种肿瘤具有恶变的潜能。因此，如果可能，建议活检钳除或 EMR 切除。

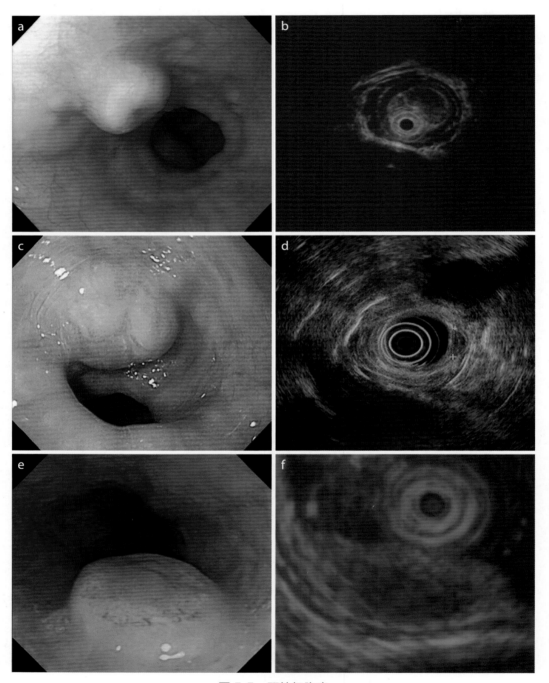

图 5.5 颗粒细胞瘤

a. 食管中段黄白色，表面覆完整黏膜呈臼齿状隆起；b. EUS 显示黏膜下层一 8mm 大小的均匀低回声肿块；c. 食管中段黄白色、表面覆轻度炎症黏膜的臼齿状隆起；d. EUS 显示黏膜下层见一 12mm 大小均匀低回声肿块；e. 食管中段黄白色、表面覆轻度炎症黏膜的臼齿状隆起；f. EUS 显示黏膜下层见一 10mm 大小均匀低回声肿块。

5.2.4 囊性肿瘤

食管囊性肿瘤也很罕见。内镜检查显示大小不一，易于压缩的柔软肿块（图 5.6）。在 EUS 上，可以在其起源层发现不同大小的无回声肿块。食管内可出现几种囊性病变。第一，如前所述，由于各种炎症反应囊肿可以发生在固有层或黏膜下层。第二，许多食管囊肿来源于纵隔，如支气管囊肿。在这种类型中，囊壁由上皮构成。第三，在胚胎早期发育过程中，重复性囊肿作为一种先天性异常可出现在食管。这种类型的病变被两层肌肉包覆。最后，尽管在食管非常罕见，但由孤立淋巴组织畸形引起的淋巴管瘤也表现为囊性。

5.2.5 纤维血管性息肉

纤维血管性息肉是一种非肿瘤性腔内肿块，通常发生在颈段食管。尽管其发病机制目前尚未被完全了解，但认为是由于反复吞咽而使多余的黏膜皱襞呈结节样增厚延长所致。组织学上，为包含纤维、血管和脂肪组织的混合物，并被完整的鳞状上皮覆盖。内镜下，这些肿瘤也表现为颈段食管内被完整黏膜覆盖的隆起肿块。对于有症状的大肿块，可考虑内镜或手术切除。内镜下切除前应进行超声内镜检查，以排除大血管的存在。

5.2.6 炎性纤维性息肉

炎性纤维性息肉是指由反应性血管、成纤维细胞和各种炎症细胞等多种组织构成的病变。这种息肉在食管也很罕见。对酸反流的炎症反应被认为是一种可能机制。炎性假瘤和嗜酸性肉芽肿也属于这一类。

5.2.7 脂肪瘤

与胃或小肠不同，食管很少有脂肪瘤。内镜下可见苍白色或淡黄色软性肿块（图 5.7）。EUS：黏膜下层均匀的高回声肿块强烈提示为脂肪瘤。

5.2.8 血管瘤

血管瘤在食管也是非常罕见的良性肿瘤，通常是无意发现的。血管瘤内衬有血管内皮细胞。在内镜检查中表现为结节状、质软和蓝红色隆起（图 5.8）。活检钳触之色调变白。黏膜下层单纯性静脉扩张症是一种非肿瘤性疾病，有时会误诊为血管瘤，因为内镜下两种病变都可以表现为蓝色凸起，表面都被覆完整的鳞状上皮（图 5.9）。

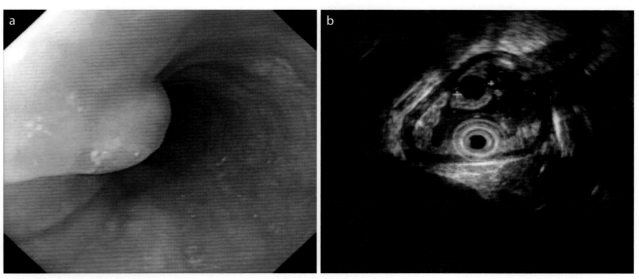

图 5.6 黏膜下囊肿

a. 上覆完整、透明黏膜的小而软的肿块；b. EUS 显示黏膜下层有一个 4.7mm 大小的无回声病变。

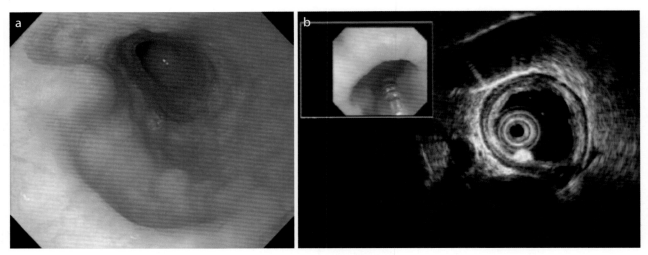

图 5.7　脂肪瘤

a. 食管中段有一个淡黄色的软肿块；b. EUS 显示黏膜下层有 4mm 大小的高回声病灶。

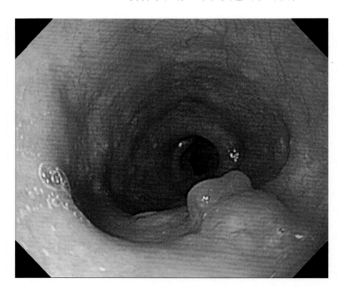

图 5.8　毛细血管瘤

食管中段可见约 1cm×1.5cm 大小、柔软、蓝红色的隆起物。

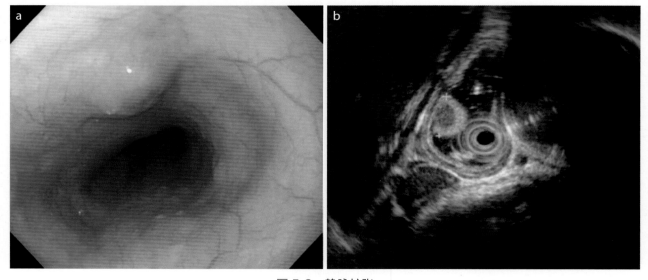

图 5.9　静脉扩张

a. 上消化道内镜检查显示蓝色隆起直径<1cm；b. EUS 显示第三层内有一个 6mm 大小的高回声肿块，其内部呈低回声病灶。

趣味测验

患者男性，45 岁，前往健康卫生中心接受上消化道内镜检查。他没有特殊的胃肠道症状，不吸烟，仅在应酬时饮酒。上消化道内镜检查和显微镜下发现如图 5.10 和图 5.11 所示。

问题：你的诊断是什么？

从最大病变处取活检标本，病理检查显示有多个皮脂腺分化细胞小叶。这一发现符合食管异位皮脂腺的诊断。由于这种极为罕见的疾病没有恶变的可能，因此没有进行任何治疗。2 年后复查内镜，结果与前一次检查结果相似（图 5.12）。

答案：食管内异位皮脂腺。

（特别感谢李俊教授提供精美照片）

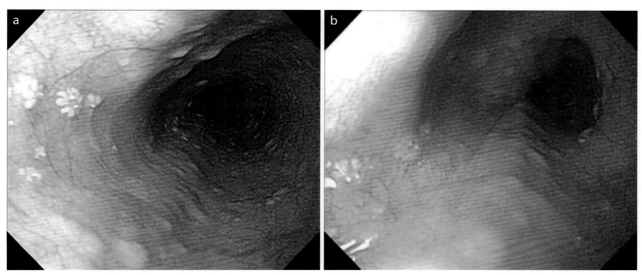

图 5.10　内镜检查结果

食管中上段可见多个淡黄色颗粒状斑点；a. 食管上段；b. 食管中段。

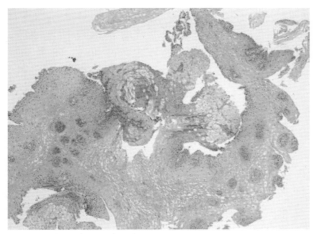

图 5.11　病理所见

细胞的几个小叶显示与异位皮脂腺一致的皮脂分化。

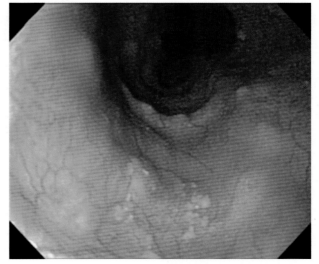

图 5.12　2 年后的内镜检查结果（仍可见多个淡黄色颗粒斑点）

第 6 章　食管癌

Hang Lak Lee

导读

6.1　食管癌内镜下表现

6.1.1　浅表食管癌

6.1.1.1　定义

"浅表"一词在某种程度上令人困惑，因为它与食管的组织学或侵袭性没有直接关系，而只是描述了病变的内镜下表现，似乎仅限于食管的浅层。相比浅表食管癌，早期食管癌一词更加的精确和贴近临床应用。早期食管癌是一种可治愈的疾病，已经在世界上使用和定义了几十年。早期食管癌被定义为局限于黏膜或黏膜下层的癌症，无论淋巴结有无转移（译者注：这一定义在中国是浅表型食管癌的定义，国内对早期食管癌的定义是病灶局限于黏膜层或黏膜下层，不伴有淋巴结转移的食管癌），因为早期食管癌的临床预后与进展期食管癌有很大不同。进展期食管癌的 5 年生存率仅为 10%~20%，而浅表型食管癌的 5 年生存率超过 90%。

6.1.1.2 何时需警惕浅表型食管癌？浅表型食管癌可能的内镜下表现

浅表食管癌的特征性内镜下表现为：浅表黏膜改变，黏膜颜色改变，黏膜结节样隆起，黏膜凹陷、红斑、糜烂或溃疡，黏膜易碎和黏膜大量分泌物。胃镜检查过程中需要对食管黏膜进行详细细致的检查。任何上述变化都需要高度警惕，这些异常变化病变都应获得活检标本（表 6.1）。

表 6.1 浅表型食管癌内镜下表现

- 浅表黏膜改变（图 6.1）
- 黏膜颜色改变（图 6.2）
- 黏膜结节样隆起（图 6.3）
- 黏膜凹陷（图 6.4）
- 红斑（图 6.5）
- 糜烂或溃疡（图 6.6）
- 检查或活检过程中黏膜组织脆、易出血和大量分泌液（图 6.7）

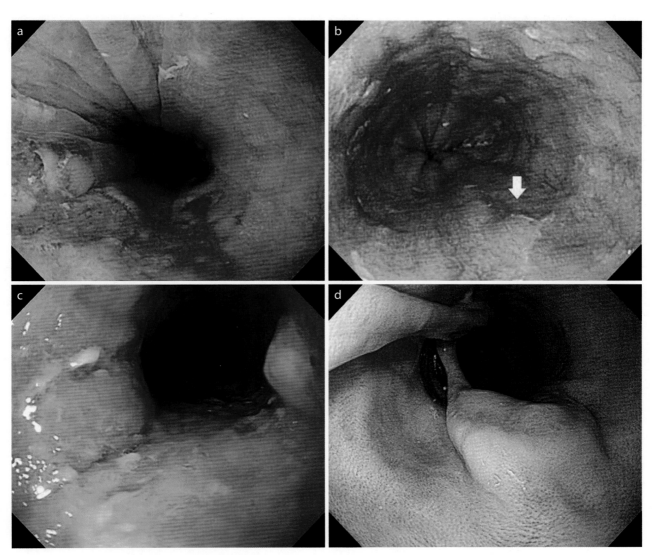

图 6.1 浅表型食管癌特征性内镜下表现（a~f. 箭头提示浅表黏膜改变）

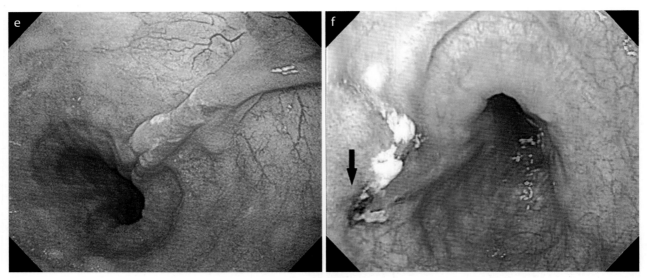

图 6.1（续）

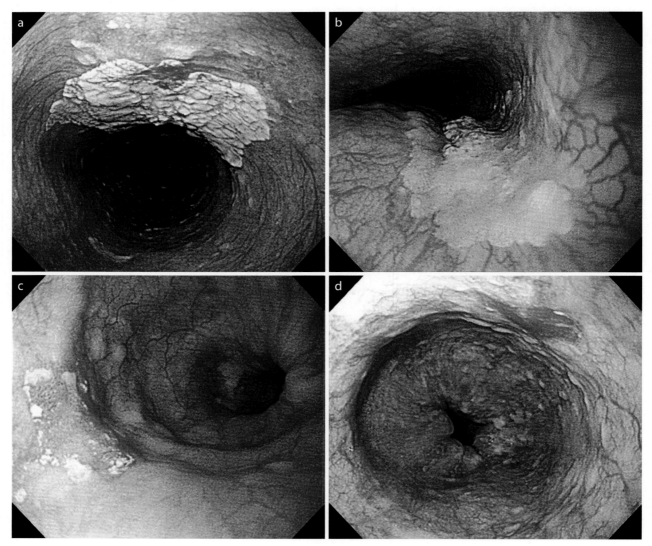

图 6.2　浅表食管癌特征性内镜下表现（a~h. 可见黏膜变色）

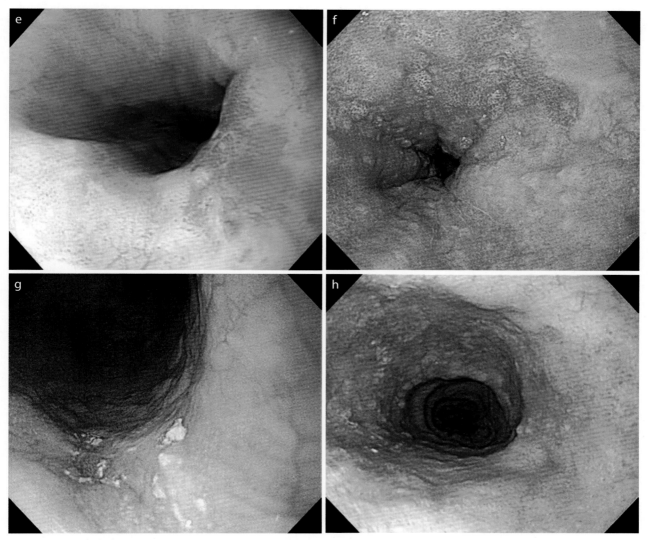

图 6.2（续）

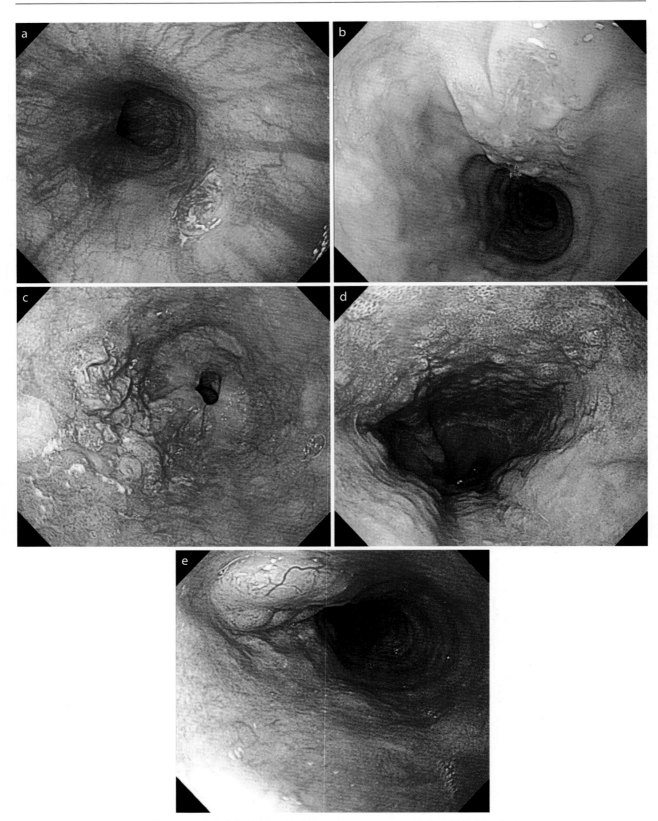

图 6.3　浅表食管癌特征性内镜下表现（a~e. 可见黏膜结节样隆起）

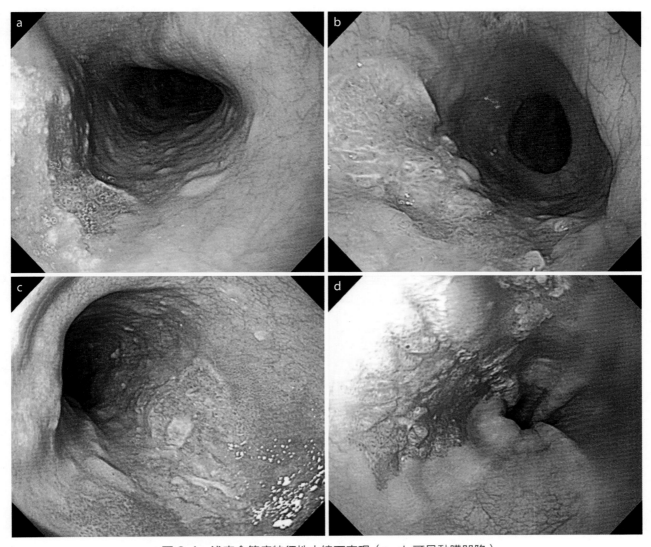

图 6.4　浅表食管癌特征性内镜下表现（a~d. 可见黏膜凹陷）

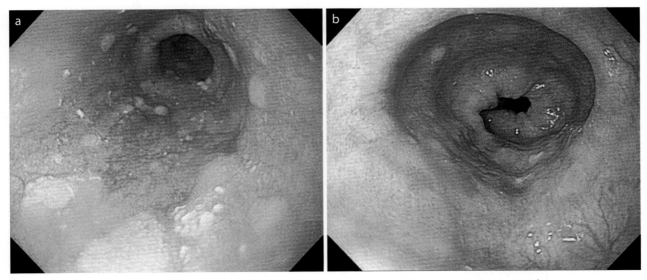

图 6.5　浅表食管癌特征性内镜下表现（a~g. 可见轻微的弥漫性黏膜红斑改变）

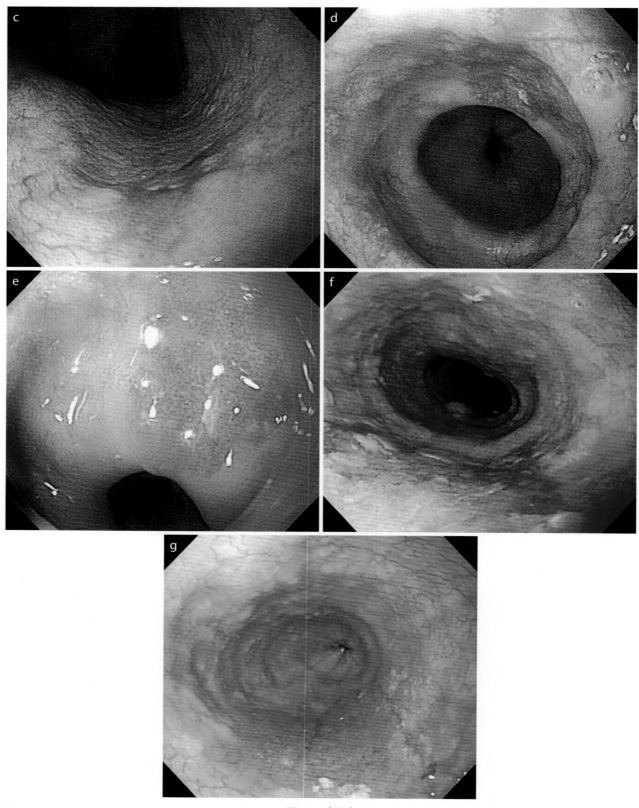

图 6.5（续）

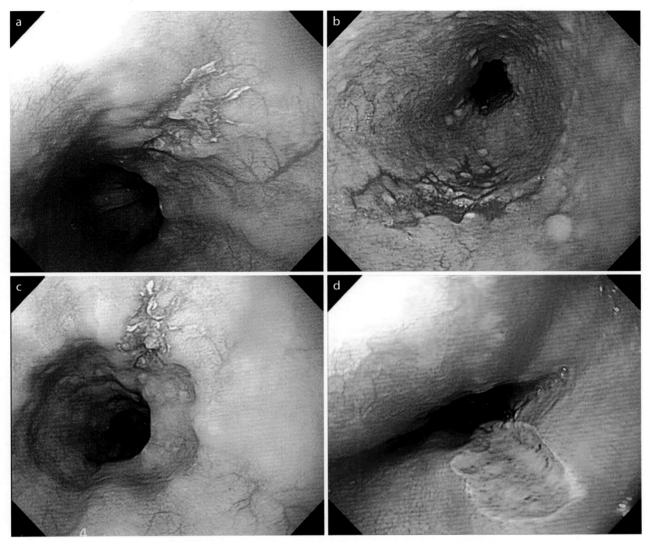

图 6.6　浅表食管癌特征性内镜下表现（a~d. 可见糜烂或溃疡）

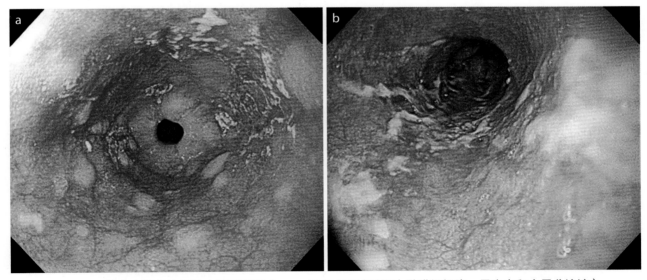

图 6.7　浅表食管癌特征性内镜下表现（a~g. 检查或活检过程中黏膜组织脆、易出血和大量分泌液）

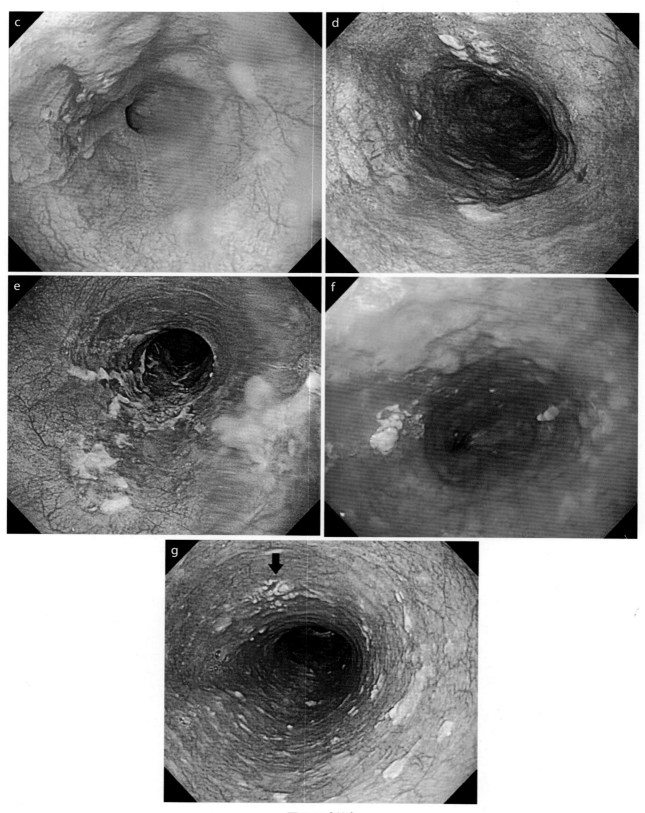

图 6.7（续）

6.1.1.3 色素内镜技术和窄带成像内镜技术的重要性

Lugol 染色内镜检查对浅表食管癌的诊断有重要价值。Lugol 液也可用于确定病变的确切范围。

通常将 1% 稀释溶液喷洒于全食管，正常上皮迅速与 Lugol 溶液中碘相结合，相反异常的肿瘤上皮不被染色。浅表食管癌内镜下 NBI 表现为界线清楚的褐色区域和不规则的微血管表型（图 6.8）。

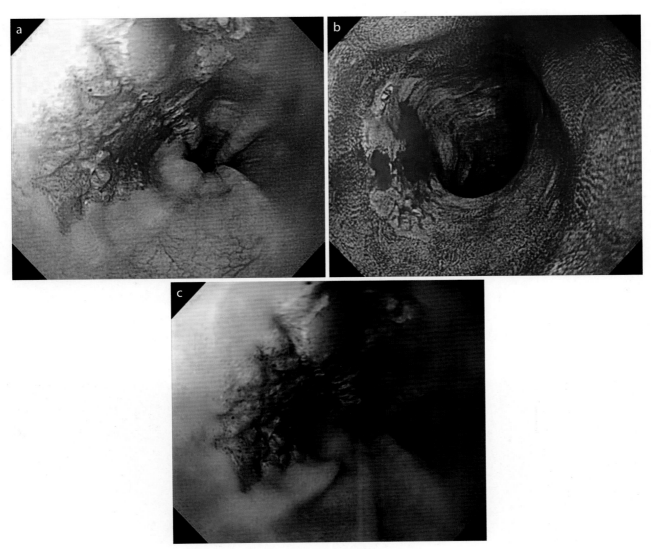

图 6.8 筛查工具的比较

染色内镜和 NBI 检查使食管浅表病变更加明显。a. 白光常规内镜图像；b. 碘染色内镜图像；c. 窄带成像（NBI）内镜图像。

6.1.1.4 浅表型食管癌的内镜下表现

浅表型食管癌的内镜下表现见图6.9至图6.27。表现出多种内镜下特征、如轻微变色、黏膜改变、微小结节状、凹陷、红斑、糜烂或溃疡、黏膜质脆或大量分泌物附着。食管癌早期病变可表现为黏膜轻微不规则、红斑或凹陷、隆起或溃疡（表6.2）。浅表食管癌可分为三种类型：隆起型（O−Ⅰp，O−Ⅰs）；平坦型（O−Ⅱa，O−Ⅱb，O−Ⅱc，O−Ⅱc+Ⅱa，O−Ⅱa+Ⅱc）；凹陷型（O−Ⅲ，O−Ⅱc+Ⅲ，O−Ⅲ+Ⅱc）。

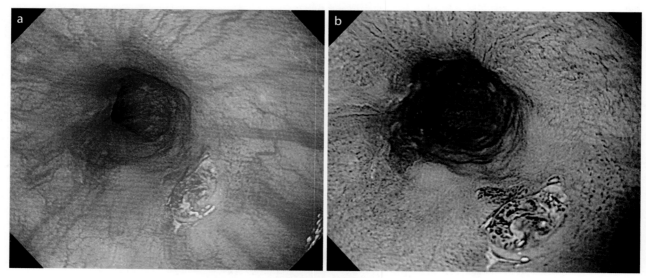

图6.9　浅表食管癌

a. 显示无蒂隆起型病变（O−Ⅰs）伴有黏膜颜色改变；b. 显示NBI下黏膜显著改变。该处被证实有鳞状上皮癌细胞。

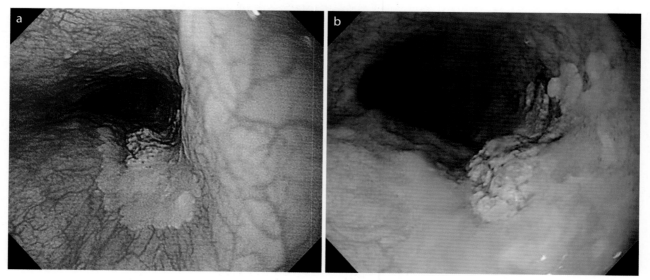

图6.10　浅表食管癌

a. 显示隆起型病变（O−Ⅰs）伴周边黏膜颜色明显改变；b. 显示NBI下黏膜显著改变。该处被证实有鳞状上皮癌细胞。

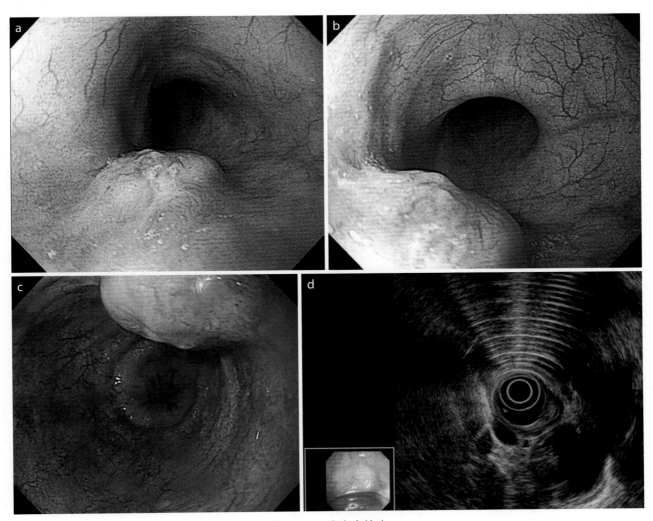

图 6.11　浅表食管癌

食管下段可见黏膜下肿物（O-Ⅰs）伴中央凹陷（图 a，b，c）；超声内镜在第二层可见约 0.7cm 大小肿物（图 d）。这个区域被证实有鳞状上皮癌细胞。

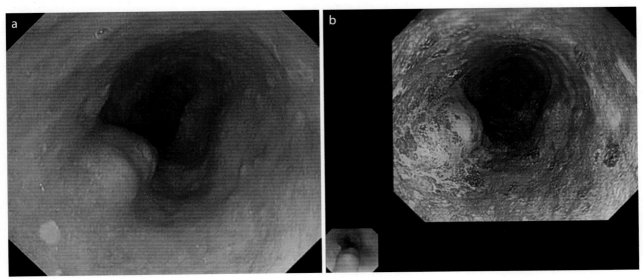

图 6.12　浅表食管癌

a. 可见黏膜下肿物；b. 该处病变卢戈溶液拒染。该病变被证实为隆起型（O-Ⅰs）食管鳞状细胞癌。

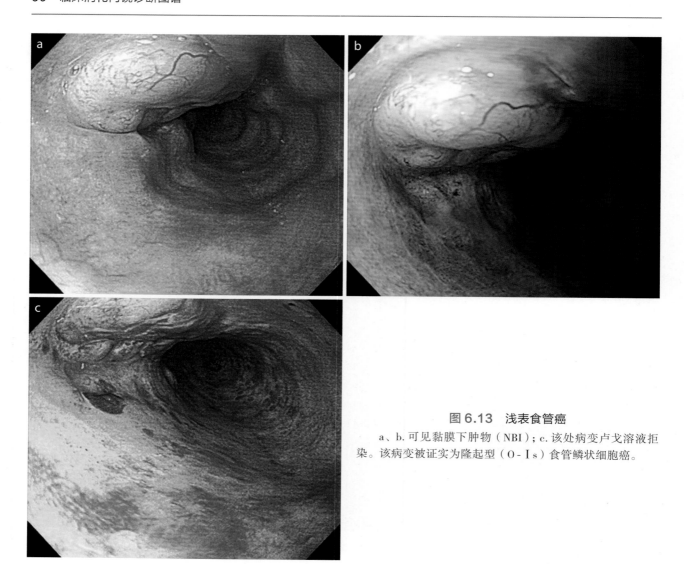

图 6.13　浅表食管癌

　　a、b.可见黏膜下肿物（NBI）；c.该处病变卢戈溶液拒染。该病变被证实为隆起型（O-Ⅰs）食管鳞状细胞癌。

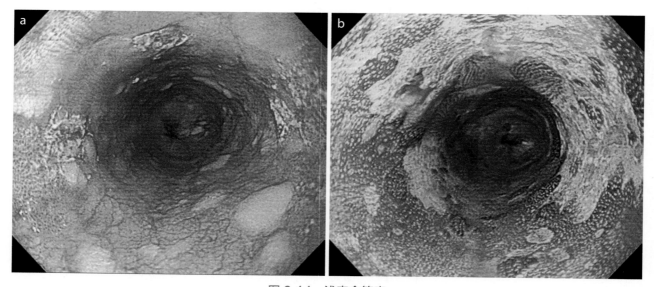

图 6.14　浅表食管癌

　　a.可见多处红斑性无血管黏膜病变区域；b.该处病变卢戈溶液拒染。该病变被诊断为平坦型伴局部隆起和凹陷（O-Ⅱa+Ⅱc）鳞状上皮癌。

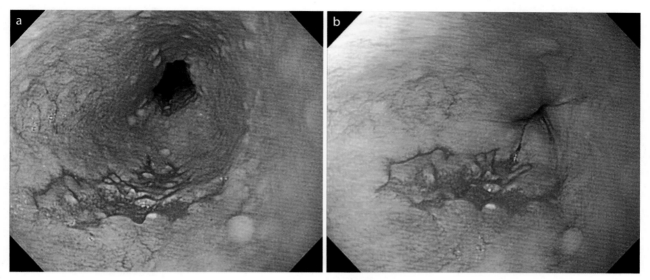

图 6.15　浅表食管癌

a、b. 可见边界不规则的轻度凹陷病变伴黏膜红斑样改变。该病变诊断为轻微隆起 + 轻微凹陷型（O-Ⅱa + Ⅱc）鳞状上皮癌。

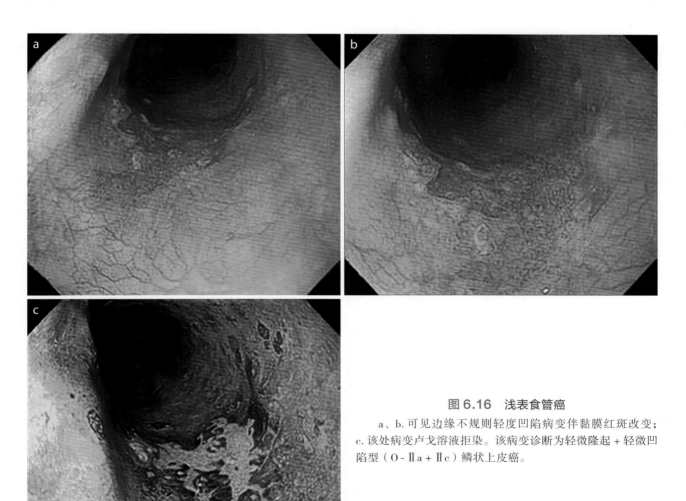

图 6.16　浅表食管癌

a、b. 可见边缘不规则轻度凹陷病变伴黏膜红斑改变；c. 该处病变卢戈溶液拒染。该病变诊断为轻微隆起 + 轻微凹陷型（O-Ⅱa + Ⅱc）鳞状上皮癌。

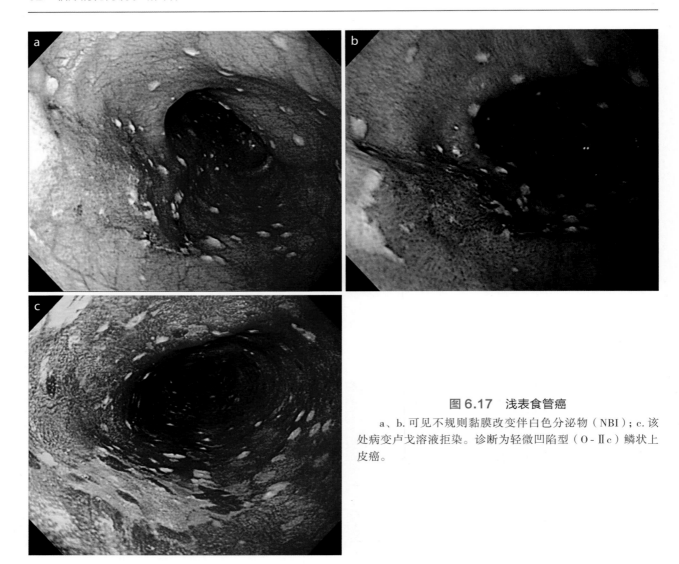

图 6.17　浅表食管癌

a、b.可见不规则黏膜改变伴白色分泌物（NBI）；c.该处病变卢戈溶液拒染。诊断为轻微凹陷型（O-Ⅱc）鳞状上皮癌。

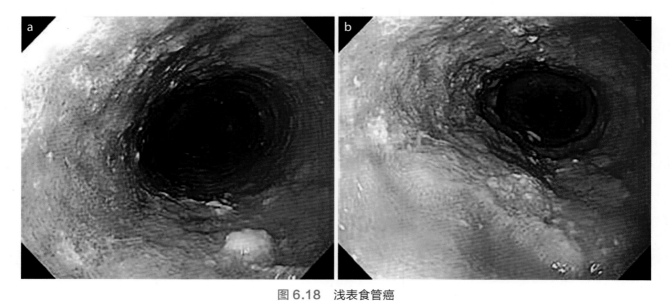

图 6.18　浅表食管癌

a、b.可见不规则黏膜改变伴白色渗出物；c.该处病变卢戈溶液拒染。诊断为轻微凹陷型（O-Ⅱc）鳞状上皮癌。

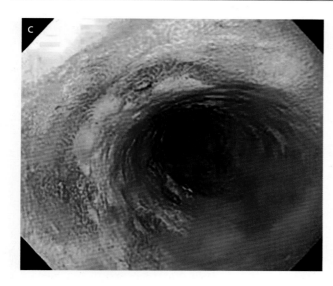

图 6.18（续）

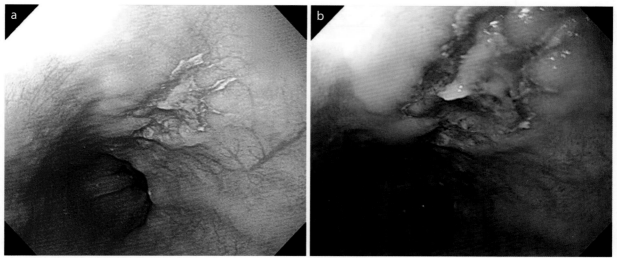

图 6.19 浅表食管癌

a. 可见一处边缘不规则的线形溃疡病变；b. NBI 下黏膜改变更明显。诊断为溃疡凹陷型（O - Ⅲ）食管鳞状上皮癌。

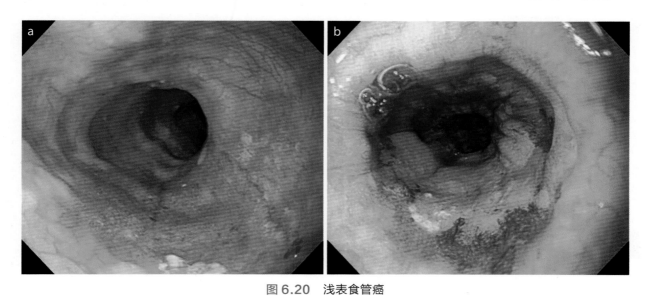

图 6.20 浅表食管癌

a. 可见边缘不规则片状黏膜病变；b. 该处病变卢戈溶液拒染；c. 诊断为平坦型（O - Ⅱ b）浅表食管癌。

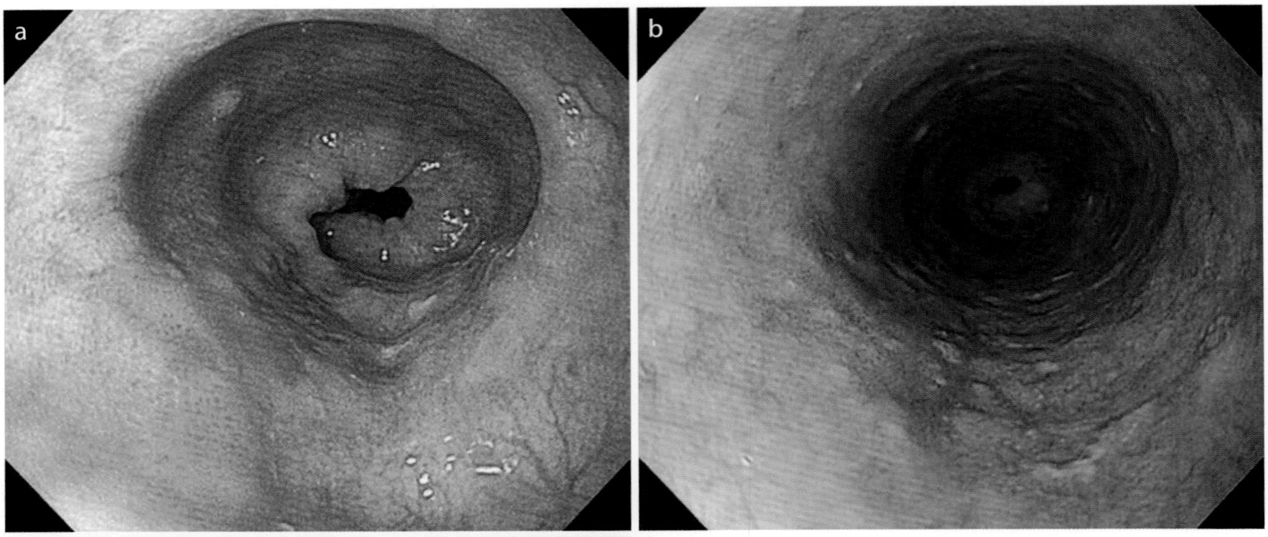

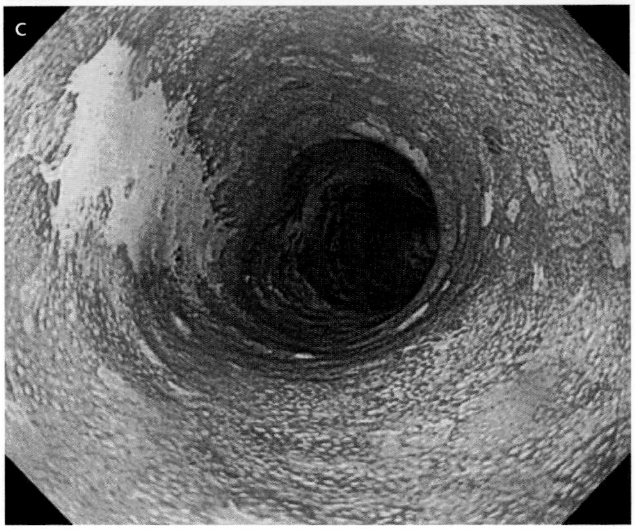

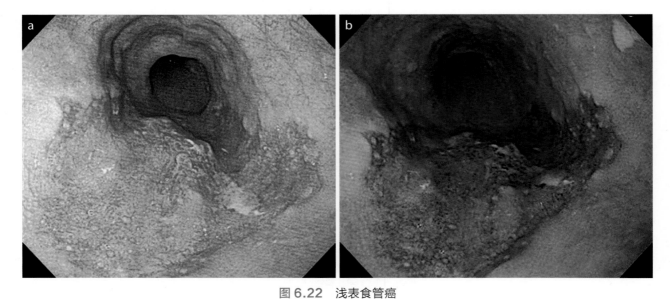

图 6.21 浅表食管癌

a. 可见一处不规则片状黏膜病变（NBI）；b. 该处病变卢戈溶液拒染。诊断为平坦型（O-Ⅱb）浅表食管癌。

图 6.22 浅表食管癌

a. 可见不规则隆起黏膜病变（NBI）；b. 该病变诊断为隆起型伴局部凹陷平坦型（O-Ⅱa＋Ⅱc）浅表食管癌。

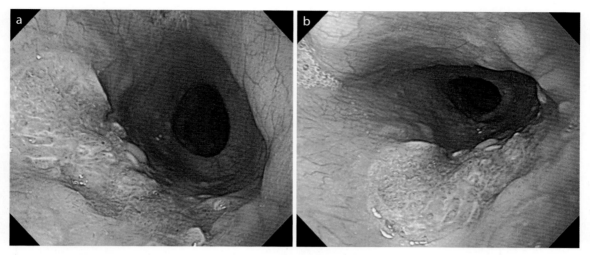

图 6.23　浅表食管癌

a、b. 内镜检查发现食管中段有浅表凹陷，轻微凹陷型（O-Ⅱc）病变，组织学检查确诊为鳞状上皮细胞癌。

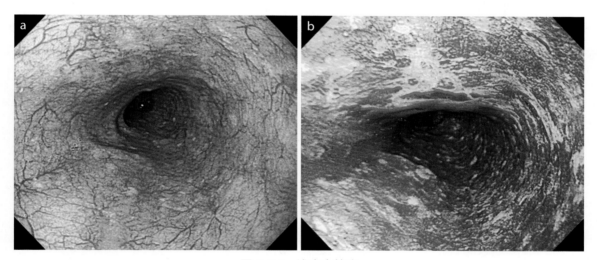

图 6.24　浅表食管癌

可见黏膜微小改变。a. 11 点钟位可见血管形态略不规则；b. 该处病变卢戈溶液拒染。诊断为平坦型（O-Ⅱb）浅表食管癌。

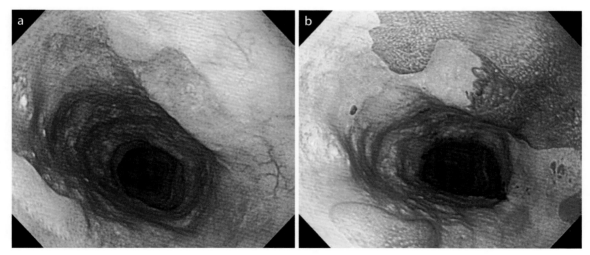

图 6.25　浅表食管癌

a. 周围黏膜红斑改变；b. 该处病变卢戈溶液拒染。该病变诊断为轻微隆起 + 轻微凹陷型（O-Ⅱa + Ⅱc）鳞状上皮癌。

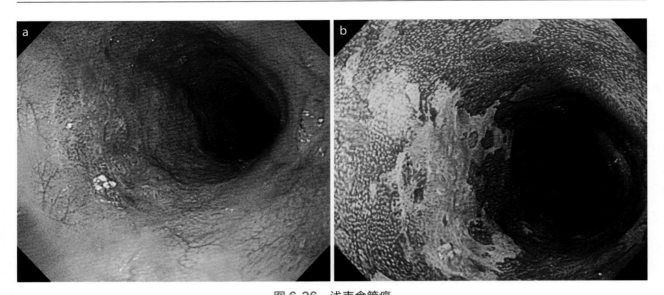

图 6.26　浅表食管癌

a. 可见轻度黏膜隆起病变；b. 该处病变卢戈溶液拒染。诊断为轻微隆起型（O-Ⅱa）浅表食管癌。

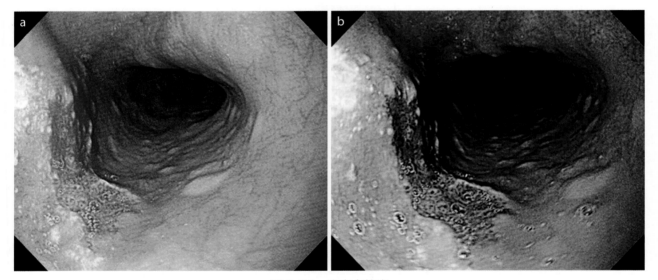

图 6.27　浅表食管癌

a、b. 内镜检查发现食管中段浅表凹陷，轻微凹陷型（O-Ⅱc）病变（NBI）。组织学检查确诊为鳞状上皮细胞癌。

表 6.2　浅表食管癌的分型

隆起型	有蒂型	O-Ⅰp
	无蒂型	O-Ⅰs
非隆起型	轻微隆起型	O-Ⅱa
凹陷型	完全平坦型	O-Ⅱb
	轻微凹陷型	O-Ⅱc
	轻微凹陷+轻微隆起	O-Ⅱc+Ⅱa
		O-Ⅱa+Ⅱc
凹陷型	隆起伴局部凹陷	O-Ⅲ
	溃疡型	O-Ⅱc+Ⅲ
	隆起和凹陷型	O-Ⅲ+Ⅱc

注：翻译参考中国早期食管癌筛查及内镜诊治专家共识意见

6.1.2 进展期食管癌

进展期鳞状细胞癌形态学分类见表 6.3。

6.1.2.1 定义

进展期食管癌定义为癌细胞侵犯食管肌层及更深层。进展期食管癌的典型内镜下特征见表 6.4。其中，鳞状细胞癌最常见，主要发生在食管中下段。腺癌不到食管癌的 15%，但发病率正急剧上升。可能起源于异位胃黏膜或食管柱状上皮，或由贲门恶性肿瘤扩散所致（图 6.28 至图 6.38）。

表 6.3 进展期食管癌的分型

Ⅰ型	隆起型
Ⅱ型	溃疡局限型
Ⅲ型	溃疡浸润型
Ⅳ型	弥漫浸润型
Ⅴ型	未分型

表 6.4 进展期食管癌的内镜下表现

内镜诊断要点
• 外生、息肉样肿块
• 蕈状，表面裂开可伴中央凹陷
• 红斑，糜烂，溃疡
• 浅灰色，有时呈红色
• 溃疡性癌
• 深部溃疡，边缘隆起，结节状增厚
• 弥漫性浸润癌
• 常呈环周生长，偶见黏膜下生长
• 管壁硬化，管腔偏心性狭窄
• 表面可见结节或溃疡，但黏膜可正常

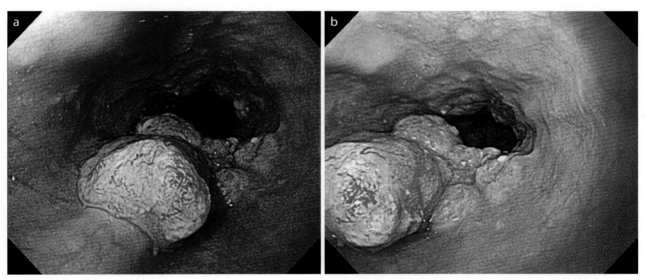

图 6.28 进展期食管癌
a、b. 在食管下段可见隆起型（Ⅰ型）进展期食管癌。组织学证实为鳞状细胞癌。

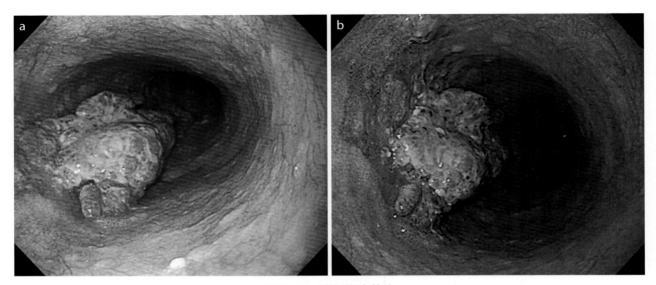

图 6.29　进展期食管癌
a、b. 食管中部可见隆起型（Ⅰ型）进展期食管癌（b 为 NBI 图像）。组织学证实为鳞状细胞癌。

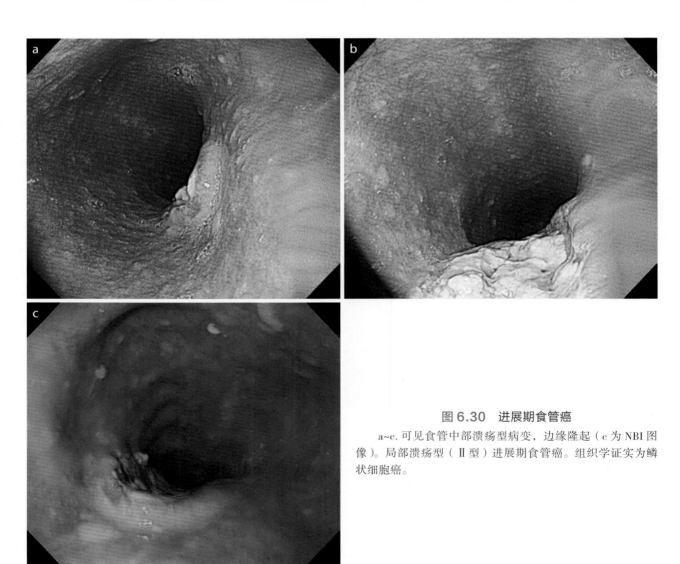

图 6.30　进展期食管癌
　a~c. 可见食管中部溃疡型病变，边缘隆起（c 为 NBI 图像）。局部溃疡型（Ⅱ型）进展期食管癌。组织学证实为鳞状细胞癌。

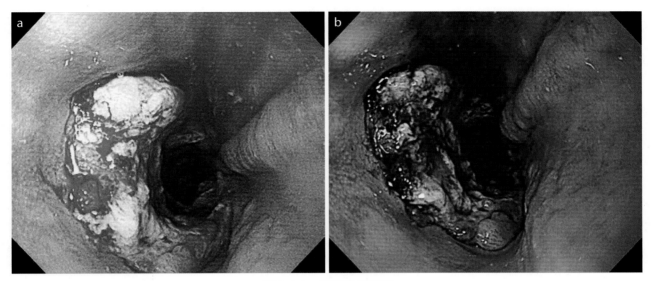

图 6.31　进展期食管癌

　　a、b. 食管中段环半周隆起的溃疡型病变，边缘隆起（b 为 NBI 图像）。局部溃疡型（Ⅱ型）进展期食管癌。组织学证实为鳞状细胞癌。

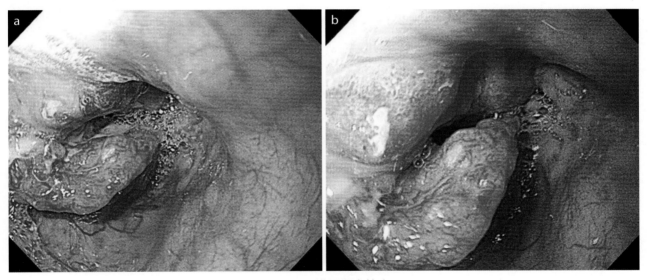

图 6.32　进展期食管癌

　　a、b. 可见食管中段溃疡型病变。溃疡浸润型（Ⅲ型）进展期食管癌。组织学证实为鳞状细胞癌。

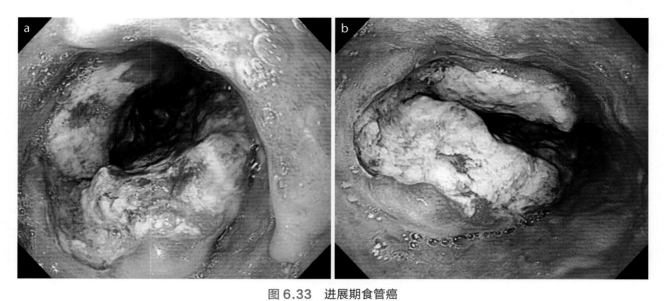

图6.33　进展期食管癌

a、b.可见食管中段溃疡型病变。溃疡浸润型（Ⅲ型）进展期食管癌。组织学证实为鳞状细胞癌。

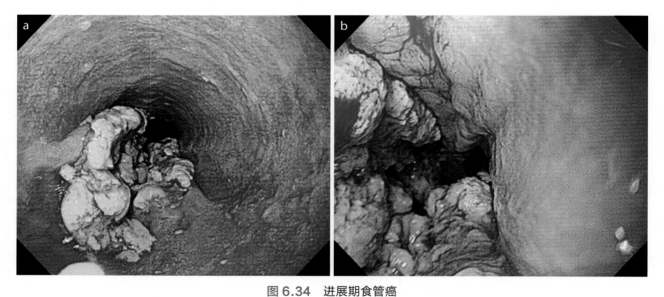

图6.34　进展期食管癌

a、b.可见食管上段溃疡型病变。该病变为溃疡浸润型（Ⅲ型）进展期食管癌。组织学证实为鳞状细胞癌。

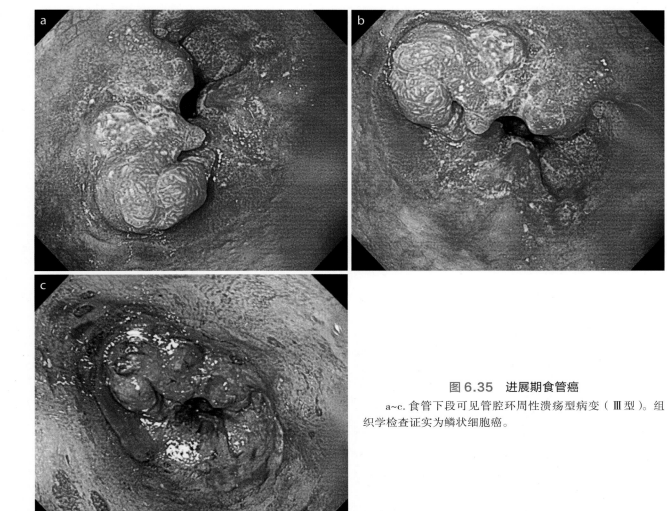

图 6.35　进展期食管癌

a~c. 食管下段可见管腔环周性溃疡型病变（Ⅲ型）。组织学检查证实为鳞状细胞癌。

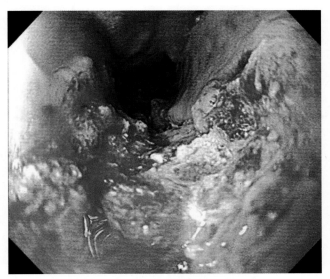

图 6.36　进展期食管癌

弥漫浸润型（Ⅳ型）进展期食管癌。组织学检查证实为鳞状细胞癌。

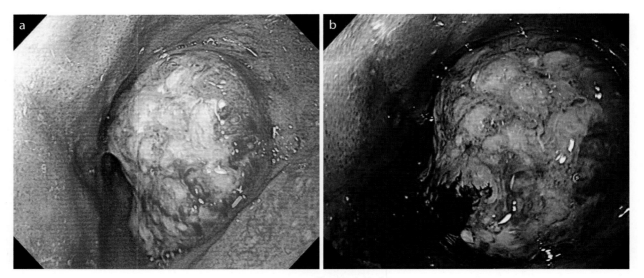

图 6.37　进展期食管癌

a、b. 可见上皮下病变伴中央溃疡（b 为 NBI 图像）。经组织学证实为鳞状细胞癌。

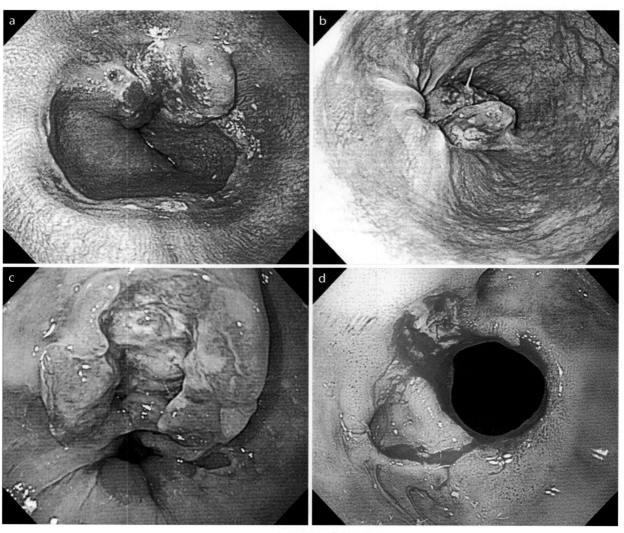

图 6.38　4 例食管胃结合部食管腺癌

a、b. 局灶红斑扁平隆起型病变；c、d. 溃疡型病变，边缘隆起。

趣味测验

病例 1

患者男性，70 岁，因患 Barrett 食管常规行胃镜检查。2012 年 5 月 29 日，常规内镜检查时，在 1 点钟位可疑短段 Barrett 食管。当时行内镜下活检证实了 Barrett 食管（图 6.39）。3 年后，内镜检查发现在以前的 Barrett 黏膜区有 2cm 大小息肉状肿块样病变（图 6.40）。

问题 1：该病变最可能的诊断是什么？

问题 2：治疗方案是什么？

答案：这是一个由 Barrett 食管发展为食管腺癌的有趣病例。对息肉样肿块行组织病理活检，提示中分化腺癌。因此，我们对该病变进行了内镜黏膜下剥离（图 6.41）。ESD 术后病理提示约 1.7cm×1.2cm 大小腺癌，伴微小黏膜下浸润，手术切缘阴性。

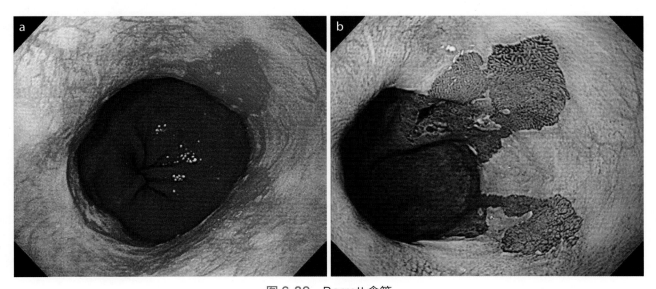

图 6.39　Barrett 食管
a. 远端食管见柱状上皮化生，传统白光内镜图像；b. NBI 图像。

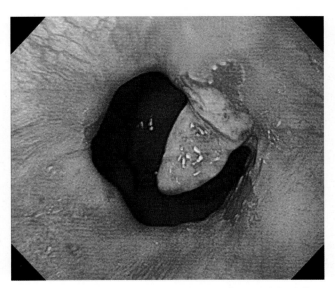

图 6.40　在原 Barrett 黏膜区域发现息肉样病变肿物

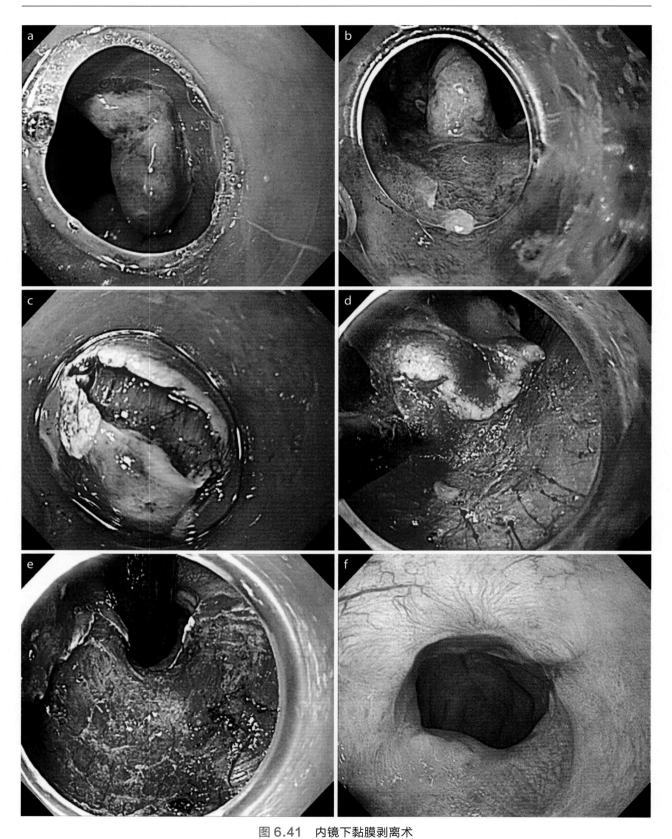

图 6.41　内镜下黏膜剥离术

a. 息肉样肿块；b. 标记；c. 预切开；d. 黏膜剥离术；e. 术后可见溃疡；f. 术后 1 年可见瘢痕病变。

病例 2

1.一位 59 岁的健康女性行常规胃镜检查时，在食管中部发现黏膜下肿物。患者未诉吞咽困难、吞咽痛和胸痛。对该患者行胃镜、EUS 和胸部 CT 检查（图 6.42）。

问题 1：发现该黏膜下肿物，我们该怎么办？

答案：利用 ESD 技术进行更精确的组织病理诊断（图 6.43）。内镜下活检后确诊为平滑肌瘤。

2.一年后，进行了胃镜和胸部 CT 的随访。胸部 CT 提示食管上皮下病变的大小从 25mm 增加到 45mm。与之前的胃镜结果相比，内镜下可见黏膜下肿块体积较大。

问题 2：最可能的诊断是什么？

问题 3：下一步诊疗计划？

答案：由于肿块增大，怀疑恶性改变如平滑肌肉瘤（图 6.44）。因此，行胸腔镜下肿块切除术，手术后确诊为平滑肌肉瘤。

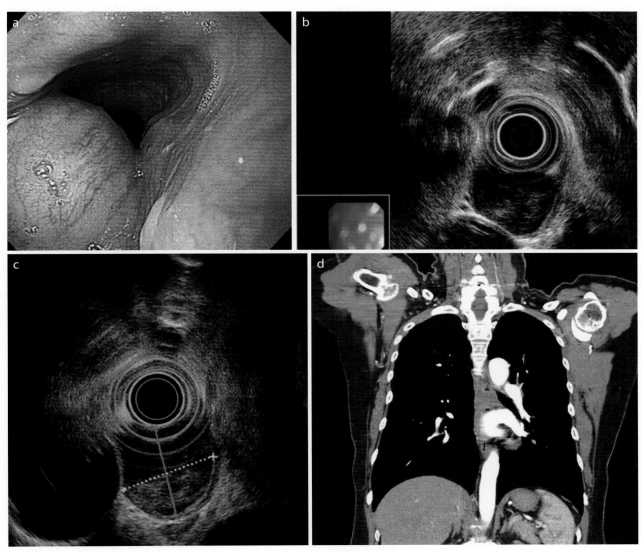

图 6.42　食管黏膜下病变

　a. 食管中部可见圆形黏膜下肿块；b、c. 超声内镜提示约 18mm 大小固有肌层混合回声肿块；d. 胸部 CT 扫描显示食管中部有一圆形肿块。

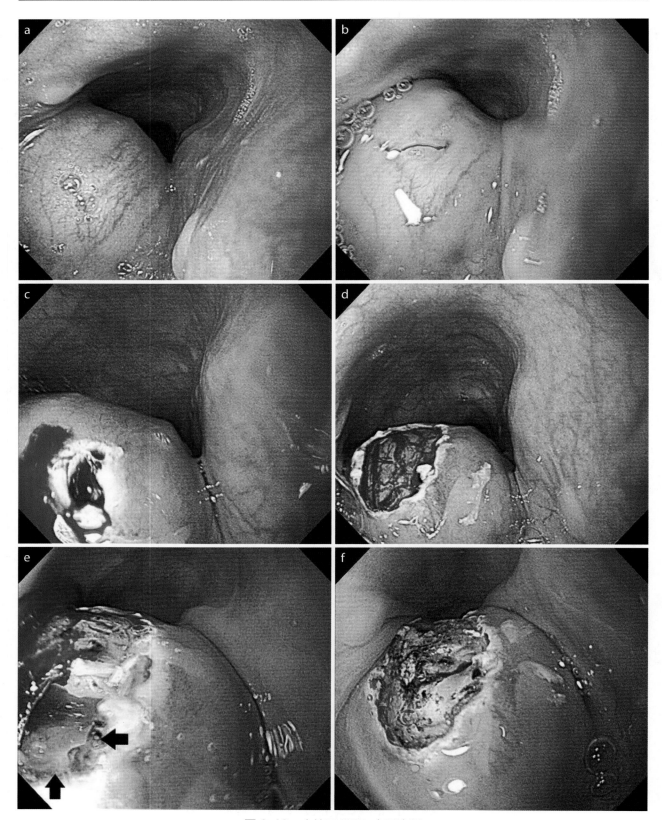

图 6.43　内镜下 ESD 病理诊断

　　a. 食管黏膜下肿瘤；b. 黏膜下注射；c、d. 用刀切开约 10mm 的切口，然后切除部分黏膜；e. 通过切口显露白色的黏膜下肿物（箭头）；f. 内镜下活检钳行多点活检，氩气刀凝固防止迟发性出血。

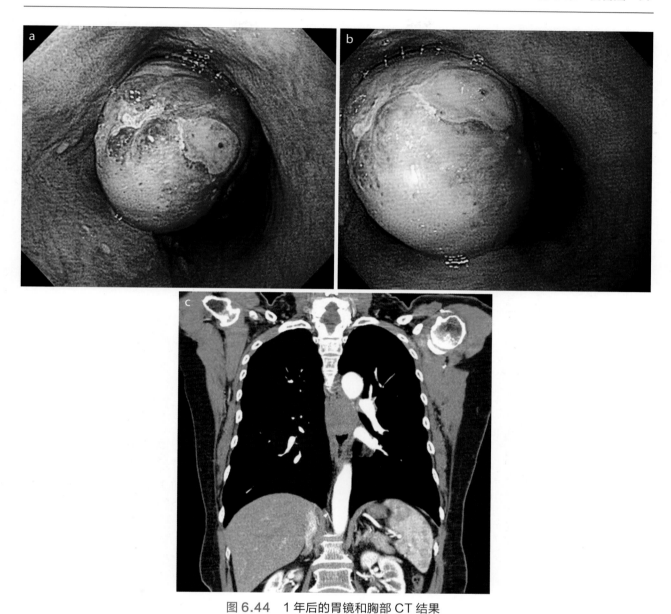

图 6.44　1 年后的胃镜和胸部 CT 结果

a、b. 内镜图像显示：黏膜下肿块为巨大的肿块伴中央溃疡；c. 胸部 CT 检查显示食管中部约 40mm 大小的圆形肿块。

第 7 章 食管血管性病变、运动障碍和机械性撕裂伤

Jae Myung Park

导读

7.1 食管静脉曲张

7.1.1 定义

食管静脉曲张是食管黏膜下静脉扩张突入食管腔。多数是由门静脉和腔静脉之间侧支循环的一部分高压所致。

7.1.2 临床表现

食管静脉曲张可在内镜检查时偶然发现，但绝大多数是在肝脏疾病检查过程中或因急性上消化道出血发现的。食管静脉曲张最严重的并发症是急性出血。约 30% 的静脉曲张患者至少经历一次曲张静脉出血。

7.1.3　诊断

　　食管静脉曲张内镜下表现因分级不同而异。食管静脉曲张通常最初形成于食管远端，随疾病进展可扩散至食管近端。

　　疾病早期，扩张静脉位于黏膜水平或略高于黏膜水平（图 7.1c），累及的静脉可呈蓝色，灰色，偶尔呈白色，亦或正常颜色。随病情进展，曲张静脉明显隆起突入管腔并变得迂曲，看起来像"串珠"，管径粗细不规则（图 7.1b）。再进一步发展，食管静脉曲张变得更迂曲，呈结节隆起（图 7.1a）。"红色征"提示出血风险高（图 7.1d）。

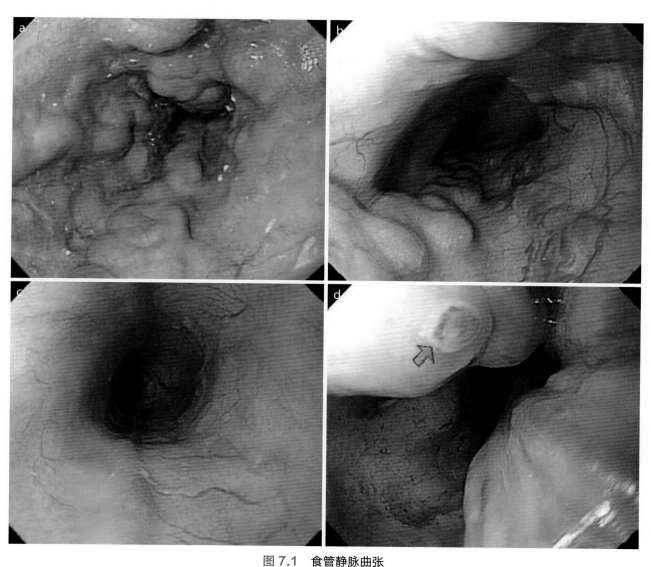

图 7.1　食管静脉曲张
a. 结节隆起样曲张静脉；b. 粗大而迂曲的曲张静脉"串珠样"；c. 黏膜层静脉扩张；d. 红色征。

7.1.4　内镜分级与分类

食管静脉曲张内镜分级与分类见表 7.1。Dagradi 分类通过测量显露曲张静脉的最大横径，根据形态学评估食管静脉曲张。然而，这种分类仅考虑了红色征的存在与否，未区分不同的红色征。

日本门静脉高压症研究学会对食管静脉曲张进行了更详细的分类。日本的分类系统基于曲张静脉的颜色、粗细、食管胃结合部延伸的范围，以及是否存在红色征。首先，需要描述曲张静脉的颜色是白色或蓝色。其次，日本分类系统扩展了"静脉曲张上静脉曲张"的概念，用以"红色征"描述。红色条痕描述的是沿着曲张静脉表面的纵向扩张的小静脉。"樱桃红斑"是指约 2mm 粗细的红色扩张小

表 7.1　食管静脉曲张的分类

Dagradi 分类
Ⅰ级：曲张静脉直径＜2mm，食管腔内充气后消失
Ⅱ级：曲张静脉直径＜2mm，食管腔内充气后可见
Ⅲ级：曲张静脉直径 3~4mm，食管腔内充气后可见
Ⅳ级：曲张静脉直径 5mm 或以上，形态迂曲
Ⅴ级：红色征阳性
日本门静脉高压症研究会
大体颜色
蓝色
白色
形态
F1（小而直的静脉）
F2（扩张迂曲，不到管腔的 1/3）
F3（粗大而迂曲，超过管腔的 1/3）
红色征
无红色征
红色条痕征
樱桃红征
血泡症
弥漫性红斑
近端延伸
远端 1/3 段
延及食管中部
延及食管上 1/3 段

静脉。血泡是静脉曲张表面较大的红色隆起，直径常＞4mm。弥漫性红斑是由于曲张静脉表面网状密集的小静脉扩张所致。接下来，要描述曲张静脉的基本形态。曲张静脉分为小而直、扩张而纤曲、大而纤曲。最后描述的是曲张静脉最近端位置，即位于食管远、中或近 1/3。

出血风险不是单纯由内镜下表现决定的。同时，必须评估肝脏疾病的状况、门静脉高压的程度，以及持续的酒精暴露情况。

7.2　运动障碍

7.2.1　贲门失弛缓症

贲门失弛缓症是一种神经肌肉疾病引起的功能障碍，主要影响中下段食管。其基本特征是受累食管缺乏推进蠕动且 LES 在吞咽时无法松弛。典型的并发症有吞咽困难、胸痛、反流、误吸和体重减轻。食管测压是主要诊断方法。内镜检查在贲门失弛缓症的早期阶段可能没有任何异常。在内镜检查过程中，若内镜通过贲门受到较大的阻力，或者检查过程中贲门不能松弛时，需要考虑贲门失弛缓症（图 7.2）。如图 7.2 所示，反转内镜可见贲门紧紧包绕镜身。

虽然假性贲门失弛缓症非常罕见，但在贲门失弛缓症患者中，进行内镜检查的首要目的是排除恶性肿瘤继发的假性贲门失弛缓症。最常见的类似贲门失弛缓症的癌症是贲门癌。其他常见的恶性肿瘤包括食管鳞状细胞癌、肺腺癌、霍奇金淋巴瘤、肝细胞性肝癌和间皮瘤。假性贲门失弛缓症患者往往超过 50 岁，且近期出现吞咽困难和体重减轻，病程少于 1 年。然而，这些临床表现的诊断价值很低。

7.2.2　弥漫性食管痉挛

弥漫性食管痉挛是食管壁蠕动时出现环状肌肉不规则、不同步、无效的收缩，可导致反流和胸骨后疼痛。LES 的松弛功能未受损。本病患者主诉严重的胸骨后疼痛，短暂发作，仅持续数秒。该疼痛通常由喝冷热饮品诱发，但也可与进食无关，甚至在夜间发生。内镜下无特异性表现，一些病例表现为节段性、不规则、非推进性收缩（图 7.3）。

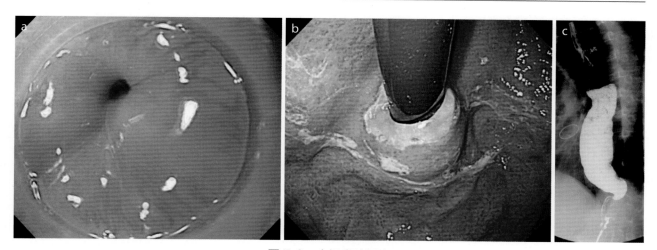

图 7.2　贲门失弛缓症
a. 食管下括约肌持续收缩；b. 反转观察；c. 贲门失弛缓症食管造影显示食管远端呈鸟嘴样改变。

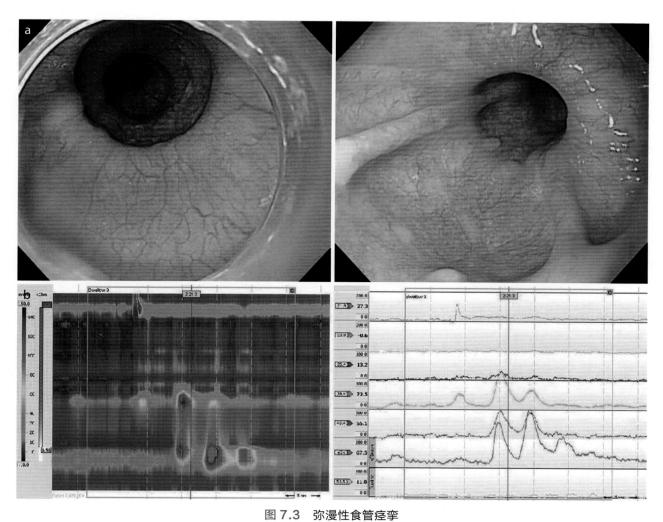

图 7.3　弥漫性食管痉挛
a. 同时观察到多个收缩；b. 该患者的测压结果。

7.3 Mallory-Weiss 和 Boerhaave 综合征

7.3.1 定义

Mallory-Weiss 综合征是一种由于食管远端黏膜撕裂导致出血的疾病。原因可能为剧烈呕吐（尤其是酗酒者）、剧烈咳嗽、哮喘发作，或妊娠引起腹内压突然急剧的升高。食管完全破裂称为 Boerhaave 综合征，可导致纵隔炎，死亡率很高（图 7.4）。

7.3.2 内镜下表现

内镜检查显示食管胃结合部纵向血迹或有撕裂出血。黏膜撕裂多见于后壁（图 7.5）。

7.4 其他

见图 7.6 至图 7.10。

趣味测验

一位 39 岁女性，因烧心及吞咽痛加重 2 周至妇科就诊。4 个月前，患者被诊断为Ⅳ期宫颈癌伴有食管旁和锁骨上淋巴结远处转移。第 2 周期同步放化疗后（包括紫杉醇和卡铂），患者表现为严重的烧心和呕吐。患者生命体征平稳，但全血细胞减少，白细胞计数 1870/μl，血红蛋白水平 10.5g/dl，血小板计数 49 000/μl。上消化道内镜检查可见食管黏膜弥漫性剥脱、接触易出血、黏膜覆着由急性放射性食管炎引起的渗出物，在食管中下段尤为明显。食管上段可见黏膜多发白色斑块样病变，经活检证实诊断食管念珠菌感染。食管中段活检标本病理阅片又诊断出疱疹性食管炎。该患者被诊断为由放射、念珠菌和疱疹病毒感染等因素引起的多病因食管炎。给予氟康唑 200mg，阿昔洛韦 1000mg 每天，治疗 2 周后，症状改善。

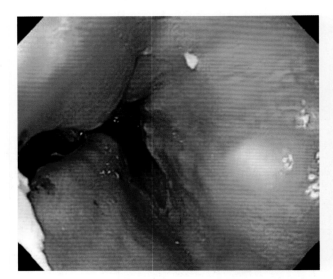

图 7.4 Boerhaave 综合征（食管左侧可见穿孔）

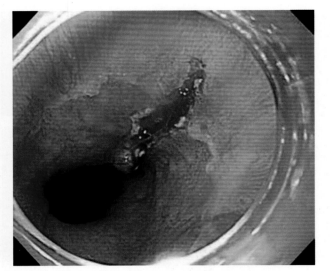

图 7.5 Mallory-Weiss 综合征
可见向食管近端延伸的食管胃结合部撕裂。

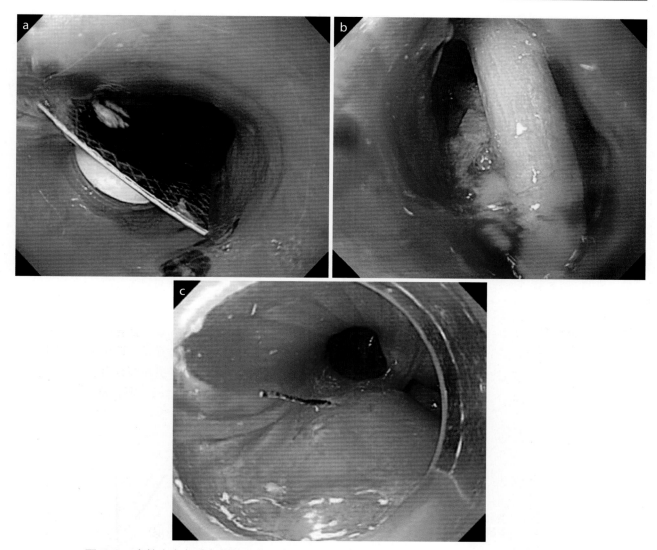

图 7.6　食管内有各种各样的异物，如泡罩包装（挤压包装，a）、鱼骨（b）和金属丝（c）

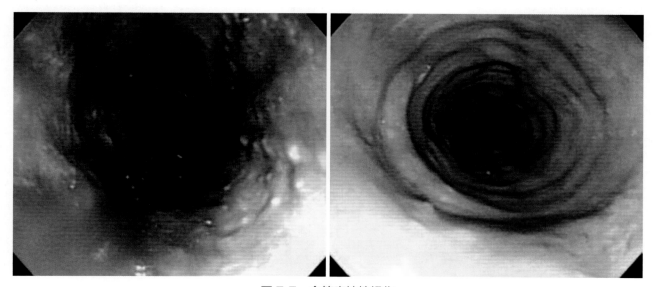

图 7.7　食管腐蚀性损伤

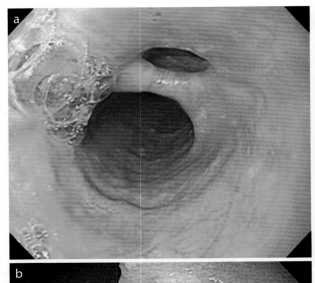

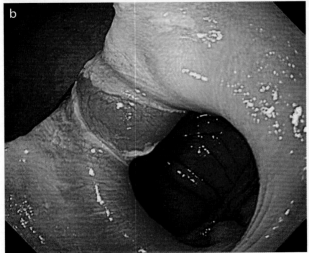

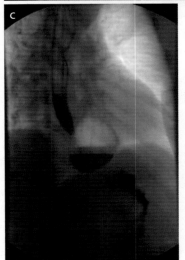

图 7.8　食管憩室

a. 食管中部可见憩室；b. 膈上食管憩室，患者伴吞咽困难；c. 食管造影显示食管下段膈上憩室。

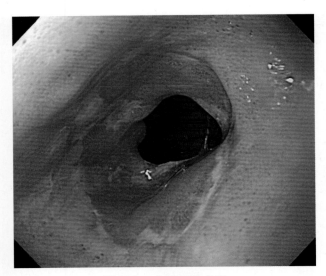

图 7.9　全胃切除术后

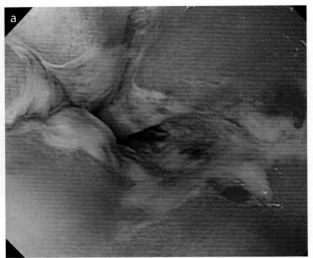

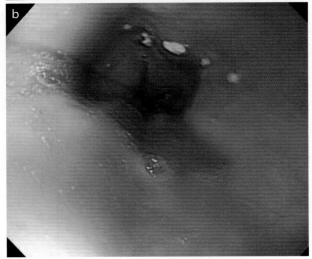

图 7.10　放射性食管炎

a. 辐射范围内呈现弥漫性渗出物伴溃疡；b. 辐射范围外可见正常黏膜。

第 8 章　胃炎和胃溃疡

Sang Kil Lee

导读

8.1　胃炎分类

1922 年 Schindler 对慢性胃炎进行了分类。根据镜下表现和组织学检查发现将胃炎分为急性胃炎和慢性胃炎。慢性胃炎又可以分为慢性浅表性胃炎和慢性萎缩性胃炎。1991 年，悉尼分类系统的制定尽可能的结合病理和内镜表现，且与先前分类保持了一定的相关性。胃炎可根据内镜下表现进行诊断，内镜下胃炎包括红斑性 / 渗出性、平坦糜烂性、隆起糜烂性、萎缩性、出血性、反流性和皱襞增生性胃炎。在日本，Kimura 和 Takemoto 提倡对萎缩性胃炎进行分类。在目前采用的是 2015 年提出的京都胃炎分类。京都胃炎分类试图用以下描述来规范内镜检查结果，如萎缩；弥漫性发红；小凹增生性息肉；地图样发红；黄色素瘤；陈旧性出血斑；脊状发红；肠上皮化生；黏膜肿胀；斑状发红；凹陷性糜烂；皱襞肿大（或迂曲）；黏液；胃底腺息肉；斑状发红；多发的白色扁平隆起的病变；集合小静脉的规则排列（RAC）；结节和隆起的糜烂。

8.2 胃炎

悉尼分类方案将胃窦、胃体和胃底的内镜下表现分为水肿，红斑，易碎性，渗出物，平坦糜烂，隆起糜烂，皱襞增生，萎缩，血管形态可见，黏膜内出血点或结节。

8.2.1 急性胃炎

急性胃炎是指胃黏膜炎症改变的一个泛称。急性胃炎常见于胃窦部，以红斑和糜烂为特征。而且，脊状发红可延伸至胃体（图8.1a）。急性胃炎的另一个特征是糜烂。糜烂是指伴有黏膜水肿的隆起病变（图8.1b）和平坦多发的充血（图8.1c）。糜烂可多发，并伴有充血（图8.1d），多表现为线

性。胃体大弯多数糜烂呈线性（图8.1e、f）。在严重急性胃炎或胃病的病例中，红斑、渗出、出血和黏膜质脆等内镜下表现可合并出现（图8.1g）。胆汁或黏稠渗出物伴黏膜充血也是急性胃炎表现（图8.1h）。

黏膜内出血点是急性胃炎的显著特征（图8.2a、b），有时与胃内出血并发（图8.2c）。急性胃黏膜病变也可出现在有症状的患者中（图8.2d）。急性胃炎的出血性状可分为新鲜（图8.3a、b）或陈旧性出血（图8.3c）。出血可以是弥漫的，也可以发生在胃体的多个部位（图8.3c）。有时可见弥漫性渗出（图8.3a、b）。急性胃黏膜病变可自愈，也可进展为溃疡（图8.3d）。门静脉高压性胃病（图8.3e）和放射性胃炎（图8.3f）也可观察到类似的表现。

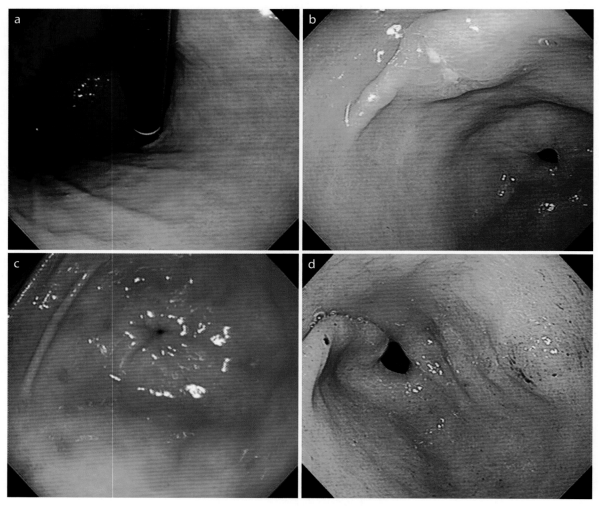

图8.1 急性胃炎的内镜下图像

a.脊状发红；b.黏膜水肿隆起；c.平坦和多发性糜烂；d.线状糜烂；e、f.胃体大弯侧的线状糜烂；g.严重出血表现；h.弥漫性胆汁附着和黏膜水肿。

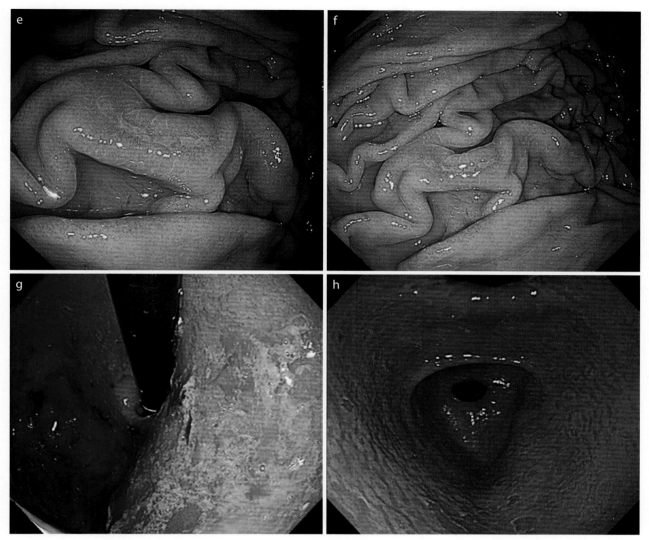

图 8.1（续）

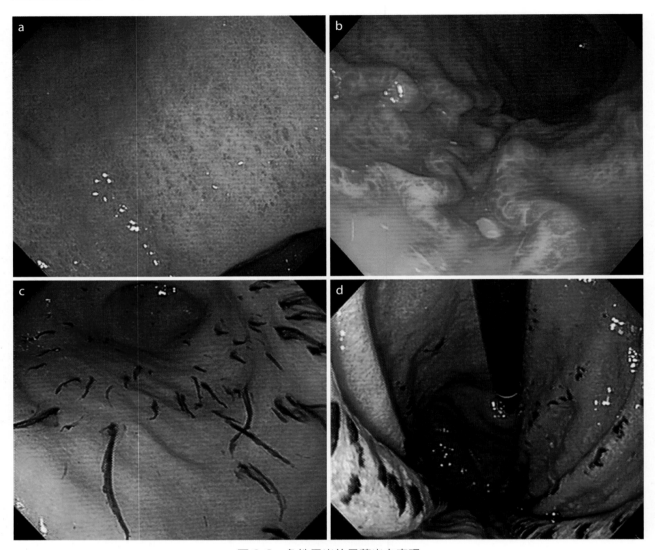

图 8.2　急性胃炎的显著出血表现

a. 呈粟粒状散在分布的黏膜内出血点；b. 胃体弥漫性黏膜内出血点；c. 胃窦部散在的线状血痂；d. 广泛的出血性病变导致黏膜出血血痂。

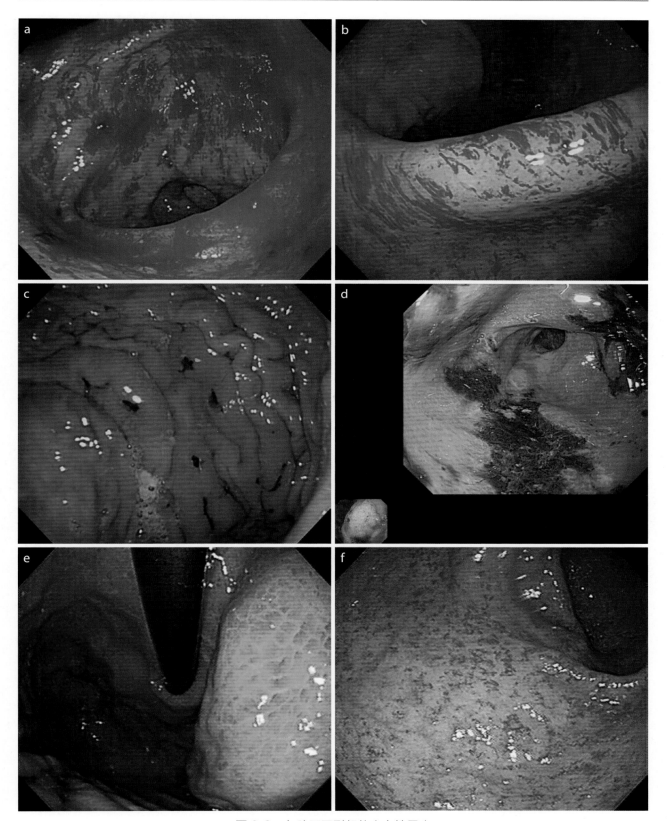

图 8.3　各种原因引起的出血性胃炎

　　a、b. 胃窦和体部显著的新鲜出血；c. 胃体大弯处可见黑色血痂覆着；d. 胃窦广泛的浅溃疡表面覆陈旧血痂；e. 胃体黏膜下出血；f. 放射治疗引起的弥漫性黏膜内出血。

8.2.2 慢性胃炎

8.2.2.1 慢性非萎缩性胃炎

慢性胃炎可简单分为慢性非萎缩性胃炎和慢性萎缩性胃炎。与慢性非萎缩性胃炎不同的是，慢性萎缩性胃炎的特征是明显的皱襞缺失和血管显露。慢性浅表性胃炎通常是用来描述慢性胃炎初期阶段的术语。单凭内镜下表现很难区分急性胃炎和慢性非萎缩性胃炎。然而，区分这两种疾病临床价值不大，因为只有慢性萎缩性胃炎是胃癌的风险因素。

与急性胃炎有些相同的内镜下表现，如脊状发红和局灶性充血（图8.4a、b）。两者区别在于胃黏膜不健康状态的相对差异。无论慢性胃炎是否有萎缩均可见胃窦黏膜的糜烂（图8.4c）。

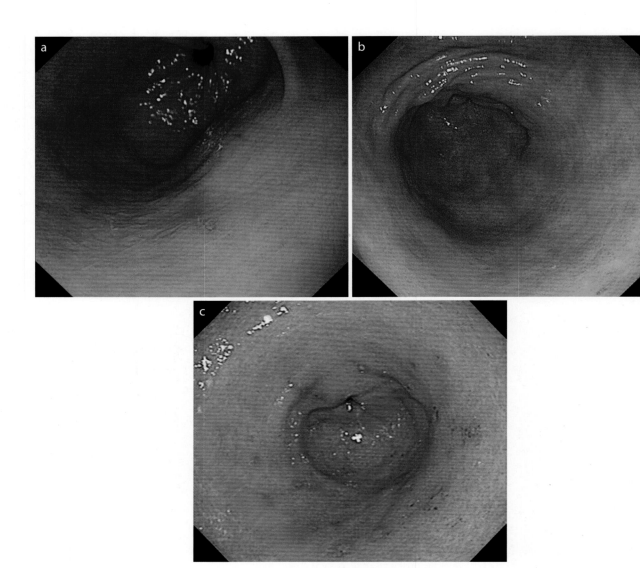

图8.4 慢性非萎缩性胃炎的内镜下表现
a、b.胃窦部扁平红斑；c.胃窦部多处糜烂。

8.2.2.2　慢性萎缩性胃炎和肠化生

慢性萎缩性胃炎是慢性胃炎最易识别的一种。白光内镜下很容易发现，但与病理诊断常有出入。慢性萎缩性胃炎内镜下表现为慢性炎症引起的黏膜腺体丧失和黏膜下层纤维化。慢性萎缩性胃炎内镜下表现包括胃窦黏膜变薄（图 8.5a）、黏膜颜色红白相间（图 8.5b）、以白为主（图 8.5c、d）、黏膜下血管可见（图 8.5e）和充分注气时皱襞消失（图 8.5f、g）。

正如 Kimura 所说，由幽门螺杆菌（H.pylori）感染引起的萎缩倾向于从胃窦开始向胃体延伸。在闭合型慢性萎缩性胃炎中可见到边界线（图 8.5f 和图 8.6）。

肠化生是一种与慢性萎缩性胃炎类似的癌前病变。肠上皮化生可表现为在萎缩性背景下的结节（图 8.7a、b）。抵近观察也可见白色颗粒状斑块（图 8.7c~f）。亚甲蓝染色能将肠化生与正常胃黏膜区分开来，但目前临床上已很少用。靛胭脂染色可用于检查肠化生的范围和严重程度（图 8.7g、h）。靛胭脂染色后肠化生表现出孤立的腺体结构（图 8.7i、j）。

共聚焦激光内镜（CLE）是一种新兴的内镜技术，它可以在细胞和亚细胞水平上对胃肠道黏膜组织学进行高分辨率观察。CLE 可以对胃进行光学活检（图 8.8a）。肠上皮化生的 CLE 内镜下诊断依据为胃黏膜绒毛状上皮和胃柱状上皮中的黑色（无荧光素吸收）杯状细胞（图 8.8b）。

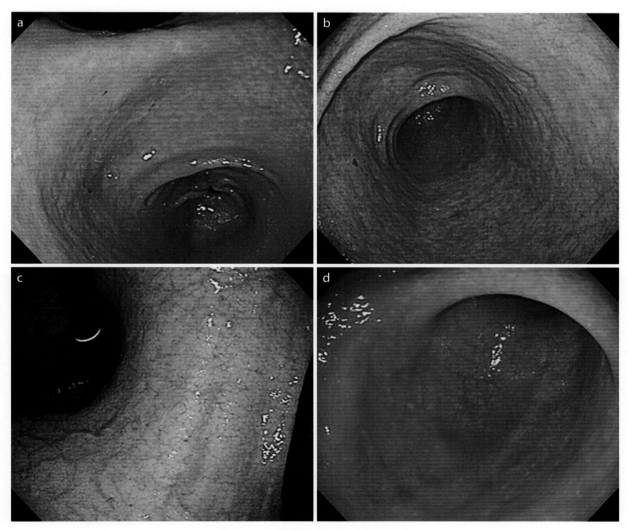

图 8.5　慢性萎缩性胃炎内镜下表现

a. 胃窦黏膜变薄；b. 黏膜湿润度降低和红白相间；c. 黏膜颜色变白；d. 黏膜湿润度降低并呈白色；e~g. 血管显露和胃体皱襞缺失。

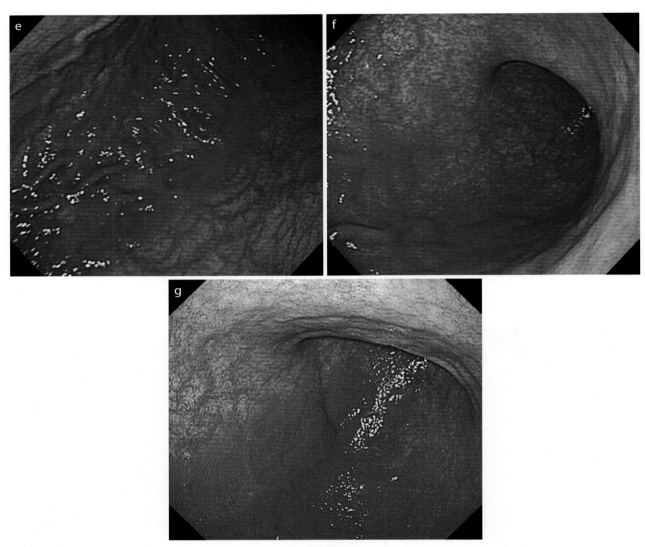

图 8.5（续）

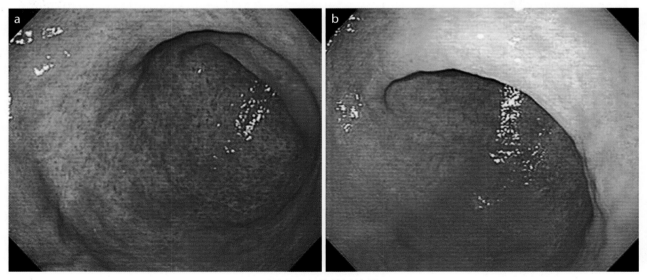

图 8.6　萎缩过渡线

a. 假定线将灰白的胃小弯和红润的胃大弯分开；b. 更加显著的边界线分隔胃小弯和胃大弯。

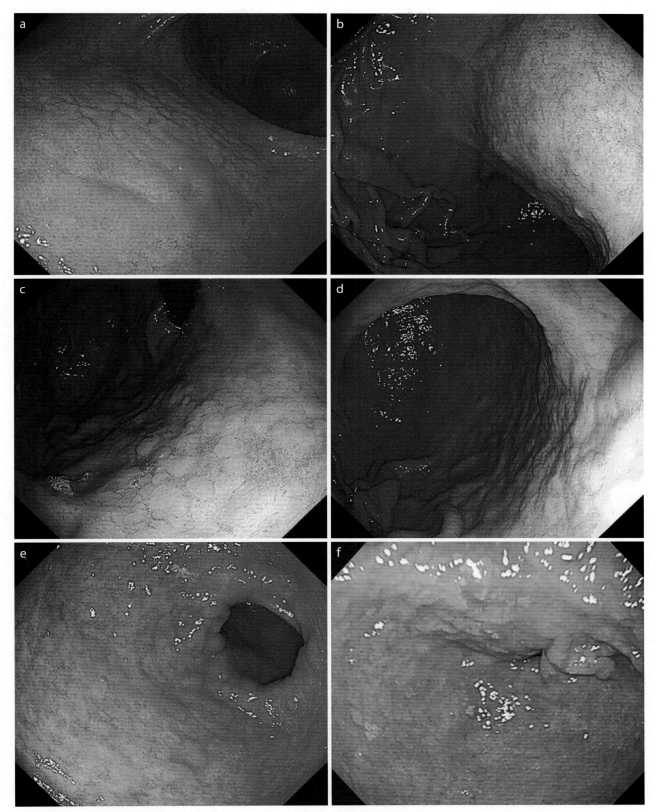

图 8.7　肠化生的内镜表现

　　a、b. 胃体的结节和萎缩的并存；c、d. 胃体白色颗粒斑块；e、f. 胃窦部白色颗粒斑块。g、h. 靛胭脂染色前后的内镜表现；i、j. 靛胭脂染色后肠化生的清晰腺体结构。

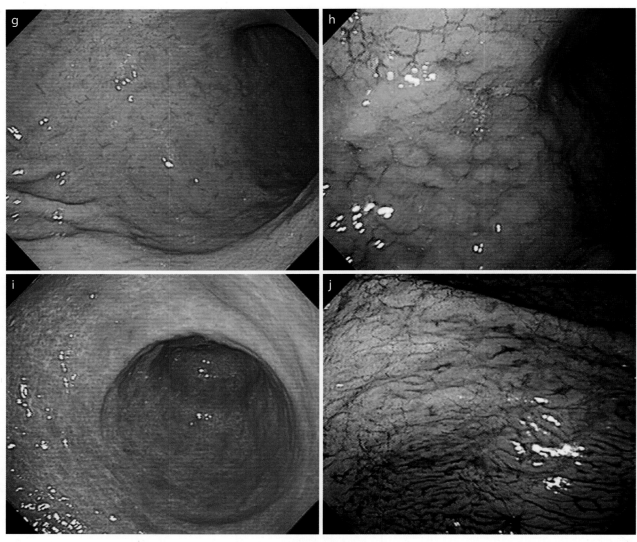

图 8.7（续）

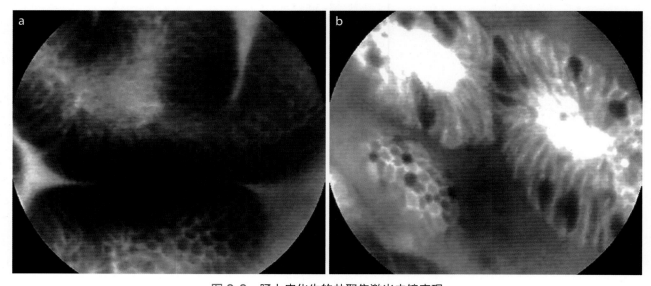

图 8.8 肠上皮化生的共聚焦激光内镜表现

a. 正常胃黏膜呈六边形镶嵌排列；b. 绒毛状柱状上皮和肠化生杯状细胞内有黑色黏液。

8.2.3 其他胃炎

8.2.3.1 淋巴细胞性胃炎

胃窦至胃体可见大量微小结节（图 8.9a~d）。靛

胭脂染色可用于突出显示病灶上小而规则的结节。

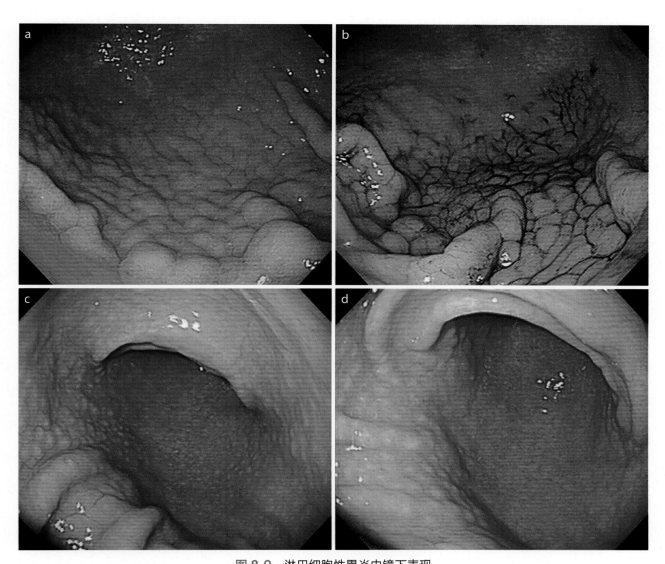

图 8.9　淋巴细胞性胃炎内镜下表现

a. 正常黏膜可见大量的结节；b. 靛胭脂染色后；c. 胃体部大小不一的结节；d. 胃体部可见数量不等的结节。

8.2.3.2 嗜酸细胞性胃炎

形状不规则和大小不等的红斑散在分布胃窦至胃体（图 8.10a、b）。活检病理显示溃疡伴慢性浅表性胃炎和大量嗜酸粒细胞浸润。嗜酸细胞性胃炎没有特征性内镜下表现。嗜酸细胞性胃炎有时伴有不同程度和形状的溃疡。嗜酸细胞性胃炎的诊断唯有依靠病理结果。

8.2.3.3 梅毒性胃炎

从胃窦到胃体可见弥漫性出血性胃炎和溃疡（图 8.11）。这个患者怀疑是进展期胃癌而被转诊到笔者医院。活检病理显示浆细胞浸润至黏膜固有层，伴有不明确的肉芽肿反应。缺乏梅毒病史的梅毒性胃炎很难诊断，因其内镜和显微镜下表现与胃癌或淋巴瘤相似。

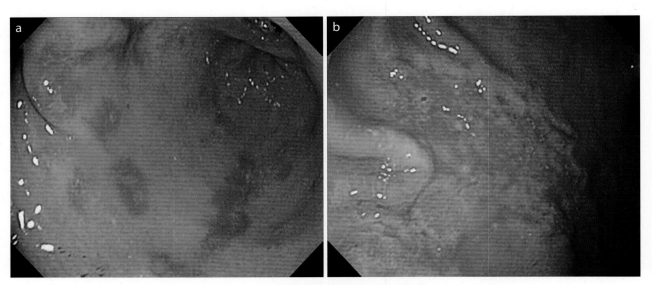

图 8.10 嗜酸细胞性胃炎的内镜下表现
a. 类似于糜烂性胃炎的散在红斑；b. 混杂红斑和脱色的不规则病变。

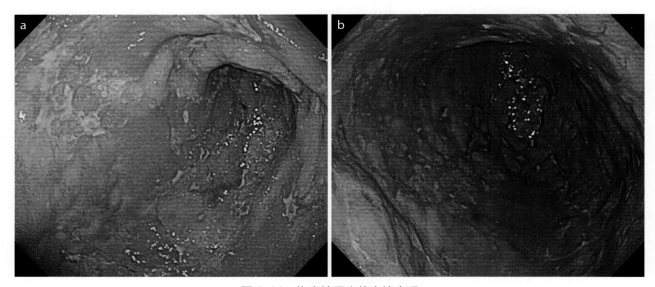

图 8.11 梅毒性胃炎的内镜表现
此患者因怀疑为进展期胃癌而转诊至笔者医院。a、b. 可见弥漫性红斑和溃疡。

8.2.3.4　胃结节病

胃结节病的内镜表现从胃炎到良性或恶性溃疡不等。常见的内镜下表现为不规则的结节状黏膜，偶尔也表现为平坦糜烂（图 8.12）。HE 染色显示黏膜非干酪样黏膜肉芽肿。胃镜下胃结节病表现为：结节性改变、胃炎、黏膜增厚、胃大弯或小弯的变形，以及良性或恶性样溃疡。

8.2.3.5　肥厚性胃炎（巨大胃皱襞）

巨大皱襞常见于胃体大弯。黏膜增厚覆盖褶皱。各种增生、炎症和浸润性疾病都与胃黏膜皱襞增大或粗大相关。充分注气或患者不能再忍受充气时，皱褶也不会消失（图 8.13）。本例被证实为浸润性胃癌（印戒细胞癌）。

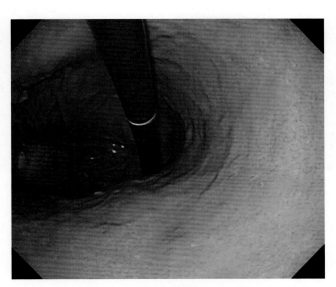

图 8.12　胃结节病内镜下表现

胃体可见黏膜结节和红斑，经组织学检查证实为结节病。

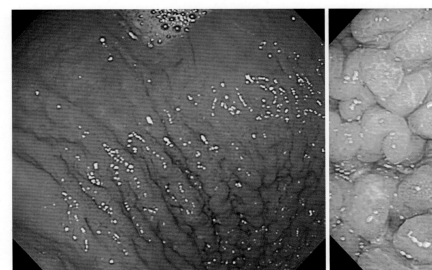 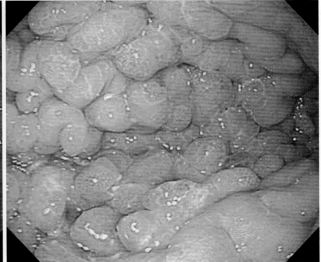

图 8.13　肥厚性胃炎内镜下表现

8.2.3.6　胆汁反流性胃炎

胆汁反流性胃炎是由于十二指肠内容物过度反流至胃内所致。内镜下表现为胃黏膜红斑，胃腔内可见胆汁，胃皱襞增厚和糜烂（图8.14）。

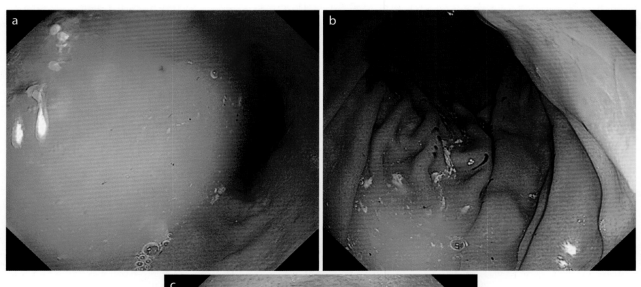

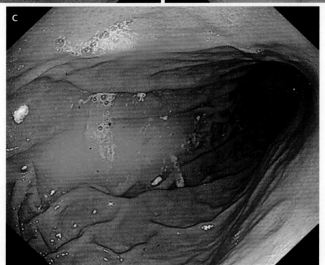

图 8.14　胆汁反流性胃炎内镜下表现

8.3　胃溃疡

　　胃溃疡是指胃黏膜的缺损或破裂。胃溃疡因病变损伤穿透黏膜肌层而区别于糜烂。胃溃疡的大小从 5mm 到数厘米不等，可引起胃肠道出血、梗阻、穿透和穿孔等并发症。幽门螺杆菌感染、非甾体抗炎药（NSAID）和阿司匹林的使用是最常见的病因。

8.3.1　良性胃溃疡

8.3.1.1　A1~S2 期

　　胃溃疡按愈合阶段可分为活动期、愈合期和瘢痕期溃疡（表 8.1）。胃体下段小弯处可见深而边界清楚的溃疡（图 8.15a）。溃疡底部可见黑色色素沉着区，溃疡边缘周围无再生黏膜（图 8.15b）。该溃疡被分类为使用非甾体抗炎药引起的 A1 期溃疡。图 8.15c 所示的溃疡是一个基底整洁、形状规则的溃疡，因此被归类为 A2 期溃疡。随着溃疡愈合，溃疡边缘被周边的充血再生上皮覆盖；然而，溃疡基底仍存在黑色色素沉着（图 8.16a）。这种溃疡可定义为 H1 期溃疡。当再生上皮面积大于溃疡基底时，溃疡被划分为 H2 期溃疡（图 8.16b）。在瘢痕形成阶段，再生上皮完全覆盖溃疡基底（图 8.17a、b）。

表 8.1　胃溃疡分期

分期	内镜下表现
急性期	
A1	黏膜周边水肿，无再生上皮
A2	水肿减轻，可见溃疡边缘清晰，溃疡边缘可见少量的再生上皮。溃疡边缘通常可见红晕和白色坏死圈，汇聚的黏膜皱襞经常会一直延伸到溃疡边缘
愈合期	
H1	薄层白苔和再生上皮延伸至溃疡基底。溃疡边缘与溃疡基底之间的梯度变平。溃疡缺损仍然很明显，溃疡边缘也很清晰。黏膜缺损的直径是 A1 期的 1/2~2/3
H2	缺损比 H1 期小，再生上皮覆盖溃疡基底大部分。白苔面积是 A1 期的 1/4~1/3
瘢痕期	
S1	再生上皮完全覆盖溃疡基底部。白苔消失。起初，再生区显著变红。近距离观察可见许多毛细血管。即所谓的"红色瘢痕"
S2	在几个月到几年的时间里，红色区域渐变为周围黏膜的颜色。即所谓的"白色瘢痕"

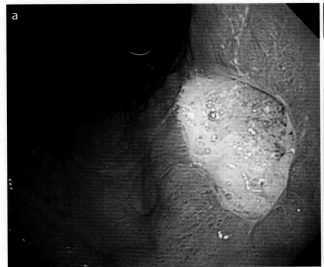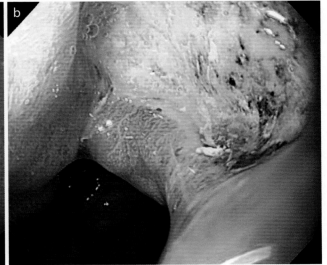

图 8.15　急性期胃溃疡内镜下表现

a. 边界清楚的、深凹、活动性溃疡；b. 抵近观察可见黑色色素区；c. 溃疡基底整洁，溃疡无渗出物。

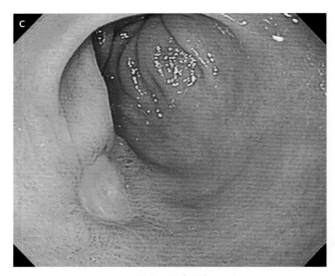

图 8.15（续）

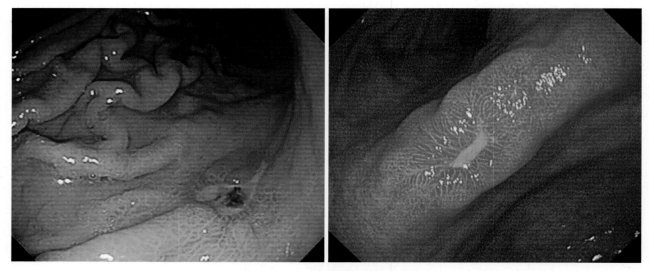

图 8.16　愈合期胃溃疡内镜下表现

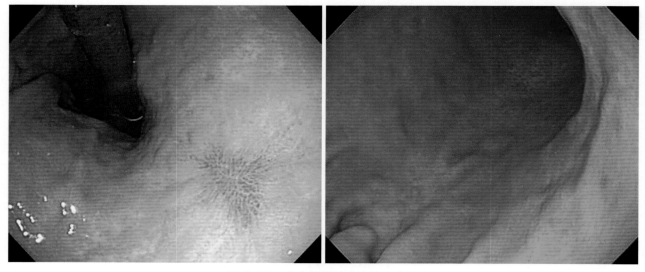

图 8.17　瘢痕期胃溃疡内镜下表现

8.3.1.2　NSAID 相关性溃疡

使用非甾体抗炎药可导致各种类型的溃疡、糜烂和胃病。可表现为单个（图 8.18a）或多个溃疡（图 8.18b、c）。多数情况，非甾体抗炎药引起的溃疡形状规则，边界清晰（图 8.18c、d），且表现为多发，故其与恶性肿瘤的鉴别并不困难。

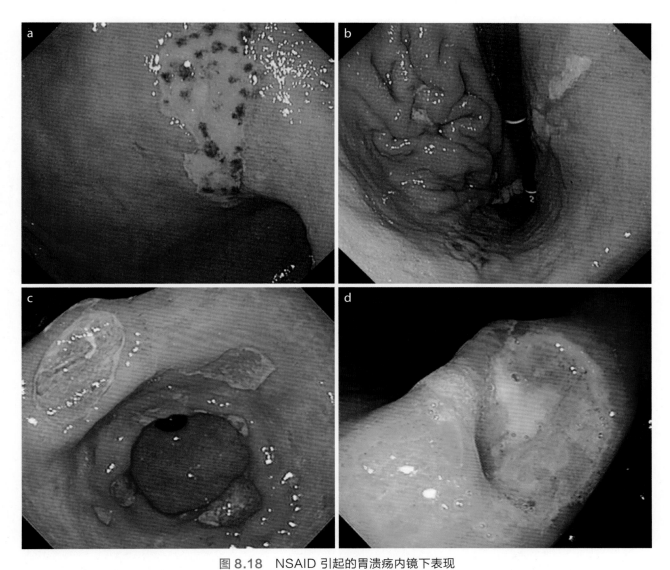

图 8.18　NSAID 引起的胃溃疡内镜下表现

a. 纵行溃疡伴基底部血痂；b. 胃体多发纵行溃疡；c. 胃窦多发圆形溃疡；d. 胃角规则圆形溃疡，覆以薄白苔。

8.3.1.3 其他溃疡

（1）胃结核：胃结核是一种罕见的疾病。肺结核可能损伤胃肠道的任何部分，但胃受累非常罕见的。大多数报道病例变现为难治性溃疡，有时会误诊为黏膜下肿瘤（图 8.19）。

（2）胃淀粉样变：胃底可见浅溃疡伴厚黄苔（图 8.20）。活检组织在偏光显微镜下可见粉红色淀粉样物质在间质沉积，该沉积物具有苹果绿色双折射；这一表现与淀粉样变性一致。

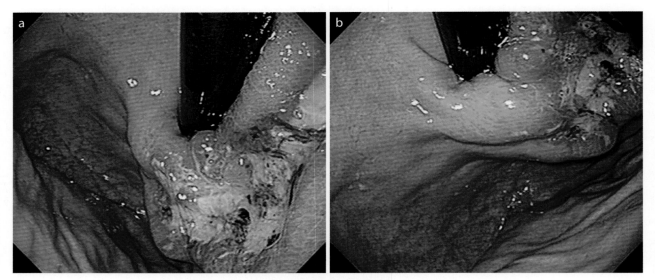

图 8.19　胃结核内镜下表现
a、b. 胃体上段的不规则溃疡。

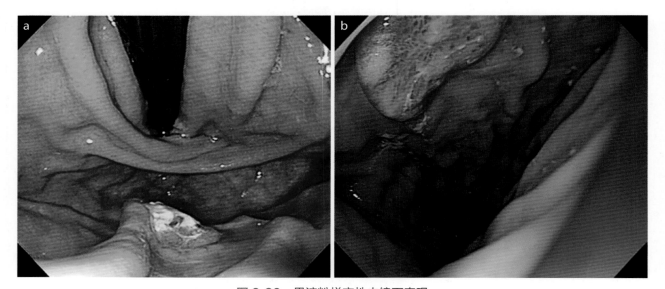

图 8.20　胃淀粉样变性内镜下表现
a. 胃底部浅溃疡伴有厚黄苔；b. 同一患者的平坦隆起病变，表面可见红斑和糜烂。

（3）巨细胞病毒性胃炎所致的溃疡：巨细胞病毒（CMV）胃部感染的胃镜下表现变化很大，可为正常黏膜、浅表或深溃疡、黏膜红斑和散在胃窦肿块等。在胃窦（图 8.21a）和胃体（图 8.21b）发现多个形状各异的溃疡。溃疡伴有凹陷。在幽门管可见环形深溃疡（图 8.21c）。HE 染色可见胞质和核内包涵体。

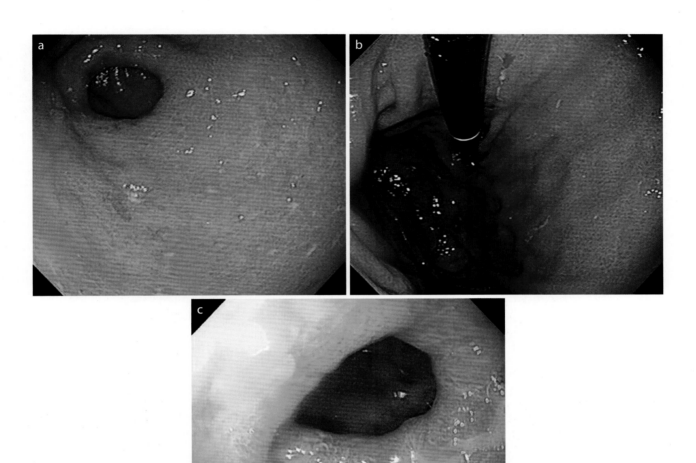

图 8.21 CMV 引起溃疡内镜下表现

a、b. CMV 胃炎表现；c. 胃炎向溃疡的演变。

第 9 章　胃肠道间质瘤和其他上皮下肿瘤

Young Sin Cho and Il Kwun Chung

导读

9.1　上皮下或黏膜下肿瘤

9.1.1　定义

上皮下或黏膜下肿瘤被定义为起源于消化道管壁黏膜以下的病变，常规内镜或钡剂造影难以明确其病变性质。"黏膜下肿瘤"一词欠精准，许多病变并非起源于黏膜下层，同时许多病变也非肿瘤。因此，"上皮下"相较于"黏膜下"更恰当，可以分为良性和恶性（或潜在恶性）（表 9.1）。

9.1.2　临床表现

大多数上皮下肿瘤无症状，更多的是在手术、尸检或无关疾病的诊断过程中意外被发现的。然而，上皮下肿瘤也可以有腹痛、出血或梗阻等症状，其出现与否，取决于上皮下肿瘤的大小、位置及组织病理学。与其他恶性肿瘤一样，上皮下恶性肿瘤可引起包括体重减轻在内的一系列全身症状。

表 9.1　上皮下肿瘤的分类

良性	恶性（潜在）
胃肠道间质瘤 - 良性	胃肠道间质瘤 - 恶性
平滑肌瘤	类癌
脂肪瘤	淋巴瘤
曲张静脉	转移瘤
神经源性 - 神经鞘瘤	血管球瘤
颗粒细胞瘤	
炎性纤维性息肉	
重复囊肿	
淋巴管瘤	
异位胰腺	

9.1.3　上皮下肿瘤的诊断流程

9.1.3.1　常规内镜检查

由于没有明显的临床症状，上皮下肿瘤通常是在常规内镜检查中意外发现的。常规内镜可评估病变位置、黏膜外观及硬度。但常规内镜无法进一步明确病变的性质及起源。

9.1.3.2　超声内镜检查（EUS）

EUS 是目前评估上皮下肿瘤最可靠的影像学检查。除了可准确区分壁外压迫或是壁内病变，EUS 还可以用于鉴别黏膜下层的实性和囊性病变。EUS 能准确区分消化道管壁的层数，进而明确上皮下肿瘤的起源层次。

9.1.3.3　组织学评价

组织学是鉴别不同类型上皮下病变的"金标准"。通过常规内镜活检、EUS 引导下的细针穿刺活检（EUS-fine-needle biopsy，FNA）、内镜下黏膜切除术（EMR）及外科手术切除等手段可获得标本，从而进行组织学评价。

9.2　胃肠道间质瘤

9.2.1　定义

胃肠道间质瘤（GIST）起源于 Cajal 间质细胞，免疫组织化学染色通常为 CD117（酪氨酸激酶活性细胞膜受体）表达阳性。CD117 是 c-kit 蛋白产物。GIST 是胃内最常见的间叶源性肿瘤，并具有恶性潜能。

9.2.2　内镜下表现

胃肠道间质瘤通常表现为大小从几毫米到 30 厘米不等的表面覆正常黏膜的肿物，黏膜表面常光滑、规则。病变的质地和移动度可通过活检钳进行触碰评估（图 9.1 至图 9.4）。GIST 可因肿瘤快速生长导致血供不足，进而引起中央坏死或溃疡（图 9.5 和图 9.6），肿瘤坏死区域可穿透黏膜表面裸露于腔内，造成胃肠道出血（图 9.7）。

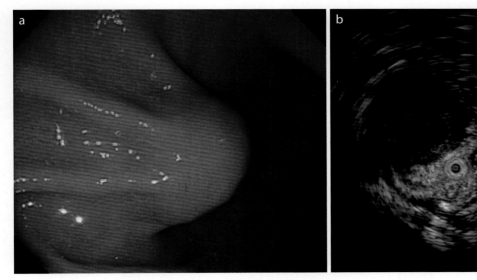

图 9.1　胃 GIST
a. 胃窦上皮下肿瘤，表面可见黏膜桥；b. 直径 14mm 的不均匀低回声肿物，起源于固有肌层。

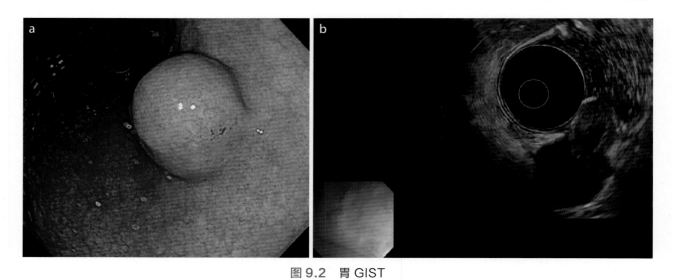

图 9.2 胃 GIST

a. 胃体可见上皮下肿物覆正常黏膜；b. 超声内镜下 40mm×25mm 大小的不均匀低回声肿瘤，病变起源于固有肌层。

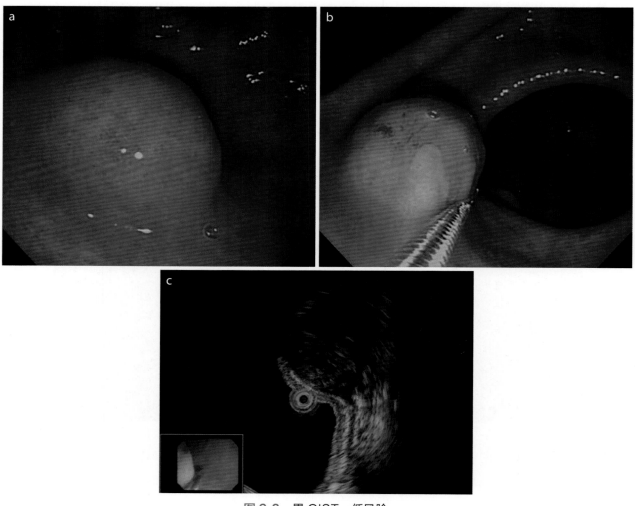

图 9.3 胃 GIST，低风险

a、b. 胃窦约 2.5cm 的上皮下肿瘤。病变质硬、表面连续完整；c. EUS 提示为均匀的低回声肿瘤，病变起源于固有肌层。

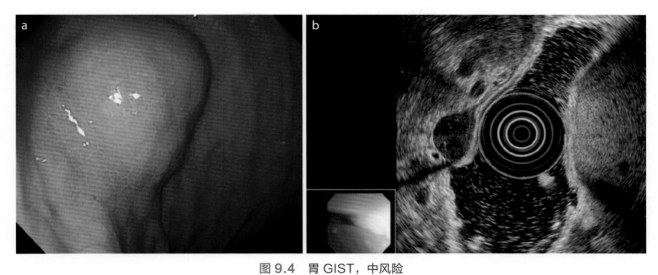

图 9.4　胃 GIST，中风险

a. 胃底可见约 3cm 上皮下肿瘤；b. EUS 提示不均匀低回声肿瘤，病变起源于固有肌层。

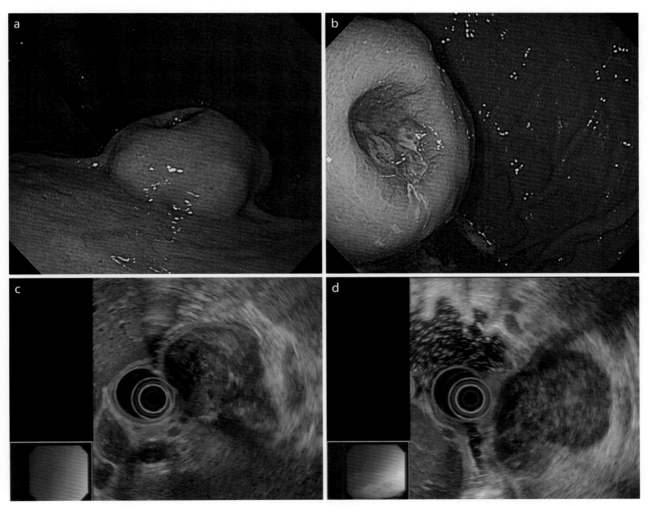

图 9.5　GIST，高风险

a、b. 胃体上部后壁上皮下肿瘤伴中央脐形凹陷和溃疡；c、d. 混合低回声肿块，直径 6cm，起源于固有肌层，内部见点状高回声和囊性变。

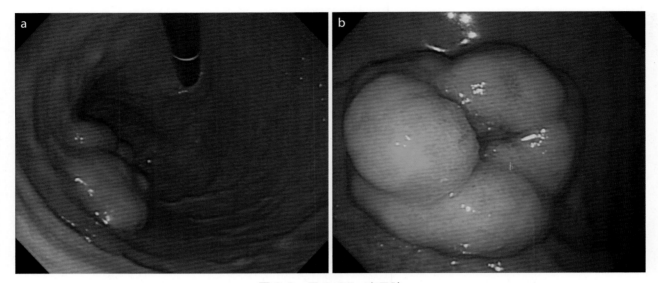

图 9.6 胃 GIST，高风险

a. 胃底可见约 5cm 的分叶状上皮下肿瘤；b. 近景可见中央溃疡。

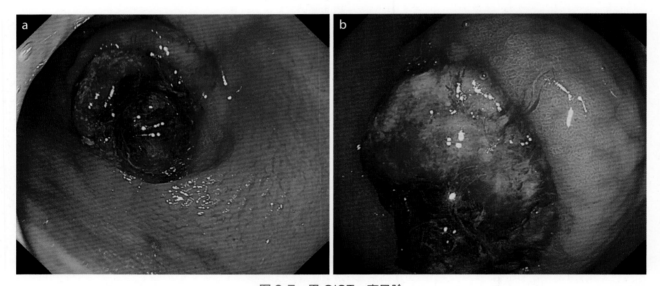

图 9.7 胃 GIST，高风险

a、b. 胃窦可见上皮下肿瘤伴溃疡及出血。

9.2.3　超声内镜表现

超声内镜（EUS）下 GIST 表现为均匀低回声肿物，常起源于固有肌层（第四层）见图 9.1，图 9.3，图 9.4。EUS 判别 GIST 恶性标准为：直径＞3cm，边界不规则的，囊性变（不均匀回声）及周围可见恶性特征的淋巴结（图 9.2 和图 9.5）。

9.2.4　预后

有 10%~30%GIST 表现出恶性生物学行为。所有 GIST 均存在恶性潜能，故不能将其归为良性或恶性。根据美国国立卫生研究院（NIH）2002 年共识，基于肿瘤大小和有丝分裂象对 GIST 进行风险分层，如表 9.2 所示。

9.3　其他上皮下肿瘤

9.3.1　类癌

类癌属于神经内分泌肿瘤，起源于深层黏膜的肠嗜铬样细胞。胃类癌可分为三类（表 9.3）。胃镜下胃类癌通常呈浅黄色，无蒂或亚蒂病灶，黏膜外观正常（图 9.8 至图 9.13）。Ⅰ型肿瘤通常＜1cm，多发，息肉样病变，可伴有中央小溃疡。Ⅲ型病变通常单发。胃类癌周围的黏膜大体外观可为正常（尤其Ⅱ型），也可能表现为萎缩（Ⅰ型）或溃疡（Ⅱ型）。EUS 下，胃类癌表现为来源于第二和第三层边界清晰、均质低回声小病变（大部分病变的直径＜2cm）。

表 9.2　胃肠道间质肿瘤侵袭性风险

风险性	肿瘤大小	有丝分裂计数
极低风险	＜2cm	＜5/50HP
低风险	2~5cm	＜5/50HP
中风险	＜5cm	6~10/50HP
	5~10cm	＜5/50HP
高风险	＞5cm	＞5/50HP
	＞10cm	任何有丝分裂率
	Any size	＞10/50HP

表 9.3　胃神经内分泌肿瘤

	Ⅰ型	Ⅱ型	Ⅲ型
比例	70%~80%	少于 5%	15%~20%
相关疾病	萎缩性胃炎、恶性贫血	多发性内分泌瘤 -1 型 卓 - 艾综合征	散发的类癌综合征
流行病学	50~70 岁老年女性	多发性内分泌腺瘤病 -1 型综合征家族史	非裔美国人中增加
血浆胃泌素	高	高	正常
胃酸	低	高	正常
肿瘤数量	多发	多发	单发
肿瘤大小	＜1cm	＜1cm	2~5cm
肿瘤部位	胃底	胃底	胃底和胃体
转移	2%~5%	＜10%	＞50%
平均年龄	63 岁	50 岁	55 岁
预后	好	通常好	差

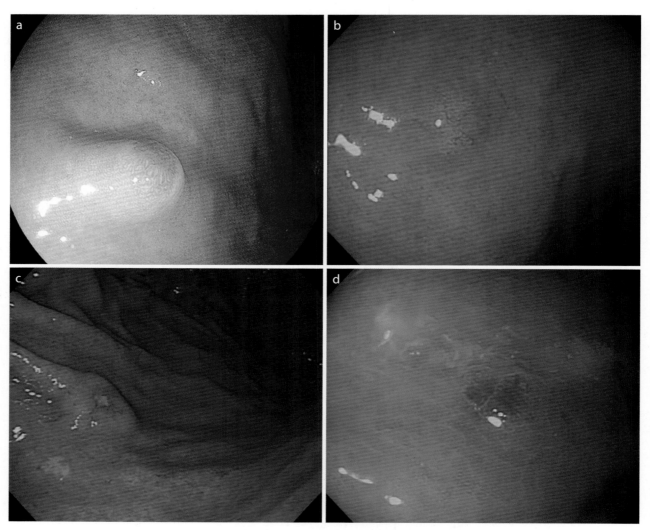

图 9.8　胃类癌

　　a. 胃体中部后壁可见淡黄、无蒂伴中央凹陷的单发息肉样病变；b. 胃体中部前壁可见息肉样病变伴轻微糜烂。

图 9.9　不同表现的胃类癌

　　a. 约 0.5cm 的息肉样病变伴充血，看似隆起糜烂病变；b. 大小约 5mm 的无蒂，圆形、色黄的胃类癌；c. 胃体大弯侧见单发上皮下肿瘤伴中央糜烂；d. 表面发红的微小胃类癌。

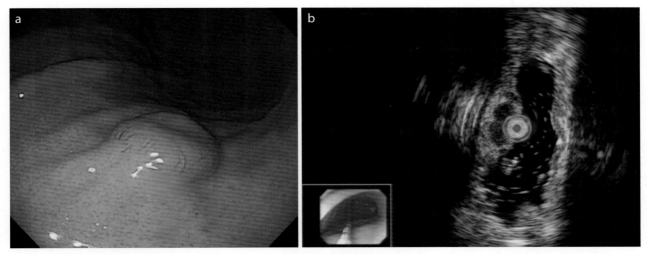

图 9.10　胃类癌

　　a. 胃体上部大弯侧可见大小约 1cm 的上皮下肿瘤，伴有中心凹陷、充血；b. EUS 提示来源于黏膜深层和黏膜下层低回声病变。

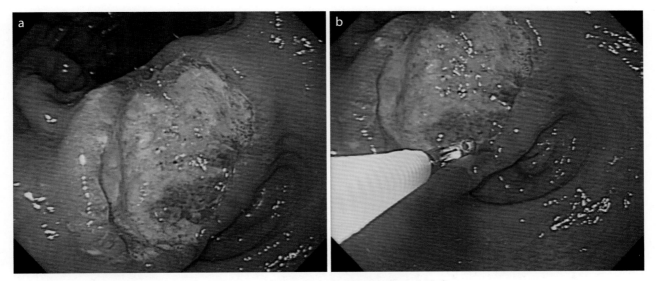

图 9.11　表现为巨大溃疡的胃神经内分泌癌

a. 胃窦可见巨大溃疡；b. 活检病理示分化良好的神经内分泌癌。

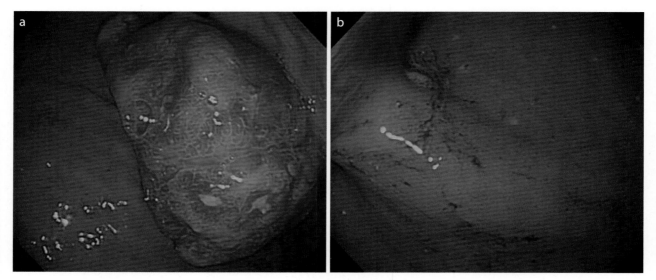

图 9.12　胃神经内分泌癌

　　a、b. 胃体中部前壁可见大小约 4.0cm 的巨大短宽基息肉状肿物。圈套器圈套后切除，切除标本病理显示为恶性类癌，切缘无残留。

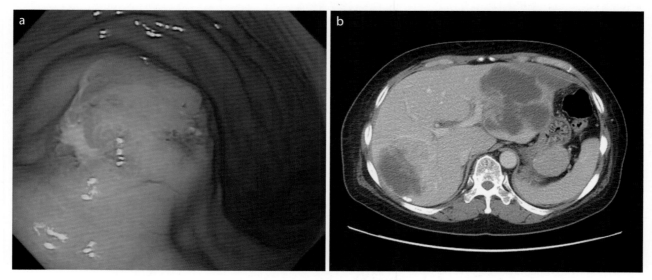

图 9.13　神经内分泌癌伴肝转移

　　a. 胃体大弯见大小约 5cm 隆起上皮下肿瘤伴表面多发溃疡；b. 盆腹 CT 显示外生性胃肿块伴多发肝转移。

9.3.2　血管球瘤

血管球瘤（glomus tumor）是非常罕见的胃肠道肿瘤，其起源于变异的血管平滑肌细胞。胃肠道中，血管球瘤最常发生于胃，尤其在胃窦或幽门前区。血管球瘤表现为上皮下肿物，可突入管腔（图 9.14 和图 9.15）或浆膜外。血管球瘤通常不大，中位直径为 2~3cm，而发生转移的肿瘤可达 6.5~8.5cm。血管球瘤常为良性，但仍具有潜在的恶性生物学行为，或可表现出溃疡和出血症状。EUS 下表现为边界清晰的低回声肿物，起源于第三和（或）第四层。瘤体发生出血时，病灶内可见低或高的点状回声。

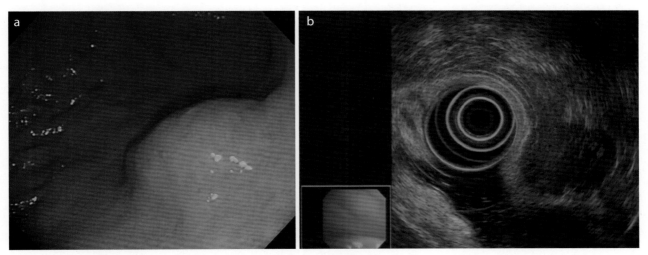

图 9.14　胃血管球瘤

a. 胃体下段后壁可见大小 3cm 表面光滑的上皮下肿物；b. EUS 显示大小为 30mm×25mm 均匀的低回声肿物，起源于固有肌层。

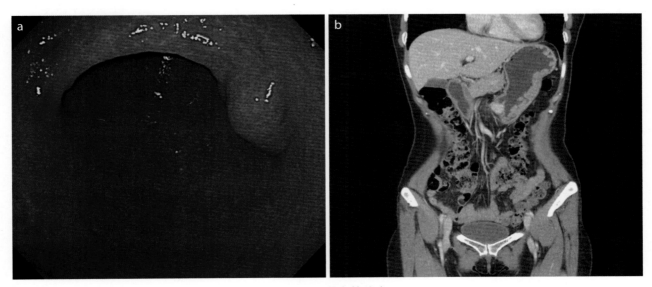

图 9.15　胃血管球瘤

a. 胃体下部见大小约 2cm 上皮下肿物表面黏膜正常；b. 腹盆 CT 可见高强化的肿块。治疗采用楔形切除。组织学和免疫组化提示为血管球瘤。

9.3.3 平滑肌瘤

平滑肌瘤是由分化良好的平滑肌细胞异常增生而成的良性肿瘤。胃中通常很小且界线清楚。肿瘤表现为圆形的黏膜下病变，上覆完整黏膜，内镜轻轻触之如橡胶感（图 9.16 至图 9.19）。生长方式可以是腔内、腔外或同时向腔内外的哑铃形，少有溃疡或出血。肿瘤的大小从 < 0.5cm（微平滑肌瘤）到最大 30cm。大多数平滑肌瘤起源于固有肌层，偶有起源于黏膜肌层或第三层内的血管壁。EUS 表现为起源于第二层或第四层、边界清晰的均匀低回声病变（图 9.16 至图 9.19）。

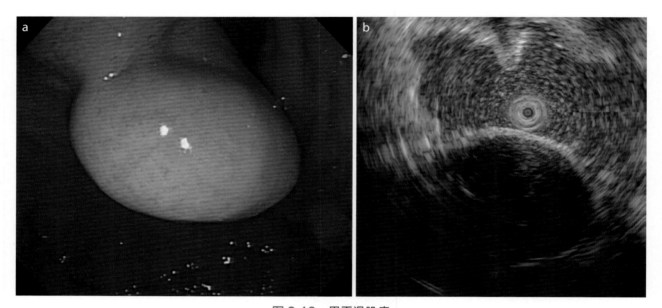

图 9.16　胃平滑肌瘤
a. 贲门处大小约 2cm 上皮下肿瘤；b. EUS 提示固有肌层来源的均匀低回声肿物。

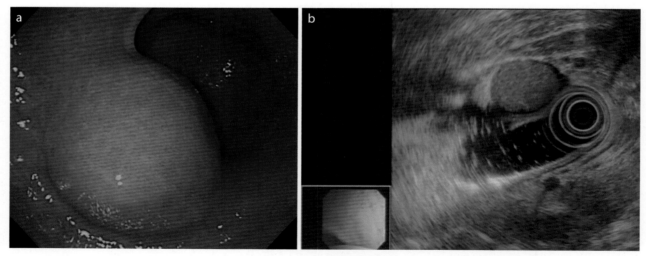

图 9.17　胃平滑肌瘤
a. 胃窦前壁可见大小约 3cm 的上皮下肿物；b. EUS 提示固有肌层来源的均匀低回声圆形肿块，楔形切除得到组织病理学证实。

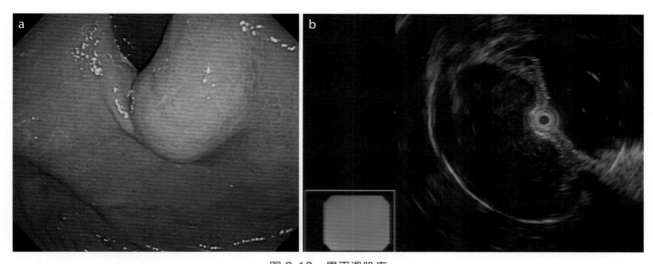

图 9.18　胃平滑肌瘤

a. 贲门处巨大的上皮下肿物；b. EUS 提示病变起源于固有肌层，证实为平滑肌瘤。

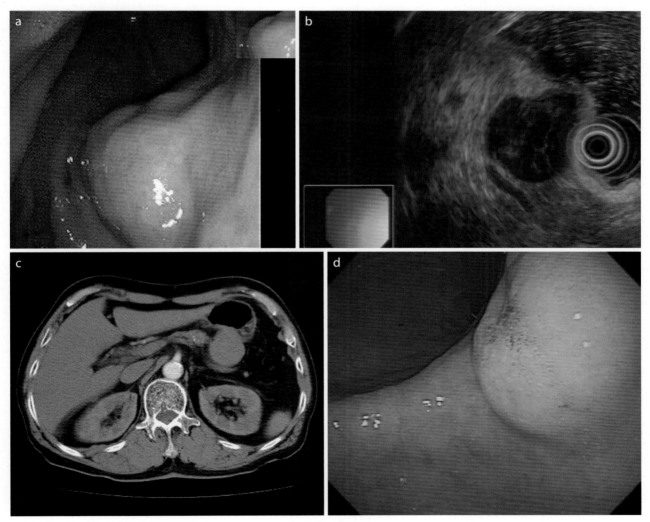

图 9.19　胃平滑肌肉瘤

　a. 胃体中部后壁大小约 4cm 的上皮下肿物；b. 胃后壁可见不均匀低回声肿物。病灶似乎来源于外环行肌，并主要位于胰腺尾部。病灶内可见高回声隔及分叶，测量直径为 46mm×42mm；c. 腹部 CT 示胃后壁约 5cm 黏膜下肿瘤，治疗上采用腹腔镜楔形切除术，病理提示平滑肌肉瘤；d.1 年后胃窦后壁新发的上皮下肿物。

9.3.4 异位胰腺

异位胰腺（副胰）为胃壁内的异位胰腺组织。异位胰腺通常位于胃窦的黏膜下层。内镜检查时，异位胰腺常被诊断为上皮下肿瘤，质硬、形态略不规则。病变直径为 0.2~4.0cm。病变表面可见中央凹陷，此处可见面向腔内开口（图 9.20 至图 9.23）。异位胰腺 EUS 下表现为低回声或中等回声不均病变，边界不清（图 9.22 和图 9.23）。异位胰腺常来源于胃肠道的第三层或第四层，或者是两层之间，病变内的无回声区与导管结构相通。

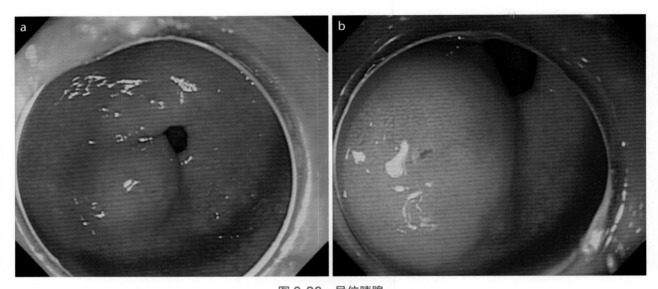

图 9.20 异位胰腺
a. 胃窦幽门前区可见上皮下肿物，大小约 1.5cm；b. 抵近观察，表面黏膜完整，中央可见开口。

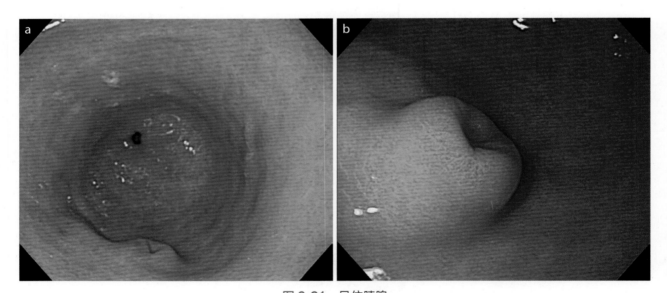

图 9.21 异位胰腺
a~d. 异位胰腺的各种表现。

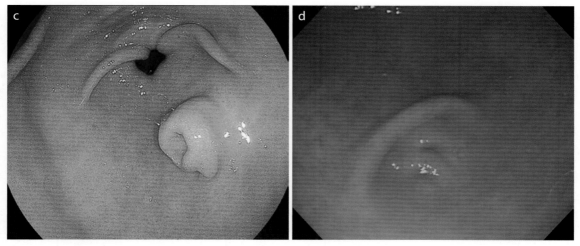

图 9.21（续）

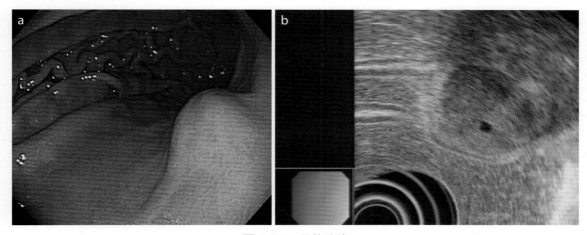

图 9.22　异位胰腺

　　a. 胃体中部后壁可见大小约 1.5cm 圆形隆起病灶，表面覆正常黏膜；b. EUS 示：大小约 21mm 的稍低回声病灶，起源于固有肌层。病灶内有较小的圆形无回声区域，边缘略不规则。

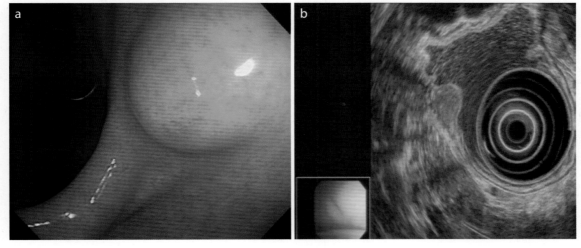

图 9.23　异位胰腺

　　a. 胃窦小弯处可见约 1.5cm 的上皮下肿瘤；b. 可见边缘光滑的不均匀低回声病变，病变起源于黏膜下层，内镜下切除后证实为异位胰腺。

9.3.5 脂肪瘤

胃脂肪瘤是良性的，生长缓慢的病变，很少伴有溃疡及出血。内镜下，胃脂肪瘤通常表现为光滑的黏膜下包块，呈淡黄色（图9.24）。内镜下特征有助于脂肪瘤的识别，即"帐篷征（tenting）""枕垫征"（cushion sign）和"裸脂肪征"（naked fat）标志。"帐篷征"是指活检钳可以很容易的提起瘤体表面的黏膜，形似撑起的帐篷。"枕垫征"（cushion sign），即因肿物富有弹性，加压能使局部凹陷，离开后能恢复原状（图9.25）。"裸脂肪征"指的是对黏膜同一部位进行反复活检后，脂肪组织暴露出周围黏膜（图9.26）。EUS下表现为黏膜下层来源的边界清晰的高回声肿块是脂肪瘤诊断标准。根据上述表现，如无相关并发症，无须进一步评估。

9.3.6 颗粒细胞瘤

颗粒细胞瘤是罕见的Schwann细胞来源的黏膜下肿瘤，通常在内镜下偶然发现。颗粒细胞瘤胃内非常罕见，几乎总<2cm。外观表现为灰黄色，质硬的上皮下肿瘤，常被描述为"黏膜下药丸样"（图9.27）。EUS显示来源于黏膜下层，均匀低回声病灶。当病灶<1cm时，可能含有强回声灶。

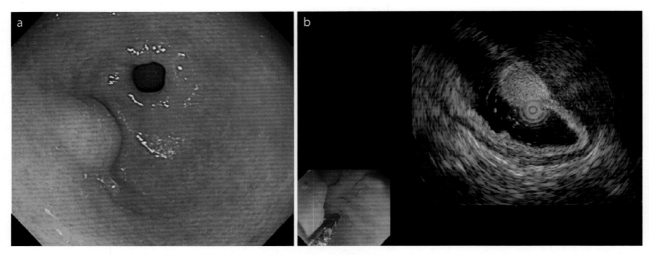

图9.24　胃脂肪瘤
a. 胃窦可见上皮下肿物；b. EUS示来源于黏膜下层的强回声病灶。

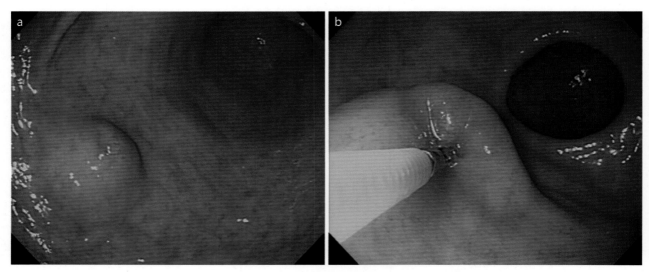

图9.25　胃脂肪瘤
A. 胃窦部可见上皮下肿瘤，大小2cm，黏膜略黄；b. 枕垫征；c. EUS呈高回声灶，边界清晰；d. 内镜切除表面黏膜时可见黄色脂肪组织。

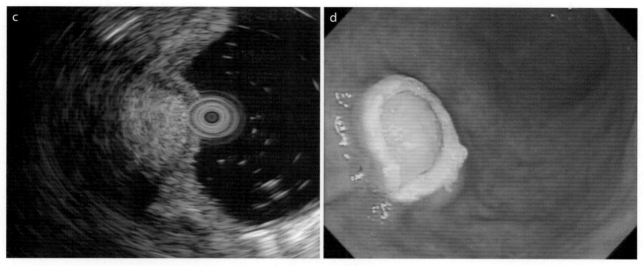

图 9.25（续）

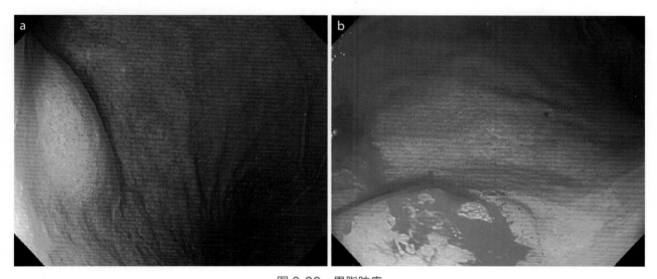

图 9.26　胃脂肪瘤

a. 胃底上皮下肿物，大小约 3cm；b. 活检时，脂肪组织显露出黏膜。

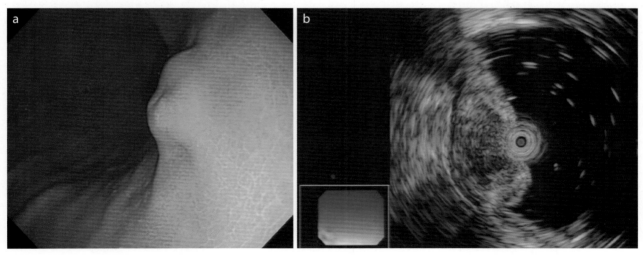

图 9.27　胃颗粒细胞瘤

a. 胃体可见中央凹陷的上皮下肿瘤，类似臼齿样改变；b. 位于黏膜下层的均质低回声肿物，内镜活检病理证实为颗粒细胞瘤。

9.3.7　神经鞘瘤

　　神经鞘瘤是一种神经源性肿瘤，多发于近端胃。该肿瘤免疫组化为 S100 蛋白表达阳性，而不表达 kit。常规内镜下，神经鞘瘤可能呈圆形或椭圆形（多结节）上皮下肿瘤。常主要累及黏膜下层和固有肌层，超声内镜检查表现为边界清晰的均匀低回声，起源于胃壁的第三和（或）第四者（图 9.28 至图 9.30）。

9.3.8　炎性纤维性息肉

　　胃炎性纤维性息肉一种少见的胃良性病变，其组织学特征为无包膜的纤维组织。病变常位于胃窦近幽门，一般 < 3cm，其表面可有溃疡。EUS 检查示息肉位于黏膜深层或黏膜下层，未累及固有肌层。典型表现为均匀的低回声病灶，边界不清（图 9.31 至图 9.35）。

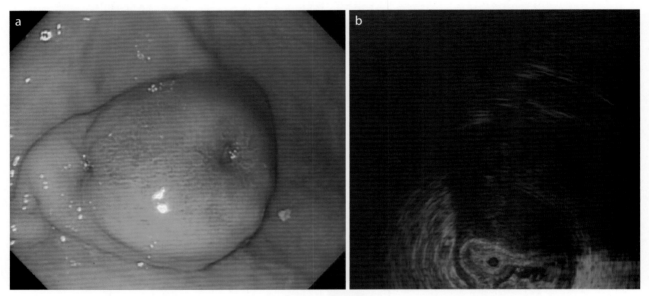

图 9.28　胃神经鞘瘤

　　a. 胃体下部大弯侧可见大小约 3cm 的上皮下肿瘤伴中央凹陷充血；b. EUS 示来源于固有肌层，均匀低回声病灶。切除标本证实为胃神经鞘瘤。

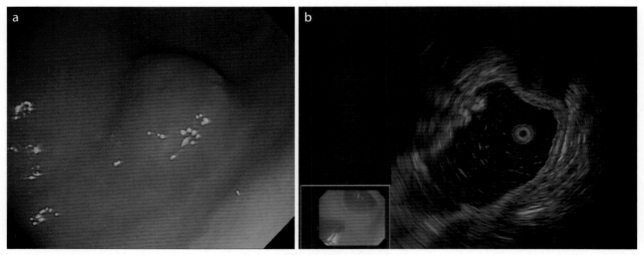

图 9.29　胃神经鞘瘤

　　a. 胃体下部大弯侧可见大小约 2cm 的上皮下肿瘤；b. EUS 示来源于固有肌层，均匀低回声病灶。切除标本证实为胃神经鞘瘤。

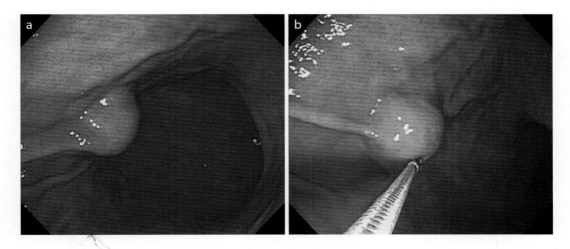

图 9.30 胃神经鞘瘤

a. 胃体中部大弯侧约 2.5cm 大小的上皮下肿瘤；b. 病变质地坚硬。

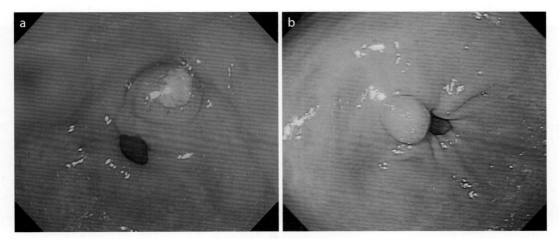

图 9.31 炎性纤维性息肉

a. 常规内镜示幽门前区表面正常黏膜的隆起病变，病灶中央可见溃疡性改变，组织学诊断为炎性纤维性息肉；b. 胃窦幽门前区可见约 0.7cm 圆形黏膜正常隆起病变。

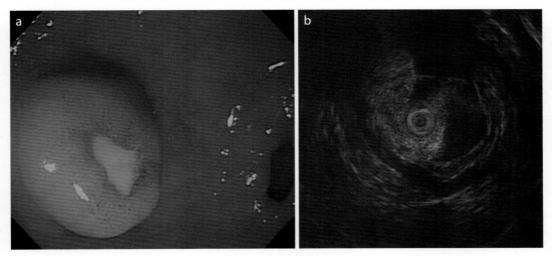

图 9.32 炎性纤维性息肉

a. 常规内镜下见胃窦部约 1.5cm 上皮下肿瘤，伴中央溃疡；b. 超声内镜示来源于第二层的低回声椭圆形病灶，ESD 切除后，术后病理提示炎样纤维性息肉。

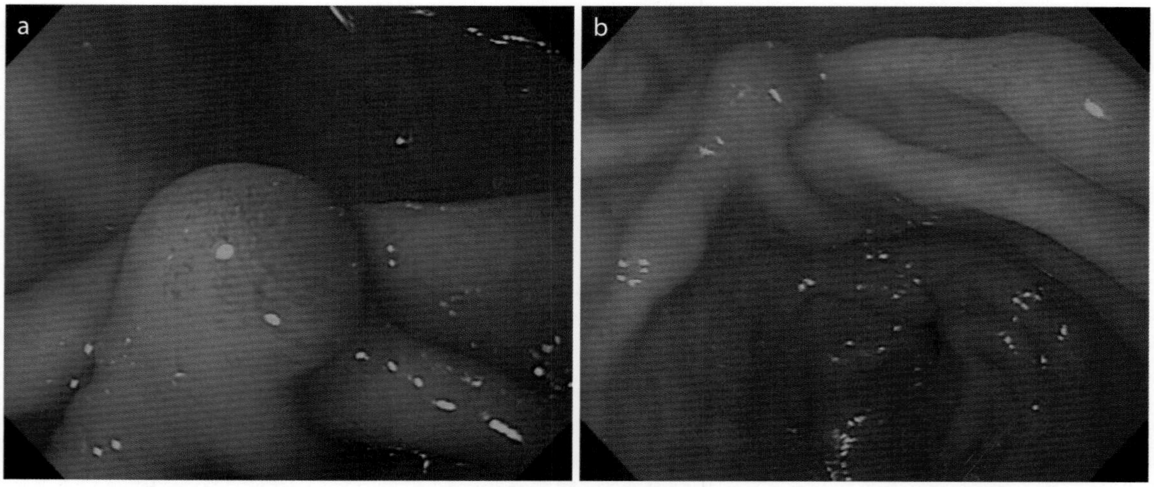

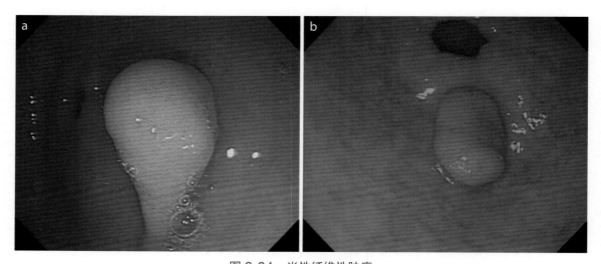

图 9.33 炎性纤维性息肉

a、b. 胃窦部可见约 1.0cm 圆形隆起的息肉样病变,周边黏膜皱襞集中。

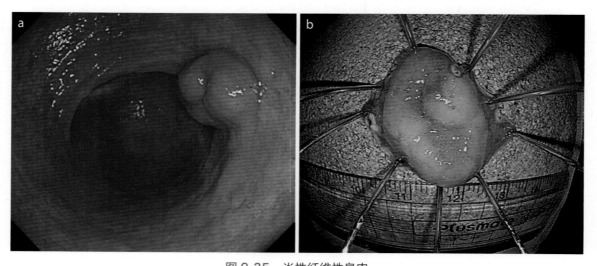

图 9.34 炎性纤维性肿瘤

a. 胃窦幽门前区可见大小约 1.0cm 的Ⅰs 型息肉样病变;b. 胃窦可见大小约 2.0cm×1.0cm 的分叶状息肉。

图 9.35 炎性纤维性息肉

a. 胃窦部可见大小约 2cm 上皮下肿瘤伴中央凹陷;b. 内镜下切除后病理提示炎性纤维性息肉。

9.3.9　胃静脉曲张

胃底静脉曲张在内镜检查上可能表现为上皮下肿物或巨大的胃褶皱。内镜检查可发现门静脉高压性胃病的存在，用闭合的活检钳探查曲张静脉可发现"枕头征"。仔细检查可能会发现静脉结构呈蓝色调（图 9.36 至图 9.40）。进一步 EUS 检查以确认病变为静脉曲张，显示位于黏膜下层（第三层）的圆形或管状无回声结构，移动探头可呈现为蛇形。如果可以的话，彩色多普勒检查可见结构内的血流。

9.3.10　淋巴管瘤

胃淋巴管瘤是一种罕见的由单房或多房淋巴间隙组成的胃良性肿瘤。内壁被一层上皮组织覆盖，并被由平滑肌或结缔组织组成的结构分隔成不规则隔断。内镜下特征表现为半透明的白色黏膜下肿瘤，活检钳轻触之凹陷。EUS 表现为黏膜下层的均匀无回声和分叶状结构，内部可见隔断。EUS 下的典型表现，易与其他黏膜下病变相区分（图 9.41 至图 9.46）。

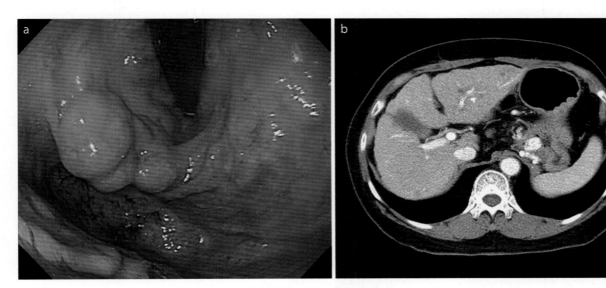

图 9.36　胃静脉曲张

a. 内镜下胃静脉曲张表现为被增厚的匐行性结构表面覆正常黏膜；b. 腹部 CT 扫描显示显著扩张的胃曲张静脉。

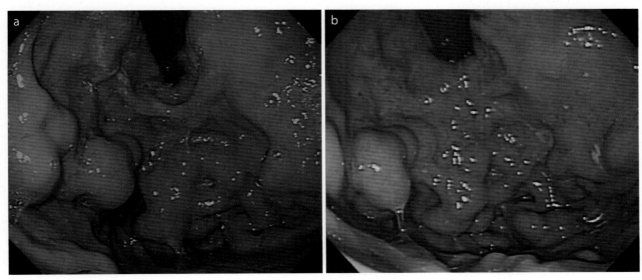

图 9.37　胃静脉曲张

a. 常规胃镜可见胃底迂曲皱褶和多个葡萄状结节；b. 2 年后胃镜随访未见明显变化。

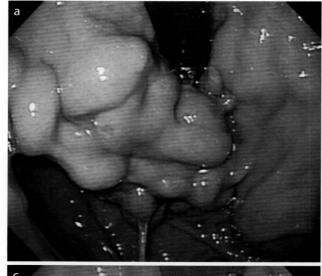

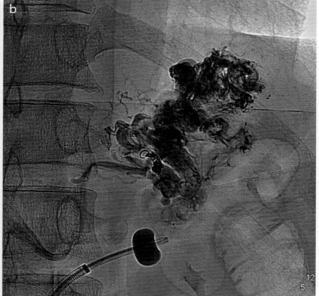

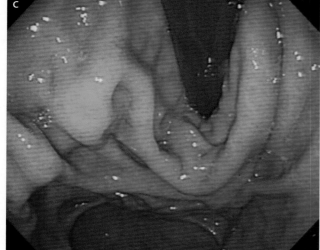

图 9.38　胃静脉曲张

　　a. 常规胃镜检查示巨大的胃曲张静脉；b. 经右股静脉和左肾静脉行球囊导管逆行阻塞闭塞静脉曲张术（BRTO）；c. BRTO 术后 5 个月复查示胃曲张静脉明显缩小。

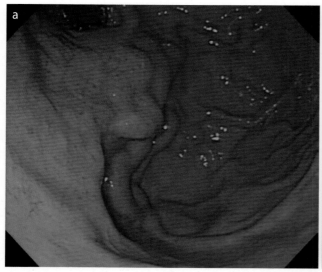

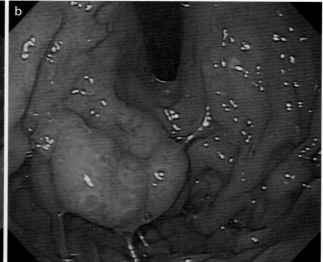

图 9.39　胃曲张静脉

a. 反转内镜可见贲门处小静脉曲张；b. 3 年后胃静脉曲张明显加重。

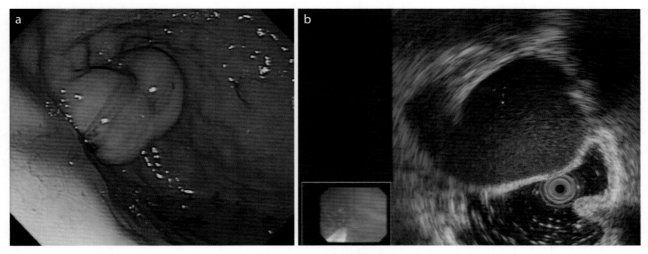

图 9.40　胃静脉曲张

a. 胃底可见巨大的上皮下肿瘤样病变，轮廓呈分叶状；b. EUS 检查示胃底低回声管状病变，病变形态及内部回声随运动变化。

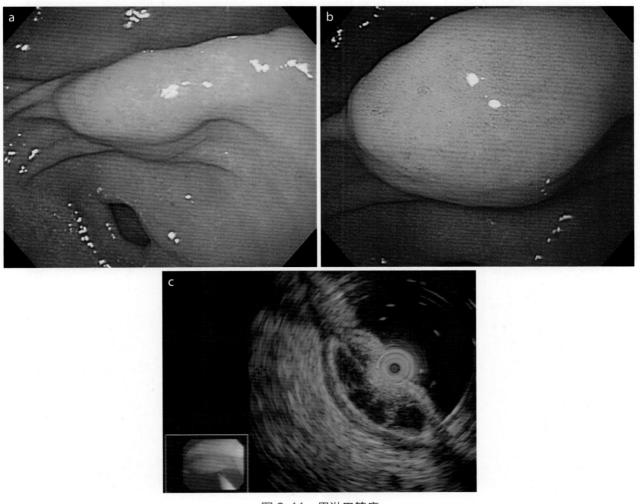

图 9.41　胃淋巴管瘤

a、b. 胃窦远端大小 1.8cm 上皮下肿物，表面黏膜无异常；c. EUS 见一大小 15mm、边界清晰、相对均匀低回声病灶，内有分隔，病变起源于黏膜下层。

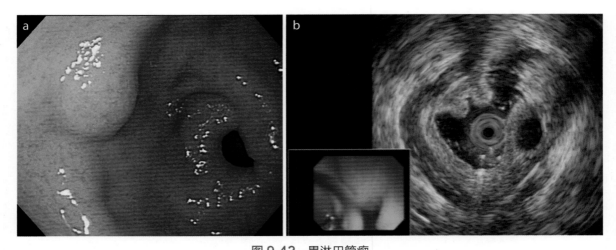

图 9.42　胃淋巴管瘤

a. 胃窦部可见约 0.6cm 大小圆形、无蒂的上皮下肿瘤；b. EUS 表现为黏膜下均匀无回声病灶。

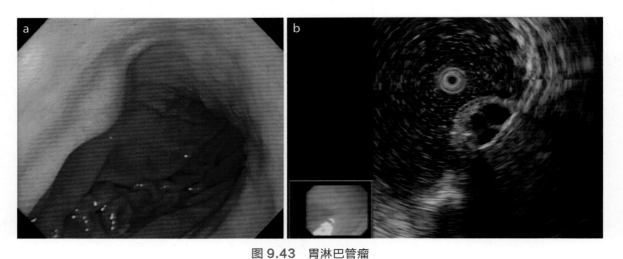

图 9.43　胃淋巴管瘤

a. 胃窦部可见大小约 1cm 宽基上皮下肿瘤；b. EUS 示病灶起源于黏膜下层，为均匀、内有分隔的无回声。

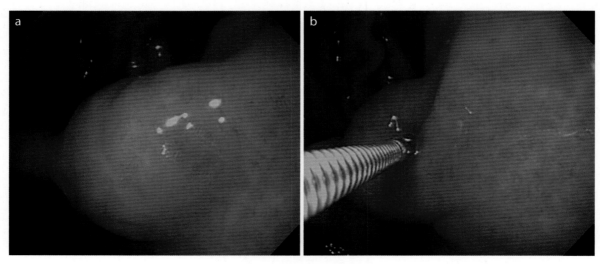

图 9.44　胃淋巴管瘤

a、b. 胃角见大小约 2.0cm 圆形隆起型病变（软垫征 +），表面黏膜正常；c. EUS 见胃角起源于黏膜下层，分隔良好的均匀无回声病灶。

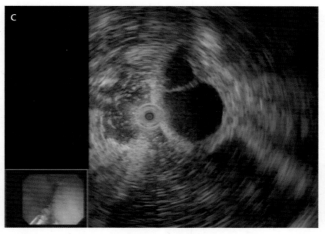

图 9.44（续）

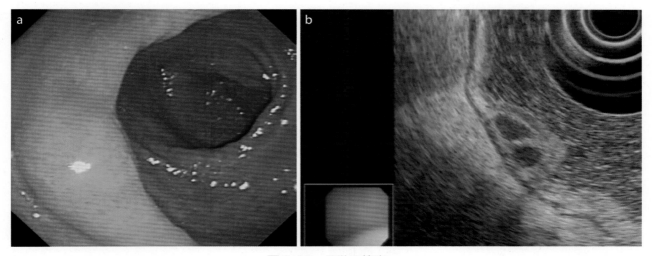

图 9.45　胃淋巴管瘤

a. 胃体下部后壁可见表面黏膜正常，大小约 1.0cm 圆形隆起型病变；b. 病变起源于黏膜下层，为有分隔的均匀低回声病灶。

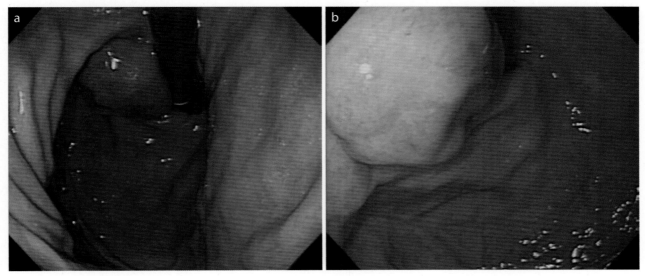

图 9.46　胃淋巴管瘤

a、b. 贲门蓝色上皮下病变，楔形切除病理证实。

9.4 外压改变

通过改变患者体位观察肿物的位置、外观变化，有助于区分病变来自壁内还是壁外压迫所致。同样，通过送气或吸气观察肿块外观变化也有助于确定病变来源。胃壁的外压性改变最常源于脾及脾血管。外压性改变其他来源包括正常的腹腔脏器，如肝左叶、胆囊、结肠和胰腺（图 9.47 至图 9.52）。此外，病理性病变，如肿瘤、脓肿、胰腺假性囊肿、肾囊肿及肿大的淋巴结压迫也可使得局部表现为上皮下肿物。

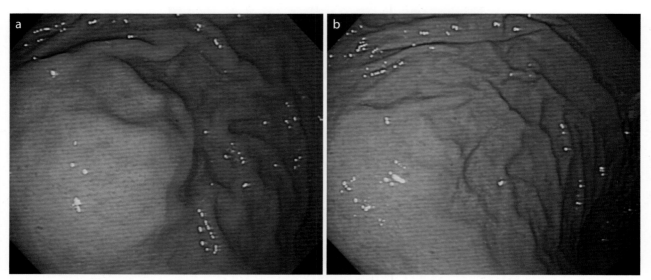

图 9.47 胃壁外压

a、b. 胃体上部大弯侧黏膜下隆起性病变，送气后病变消失。

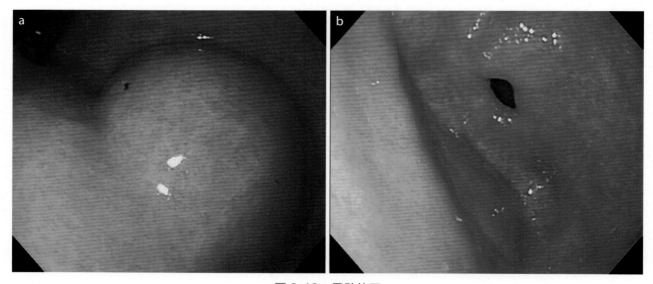

图 9.48 胃壁外压

a、b. 胃窦上皮下肿瘤样病变，改变体位后病变消失。

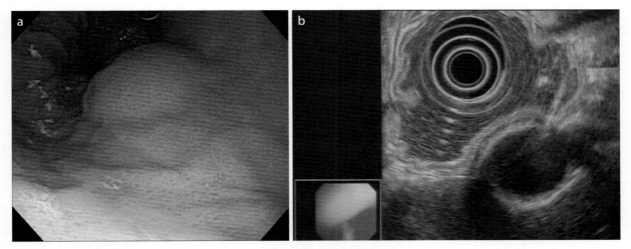

图 9.49　胆囊引起的壁外压迹

a. 胃体下部小弯侧上皮下病变；b. 超声内镜确诊为增大的胆囊。

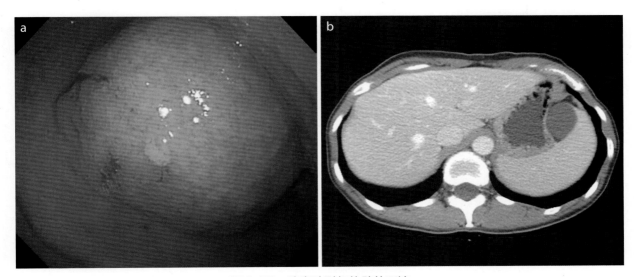

图 9.50　脾囊肿引起的壁外压迹

a. 胃底巨大的腔内隆起型病变；b. CT 示黏膜下隆起是由脾囊肿压迫所致。

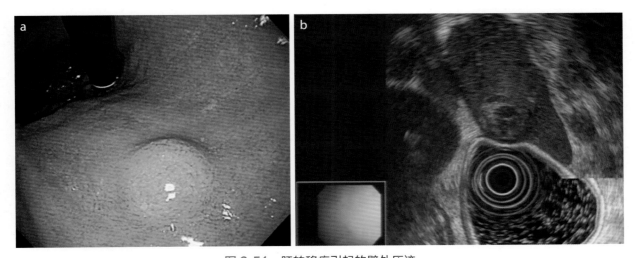

图 9.51　肝转移瘤引起的壁外压迹

a. 胃体前壁上皮下肿瘤样病变；b. EUS 示病变为肝转移瘤的壁外压迫所致，而非胃壁肿物。

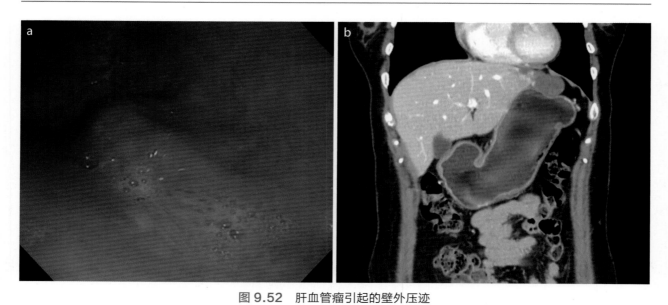

图 9.52　肝血管瘤引起的壁外压迹

a. 内镜下见胃底腔内一隆起型病变，覆盖正常胃黏膜；b. 冠状位的 CT 重建提示为肝血管瘤。

第 10 章　胃息肉及异型增生

Jae Young Jang

10.1　内镜诊断胃息肉的原则

10.1.1　定义

　　胃息肉可以广义地定义为突出于黏膜表面的腔内病变，是放射影像或内镜检查发现的独立凸起且经病理诊断证实的息肉样病变。胃息肉有多种亚型，一般分为非肿瘤性和肿瘤性。有80%~90%的胃息肉是非肿瘤性的。可分为上皮细胞型和非上皮细胞型（表10.1）。

10.1.2　临床表现

　　胃息肉在上消化道内镜的检出率为2%~3%，常为偶然发现。它们很少引起如胃肠道出血和胃排空延迟这样的症状。罕见情况下，脱垂的胃窦息肉会阻塞胃流出道。

10.1.3　内镜下表现

　　胃息肉通常都不大，直径＜1~2cm。内镜下表现多种多样，从轻微隆起的斑块到柔软的多叶结节，再到少见的广基或无蒂病变。非侵袭性肿瘤病变和侵犯黏膜固有层的癌（称为浅表性病变，呈平坦或凹陷状）都可以观察到。有蒂息肉基底部窄，无蒂息肉基底部和顶部的直径相同。中间的形态被称为亚蒂。非隆起或非息肉样肿瘤病变包括溃疡和所谓的扁平病变。在后一种情况下，病变与邻近黏膜相比，或轻微升高，或完全平坦，或凹陷（表10.2，图10.1）。

表 10.1　胃息肉的分类

	上皮细胞性息肉	非上皮细胞性息肉
非肿瘤性息肉	增生性息肉 胃底腺息肉 炎性纤维性息肉 错构瘤性息肉 Cronkhite-Canada 综合征	
肿瘤性息肉	腺瘤 / 异型增生 　低级别 　高级别 癌（原发或继发） 类癌	
其他病变		黄斑瘤 淋巴样增生 / 淋巴瘤 间叶源性肿瘤 　胃肠道间质瘤 　平滑肌瘤 　血管球瘤 　神经源性肿瘤 　　神经鞘瘤 / 神经瘤 　　神经节瘤 　　颗粒细胞瘤 　其他罕见肿瘤 　　脂肪瘤 / 脂肪肉瘤 　　横纹肌肉瘤 　　纤维组织细胞瘤 脉管瘤 　血管瘤 / 淋巴管瘤 　血管肉瘤

表 10.2　肿瘤性病变的形态（巴黎内镜分型）

	形态	
息肉样	Ⅰp	带蒂的
	Ⅰs	无蒂的
非息肉样	Ⅱa	浅表隆起的
	Ⅱb	平坦的
	Ⅱc	浅表凹陷的
	Ⅲ	凹陷的（溃疡）

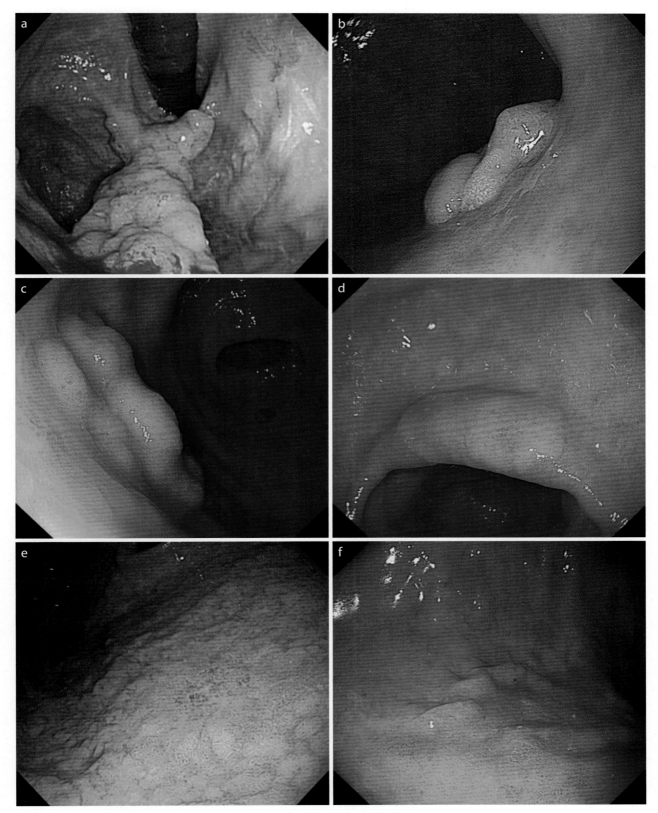

图 10.1　胃息肉的形态学分类

a. Ⅰp 息肉；b、c. Ⅰs 息肉；d. Ⅱa 息肉；e. Ⅱb 息肉；f. Ⅱc 息肉。

10.2 非肿瘤性息肉

10.2.1 增生性息肉

这类良性病变是最常见的胃息肉，占所有胃息肉的28%~75%，且发病率随着年龄增长而增长。它们通常被认为是黏膜损伤后的过度再生引起的，因此常发生在幽门螺杆菌相关慢性胃炎、恶性贫血、溃疡和糜烂附近或胃肠道造口部位。增生性息肉可生长于胃任何部位。其直径常<1.5cm，可单个或多个，有蒂或无蒂均可。通常息肉表面的小凹扩大，充血。较大的息肉表面黏膜常为红色、质脆，且在息肉顶端可能出现小的糜烂或溃疡（图10.2）。

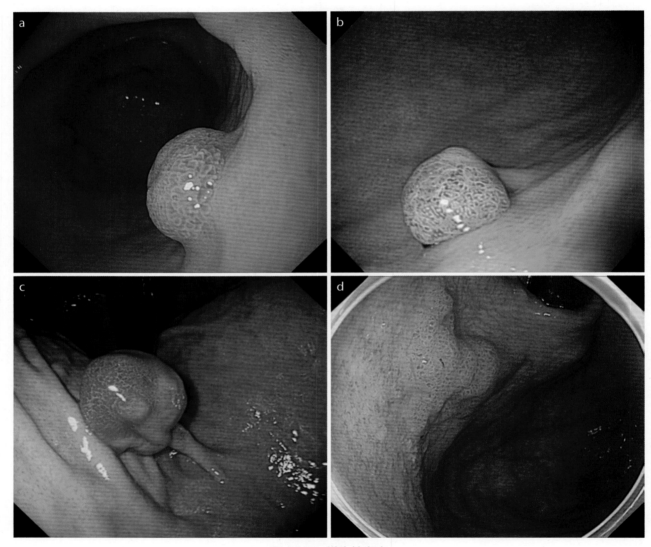

图10.2 增生性息肉

a. Ⅰs型息肉；b. 一个7mm的Ⅰp型息肉；c. 一个2cm的Ⅰp型息肉伴出血；d. 一个1.8cm的Ⅱa型息肉；e. 一个2cm的Ⅰp型息肉伴糜烂；f. Ⅰp型息肉伴糜烂，表面覆渗出物、出血；g. 胃切除术后患者的Ⅰp型息肉伴渗出物；h、i. 多发增生性息肉。

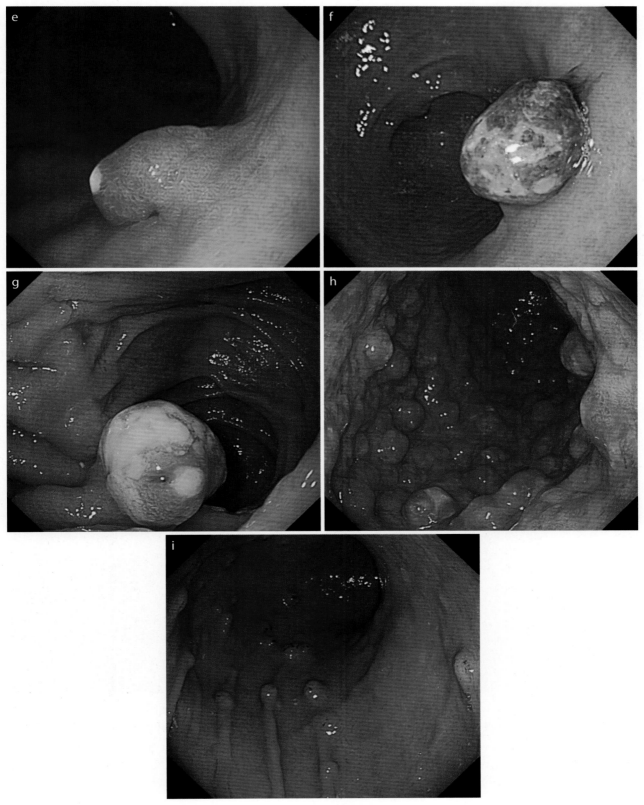

图 10.2（续）

10.2.2 胃底腺息肉

胃底腺息肉占所有胃息肉的47%。质子泵抑制剂（PPI）的使用增加了胃底腺息肉的发病率。胃底腺息肉是一种发生在胃底或胃体的单发或多发、无蒂息肉。形态特征为胃壁细胞和主细胞的腺体囊变。内镜下表现为玻璃样的、透明的、无蒂息肉，直径＜1cm（图10.3）。该病多为多发，可见于任何年龄的男性和女性。大多数散发性胃底腺息肉不是癌前病变。故对于散发性胃底腺息肉的内镜下治疗并非必需。

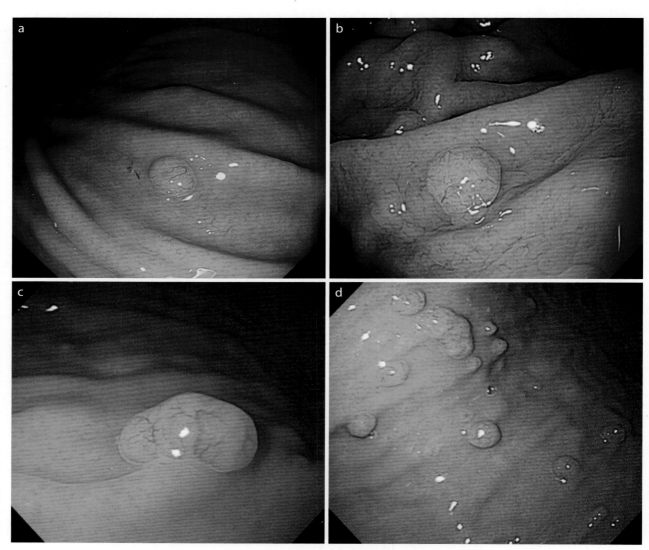

图10.3　胃底腺息肉

a、b.数枚2~3mm的小型、玻璃样、透明状的无蒂息肉；c.在胃体部有一5mm的亚蒂、透明状息肉；d.多发的胃底腺息肉。

10.2.3　炎性纤维性息肉

炎性纤维性息肉可见于整个胃肠道，但最常见于胃窦和幽门区。该病特点是梭形细胞、小血管和炎性细胞（常以嗜酸性粒细胞为主）的增生。内镜下表现为边界清楚的、孤立的、小而无蒂或有蒂的病变，表面有规则的小凹形态。对于较大的息肉，病变表面可能有糜烂，常可见像上皮下肿瘤所伴有的桥形皱襞（图 10.4）。大多数患者无症状，偶然被发现；此外，这些息肉在切除后常不会复发。因此，局部切除是合适的治疗方法。

10.2.4　黄色瘤

该病无临床意义，常随着年龄增长而被发现，与慢性胃炎和肠化生相关。黄色瘤常为单个或多个，直径 1~2mm，圆形或椭圆形，边界清楚，呈黄色，斑点样或结节样病变（图 10.5），最常见于胃小弯。

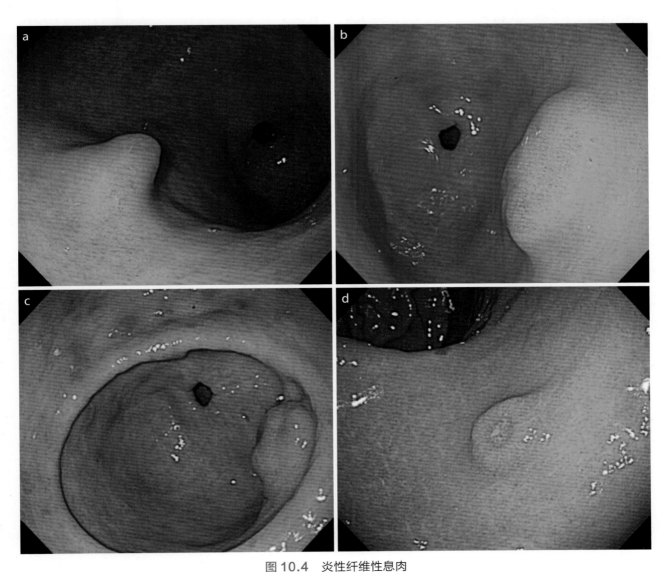

图 10.4　炎性纤维性息肉
a~c. Ⅰs 型，表面颜色与周围黏膜相似的圆形息肉；d~g. 圆形息肉，表面糜烂或溃疡。

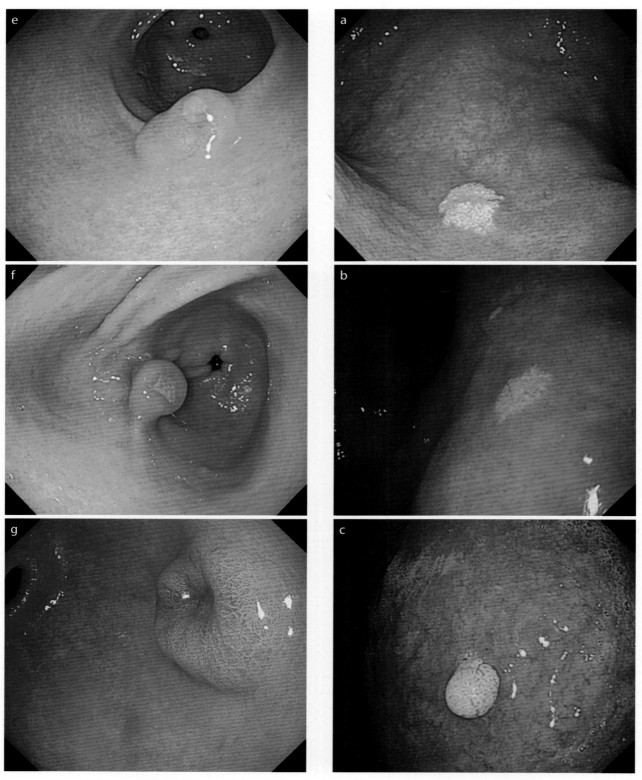

图 10.4（续）

图 10.5　黄色瘤

a、b. 胃体有一 3mm 的扁平、圆形、黄色斑块样病变；
c. 一个 5mm 的黄色息肉样病变。

10.2.5 错构瘤性息肉和息肉病相关的息肉

胃错构瘤性息肉由增生的腺体组成，腺体周围包绕小凹型上皮，由平滑肌构成的间隔分开，伴有深层腺体萎缩。错构瘤性息肉的内镜特征是有蒂圆形息肉，表面充血和渗出（图10.6）。

10.2.5.1 Peutz-Jeghers 息肉

约49%的 Peutz-Jeghers 息肉病患者有胃 Peutz-Jeghers 息肉。但它们也可能单独发生。已有 Peutz-Jeghers 息肉病中发生胃癌的少量报道。

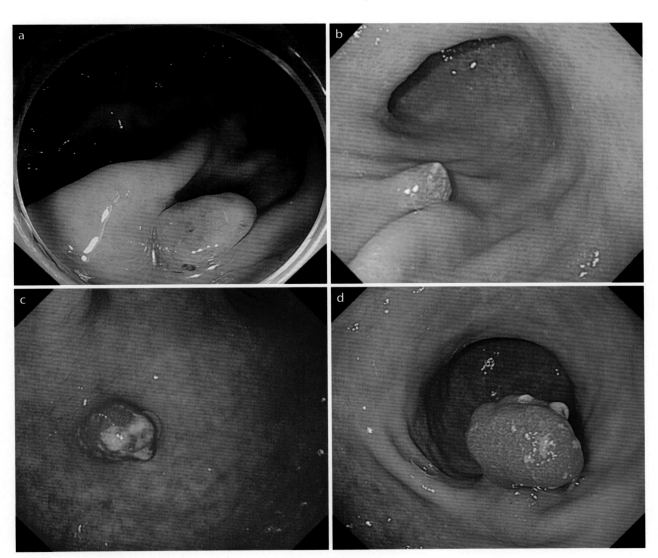

图 10.6 错构瘤性息肉

a. 1枚1cm的有蒂息肉；b、c. 胃体可见一6~8mm的无蒂息肉，表面伴有渗出；d. 胃窦有一1.5cm的伴有充血、渗出的有蒂息肉。

10.2.5.2 幼年性息肉

胃的幼年性息肉很少见到，常和幼年性息肉病一同发生，可单独发生在胃，也可发生在整个胃肠道。胃息肉通常多发（图 10.7），可出现在任何年龄。幼年性息肉病患癌风险增高，尤其是在结肠，但胃部也有风险。

10.2.5.3 Cowden 病息肉

Cowden 病，又称多发性错构瘤综合征。这类患者患乳腺癌和甲状腺癌的风险也会增高。接近 75% 该病患者有胃肠道息肉。

10.2.5.4 Cronkhite-Canada 息肉

这些息肉通常与胃肠道其他部位的病变同时发生。它们与幼年性息肉和增生性息肉无法区分（图 10.8），只有临床伴发脱发、指甲萎缩或色素沉着等证据时才能诊断。

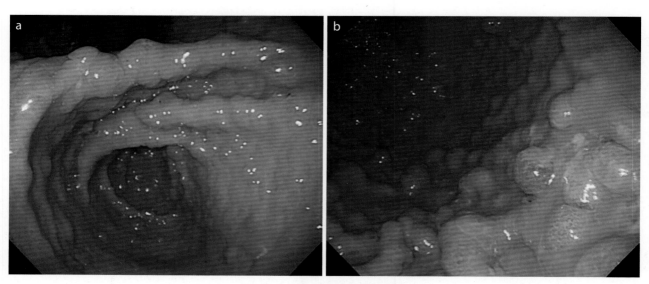

图 10.7 胃部的幼年性息肉病

全胃可见多发的、大小不一的、无蒂息肉。a. 胃窦；b. 胃体。

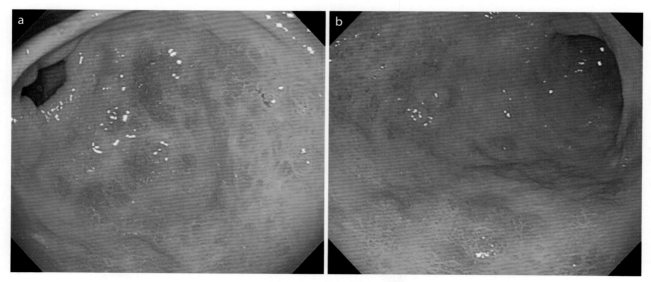

图 10.8 胃部的 Cronkhite-Canada 息肉

全胃可见多发的、微隆起的、充血息肉。a. 胃窦；b. 胃体。

10.3 肿瘤性息肉

10.3.1 腺瘤 / 异型增生

10.3.1.1 定义

异型增生上皮是指非侵袭性肿瘤性上皮。世界卫生组织将胃腺瘤定义为局限性息肉样病变,由管状和(或)绒毛状结构组成,夹杂异常增生上皮细胞。在西方文献中,扁平管状腺瘤常被称为异型增生。在维也纳共识分类法中,腺瘤和异型增生都被"上皮内瘤变"所取代(表 10.3)。

表 10.3 改良的胃肠道上皮肿瘤维也纳分类

类别	诊断
1	无肿瘤
2	无法确定肿瘤
3	黏膜的低级别肿瘤
	3.1 低级别腺瘤
	3.2 低级别异型增生
4	黏膜的高级别肿瘤
	4.1 高级别腺瘤 / 异型增生
	4.2 非浸润性癌(原位癌)
	4.3 可疑浸润癌
	4.4 黏膜内癌
5	癌肿浸润至黏膜下层

10.3.1.2 临床意义

胃腺瘤 / 异型增生是癌前病变,与结肠腺瘤相当。胃腺瘤 / 异型增生可根据异型增生的程度(低或高级别)进行细分。胃腺瘤 / 异型增生的恶变风险与大小、异型增生程度和绒毛生长方式有关。高级别异型增生与 40%~100% 的早期胃癌和 5%~80% 的晚期腺癌密切相关。

10.3.1.3 内镜表现

腺瘤 / 异型增生呈淡红色或白色,表面多分叶,与光滑或萎缩的邻近黏膜形成对比。表面可能光滑或浅糜烂(图 10.9 至图 10.14)。窄带成像(NBI)是一种新的内镜技术,它通过使用旋转滤光器提高诊断的准确性。NBI 系统下,腺瘤颜色为亮褐色,腺瘤边缘更清晰可见(图 10.15)。最近的一项研究表明,放大内镜下 NBI 观察隆起的胃腺瘤黏膜表面可找到特征性的白色不透明物质(WOS)见图 10.16。糜烂或溃疡的存在被认为与癌症风险增加有关。同样,浅表糜烂和异型性也可能增加胃癌的可能性。与低级别腺瘤 / 异型增生相比,高级别腺瘤 / 异型增生更倾向于有更具侵蚀性的表面、充血和凹陷(图 10.17)

10.3.2 胃息肉和家族性腺瘤性息肉病

家族性腺瘤性息肉病是一种常染色体显性遗传病,以结肠多发性腺瘤性息肉为特征。13%~53% 的患者发现有胃底腺息肉;6%~12% 的患者发现有胃腺瘤,多发生于胃窦部。

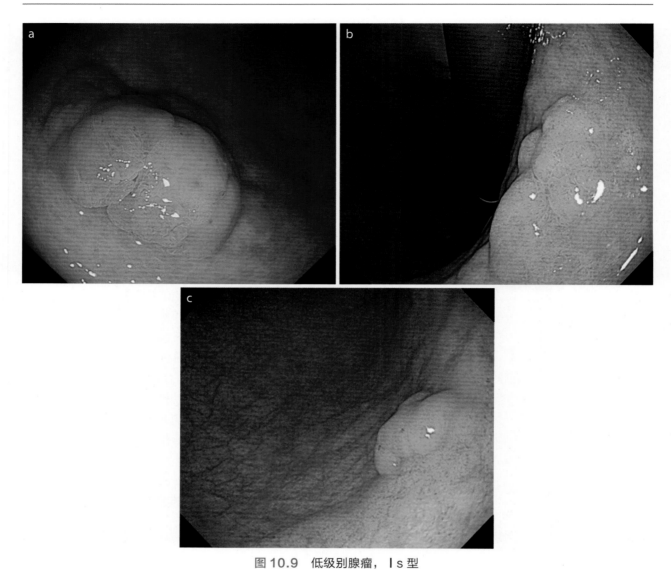

图 10.9　低级别腺瘤，Ⅰs型

　　a. 有一 2.5cm 大小、发白、隆起型病变；b. 胃角可见一 1.2cm 大小扁平隆起型病变；c. 胃体可见一 1.0cm 大小发白隆起型病变。

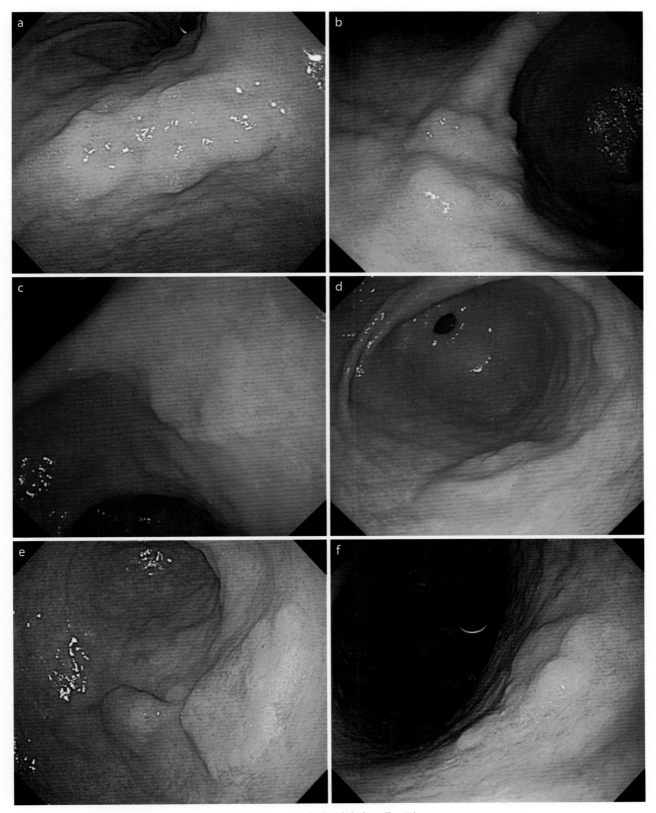

图 10.10　低级别腺瘤，Ⅱa 型

a~c. 胃角；d~i. 胃体。

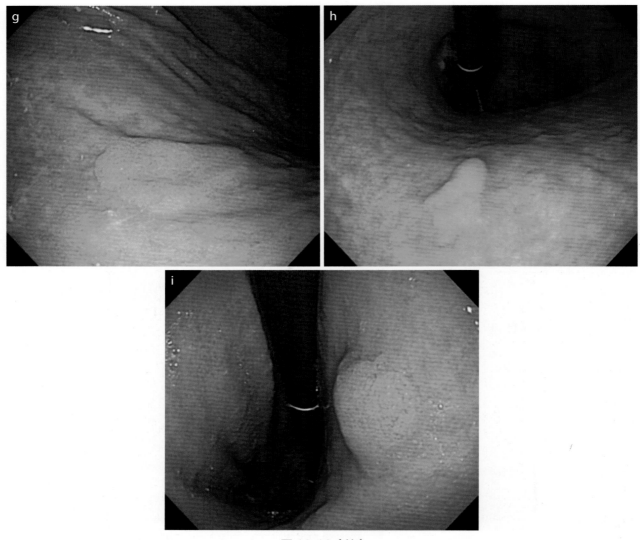

图 10.10（续）

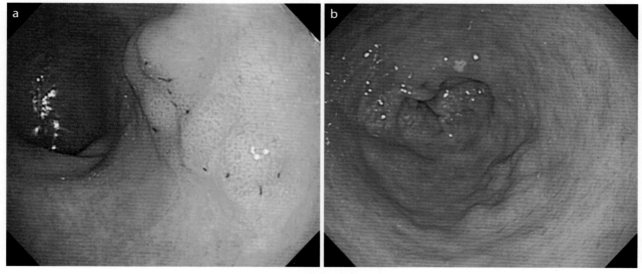

图 10.11 低级别腺瘤，Ⅱa 型

发白的、分叶状、隆起型病变。a~c. 胃窦；d、e. 胃角；f~h. 胃体。

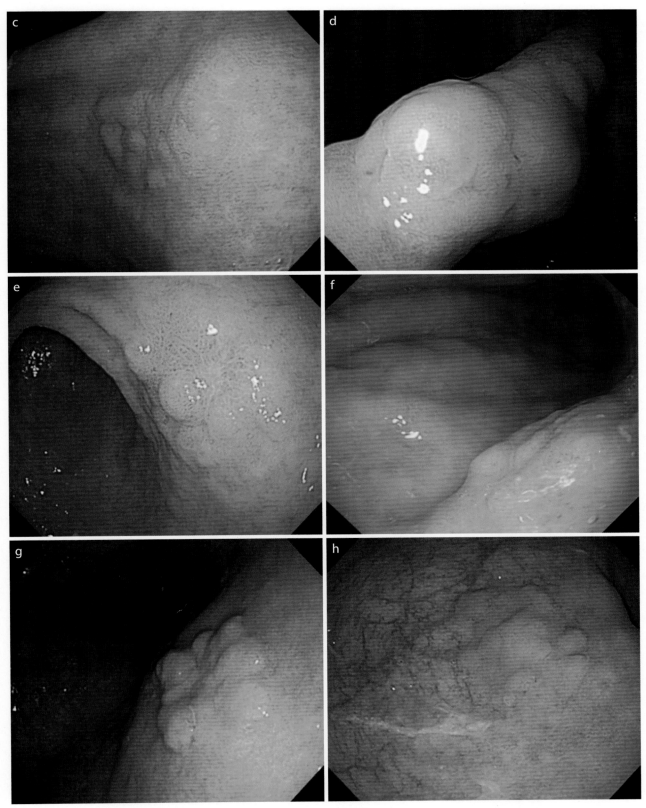

图 10.11（续）

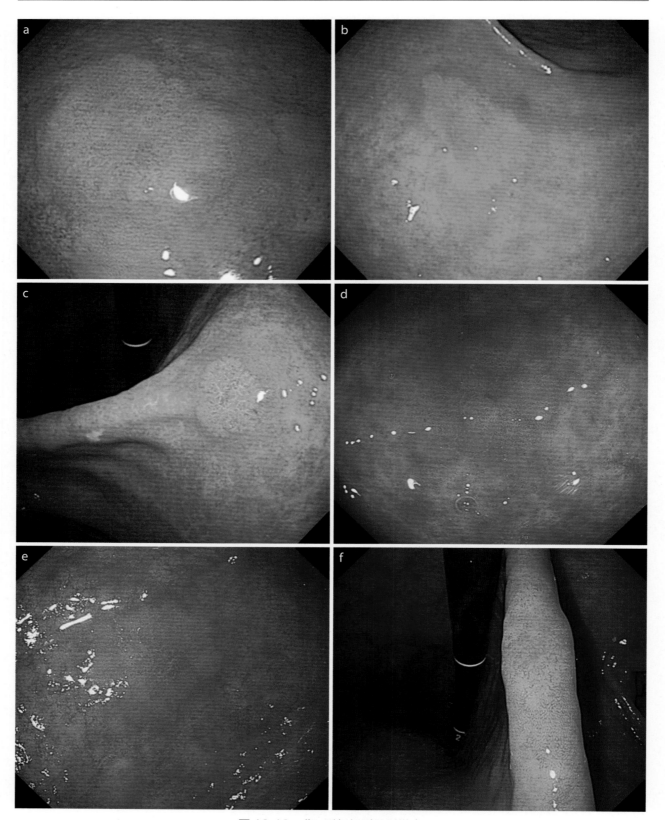

图 10.12 Ⅱb 型低级别异型增生

a~f. 发白、扁平、边界清楚病变；g、h. 扁平、发红病变。

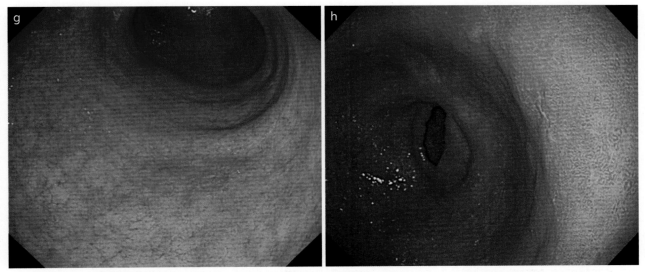

图 10.12（续）

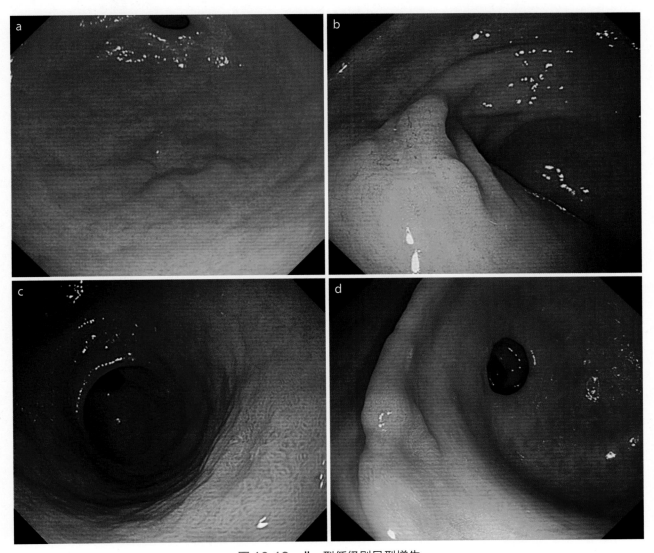

图 10.13　Ⅱc 型低级别异型增生

a. 胃窦大弯侧一个圆形凹陷型病变；b~d. 胃体轻微凹陷型病变。

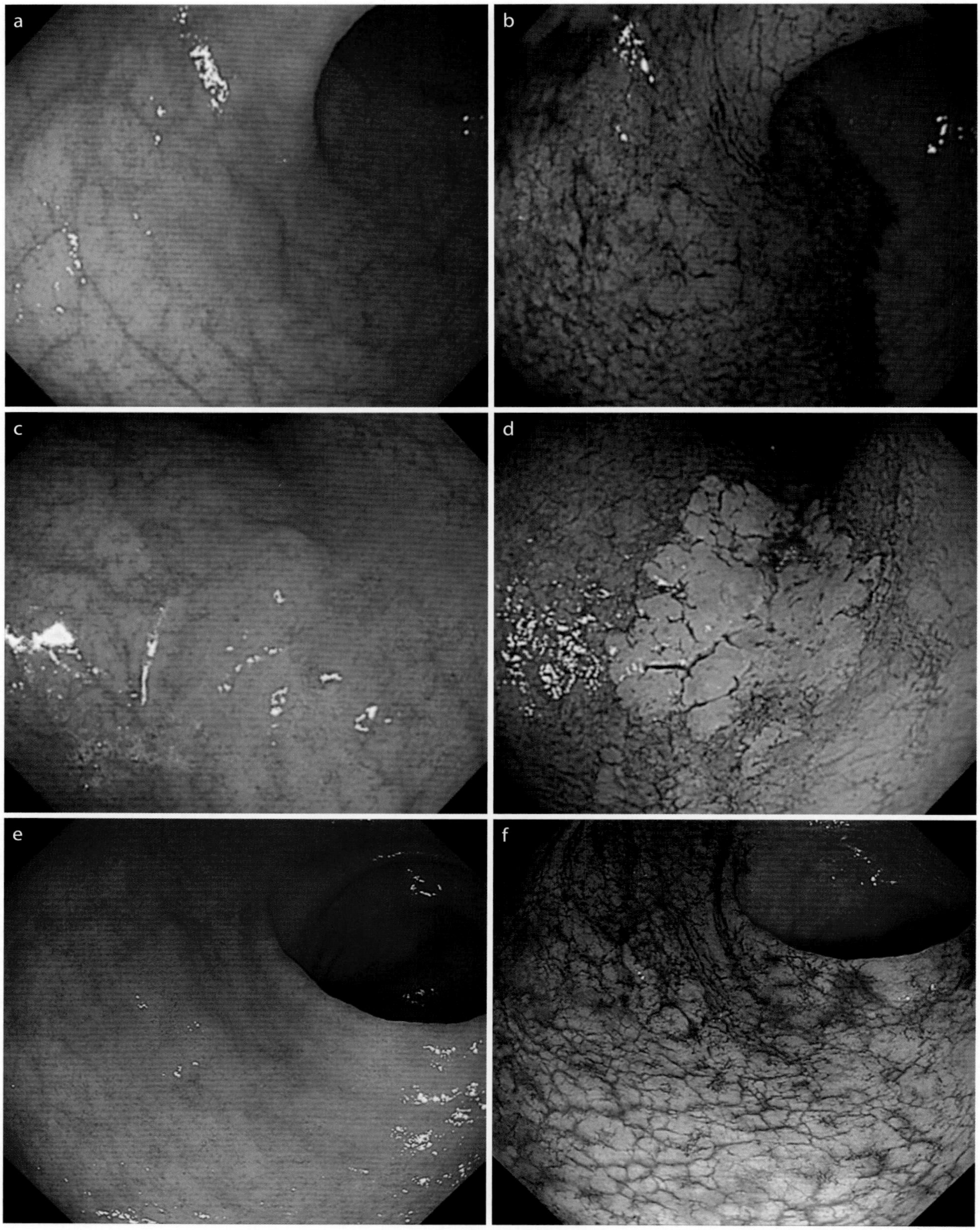

图 10.14　低级别腺瘤 / 异型增生

　　常由于病变周围显著的萎缩和肠化导致异型增生边界不清楚，靛胭脂染色内镜后可见更清晰病变。a、c、e、g、i、k：白光内镜；b、d、f、h、j、l：靛胭脂染色内镜。

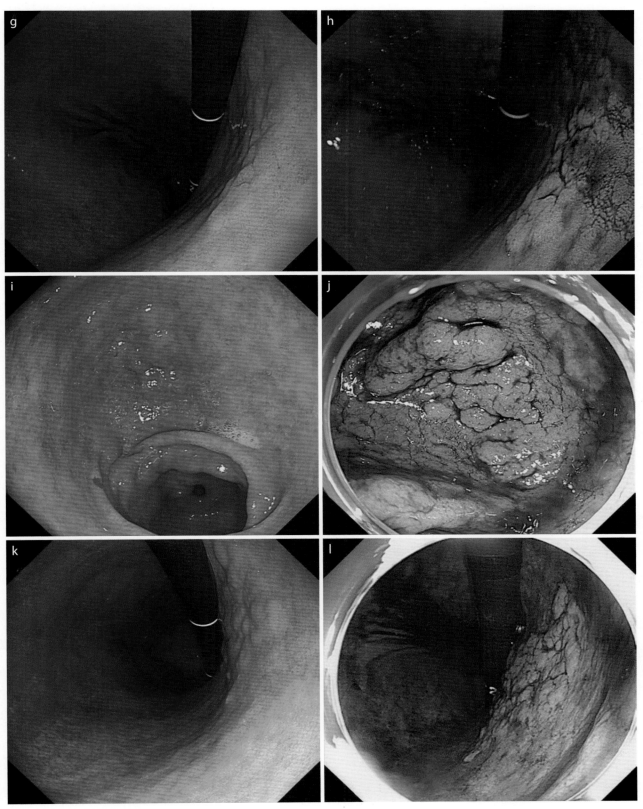

图 10.14（续）

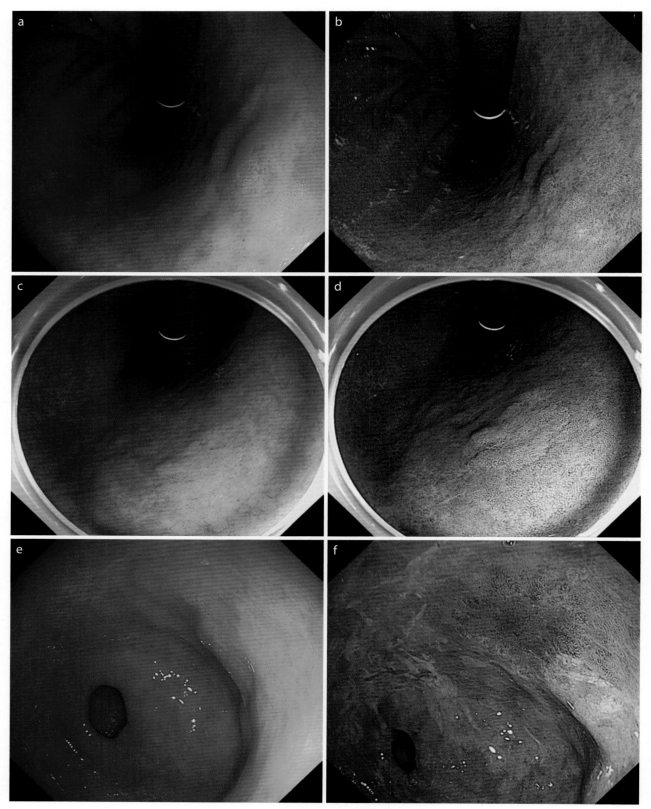

图 10.15　低级别腺瘤 / 异型增生

在 NBI 模式下，腺瘤 / 异型增生的边界更清晰。a、c、e、g、i、k、m：白光内镜；b、d、f、h、j、l、n：NBI。

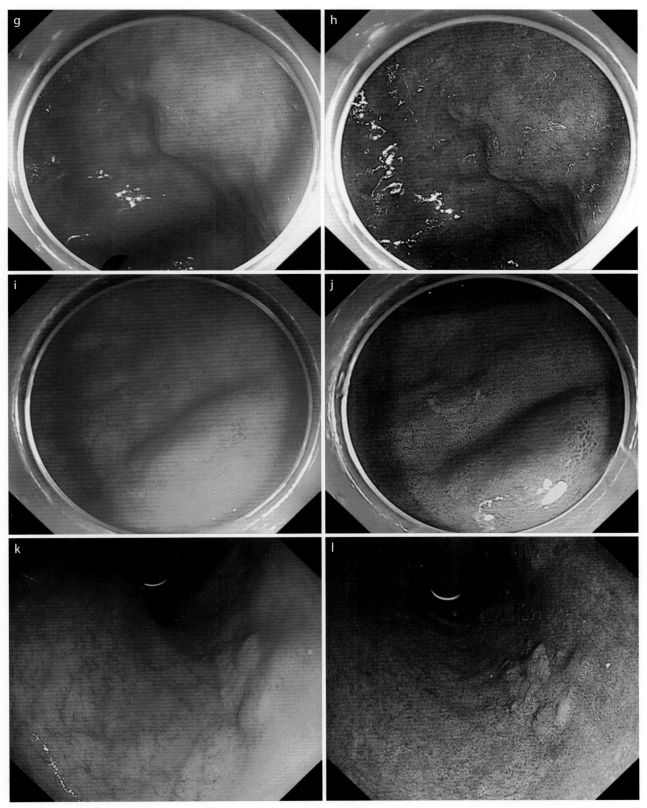

图 10.15（续）

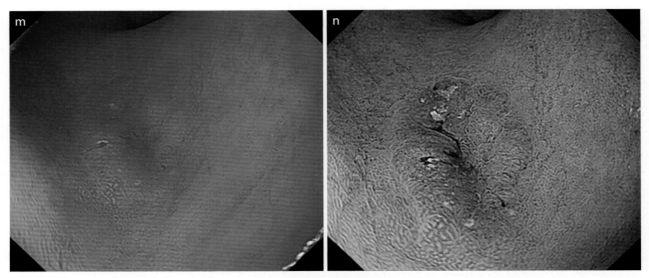

图 10.15（续）

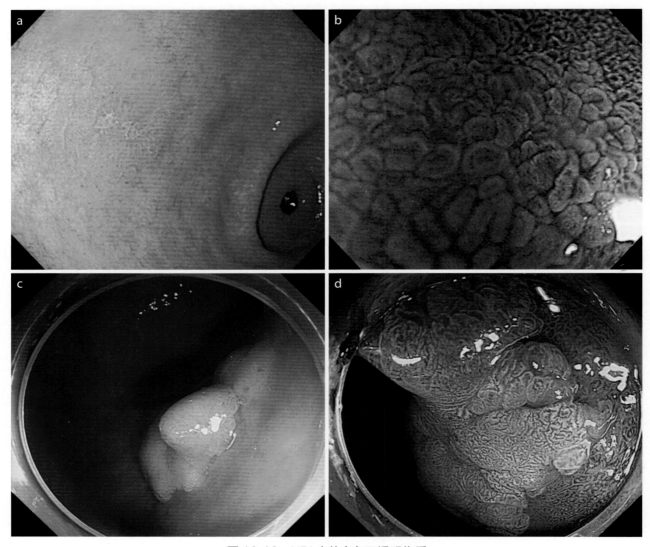

图 10.16　NBI 中的白色不透明物质

a、c、e：胃窦部发白的变色的低级别瘤变；b、d、f：NBI 放大内镜下沿小凹的白色不透明物质。

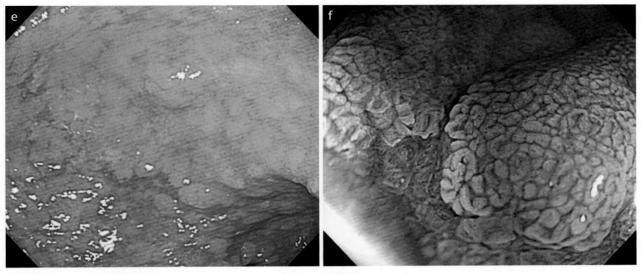

图 10.16（续）

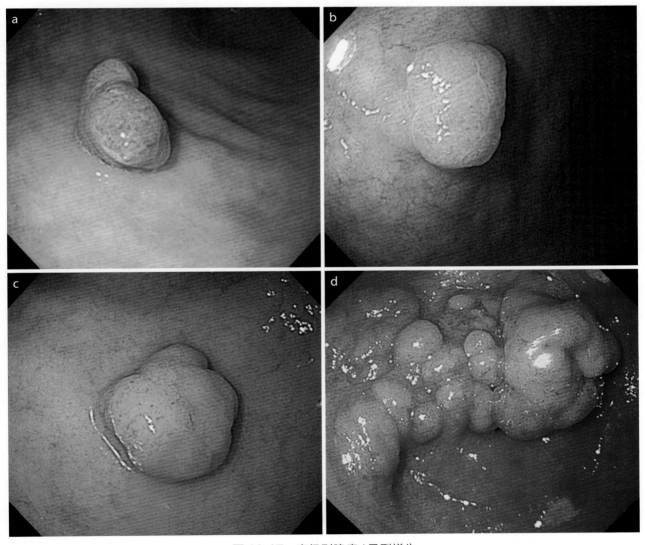

图 10.17　高级别腺瘤 / 异型增生

a~d. Ⅰs 型；e~h. Ⅱa 型；i~n. Ⅱb 型；o~r. 隆起型病变伴有中心糜烂；s~v. 凹陷型病变伴充血性改变。

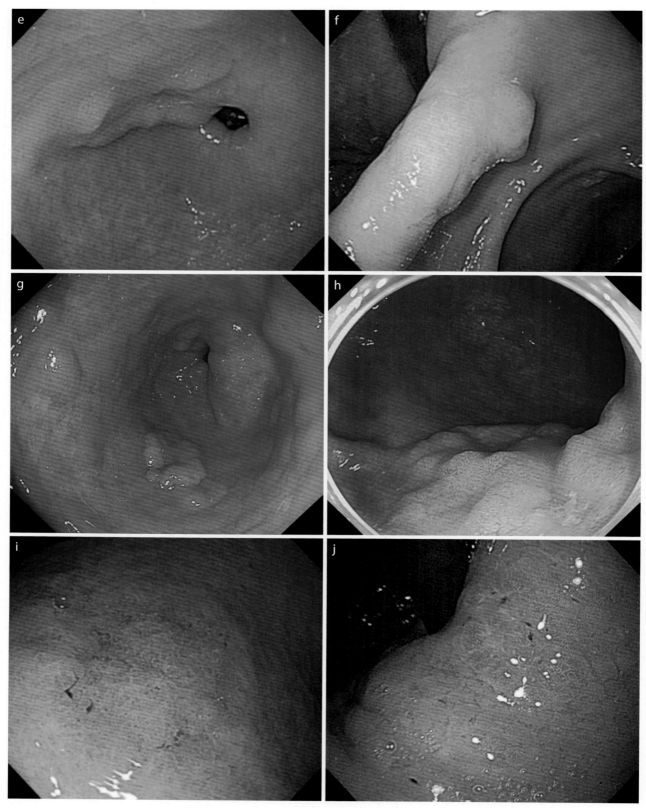

图 10.17（续）

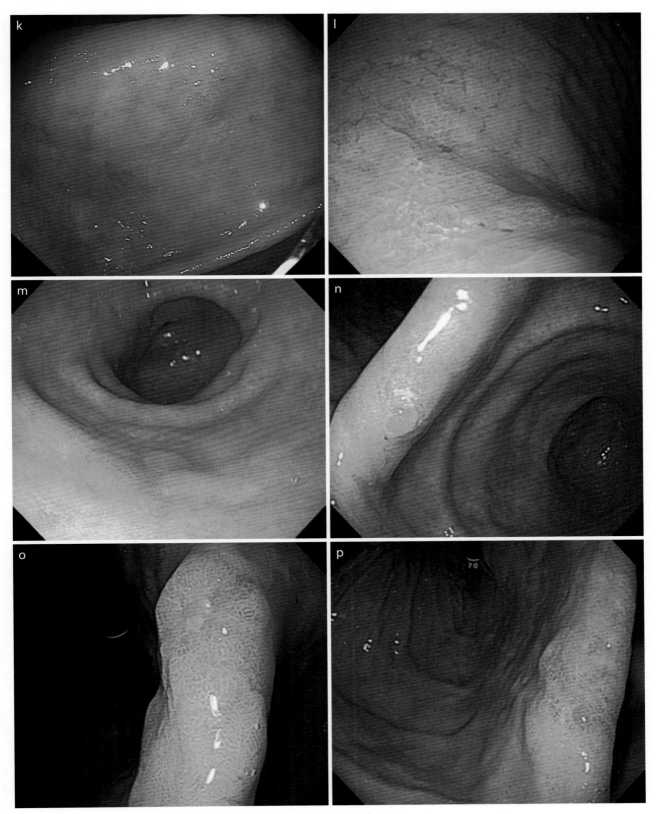

图 10.17（续）

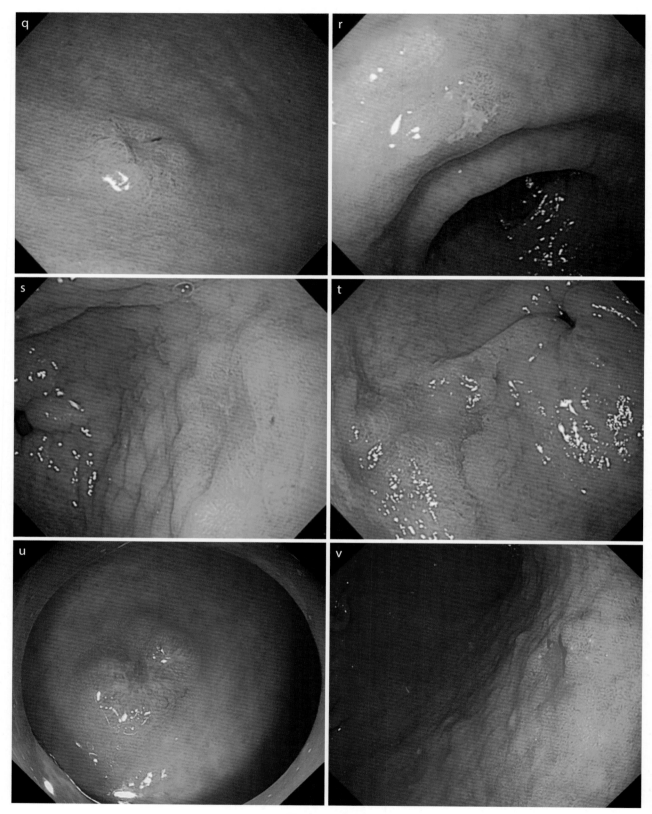

图 10.17（续）

第 11 章　早期胃癌

Sang Gyun Kim

早期胃癌（EGC）分为 3 种类型，Ⅱ型则进一步细分为 a 至 c 亚型。Ⅰ型是一种类似息肉的隆起性病变。Ⅰ型病变高度大于活检钳闭合杯高度（2.5mm），这是与Ⅱa 型病变的鉴别点。Ⅱa 型为高度不超过 2.5mm 的浅表隆起病变。Ⅱb 型是平坦型的病变，表现为轻微的不规则黏膜结节或变色。Ⅱc 型为浅表凹陷无溃疡的病变，而Ⅲ型为凹陷型溃疡。可存在混合型病变，如Ⅱa+Ⅱc 型，前者是主要特征，后者是次要特征。Ⅱc 型是最常见的类型，其次是Ⅱa 型、Ⅱb 型、Ⅲ型和Ⅰ型。

11.1　Ⅰ型早期胃癌

Ⅰ型表现为隆起的息肉样病变。其高度＞2.5mm，与活检钳闭合杯的高度相当。黏膜表面可伴有糜烂或出血。Ⅰ型 EGC 与进展期胃癌（AGC）的区别在于没有明显的肿块效应或宽基底样的肿瘤黏膜下浸润改变（图 11.1）。

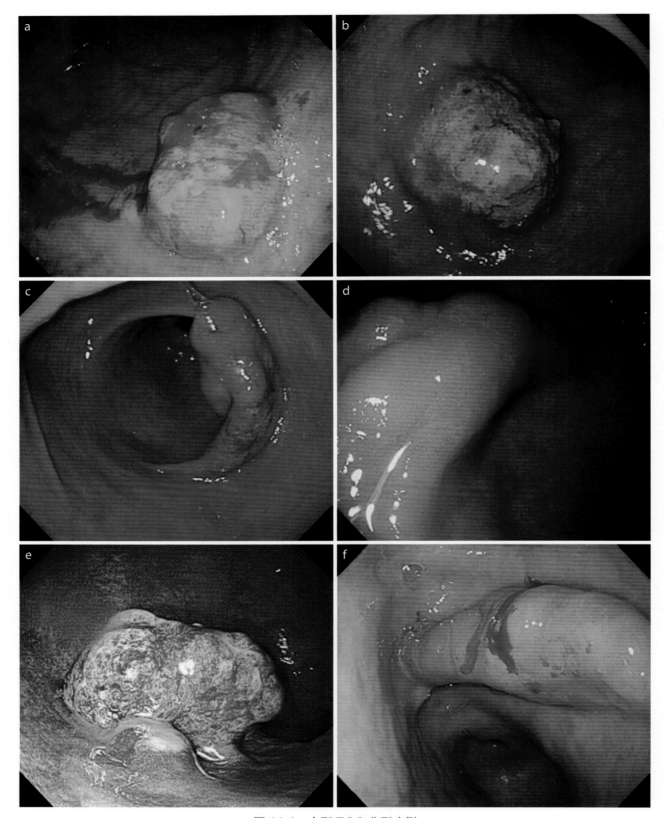

图 11.1　Ⅰ型 EGC 典型病例
隆起、息肉样病变，无肿块效应或代表肿瘤侵破黏膜下层的宽基底效应。

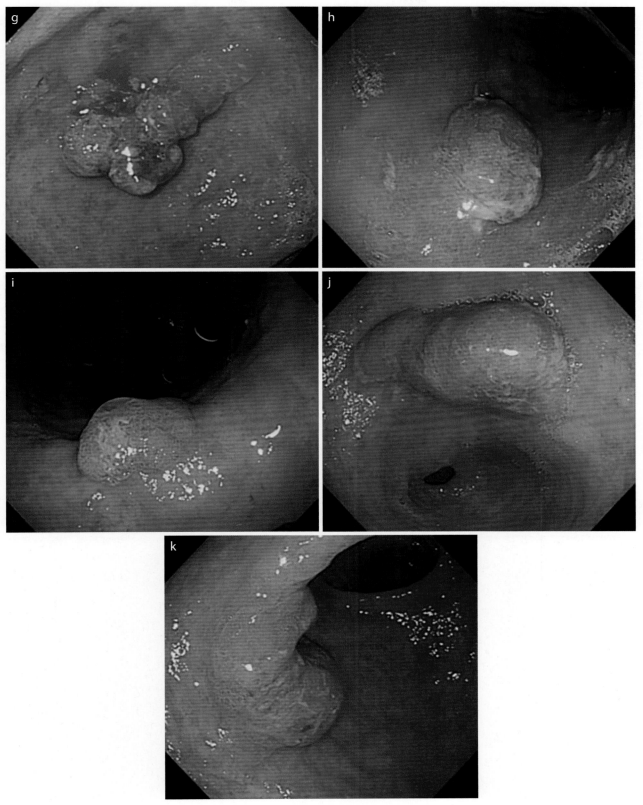

图 11.1（续）

11.2 Ⅱa 型早期胃癌

　　Ⅱa 型是高度不超过 2.5mm 的浅表隆起型病变。表面呈颗粒状、质脆或充血。边缘不明显，可伴有渗出物或出血（图 11.2）。

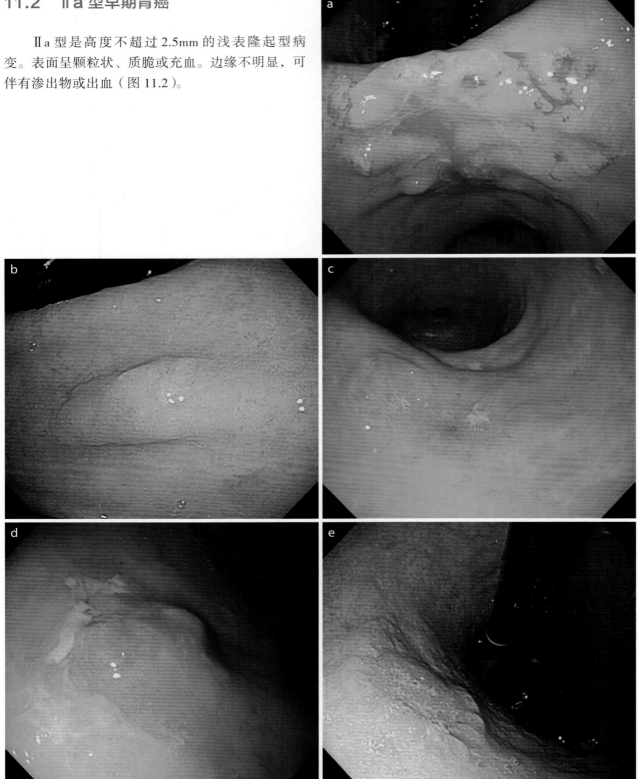

图 11.2　Ⅱa 型 EGC 典型病例（浅表隆起病变可伴有各种表面糜烂或黏膜改变）

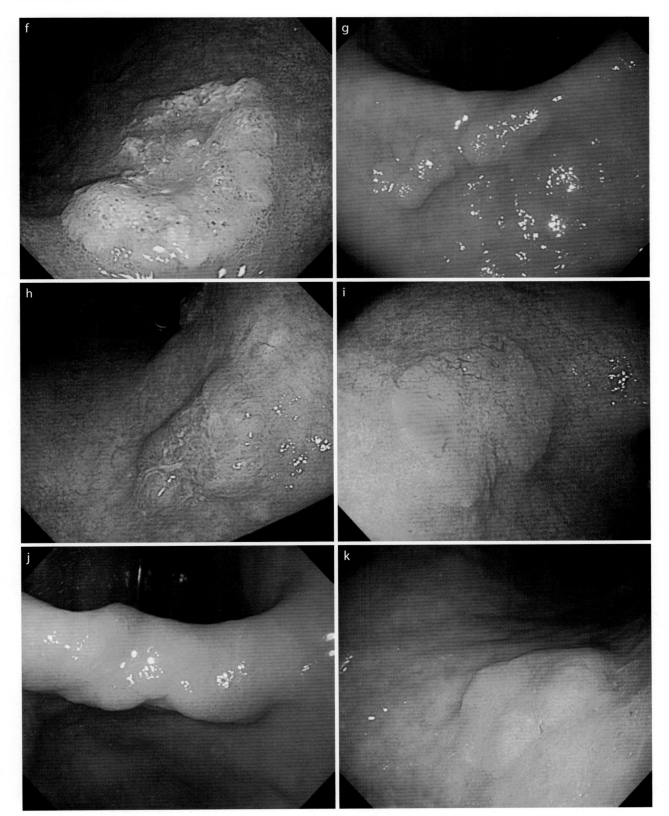

图 11.2（续）

图 11.2（续）

11.3 Ⅱb 型早期胃癌

　　Ⅱb 型为平坦型病灶，没有明显隆起的肿块或凹陷的溃疡。内镜下主要表现为黏膜不规则、微结节样改变、不规则溃疡瘢痕、不规则血管扩张和色调改变（图 11.3）。

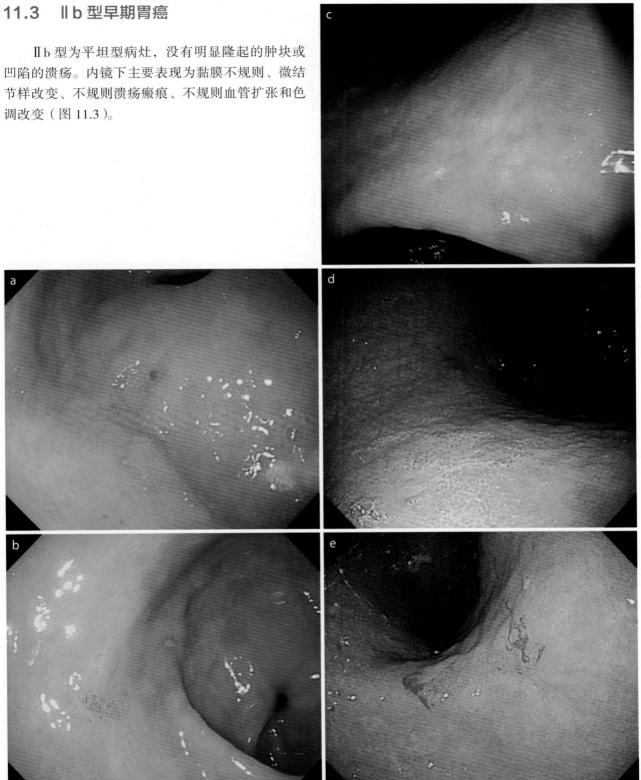

图 11.3　Ⅱb 型 EGC 典型病例
Ⅱb 型 EGC 最常见为不规则表面颗粒样结节、瘢痕样改变、充血和色调改变。

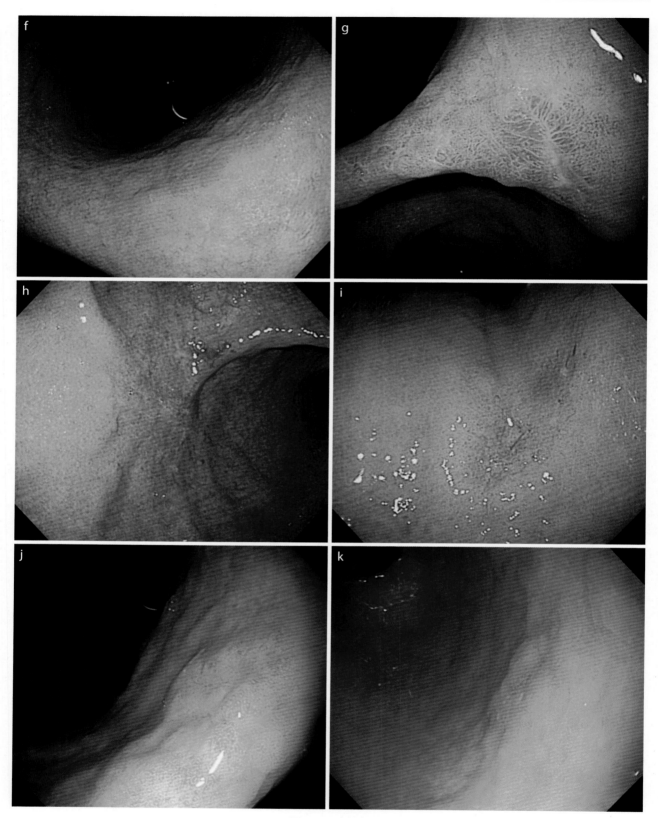

图 11.3（续）

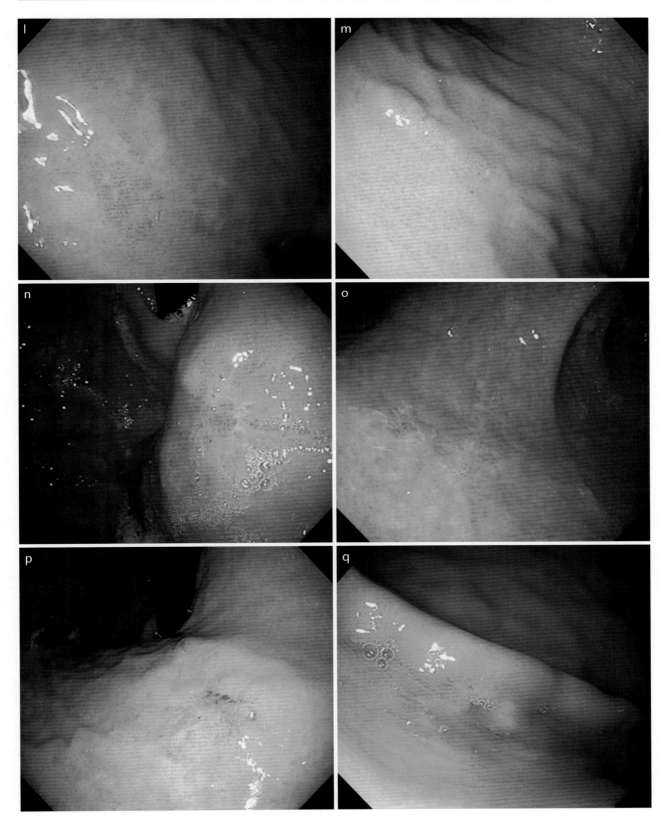

图 11.3（续）

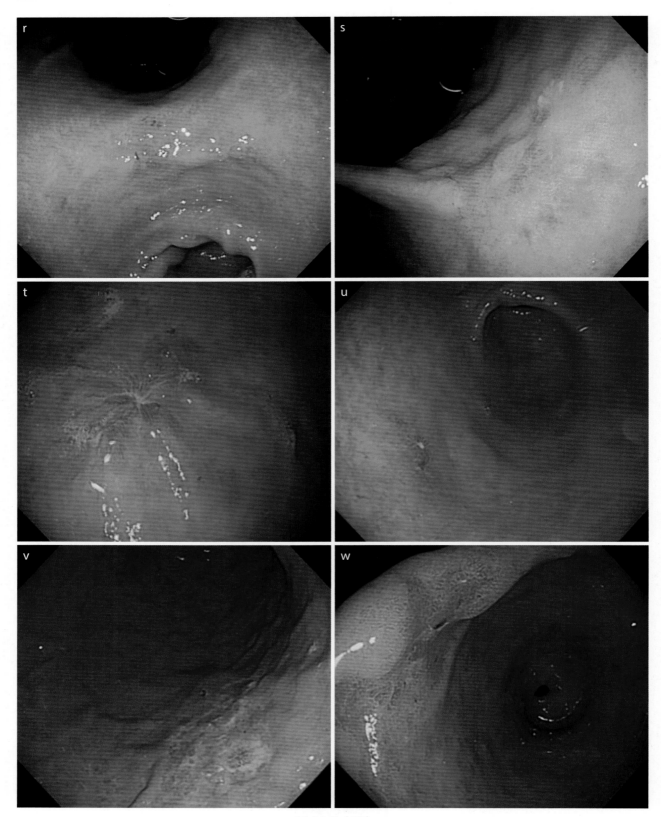

图 11.3（续）

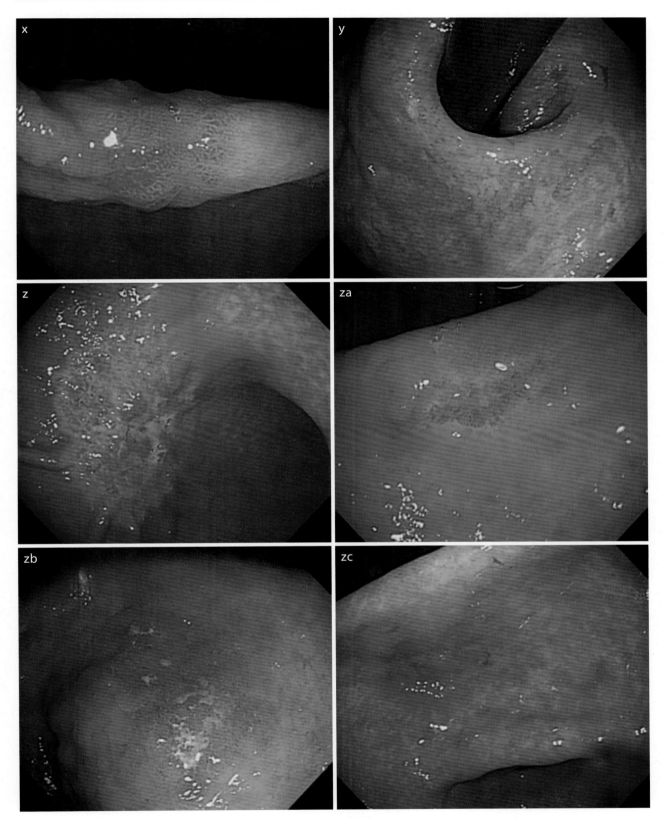

图 11.3（续）

11.4　Ⅱc 型早期胃癌

Ⅱc 型是 EGC 中最常见的类型，是一种无溃疡的浅表凹陷型病变。病变的基底通常不平坦、污秽的、覆盖着白色渗出物或出血。病变的边缘和边界常不规则或模糊（图 11.4，图 11.5）。凹陷型病变可伴有皱襞集中，皱襞可表现为突然中断、杵状变、融合样或鼠尾样外观（图 11.6）。

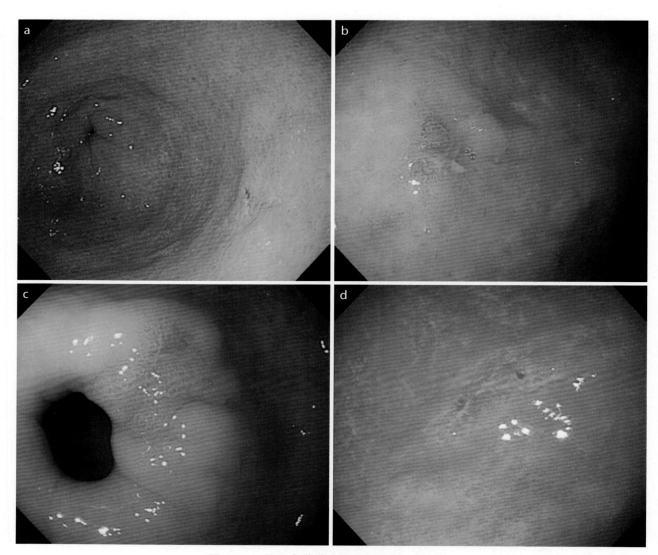

图 11.4　局限在黏膜层的典型的Ⅱc 型 EGC

黏膜内癌的典型内镜表现是一种小而浅的黏膜凹陷，没有明显提示肿瘤浸润较深的皱襞集中。

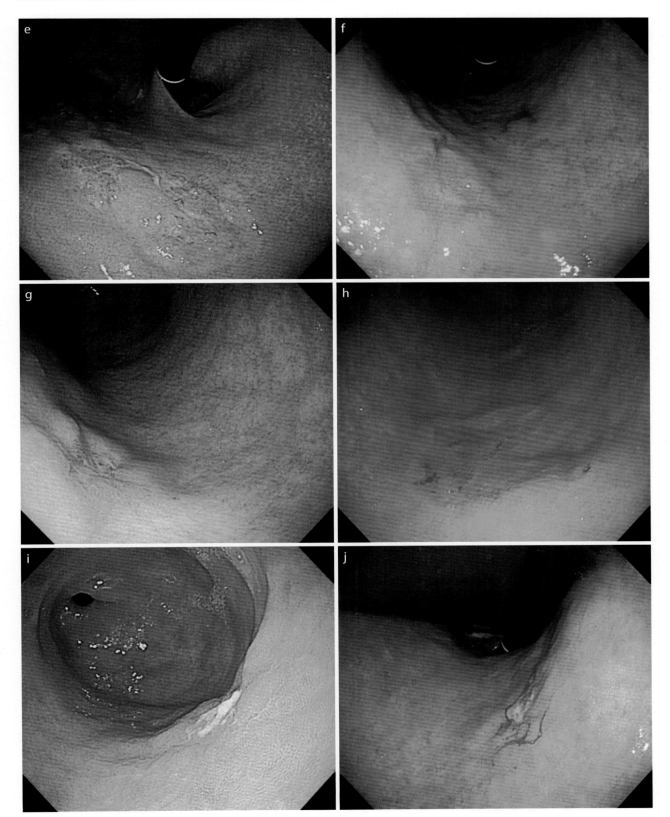

图 11.4（续）

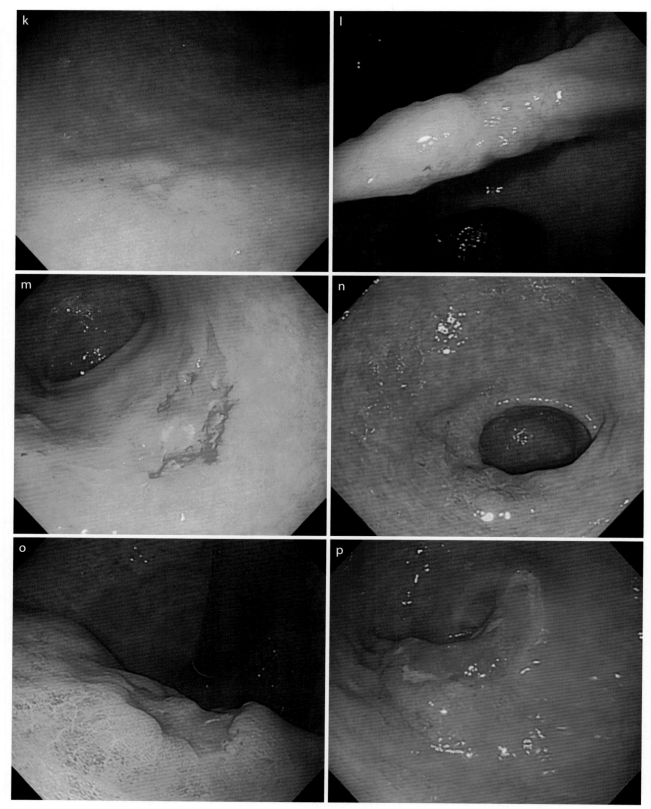

图 11.4（续）

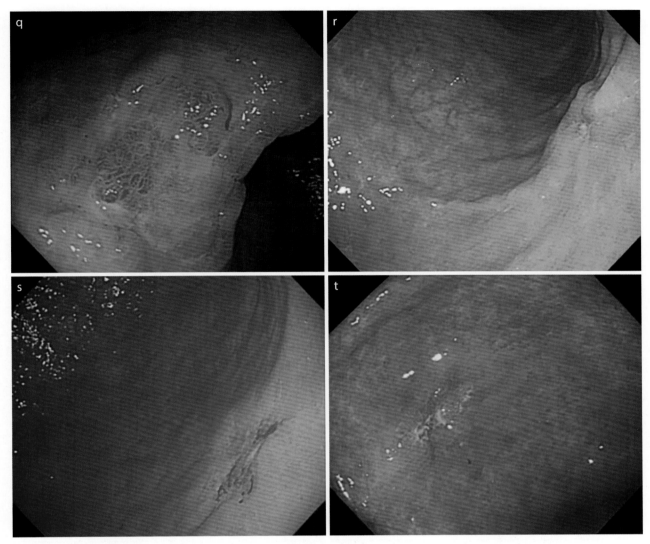

图 11.4（续）

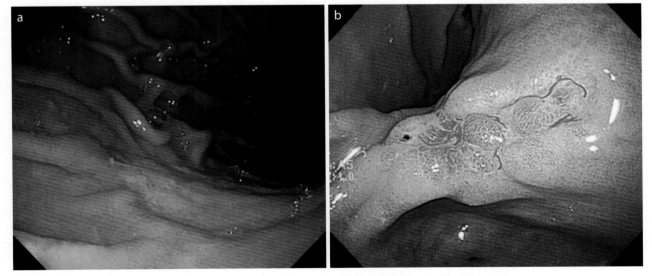

图 11.5　侵犯黏膜下层而无明显异常皱襞聚集的典型 Ⅱc 型 EGC

典型的内镜表现为一个更凹陷的病变，提示黏膜下肿瘤侵袭而无深大溃疡。

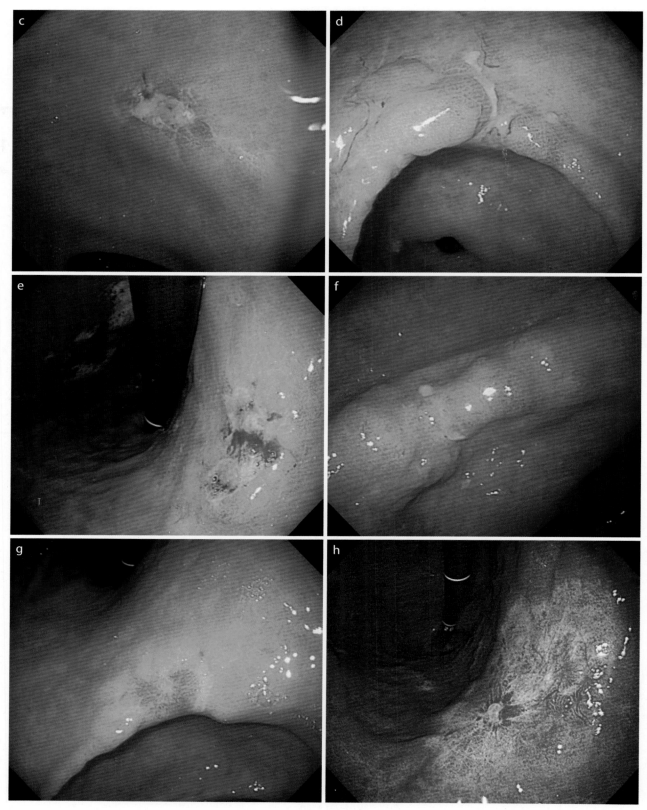

图 11.5（续）

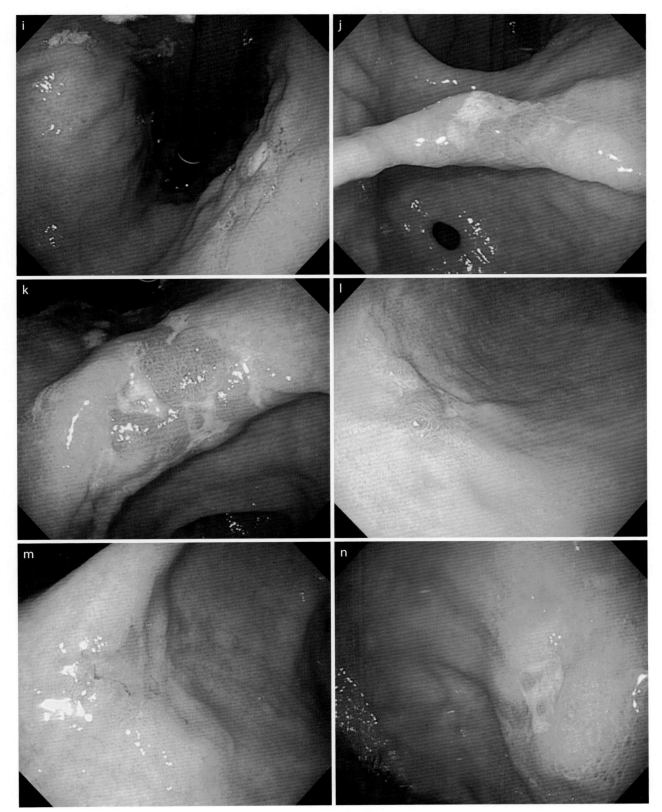

图 11.5（续）

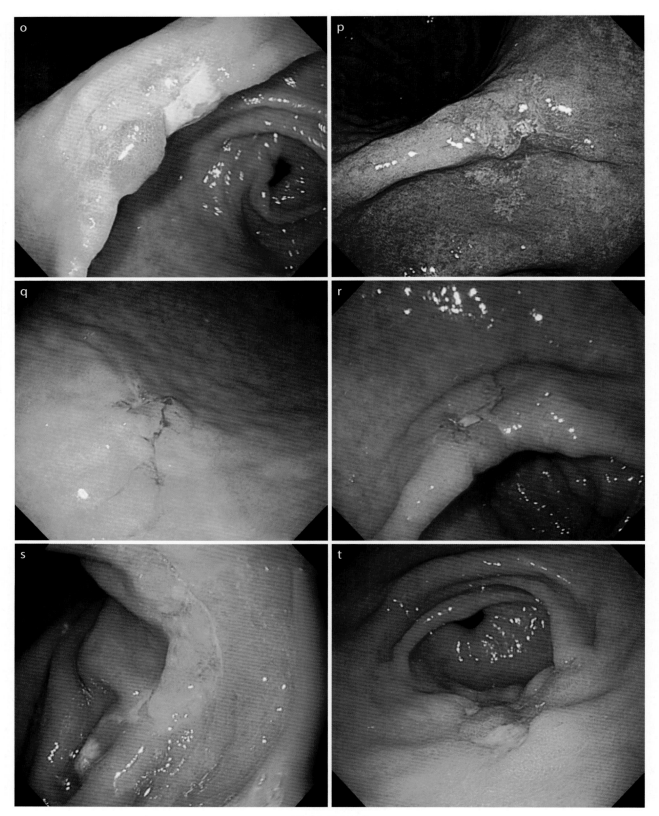

图 11.5（续）

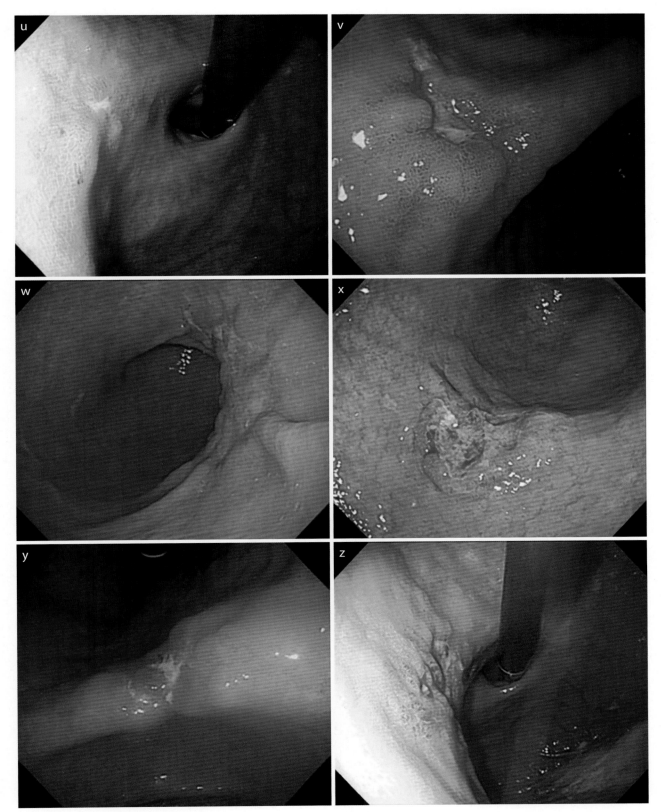

图 11.5（续）

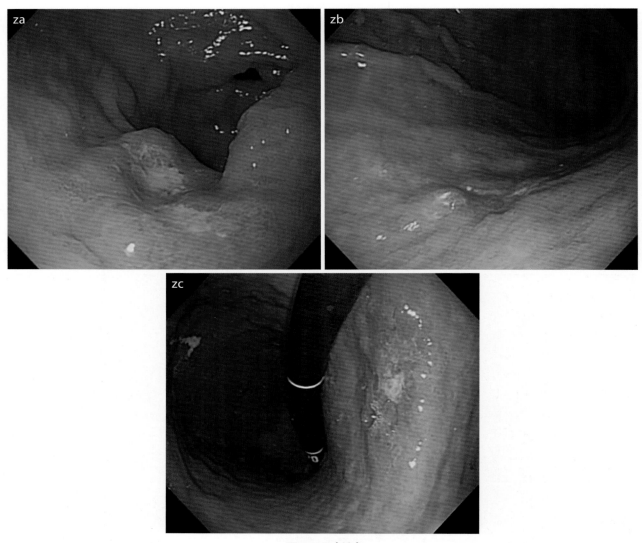

图 11.5（续）

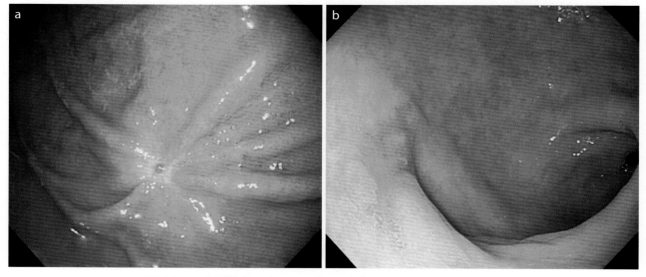

图 11.6　典型的 Ⅱc 型 EGC，侵犯黏膜下层，伴有异常皱襞集中

异常皱襞集中，可表现为突然中断、杵状变、融合样或鼠尾样外观，提示肿瘤侵犯黏膜下层。

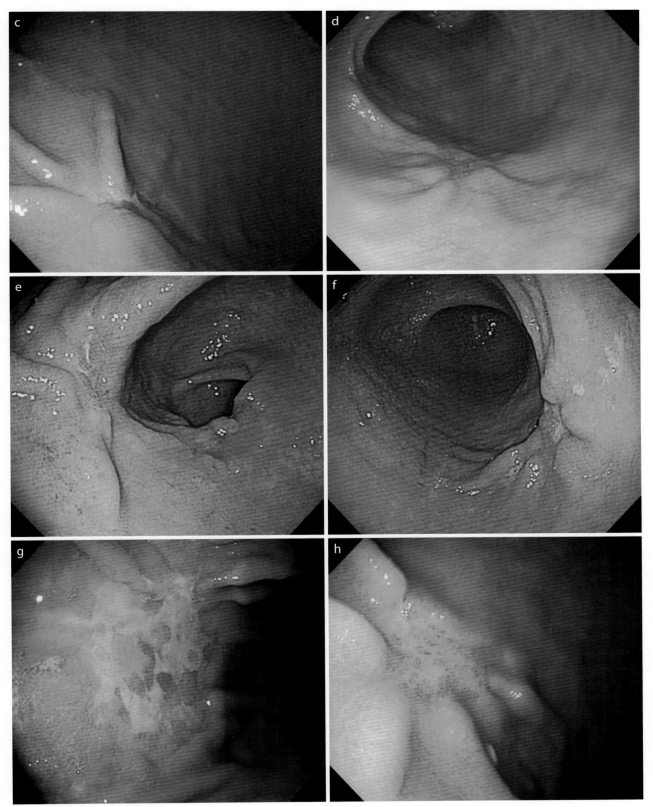

图 11.6（续）

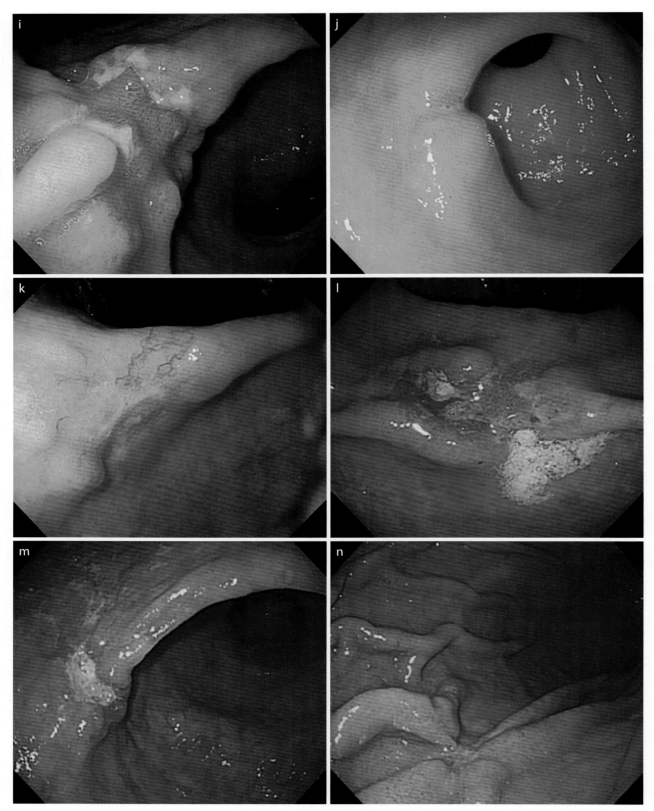

图 11.6（续）

11.5 Ⅲ型早期胃癌

Ⅲ型是一种凹陷型溃疡，通常意味着肿瘤侵犯到黏膜下层。溃疡较Ⅱc型更深或更不规则，异常的皱襞集中是常见佐证（图 11.7）。

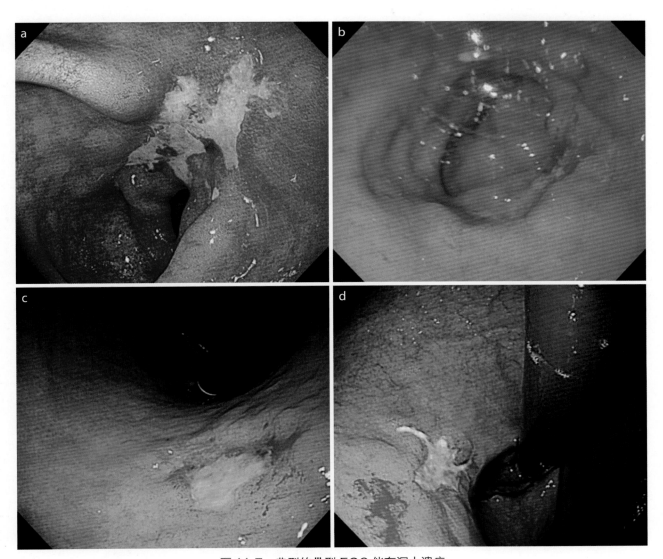

图 11.7 典型的Ⅲ型 EGC 伴有深大溃疡
异常褶皱集中可表现为各种形态，如杵状变、融合、突然中断或鼠尾样外观。

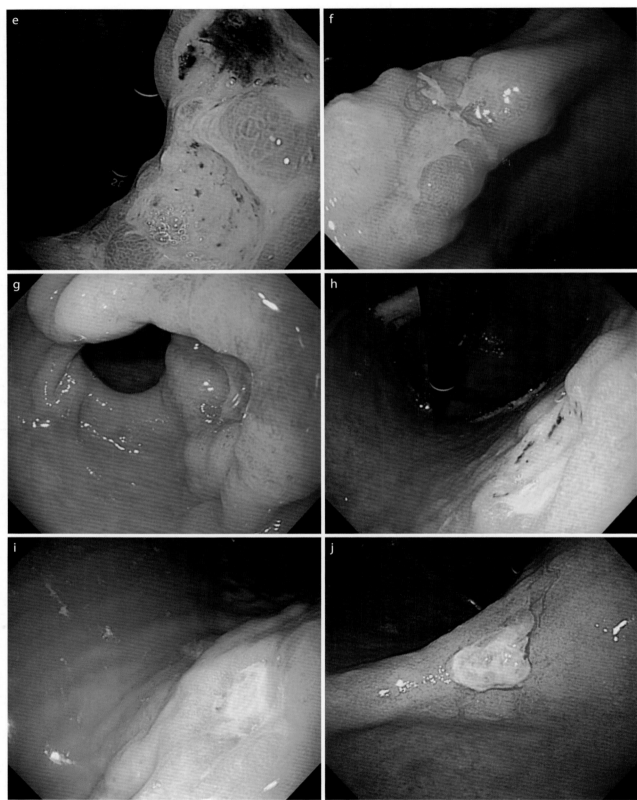

图 11.7（续）

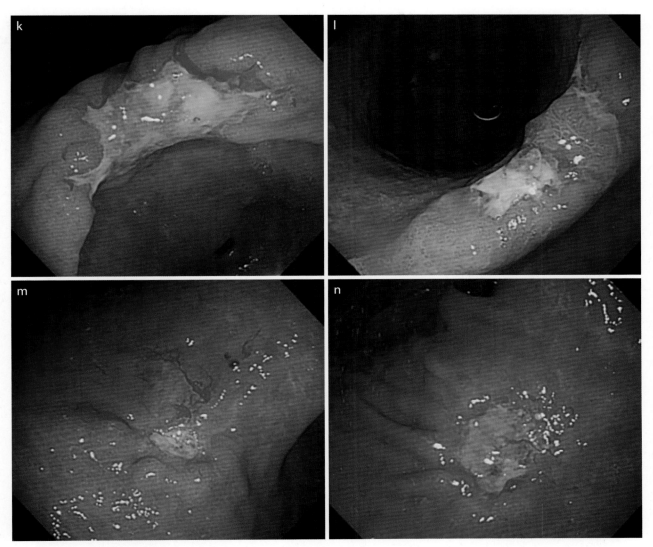

图 11.7（续）

11.6 混合型早期胃癌

混合型 EGC 是两种类型的混合体。前者表示病变的主要类型，后者是次要类型。浅表隆起型和浅表凹陷型组成的混合型是 Ⅱa + Ⅱc 或 Ⅱc + Ⅱa

（图 11.8）。另一种类型是平坦型和浅表隆起型或浅表凹陷型的混合类型（Ⅱb + Ⅱa 或 Ⅱb + Ⅱc，反之亦然）见图 11.9。浅表凹陷型病变可伴有中央深大溃疡（Ⅱc + Ⅲ型）。

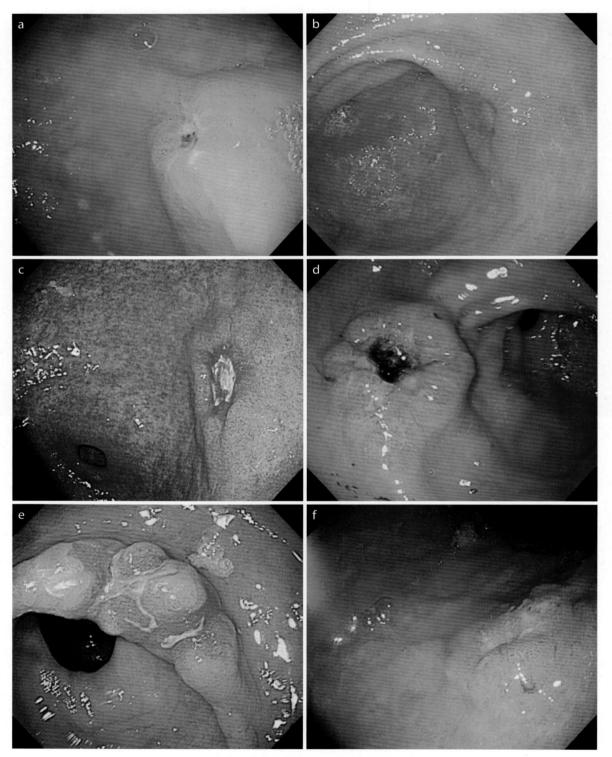

图 11.8 隆起与凹陷型病变相混合的类型

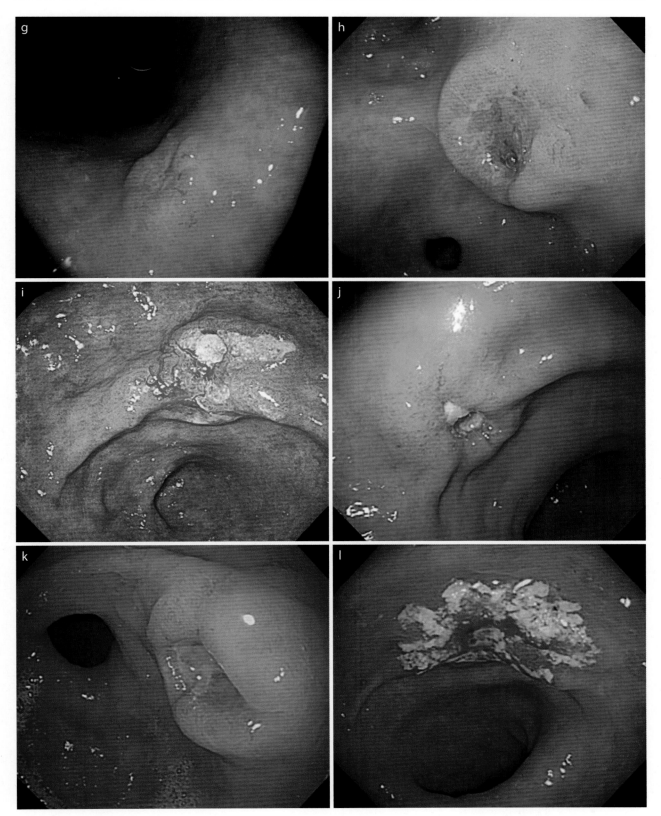

图 11.8（续）

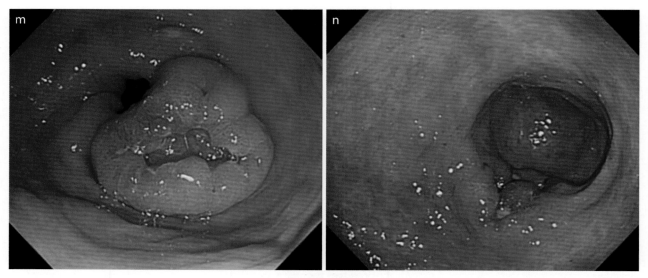

图 11.8（续）

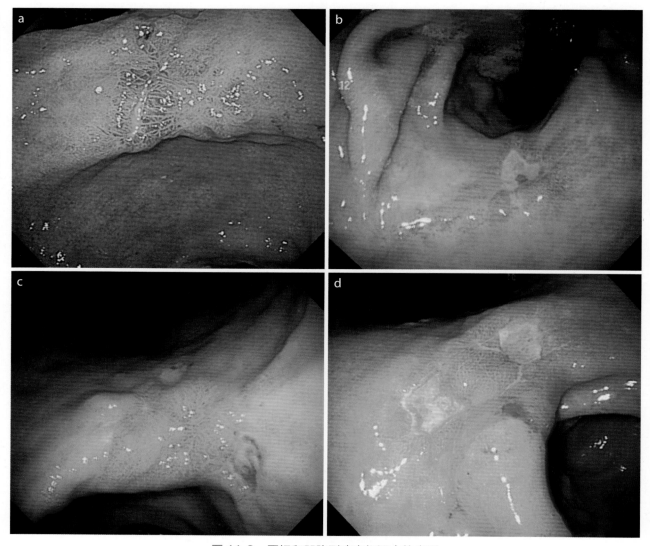

图 11.9 平坦和凹陷型病变相混合的类型

11.7　进展期胃癌样早期胃癌

　　虽然基底宽的巨大息肉样肿块通常侵犯超过黏膜下层，但带蒂的或亚蒂的肿块可局限于黏膜或黏膜下层（图 11.10）。在凹陷型病变中，深溃疡通常意味着肿瘤侵犯超过黏膜下层，但在某些情况下，肿瘤细胞由于缺乏足够的血液供应可能在溃疡基底部坏死，从而仅存在于病变边缘，局限于黏膜或黏膜下层。

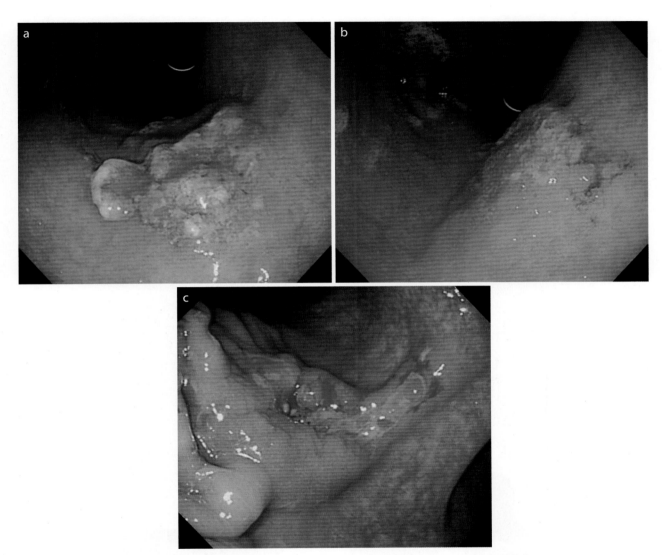

图 11.10　进展期胃癌（AGC）样 EGC，表现为隆起的肿块和深凿溃疡

第 12 章　进展期胃癌

Gwang Ha Kim

　　进展期胃癌是（AGC）指肿瘤组织浸润至固有肌层及更深层。目前通常使用的是 Borrmann 在 1926 年提出的分类法。该分类法根据肿瘤的大体外观将进展期胃癌分为四种类型（Ⅰ~Ⅳ 型）（图 12.1）。其中 Ⅲ 型最常见，后依次为 Ⅱ 型、Ⅳ 型和 Ⅰ 型。难以定义的病变被分类为 Ⅴ 型，占所有进展期胃癌的 15%，其中早期胃癌样进展期癌归于 Ⅴ 型。不同类型之间存在相当多的重叠，并且此分类与组织学类型无关。

　　Ⅰ 型：息肉型，广基，边界清晰。

　　Ⅱ 型：局部溃疡型，边缘隆起，边界清晰。

　　Ⅲ 型：浸润溃疡型，周围及深部浸润，边界不清。

　　Ⅳ 型：弥漫性浸润型，溃疡不明显。

　　Ⅴ 型：无法区分类型，不能分为上述 Ⅰ 至 Ⅳ 型的任何一种。

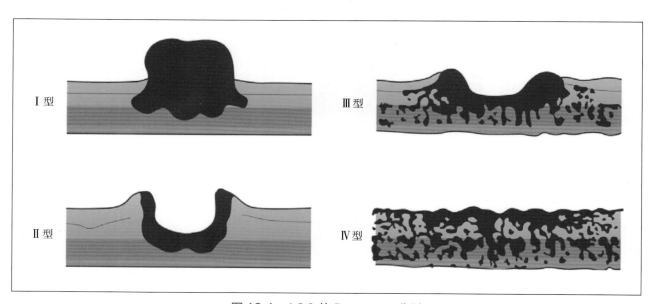

图 12.1　AGC 的 Borrmann 分型

12.1　Ⅰ型进展期胃癌

Ⅰ型 AGC 多以宽基息肉形式存在，向胃腔内凸出，通常无坏死或溃疡形成（图 12.2）。Ⅰ型 AGC 通常＞2~3cm。病变表面不规则，内镜下常见特征为表面出血或覆陈旧性血凝块。

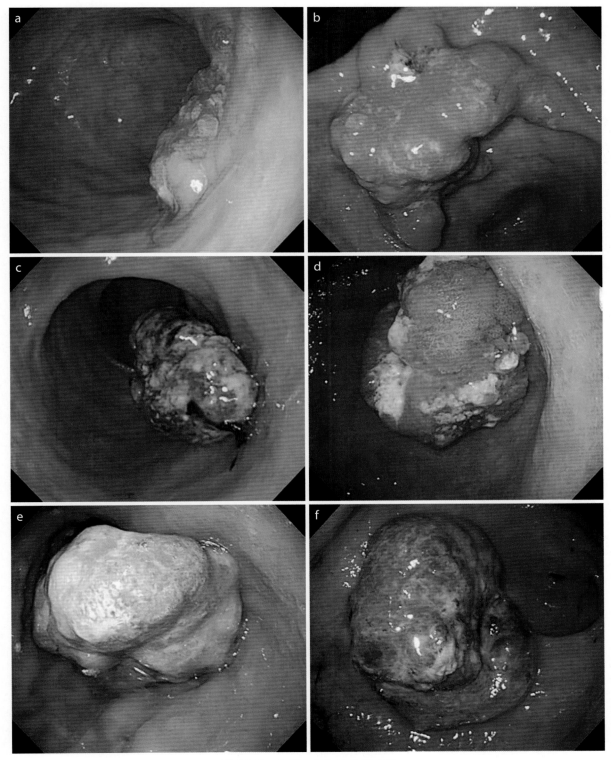

图 12.2　Ⅰ型 AGC 的典型病例

a~f. 可见巨大、宽基息肉样隆起，被覆污秽苔或陈旧性血凝块。

12.2　Ⅱ型进展期胃癌

Ⅱ型 AGC 表现为：癌细胞浸润所致周边隆起的局限溃疡（图 12.3）。溃疡边缘隆起，与周围正常组织之间的边界相对清晰。溃疡基底部凹凸不平，且溃疡边缘不规则。通常在溃疡基底部可见污秽白苔或血凝块。如若去除白苔，溃疡基底部可显露出癌组织。

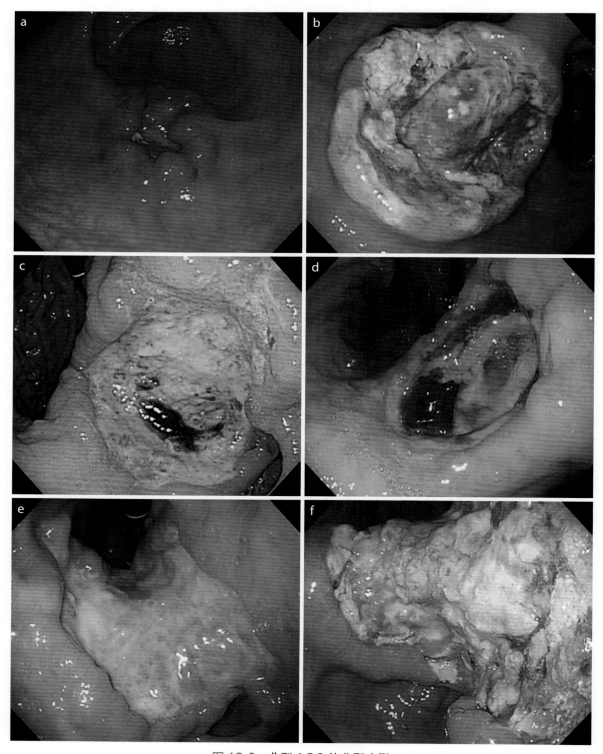

图 12.3　Ⅱ型 AGC 的典型病例

a~f. 溃疡型肿物伴边缘隆起，基底部凹凸不平，并可见污秽苔或血凝块。

12.3　Ⅲ型进展期胃癌

Ⅲ型 AGC 是一种浸润型溃疡。溃疡明显，但癌细胞向溃疡四周浸润的边界不清（图 12.4）。溃疡形态与Ⅱ型相似。许多病例，溃疡边缘隆起因癌组织向溃疡边缘浸润而不那么明显。因此，与Ⅱ型相比，溃疡边缘与周围正常组织间界线不清，易与良性胃溃疡相混淆。为鉴别诊断和发现肿瘤，须在溃疡边缘及基底的所有象限，至少进行 6~8 处的活检。

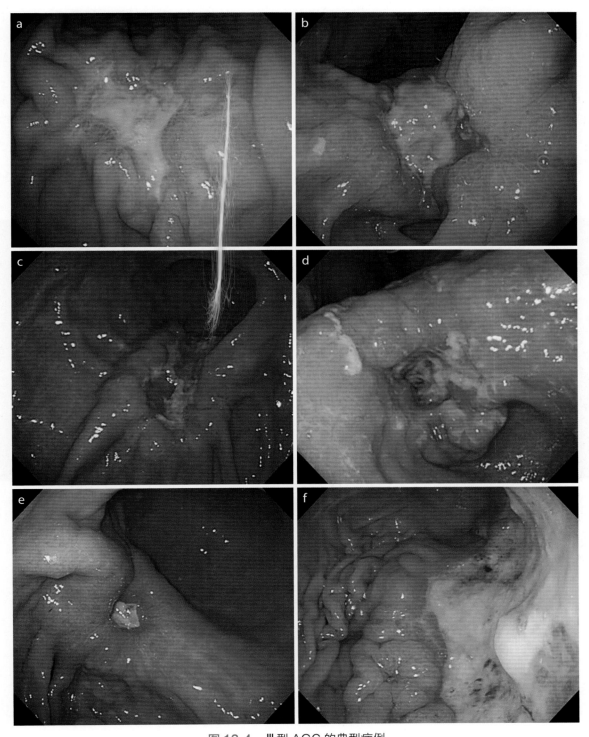

图 12.4　Ⅲ型 AGC 的典型病例

a~f. 溃疡浸润型肿物。溃疡形态与Ⅱ型相似，因肿瘤向周围浸润性生长，病变的硬度和变形更加显著。

12.4　Ⅳ型进展期胃癌

Ⅳ型 AGC 为弥漫型浸润型，主要为黏膜下浸润生长，可伴有局灶溃疡（图 12.5）。如果以弥漫性浸润生长为主，即使存在溃疡，也应归为Ⅳ型。因为黏膜下层浸润生长的癌上方为正常黏膜，致使所见胃皱襞粗大，可见成片的巨大皱襞。癌细胞浸润区域僵硬，即便充分胃腔注气也难以扩张。但胃腔充气后扩张良好，也不能排除Ⅳ型。内镜检查时Ⅳ型 AGC 很容易漏诊，许多病例即使通过重复活检，病理检查结果可能仍为阴性。因此，选择黏膜异常表现的区域（例如，发红、糜烂或微小溃疡）进行活检尤为重要，这些区域最有可能是肿瘤突破到表面、活检更可能阳性的区域（图 12.6，图 12.7）。大多数内镜医师更喜欢使用大口径活检钳，采取深挖技术进行活检。有时采取剥脱活检，超声内镜引导下的细针穿刺抽吸活检 / 穿刺活检（EUS-FNA/B），甚至采用外科手术来确诊。

硬化型胃癌是Ⅳ型 AGC 的一种，属侵袭性浸润性肿瘤，由高级别的肿瘤细胞组成，伴有明显的纤维结缔组织增生反应，导致胃部僵硬，类似皮革，因此也被称为皮革胃。此种未分化肿瘤常发生于胃体非萎缩区域，并通过黏膜下浸润生长（图 12.5）。常在相对年轻的女性患者中发现，且预后差。

胃窦部的Ⅳ型 AGC 发生时，仅表现为胃壁增厚和或梗阻征象，如胃腔内食物潴留过多或内镜无法通过幽门，而没有任何特殊的黏膜异常（图 12.8 至图 12.10）。

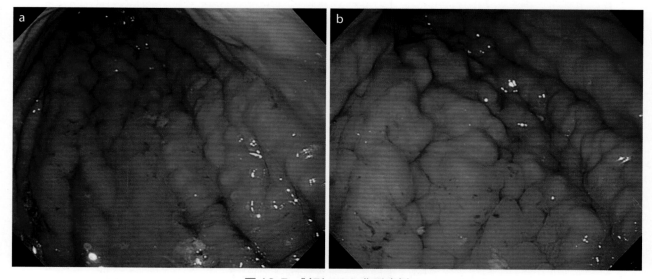

图 12.5　Ⅳ型 AGC 典型病例

a、b、d、e. 胃体见弥漫型浸润癌引起黏膜皱襞异常增厚，肿大的黏膜皱襞表面见不规则红斑及糜烂，皱襞间沟谷变浅且模糊。即使适当充气，胃扩张通常也困难；c、f. 超声内镜（EUS）检查，胃部五层结构完整，黏膜下层和固有肌层明显增厚。

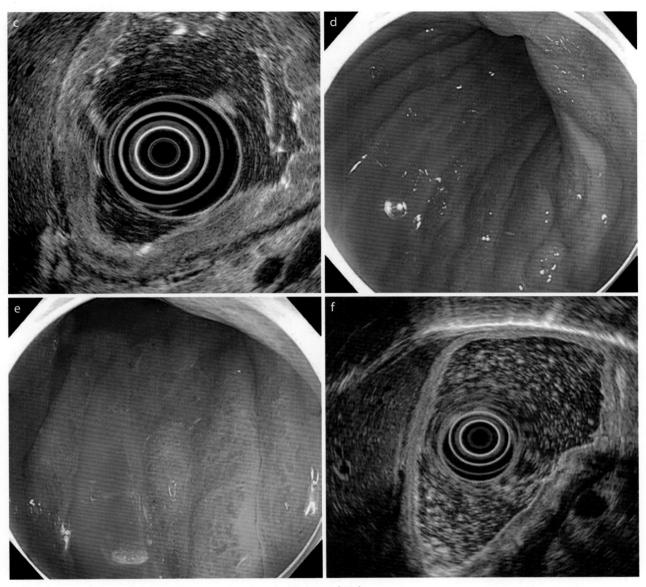

图 12.5（续）

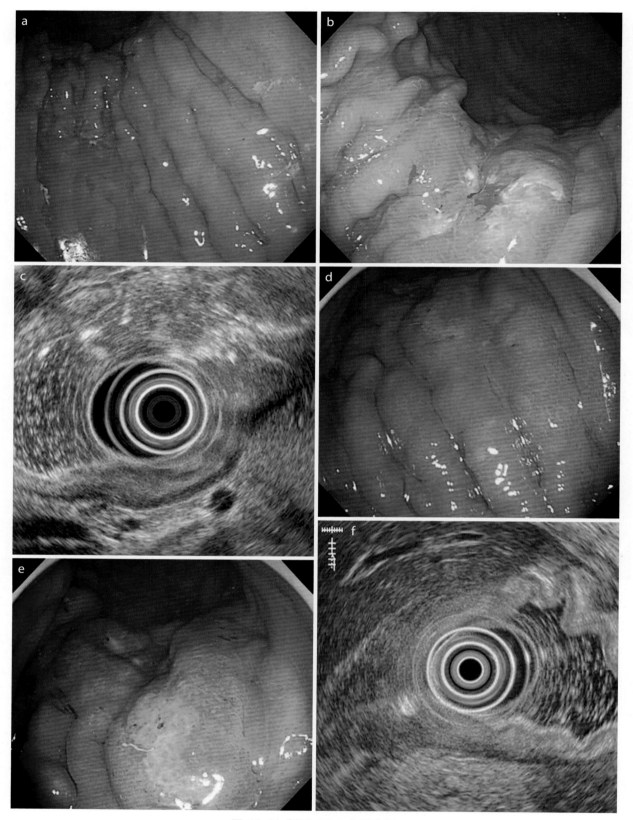

图 12.6　Ⅳ型 AGC 典型病例

　　a、d. 胃体见弥漫型浸润癌引起的异常增厚的黏膜皱襞；b、e. 充气后，增厚的黏膜皱襞间见溃疡浸润型病变，该病变是Ⅳ型 AGC 的始发病灶，准确观察到该溃疡浸润型病变并活检，对诊断至关重要；c、f. 超声内镜检查示胃壁 5 层结构完整，但是第三层和第四层（黏膜下层和固有肌层）由于肿瘤细胞浸润而明显增厚。

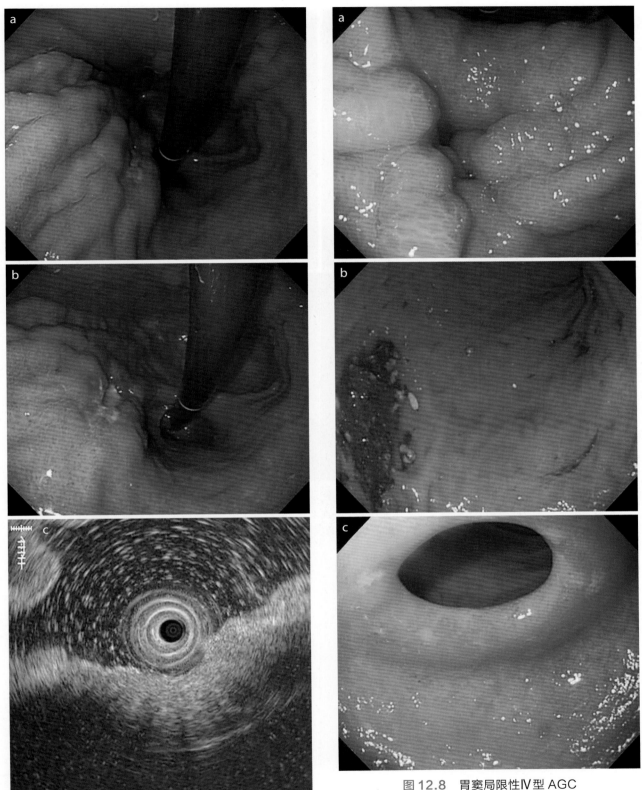

图 12.7　胃体上部局限性Ⅳ型 AGC

a. 胃体上部前壁见异常增厚的黏膜皱襞；b. 增厚皱襞近端，见溃疡浸润型病变；c. 20MHz 微型探头超声内镜检查，胃壁弥漫性增厚，五层结构消失，术后标本病理证实肿瘤浸润至浆膜层。

图 12.8　胃窦局限性Ⅳ型 AGC

a. 胃窦见局限圆形黏膜增厚；b、c. 胃体和幽门无异常，术后证实肿瘤细胞浸润至浆膜层。

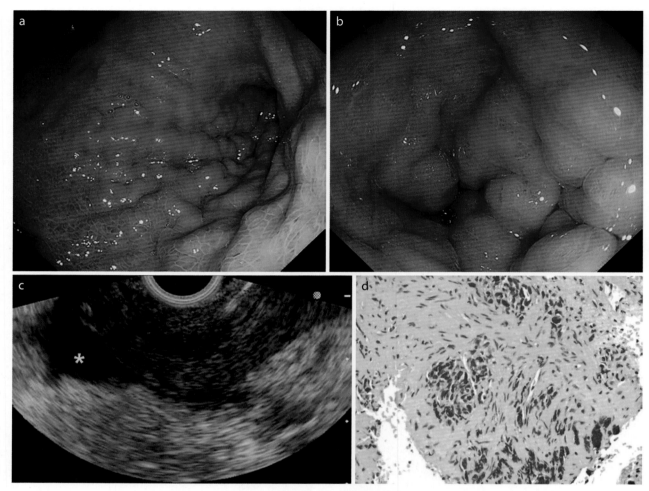

图 12.9　胃窦和幽门局限性Ⅳ型 AGC

　　a. 胃窦大弯处见不规则结节样黏膜改变，未见明确溃疡或糜烂；b. 内镜无法通过幽门，反复活检未检测到癌细胞；c. 超声内镜检查，胃壁弥漫性增厚，胃壁五层结构消失；另外，胃壁外可见腹水（＊处），超声内镜引导下细针穿刺活检增厚的胃壁；d. 增生肌束中见低分化腺癌细胞。

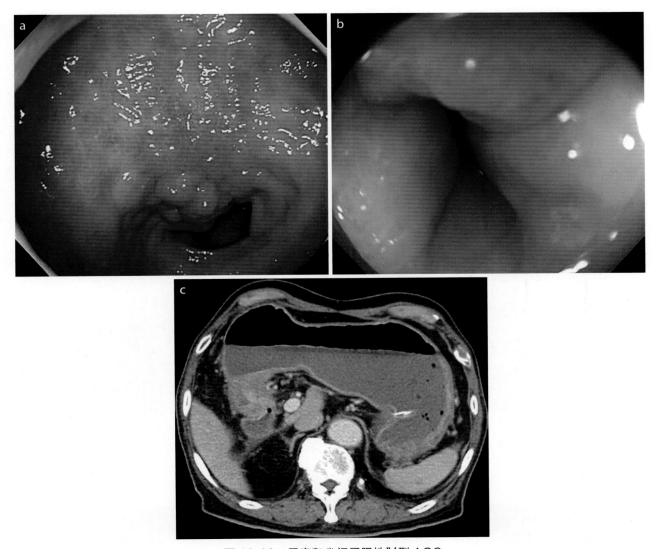

图 12.10　胃窦和幽门局限性Ⅳ型 AGC

a. 胃窦小弯处可见不规则结节状黏膜变化，未观察到明确的溃疡或糜烂；b. 内镜无法通过幽门；c. CT 示胃窦和幽门胃壁明显增厚；反复活检未检测到癌细胞。术后组织病理学检查显示低分化腺癌浸润浆膜层，黏膜层未见癌细胞。

12.5　早期胃癌样进展期胃癌

尽管术前内镜对 EGC 和 AGC 的分类相对准确，但是当术后未观察到固有肌层浸润时，AGC 会被归类为 EGC。同样，尽管其内镜外观与 EGC 相似，但肿瘤侵入固有肌层或更深层称为 EGC 样 AGC（图 12.11 至图 12.15），其中 Ⅱc 样 EGC 的 AGC 最常见。EGC 样 AGC 的预后比 Borrmann 型癌预后更好，淋巴结转移也更少。

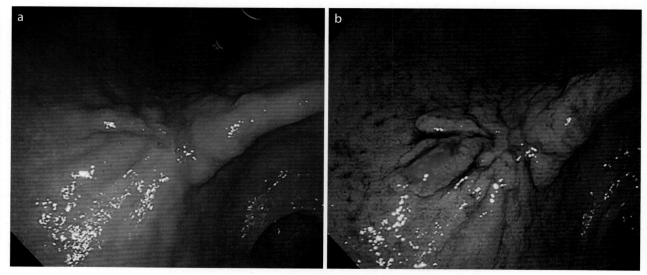

图 12.11　1 例类似 Ⅱc 型 EGC 的 AGC
a. 胃角前壁可见凹陷型病变伴皱襞集中；b. 靛胭脂染色后，皱襞改变更加明显，病变被认为是 EGC Ⅱc，术后病理证实癌浸润至浆膜层。

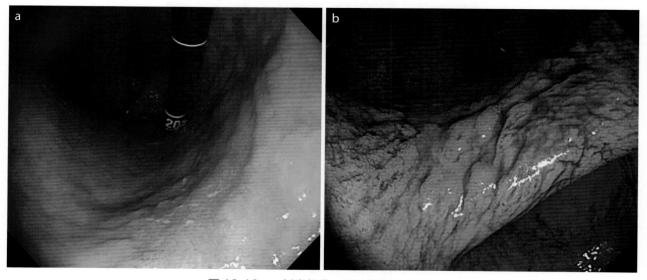

图 12.12　1 例类似 Ⅱc 型 EGC 的 AGC
a. 胃体下部小弯侧凹陷型病变；b. 靛胭脂染色，浅表凹陷型病变更为明显，病变被认为是 EGC Ⅱc，术后证实癌浸润至固有肌层。

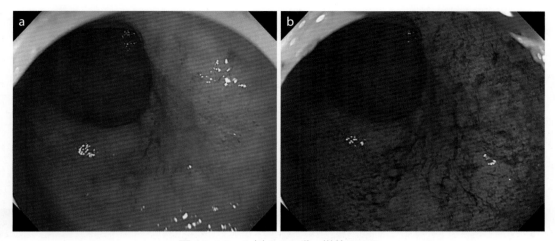

图 12.13　1 例 EGC Ⅱc 样的 AGC

a. 胃窦后壁见微红、轻微凹陷病变；b. 靛胭脂染色下，浅凹陷病变更加明显，病变被认为是 EGC Ⅱc，术后证实癌浸润至浆膜层。

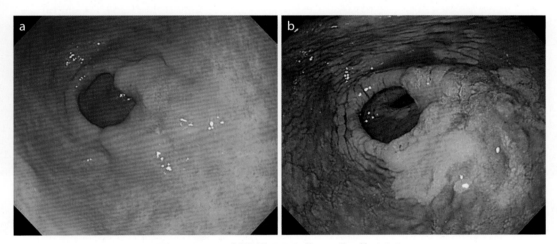

图 12.14　1 例类似 EGC Ⅱa + Ⅱc 的 AGC

a. 胃窦后壁见浅表隆起病变伴中央凹陷；b. 在醋酸 - 靛胭脂染色，肿瘤边界清晰，病变被认为是 EGC Ⅱa + Ⅱc，术后证实癌浸润至固有肌层。

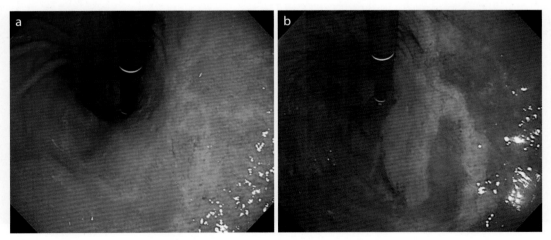

图 12.15　1 例类似 EGC Ⅱb + Ⅱc 的 AGC

a. 胃体上部小弯侧见浅表平坦型褪色调癌伴部分黏膜聚集；b. 醋酸 - 靛胭脂染色示肿瘤边界清晰，病变被认为是 EGC Ⅱb + Ⅱc 型，术后证实癌细胞浸润至浆膜层。

12.6　上皮下肿瘤样癌

上皮下肿瘤（SET）样外观胃癌表现为突出肿物表面覆盖正常黏膜，占所有胃癌的<0.5%。整个肿瘤仅有不到20%~30%的面积暴露于黏膜表面（图12.16至图12.18）。据推测，SET状外观胃癌和以下因素有关：①癌细胞黏膜下浸润；②类似于淋巴上皮瘤样癌的显著淋巴细胞浸润；③产生黏蛋白的癌症；④肿瘤起源于黏膜下异位胃腺。SET样癌倾向发生于胃的中上1/3，伴中央凹陷，且其浸润深度仅限于固有肌层。SET样癌症中最重要的问题是对肿瘤精准诊断。如果内镜检查中发现到此类形状的肿瘤，内镜医师应注意观察肿瘤顶部凹陷、发红及渗出液的位置。应反复活检，深挖活检，EUS-FNA/B，甚至手术以明确诊断。

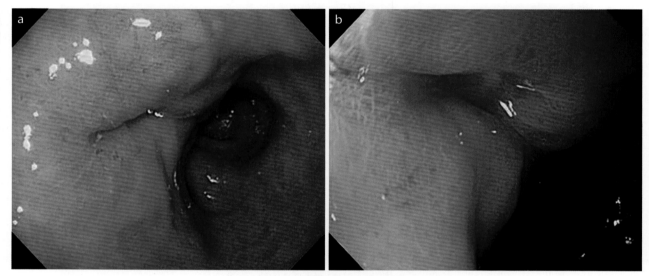

图 12.16　1 例上皮下肿瘤（SET）样癌

a. 胃窦前壁 SET 样肿物；b. 肿块被几乎正常黏膜覆盖，抵进观察，在肿物中央见裂隙状深溃疡。胃大部切除术后，病变诊断为印戒细胞癌，浸润至浆膜层外。

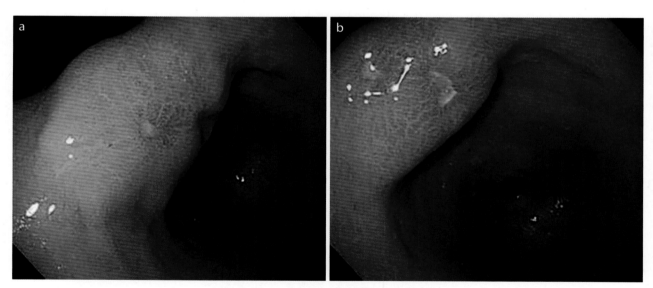

图 12.17　1 例上皮下肿瘤（SET）样癌

a. 胃角 SET 样肿物；b. 肿物被覆正常黏膜，表面见 2 个小溃疡。胃大部切除后，病变诊断为管状腺癌，浸润至浆膜层。

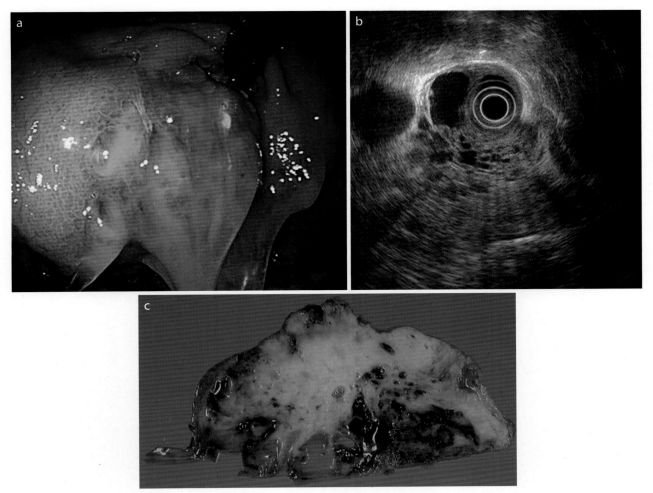

图 12.18　1 例上皮下肿瘤（SET）样癌

　　a. 贲门 SET 样肿物，肿物被覆几乎正常黏膜，表面见大小各异的开口，大量黏液从中流出；b. 超声内镜显示不均匀性强回声肿块，黏膜下层和固有肌层中见多发无回声囊腔；c. 全胃切除术后肿瘤切面见有黏液样物质囊性病变，病变诊断为黏液性腺癌。

12.7 淋巴样间质癌

淋巴样间质癌是一种罕见的组织学变异，占所有胃癌的 1%~4%，也被称为类淋巴上皮瘤样癌或髓样癌。组织学上，淋巴样间质癌腺管结构发育不良，伴有大量淋巴细胞在非结缔组织增生性间质中浸润。这是在 EB 病毒相关性胃癌患者中观察到的组织学类型之一。其特点是边界清晰，边界凸出的溃疡性肿物（图 12.19，图 12.20）。不到 50% 的淋巴样间质癌可以长成上皮下肿物（图 12.21，图 12.22）。这类肿瘤通常比普通腺癌预后好。

12.8 黏液癌

黏液癌是一种罕见的胃癌组织学类型，占所有胃癌的 2%~5%。黏液癌常在诊断之初就具有高度侵袭性，因此其预后要比非黏液癌差。由于黏液癌倾向于向下浸润，且产生的黏蛋白，导致上层非癌黏膜隆起，因此可表现为 SET 样病变（图 12.18）。进展期，黏液癌常比非黏液癌，瘤体更大、更厚，其大体形态主要为 Ⅲ 型或 Ⅳ 型（图 12.23）。

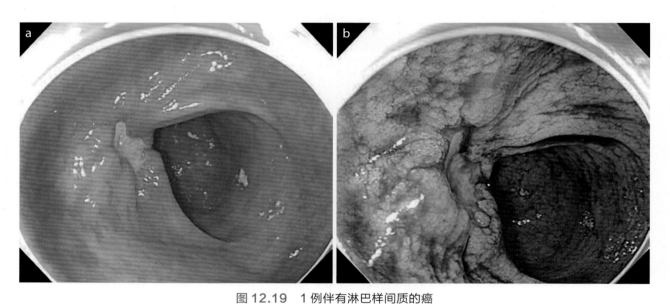

图 12.19　1 例伴有淋巴样间质的癌
a. 胃窦前壁可见边界清楚、隆起的溃疡型肿块；b. 靛胭脂染色黏膜改变更明显出。

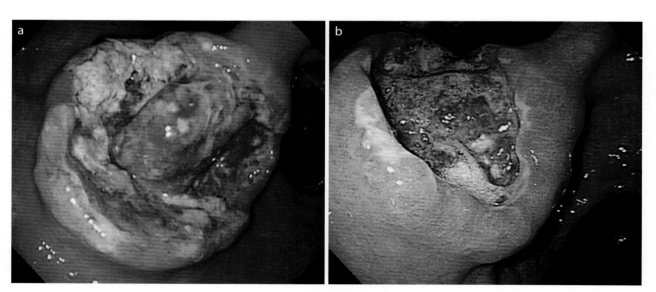

图 12.20　1 例伴有淋巴样间质的癌
a、b. 胃角前壁可见边界清楚、隆起的溃疡型肿块。

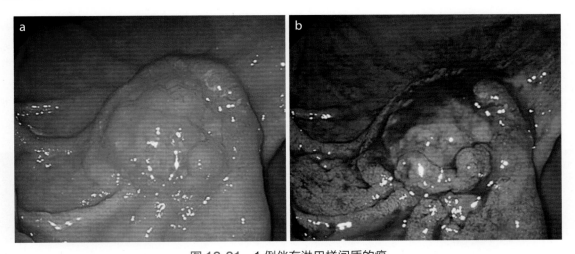

图 12.21　1 例伴有淋巴样间质的癌

a. 胃角前壁可见一圆形结节状肿瘤；b. 靛胭脂染色，黏膜改变更明显；术后肿瘤浸润至浆膜层。

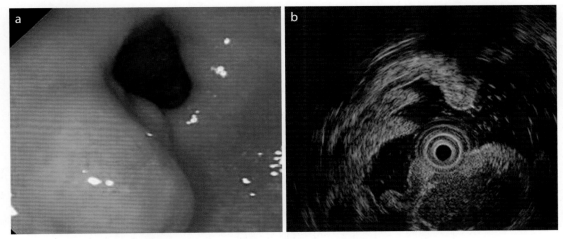

图 12.22　1 例上皮下肿瘤（SET）样淋巴样间质癌

a. 幽门前区前壁见一 SET 伴中央轻微凹陷；b. EUS 示边缘呈不规则锯齿状的低回声结节，位于黏膜下层。内镜下切除后，诊断为淋巴上皮瘤样癌，浸润至黏膜下深层。

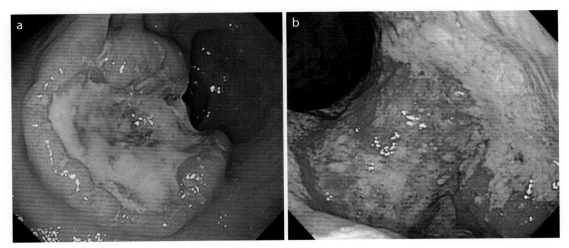

图 12.23　典型的黏液癌病例

a、b. 溃疡浸润型肿块伴周边隆起，溃疡的形态类似于 Ⅱ 型或 Ⅲ 型病变，溃疡基底部覆污秽苔。

12.9 原发性鳞状细胞癌

胃原发性鳞状细胞癌是一种非常罕见的肿瘤，占所有胃癌的 0.04%~0.4%。诊断胃原发性鳞状细胞癌的标准如下：①肿瘤不能位于贲门；②肿瘤不扩散到食管；③不应有身体其他任何部位鳞癌的证据。其常位于胃的上 1/3，表现为 Ⅱ 型或 Ⅲ 型 AGC。由于其确诊已相对晚期，因此与其他类型的胃癌相比，预后较差（图 12.24）。

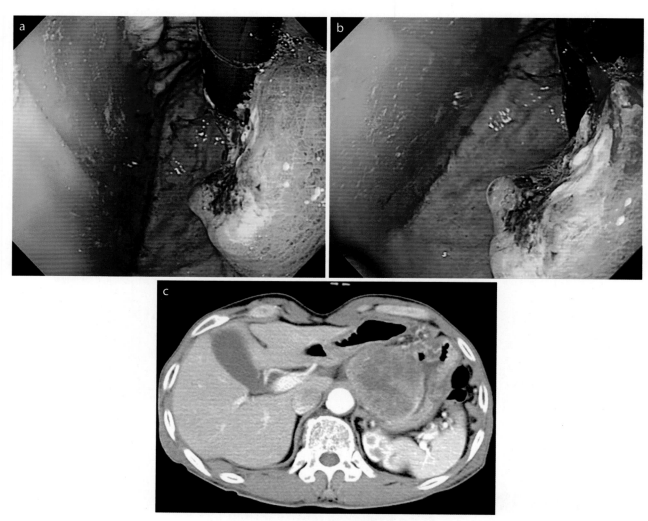

图 12.24 1 例原发性鳞状细胞癌

a. 胃体后壁可见上皮下肿瘤（SET）样病变伴中央深溃疡；b. 溃疡周边不规则覆污秽苔；c. CT 示 SET 样巨大肿块伴中央坏死；全胃切除后，病变诊断为原发性鳞状细胞癌。

第 13 章　胃淋巴瘤和胃其他恶性肿瘤

Ho June Song

13.1　胃淋巴瘤

13.1.1　定义

胃淋巴瘤包括原发性胃淋巴瘤及系统性淋巴瘤胃转移。原发性胃淋巴瘤定义为原发于淋巴结外，且主要病变在胃的淋巴瘤。原发性胃淋巴瘤占所有原发性胃恶性肿瘤的 1%~5%，肿瘤分期及组织学亚型是最重要的预后因素。

13.1.2　系统分期

Ann Arbor 分级和 TNM 分期（表 13.1）用于描述肿瘤浸润深度、淋巴结受累程度，以及淋巴瘤对局部组织的浸润情况。

表 13.1　Ann Arbor 分级和 TNM 分期

改良后 Ann Arbor 分级	巴黎分级系统	淋巴瘤扩散
Ⅰ 1E	T1N0M0	黏膜，黏膜下层
Ⅰ 2E	T2N0M0	固有肌层，浆膜层
Ⅰ 2E	T3N0M0	穿透浆膜
Ⅰ 2E	T4N0M0	侵及邻近器官
Ⅱ 1E	T1-4N1M0	区域淋巴结转移（Ⅰ+Ⅱ组）
Ⅱ 2E	T1-4N2M0	腹腔内远处淋巴结转移
ⅢE	T1-4N3M0	腹腔外淋巴结转移
Ⅳ	T1-4N0-3M1	弥漫性或播散性转移或胃肠外转移
	B1	骨髓转移

13.1.3 内镜下表现

胃淋巴瘤的内镜下表现可分为三种类型：①外生型息肉样肿块；②溃疡浸润型；③肥大型结节状皱襞（图13.1）。但有时也为非特异性表现，如黏膜充血、水肿、质脆或糜烂。胃淋巴瘤应与包括胃癌在内的其他胃部疾病相鉴别，包括肥厚性胃炎、急性胃黏膜病变或非甾体抗炎药引起的胃炎等。

由于胃淋巴瘤起源于上皮下淋巴组织，因此常需要深度活检。此外，往往需要获得足够的肿瘤组织，以便于通过特定的分子或遗传标志物进行准确的组织学亚型分型。

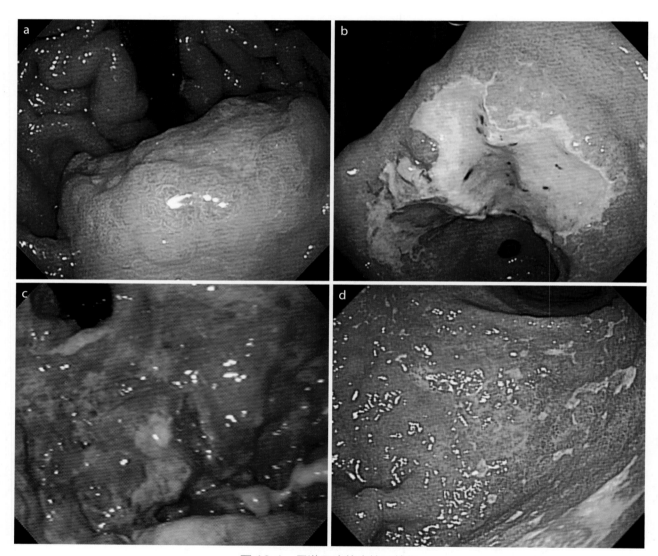

图 13.1　胃淋巴瘤的内镜下特征
a. 外生肿块型；b. 溃疡浸润型；c. 肥大皱襞型；d. 非特异的充血和糜烂。

13.1.4　组织学分型

13.1.4.1　胃 MALT 结外边缘区 B 细胞淋巴瘤

黏膜相关淋巴组织结外边缘区 B 细胞淋巴瘤（MALT）是一种伴有小叶周围、边缘区小淋巴细胞增生的 B 细胞性非霍奇金淋巴瘤。MALT 淋巴瘤是最常见的胃淋巴瘤。幽门螺杆菌（Helicobacter pylori，H.pylori）是主要致病因子，90% 以上的病例与之相关。

内镜下胃 MALT 淋巴瘤表现从轻微的黏膜改变到溃疡或类似胃癌的肿块不一（图 13.2）。因为没有特异性表现提示 MALT 淋巴瘤，凡可疑病变均应行内镜下活检。分期是胃 MALT 淋巴瘤重要的预后因素。超声内镜是唯一能显示胃壁分层的技术，能明确肿瘤侵袭深度（T1-4）和区域淋巴结转移（N0-1）。

根除幽门螺杆菌是治疗胃 MALT 淋巴瘤的有效方法。局限于黏膜或黏膜下层（I1E）的肿瘤比浸润更深的肿瘤更容易消退。但根除幽门螺杆菌无法治愈晚期 MALT 淋巴瘤。

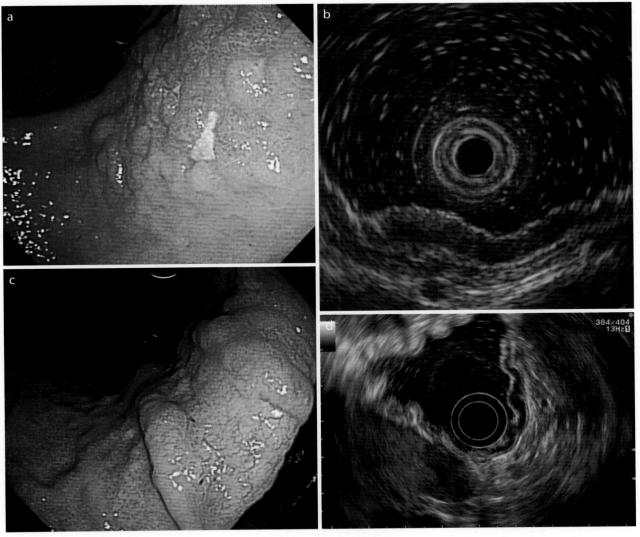

图 13.2　胃 MALT 淋巴瘤

a. 充血、不规则糜烂；b. 黏膜层低回声增厚（T1m）；c. 皱襞肥厚；d. 黏膜下层低回声肿瘤浸润（T1sm）；e. 溃疡伴皱襞改变；f. 黏膜下肿瘤浸润（T1sm）；g. 溃疡型肿块；h. 固有肌层低回声肿瘤浸润（T2）；i. 弥漫浸润型病变、质脆；j. 固有肌层边缘不规则（T2）。

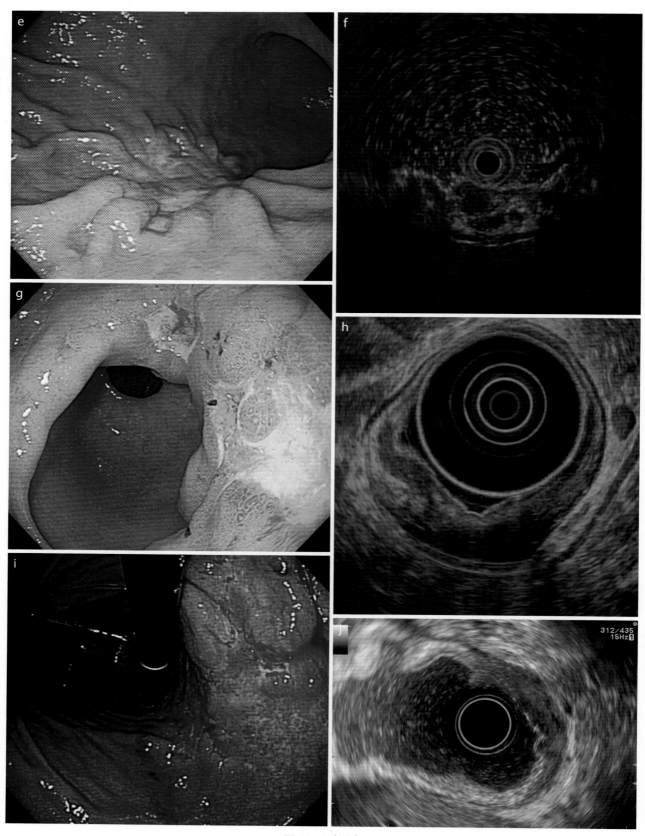

图 13.2（续）

13.1.4.2 弥漫性大 B 细胞淋巴瘤

除胃 MALT 淋巴瘤外，弥漫大 B 细胞淋巴瘤（DLBCL）约占所有胃淋巴瘤的 60%。胃 DLBCL 是一种侵袭性淋巴瘤，可能为新生或由 MALT 淋巴瘤转化而来。内镜下表现有外生型肿块、溃疡型浸润或肥厚型皱襞等（图 13.3）。

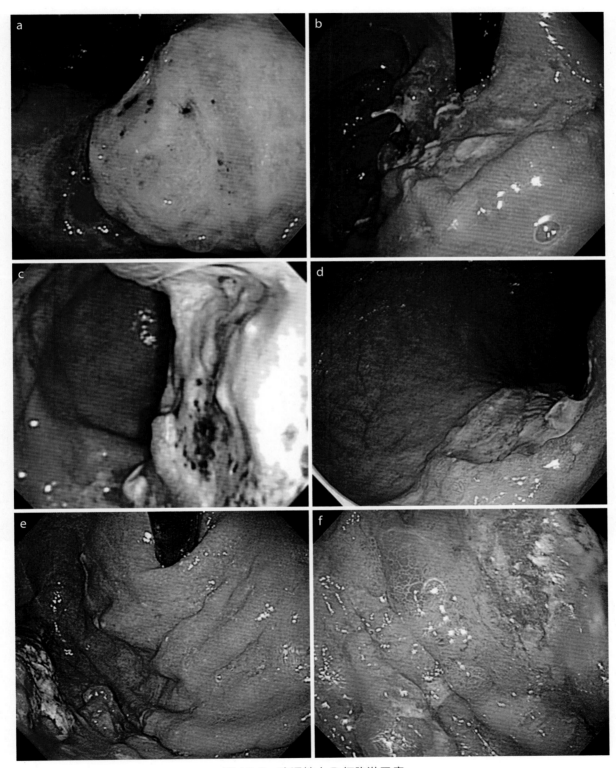

图 13.3　弥漫性大 B 细胞淋巴瘤

a. 外生型肿块；b~d. 溃疡型肿块；e、f. 肥厚褶皱。

13.1.4.3 套细胞淋巴瘤

原发性胃肠道套细胞淋巴瘤是一种罕见的胃肠非霍奇金淋巴瘤，占所有胃肠道非霍奇金淋巴瘤的 4%~9%。其最初被称为多发性淋巴瘤息肉病（图13.4）。典型表现为多发、大小不一的淋巴瘤性息肉累及多个消化道管腔。有些病变可表现为溃疡。

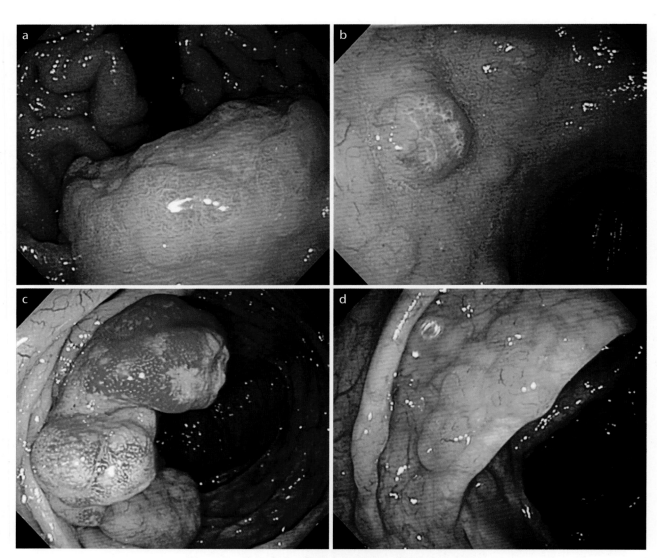

图 13.4　套细胞淋巴瘤的多发性淋巴瘤性息肉病表现
a. 胃内溃疡型肿物；b. 十二指肠息肉；c、d. 结肠肿块伴多发小息肉。

13.1.4.4　肠病型 T 细胞淋巴瘤

肠病相关性 T 细胞淋巴瘤（EATL）是一种罕见的侵袭性 T 细胞淋巴瘤，仅占非霍奇金淋巴瘤的不到 1%。EATL 可分为两种类型。Ⅰ型最常见，与成人乳糜泻高度相关，主要表现有吸收不良、体重减轻和乳糜泻相关症状。Ⅱ型多散发，无乳糜泻，常表现为小肠梗阻或穿孔。大多数 EATL 位于近端小肠，尤其是空肠。但肿瘤也可发生在回肠、结肠或胃。其常与人类嗜 T 淋巴细胞 Ⅰ 型病毒感染相关。

EATL 通常多灶分布，内镜下可显示为黏膜平坦样病变或溃疡（图 13.5）。偶尔，肿瘤形成溃疡肿块并侵犯肠壁。极少数情况下，EATL 表现为巨大肿块或黏膜下肿瘤。

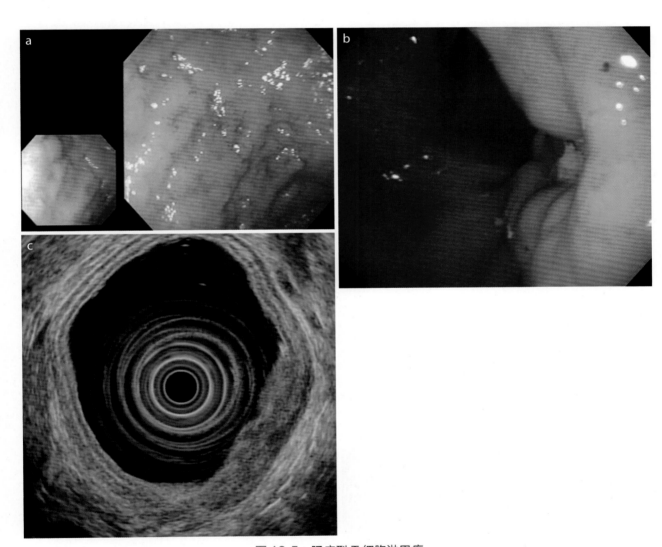

图 13.5　肠病型 T 细胞淋巴瘤

a. 十二指肠肠病型 T 细胞淋巴瘤，可见多发糜烂及浅表浸润；b、c. 溃疡型 T 细胞淋巴瘤。

13.2 胃其他恶性肿瘤

13.2.1 胃神经内分泌肿瘤（胃类癌）

13.2.1.1 定义

胃肠道神经内分泌肿瘤（NETs；胃类癌）分为：①高分化神经内分泌瘤；②高分化型神经内分泌癌；③低分化型神经内分泌癌。神经内分泌癌定义为有血管浸润，侵犯深层胃壁或有远处转移的肿瘤。

13.2.1.2 临床病理分类

根据组织学分级及临床特征，胃 NETs 可分为 4 种类型（表 13.2）。组织学上，根据增殖活性（Ki-67 指数，有丝分裂率）将肿瘤分级为 G1、G2 或 G3。

13.2.1.3 内镜表现

绝大多数胃 NETs 表现为胃黏膜萎缩背景下的多发小息肉（1 型）或 Zollinger-Ellison 综合征背景下的多发小息肉（2 型）见图 13.6。相反，3 型 NETs 或低分化癌（4 型）表现为孤立溃疡性肿块。超声内镜可评估肿瘤大小及浸润深度。

表 13.2　胃神经内分泌肿瘤的临床病理特点

	胃神经内分泌肿瘤（胃类癌）			
	1 型	2 型	3 型	低分化神经内分泌型胃癌（4 型）
相对概率	70%~80%	5%~6%	14%~25%	6%~8%
特征	常小（<10mm）多发	常小（<10mm）多发	单发，常>20mm	单发，常溃疡>20mm
相关疾病背景	萎缩性胃炎	多发性内分泌腺瘤病 1 型 / 卓 - 艾综合征	无	无
组织学	高分化 G1 期	高分化 G1 期	高分化 G1/G2 期	低分化 G3 期
血清胃泌素	非常高或高	非常高或高	正常	基本正常
胃 pH	无酸	高酸	正常	基本正常
转移	<10%	10%~30%	50%~100%	80%~100%
肿瘤相关死亡率	无	<10%	25%~30%	>50%

G1 和 G2.肿瘤分化良好；G3.肿瘤绝大多数分化不良（Ki-67 指数值：G1 0%~2%，G2 3%~20%，G3>20%）。

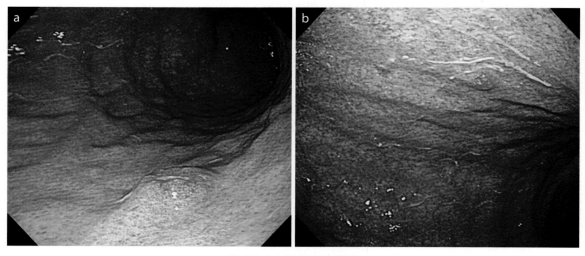

图 13.6　胃类癌的类型

a~c.1 型多发小息肉；d.黏膜深层低回声小肿瘤；e、f.3 型单发壁内肿块；g.Ⅳ型溃疡型肿块，低分化癌。

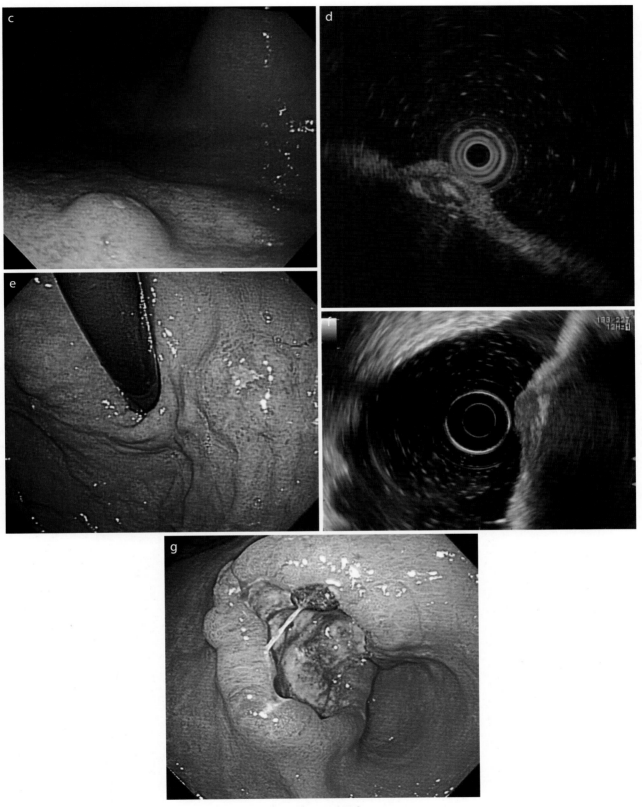

图 13.6（续）

13.2.2　其他器官恶性肿瘤的胃转移

转移到胃的肿瘤很少见，有黑色素瘤、肺癌和乳腺癌。临床表现包括胃肠道出血或贫血。内镜下常见表现为伴有糜烂或溃疡的息肉状肿块（图13.7）。转移性肿瘤可能在胃上部出现多发病变，形似黏膜下肿瘤。

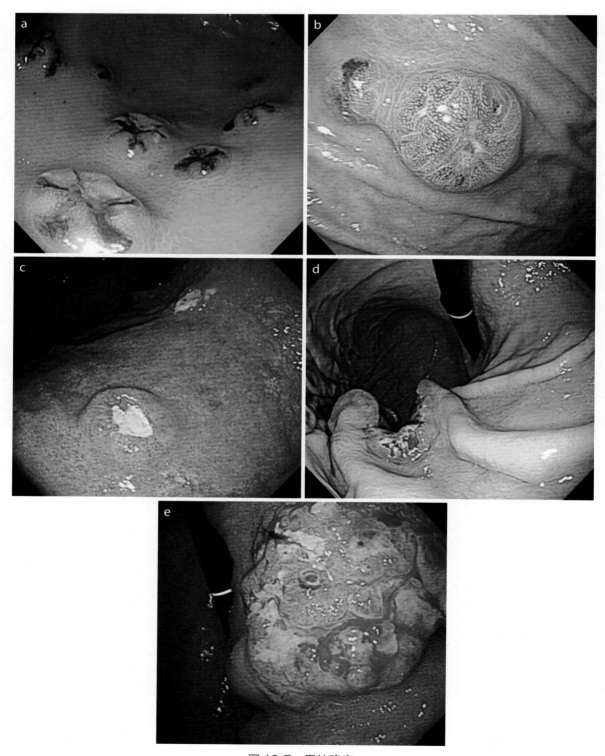

图13.7　胃转移癌

a、b.黑色素沉积的外生型肿物（黑色素瘤）；c.多发性溃疡（肺癌）；d.溃疡型肿块（肺癌）；e.出血性肿块（肝细胞癌）。

第 14 章　胃的其他病变

Jae Young Jang

导读

14.1　血管异常

14.1.1　胃血管发育不良

（胃）血管病变可以用许多术语描述，如血管发育不良、动静脉畸形、毛细血管扩张、血管瘤、毛细血管病变和黏膜血管异常。

内镜下，血管发育不良表现为鲜红色的樱桃红、扁平或稍隆起病变，周围有光晕，直径从针尖大小到 10mm 不等（图 14.1）。病变位于黏膜层。较大的、轻度隆起或脐样病变可能有黏膜下或跨壁的血管。动静脉畸形可局限于胃底部。

小而扁平的毛细血管扩张病变的鉴别诊断包括：血凝块或黏附的血液、糜烂和内镜吸引后引起的伪像。瘀点和黏膜下出血很容易通过外观区分。"西瓜胃"或更广泛的毛细血管扩张性病变称为胃窦血管扩张症（GAVE），典型内镜下表现为正常胃黏膜间的红色条纹，最常见于肝硬化患者的胃窦或近端胃。多种自身免疫性疾病和结缔组织病患者包括萎缩性胃炎、硬皮病、甲状腺功能减退、恶性贫血和原发性胆汁性肝硬化中也观察到了 GAVE。平行、纵向的黏膜皱襞穿过胃窦并汇入幽门，每一个皱襞都包含可见的卷曲的扩张血管（图 14.2）。与出血性胃炎病变不同，胃窦的红色条纹在活检钳触压下可变白。毛细血管扩张性病变是扩张血管纵向趋于皱襞顶端聚集，常可见自发性或接触性出血。该病变被认为与门静脉高压引起的胃壁内血管分流相关。

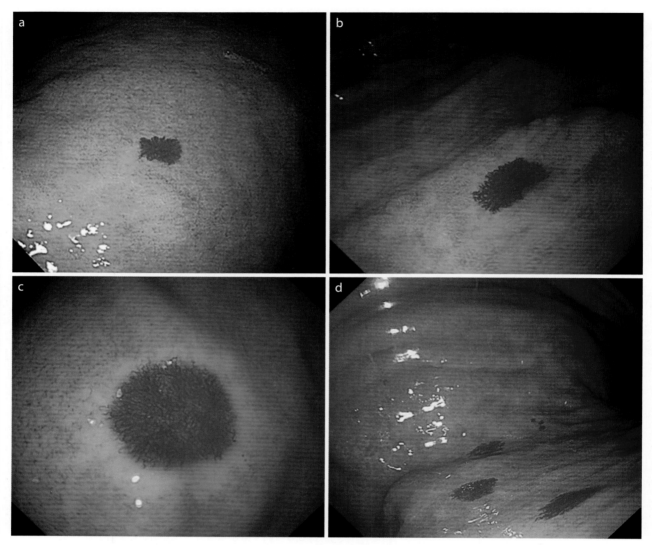

图 14.1 胃血管发育不良

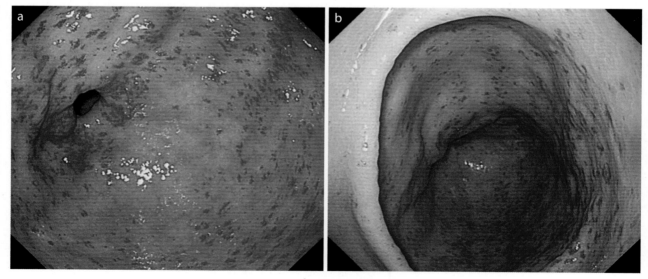

图 14.2 肝硬化患者胃窦血管扩张

14.1.2　门静脉高压性胃病

门静脉高压性胃病是指肝硬化或非肝硬化性门静脉高压症患者胃黏膜内镜下表现为具有特征性的马赛克样图案,伴或不伴红色斑点。这种类型的病变主要发生于胃体和胃底,胃窦少见。门静脉高压性胃病的严重程度和存在与否,与门静脉高压的严重程度不存在线性关系。内镜下,轻度门静脉高压性胃病表现为细网状、蛇皮状或马赛克状黏膜改变。中度为黏膜局灶性出血,表面可见少量红斑并

伴有明显的马赛克图案。重度表现为黏膜表面严重弥漫性出血和红斑(表 14.1,图 14.3)。这些患者也可能出现胃底静脉曲张。

表 14.1　门静脉高压性胃病的分类

等级	门静脉高压性胃病
轻度	马赛克图案不伴红斑
中度	典型的马赛克图案和少量的红斑
重度	大量的红斑

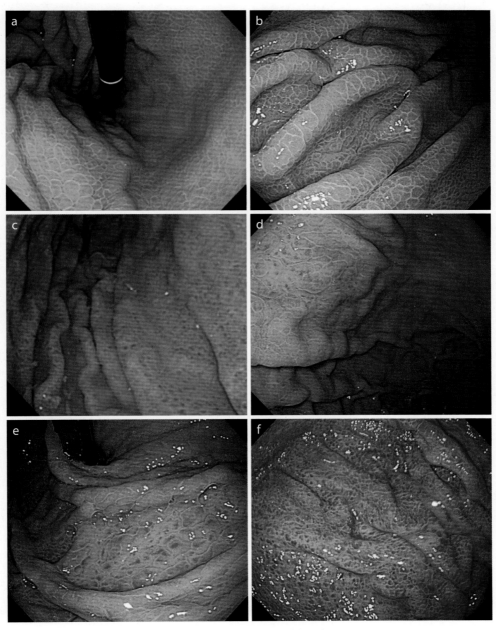

图 14.3　门静脉高压性胃病

a、b.轻度;c、d.中度;e、f.重度

14.1.3 Dieulafoy 病

Dieulafoy 病，也称为蔓状动脉瘤或黏膜下动脉畸形，由黏膜下异常的"恒径动脉"形成。典型表现为直径 2~5mm 的局部黏膜凸起样缺损。Dieulafoy 病占急性非静脉曲张性上消化道出血病例的 1%~5.8%。Dieulafoy 病被认为是先天性病变，但好发于老年男性，并且约 90% 的患者同时都伴有其他共患病，特别是心血管疾病、高血压、慢性肾功能不全、糖尿病和过度饮酒。Dieulafoy 病的内镜诊断标准如下：①微小（<3mm）黏膜缺损或正常黏膜可见活动性动脉喷射样出血或涌动样出血；②微小的黏膜缺损处或正常黏膜处，可观察到有或无活动性出血的突出血管；③微小的黏膜缺损或正常黏膜处，可见有点状紧密附着的新鲜血凝块（图 14.4）。内镜检查诊断这类病变可能会困难，常须进行反复多次内镜检查。相比较胃溃疡出血，Dieulafoy 病的出血常需要手术或血管造影栓塞来止血。

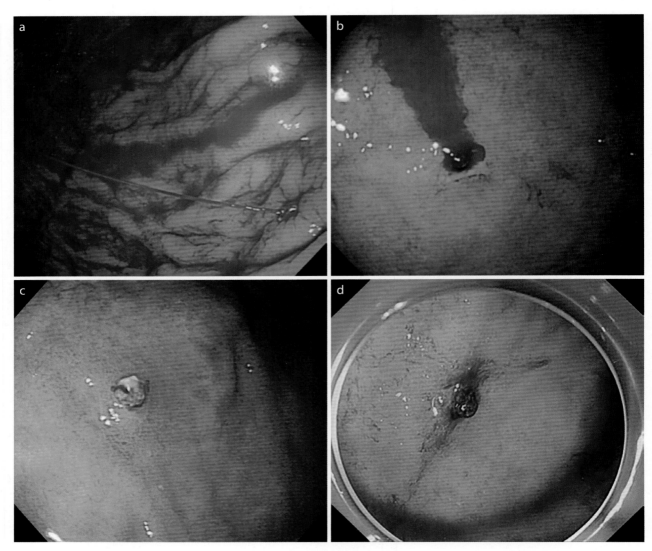

图 14.4 Dieulafoy 病
a. 喷射状出血；b. 渗血；c. 血管外露；d. 血凝块黏附。

14.2　解剖异常

14.2.1　胃憩室

胃憩室是胃壁全层膨出，贲门远端 2cm，贲门下小弯背侧 3cm 是最常见的受累部位，少见部位包括幽门前区，极少见于胃底及胃大弯。憩室开口可为圆形、椭圆形或裂隙状（图 14.5）。放射状皱襞常进入外凸的憩室。憩室潜在的并发症是溃疡、出血和食物嵌塞，但都相对少见。

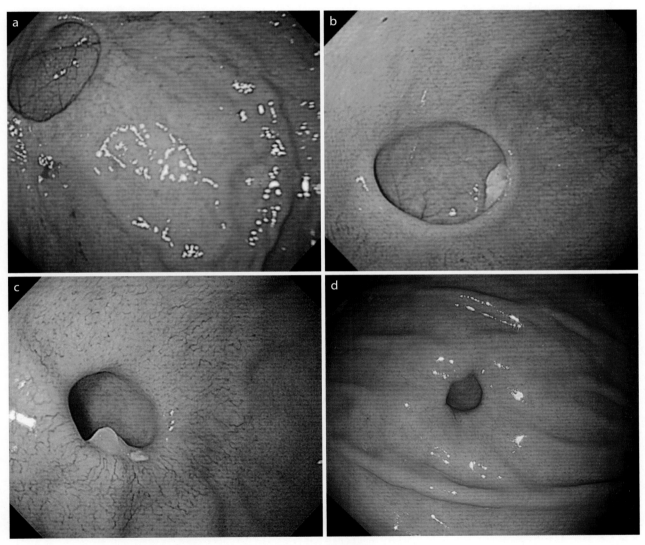

图 14.5　胃憩室
a~c. 胃底；d. 胃体。

14.2.2 Mallory-Weiss 综合征

食管胃结合部机械性撕裂称为 Mallory-Weiss 综合征，是上消化道出血的常见原因。剧烈的恶心、呕吐导致腹内压骤然升高是该病主要诱因。酗酒者或接受透析患者是易患人群。撕裂常为线性、纵向、偶尔呈星状。撕裂通常只有几毫米宽，但有时却可长达几厘米。撕裂通常可延伸到食管鳞状上皮黏膜，但更多的是累及贲门柱状上皮黏膜。撕裂可以是浅表的，也可延伸到黏膜下层。急性期，病灶可表现为渗血甚至喷血。但多数情况下，病灶为表面黏覆血凝块（图 14.6），病灶基底部可见血管。有时撕裂病灶仅在翻转内镜后才能发现。

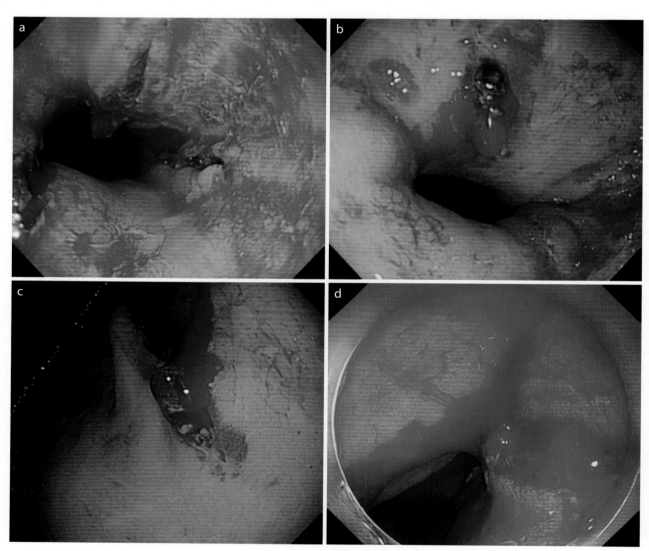

图 14.6　Mallory-Weiss 综合征（撕裂底部可见急性渗血及血凝块）

14.3　胃石

胃石是胃肠道内（最常见胃内）不易消化的异物残留的凝固物。它是胃手术或胃肠动力改变后常见的并发症，表现为正常蠕动活动丧失，幽门功能受损，或胃酸降低。胃石根据其来源和组成成分为四类：植物性胃石、毛发性胃石、乳品性胃石和药物性胃石。植物性胃石是最常见的胃石类型。它们由人类无法消化的食物形成。通常，内镜下植物性胃石表现为形状各异的深棕色或绿色球状物，位于胃底或胃窦（图 14.7）。可以使用活检钳尝试内镜下碎石。可以插入外套管，以便在碎石过程反复进出内镜将胃石碎片取出。内镜下胃石去除后，应指导患者进食多细嚼和限制摄入纤维饮食。

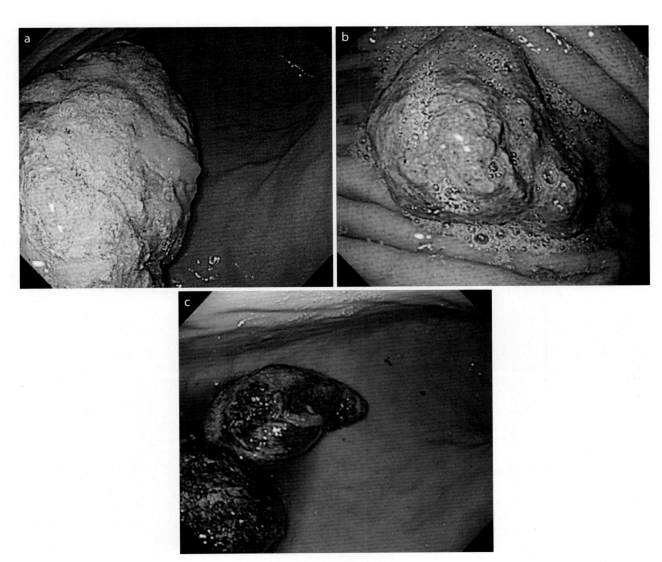

图 14.7　植物性胃石

14.4　异物

　　异物如硬币、球、牙钻、义齿、刀片、汞电池、压入式包装、牙刷、电线和针灸针等异物均可能滞留于胃中（图 14.8）。如果物体很锋利（取出异物时）建议使用塑料外套管来保护贲门和食管。

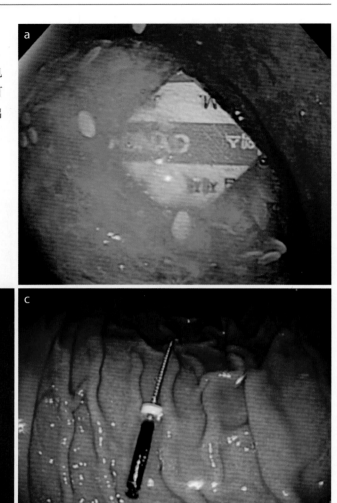

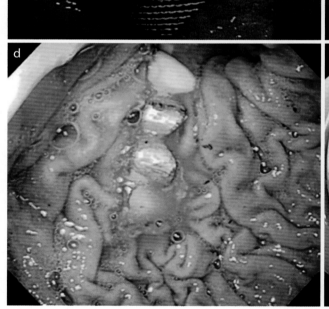

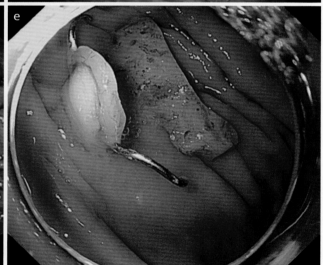

图 14.8　各种胃异物
　　a、b. 挤压包装；c. 牙钻；d、e. 义齿；f. 汞电池；g. 针灸针；h. 牙刷；i. 金属细丝；j. 剃须刀；k. 移位的幽门支架。

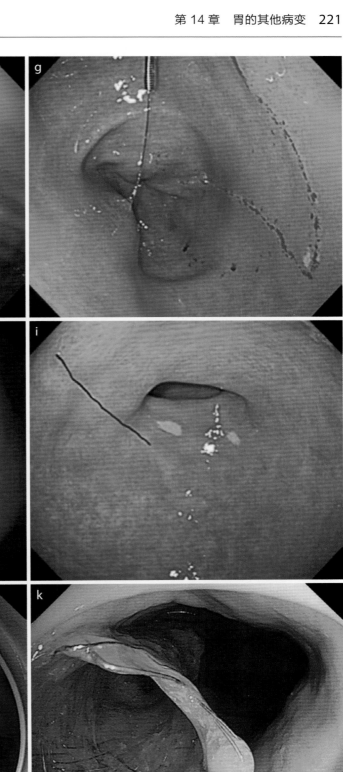

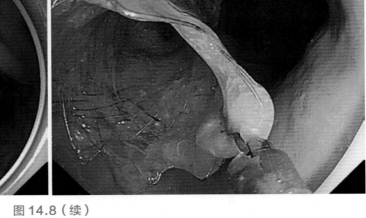

图 14.8（续）

14.5　腐蚀性损伤

腐蚀性物质的摄入是一种罕见但可能致命的事件。儿童误食占全球病例的80%，而成人大多数误食是由于潜在的精神疾病所致。腐蚀性药剂包括多种化学物质，会在接触时导致组织损伤。早期（<48h）内镜检查可评估腐蚀性损伤的范围和严重程度。目前已提出几种上消化道腐蚀性损伤的内镜分级。其中Zargar分级已被广泛接受：0级为正常；1级为黏膜充血水肿；2a为浅表的局限性溃疡，质

脆及水疱形成；2b级为环周深溃疡；3a级是多发深溃疡，伴小面积散在局部坏死；3b级为广泛坏死；4级为穿孔（图14.9）。内镜分级可预测全身并发症和长期生存率。最初的内镜检查可用于预测继发狭窄形成。其中，低度损伤（1~2a级）很少引起狭窄，但多达80%的严重损伤患者（3b级）可形成狭窄。

（致谢Jae-Jun Shim，庆熙大学医学院内科学系消化内科，韩国首尔）

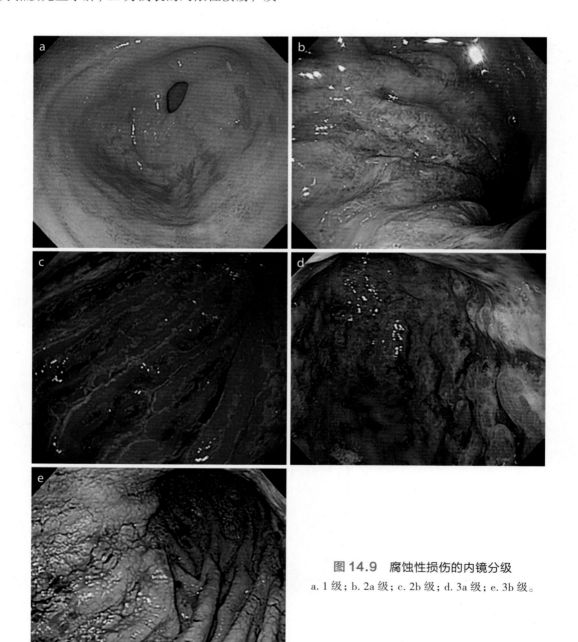

图14.9　腐蚀性损伤的内镜分级
a. 1级；b. 2a级；c. 2b级；d. 3a级；e. 3b级。

第 15 章　十二指肠炎和十二指肠溃疡

Woon Geon Shin

导读

15.1　十二指肠溃疡

十二指肠溃疡是十二指肠黏膜完整性被破坏，导致黏膜下层暴露。十二指肠溃疡的内镜下表现可分为活动期、愈合期和瘢痕期。十二指肠溃疡的并发症包括出血、穿孔和狭窄。最常见的并发症是溃疡出血，根据 Forrest 分类可分为Ⅰ型、Ⅱ型和Ⅲ型。十二指肠溃疡的第二大常见并发症是穿孔。瘢痕和瘢痕造成的结构变形可引起永久性梗阻。十二指肠炎是十二指肠的炎症。内镜下表现为十二指肠黏膜的糜烂、红斑和（或）水肿。

15.1.1　定义和临床特征

十二指肠溃疡定义是十二指肠黏膜完整性被破坏深度＞5mm，导致内镜下可见黏膜下层暴露。相比之下，糜烂是为浅表黏膜破损。幽门螺杆菌（H.pylori）感染和非甾体抗炎药（NSAID）相关损伤是十二指肠溃疡的主要病因。十二指肠溃疡好发于十二指肠球部。恶性十二指肠溃疡极为罕见。内镜检查是最有价值的诊断方法，可以直接观察和行组织活检。

15.1.2　内镜下分期

十二指肠溃疡的内镜下表现可分为活动期（A1、A2）、愈合期（H1、H2）和瘢痕期（S1、S2），如下所述（Sakita-Miwa 分类）。

15.1.2.1　活动期

A1 期：溃疡底部有厚厚的黏液苔，病变周围黏膜水肿（图 15.1a）。

A2 期：周围水肿减轻，溃疡边缘清晰。通常，聚集的黏膜皱襞可以一直延伸到溃疡边缘（图15.1b）。

15.1.2.2 愈合期

H1期：白苔变薄，溃疡基底开始有再生上皮延伸。溃疡边缘与溃疡基底之间的坡度逐渐平坦。溃疡缺损仍明显，溃疡边缘较锐利（图15.1c）。

H2期：缺损小于H1，大部分溃疡基底覆盖再生上皮（图15.1d）。

15.1.2.3 瘢痕期

S1期：溃疡基底完全覆盖再生上皮，白苔消失。最初，再生黏膜明显发红。即所谓的"红色瘢痕"（图15.1e）。

S2期：瘢痕周围黏膜红色变浅。即所谓的"白色瘢痕"（图15.1f）。

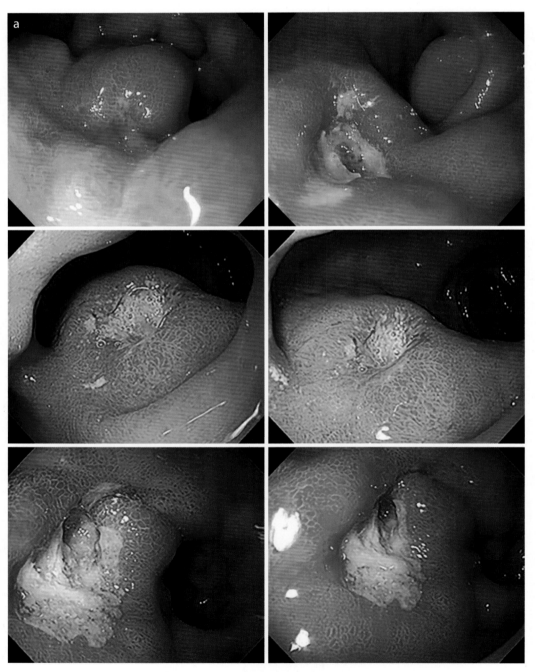

图15.1　十二指肠溃疡的内镜下分期

a. A1期；b. A2期；c. H1期；d. H2期；e. S1期；f. S2期。

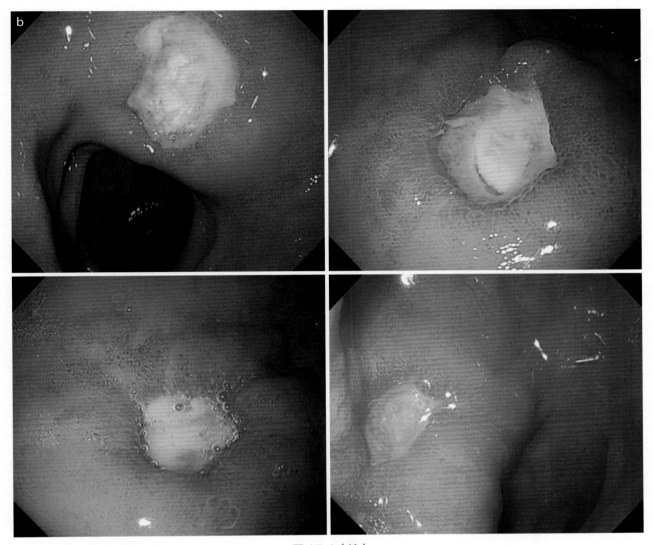

图 15.1（续）

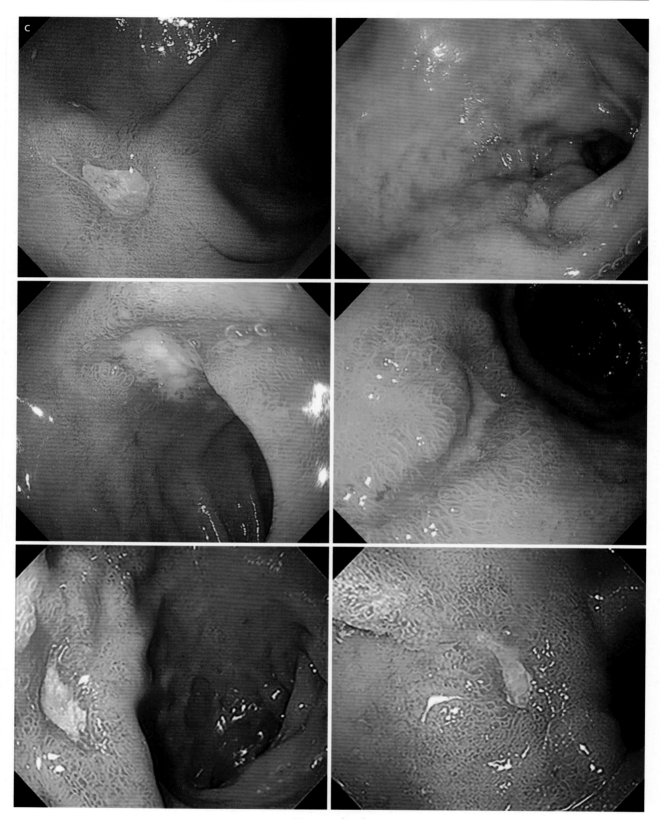

图 15.1（续）

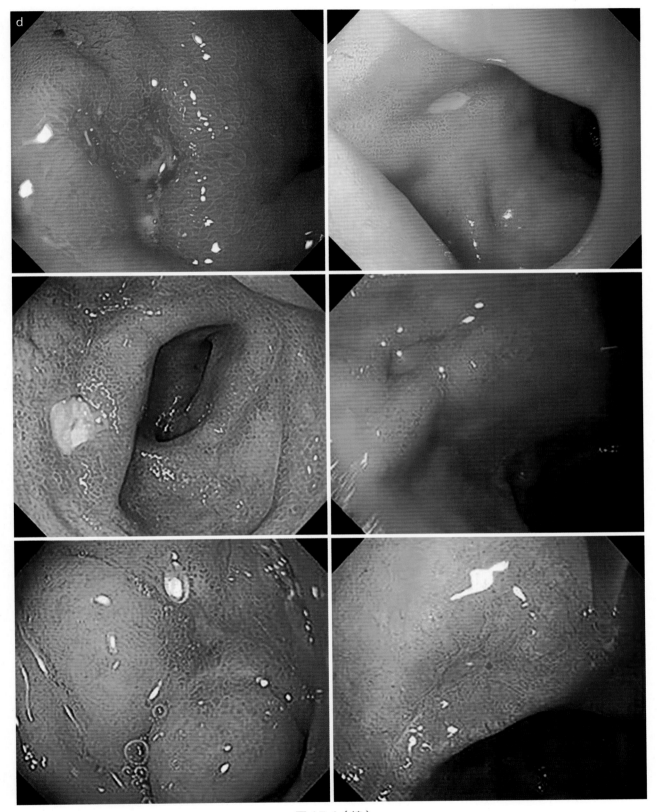

图 15.1（续）

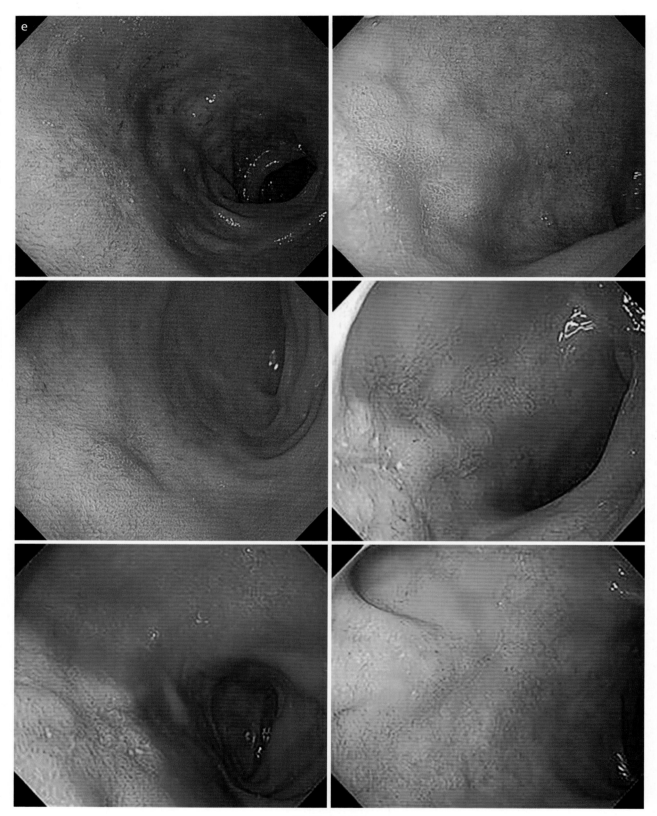

图 15.1（续）

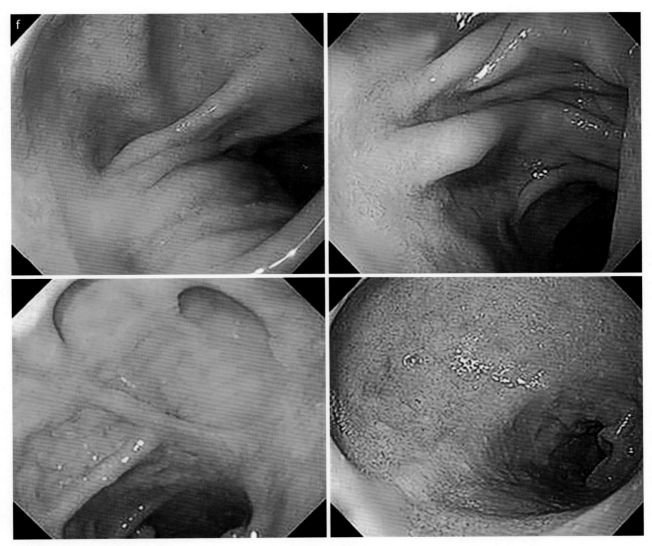

图 15.1（续）

15.1.3 并发症

15.1.3.1 出血

消化道出血是胃溃疡、十二指肠溃疡等消化性溃疡病最常见的并发症。当溃疡基底部血管暴露并被侵蚀时，十二指肠溃疡可发生出血。根据 Forrest 分型，出血性溃疡可分为三种类型（表 15.1，图 15.2）。这些内镜特征可判断预后，如再出血率和死亡率（表 15.1）。溃疡伴活动性出血或血管裸露（Forrest 分类 Ⅰ 型或 Ⅱa 型）应该行内镜治疗和药物治疗。

表 15.1　出血性十二指肠溃疡的 Forrest 分型 [a]

内镜下表现		再出血风险（%）	内镜止血后的再出血风险（%）[b]
Ⅰ型	活动性出血	90	15~30
Ⅰa	喷射状出血		
Ⅰb	渗血		
Ⅱ型	近期出血征象		
Ⅱa	裸露的未出血血管	50	15~30
Ⅱb	附着血凝块 [c]	33	0~5
Ⅱc	扁平的红色或黑色色素沉着	7	不适用
Ⅲ型	干净基底	3	不适用

[a] 修改了参考文献 2；[b] 未用质子泵抑制剂的再出血风险；[c] 为了准确的分类和治疗方式决策通常推荐去除附着的血凝块

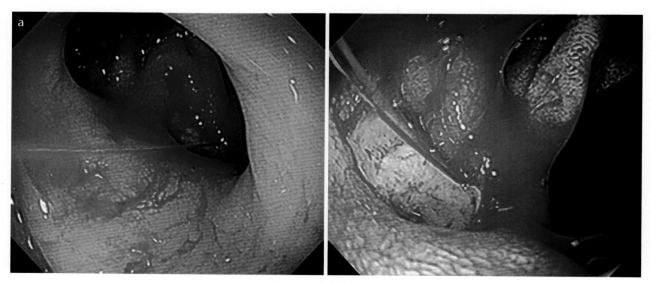

图 15.2　十二指肠溃疡出血
a. Ⅰa 型；b. Ⅰb 型；c. Ⅱa 型；d. Ⅱb 型；e. Ⅱc 型。

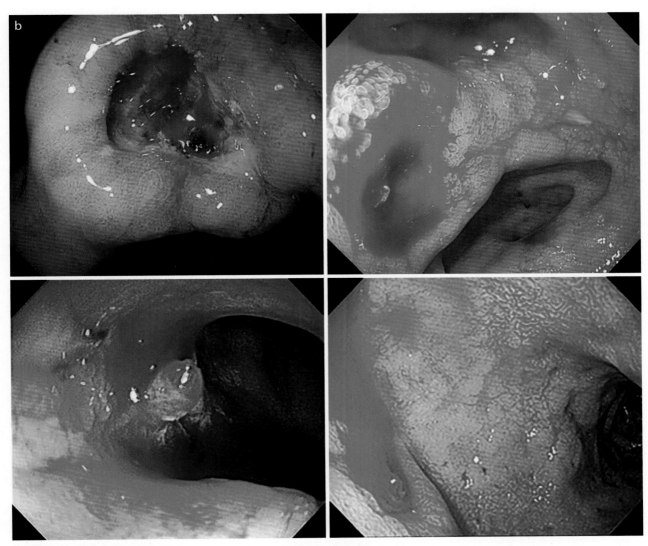

图 15.2（续）

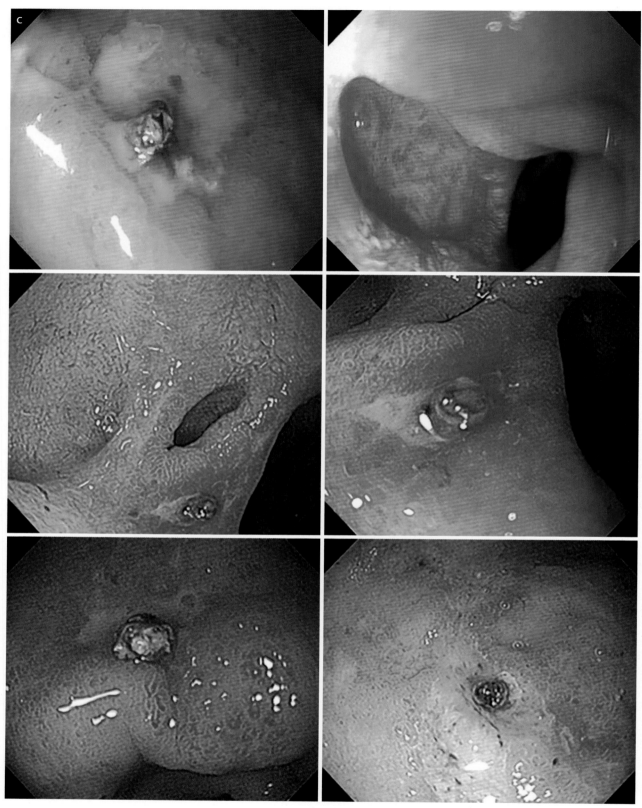

图 15.2（续）

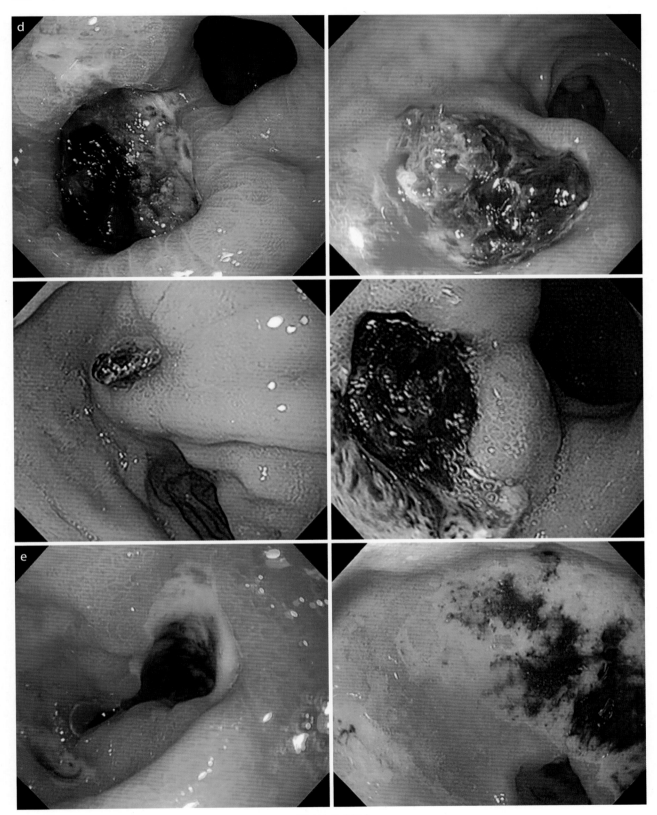

图 15.2（续）

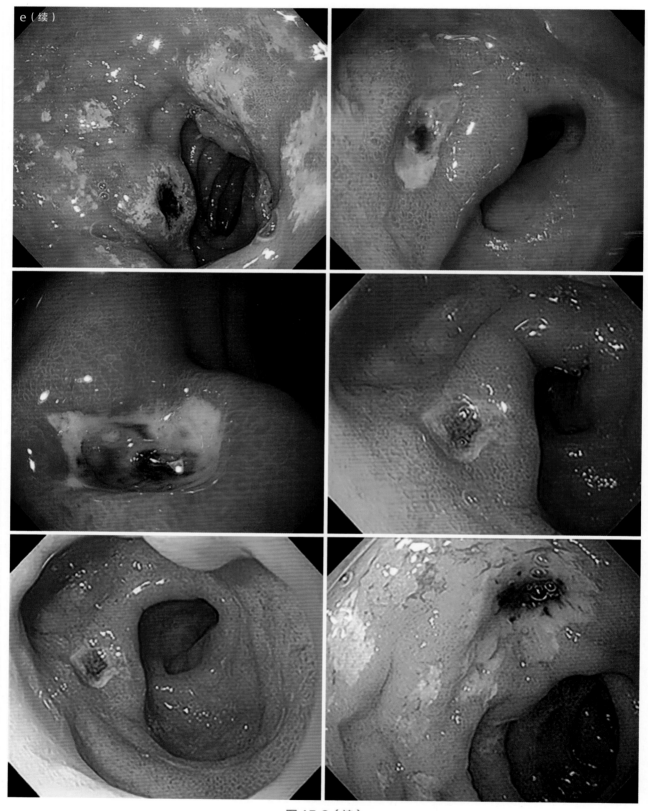

图 15.2（续）

15.1.3.2　穿孔

十二指肠溃疡第二大常见并发症是穿孔（图 15.3）。常见症状是腹膜刺激征，但后壁溃疡穿孔时典型的症状和体征不明显，可能仅有后背放射痛。

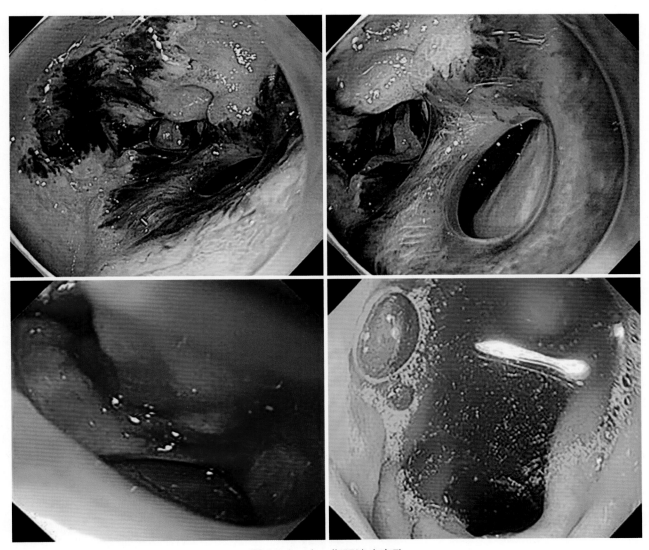

图 15.3　十二指肠溃疡穿孔

15.1.3.3 狭窄

十二指肠溃疡活动期伴有严重炎症水肿可导致短暂胃流出道梗阻。这种相对梗阻通常在溃疡愈合过程中消失。后期瘢痕形成和结构的畸形可能导致永久性梗阻（图 15.4）。

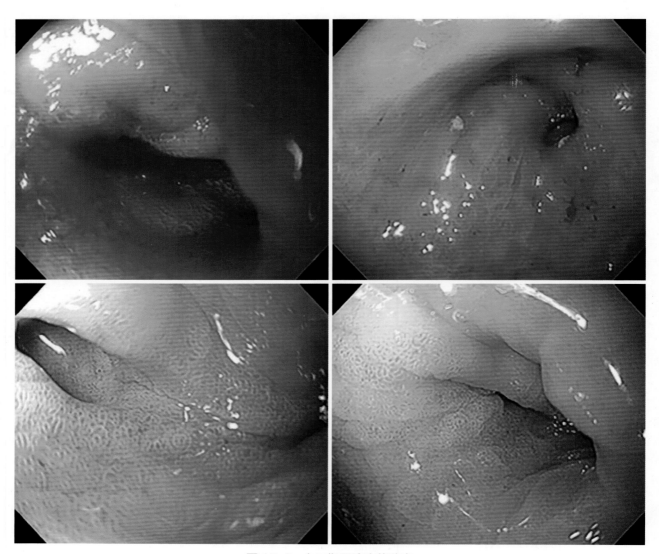

图 15.4　十二指肠溃疡伴狭窄

15.2　十二指肠炎

十二指肠炎是十二指肠的炎症。内镜下表现为十二指肠黏膜的糜烂、红斑和（或）水肿（图15.5）。幽门螺杆菌感染和长期服用非甾体抗炎药、酒精或烟草可能导致十二指肠炎。少数情况下，十二指肠炎和严重疾病、放疗或克罗恩病也相关。

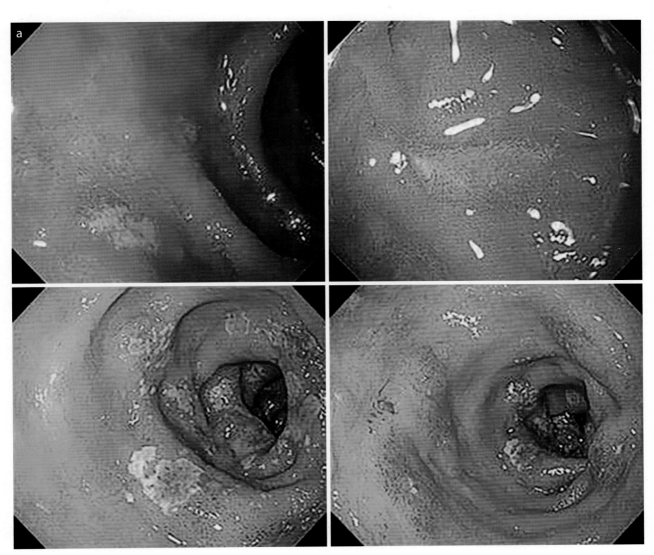

图 15.5　十二指肠炎

a.糜烂；b.红斑。

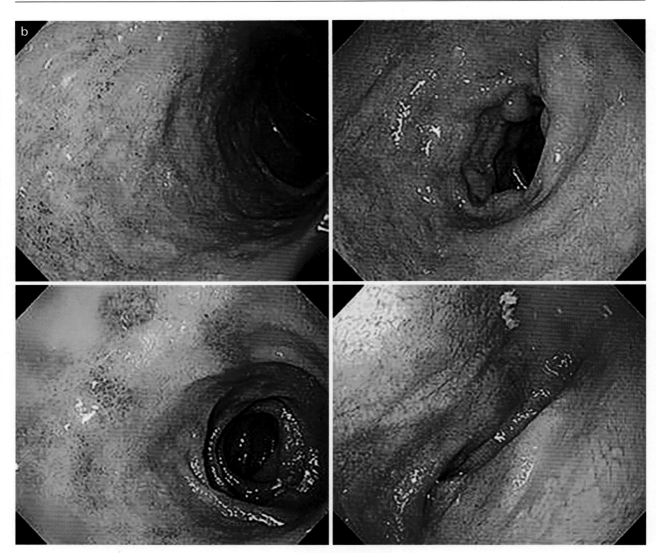

图 15.5（续）

15.3　十二指肠溃疡或十二指肠炎的罕见病因

十二指肠溃疡或十二指肠炎的罕见病因有严重

疾病、病毒感染、肺结核、克罗恩病、Zollinger-Ellison 综合征或 Henoch-Schönlein 紫癜（图 15.6）。

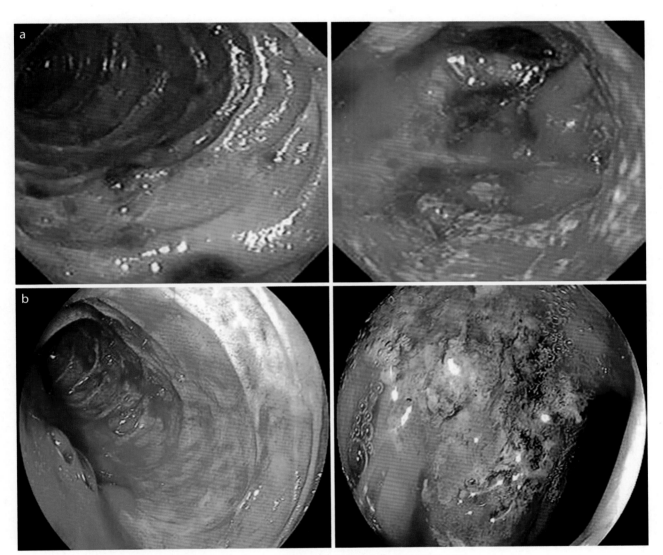

图 15.6　十二指肠溃疡或十二指肠炎的罕见病因

a.再生障碍性贫血患者严重的出血性十二指肠炎；b.烧伤患者严重的出血性十二指肠炎；c.肺结核患者十二指肠瘢痕和狭窄；d.克罗恩病患者的十二指肠纵行溃疡；e.Zollinger-Ellison 综合征患者多发糜烂性十二指肠炎；f.Henoch-Schönlein 紫癜患者的多发不连续地图样浅溃疡，间断有正常黏膜（跳跃性病变）。可观察到硬币样红斑、瘀点、瘀斑或出血性糜烂。

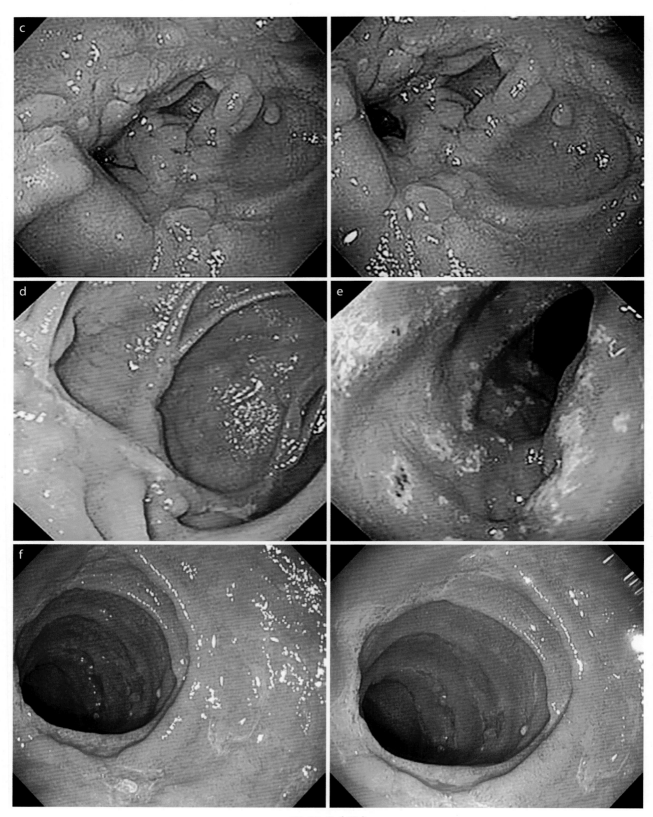

图 15.6（续）

趣味测验

本病为一例 54 岁女性终末期肾衰患者，在持续性血液透析治疗中，十二指肠溃疡出血内镜下止血术后，出现十二指肠壁内血肿、腹膜积血和胰腺炎（图 15.7）。十二指肠壁内血肿多为腹部钝性损伤所致，也可以由抗凝治疗、血液透析、诊断和治疗内镜引起。这类患者的症状和体征为腹痛、呕吐、发热或便血。十二指肠壁内血肿极少伴发肠梗阻、重症胰腺炎或急性腹膜炎。其诊断可通过腹部超声或腹部 CT 扫描确诊。

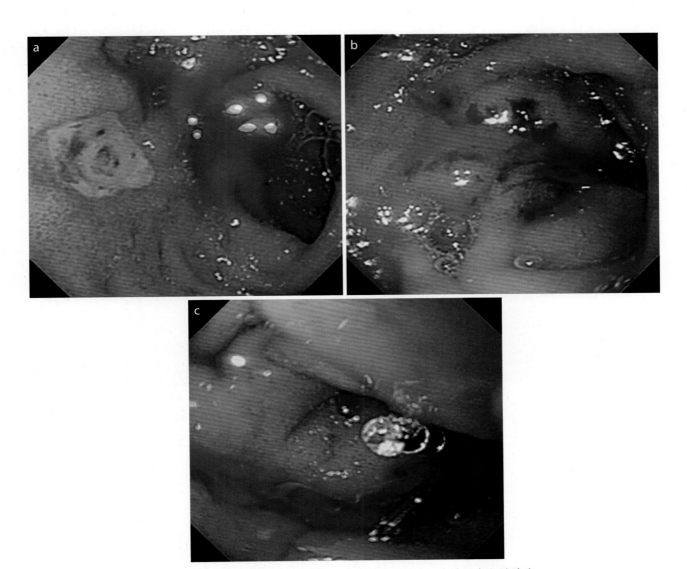

图 15.7　持续性血液透析患者十二指肠壁内血肿、腹腔积血和胰腺炎

a. 十二指肠球部前壁溃疡（Forrest Ⅱc）；b. 十二指肠上曲 Dieulafoy 病变；c. Dieulafoy 病变处行肾上腺素注射和止血夹治疗；d. 十二指肠壁内血肿并延伸至腹膜后间隙和腹腔；e. 血肿导致十二指肠降段狭窄；f. 支持治疗 1 个月后血肿消退。

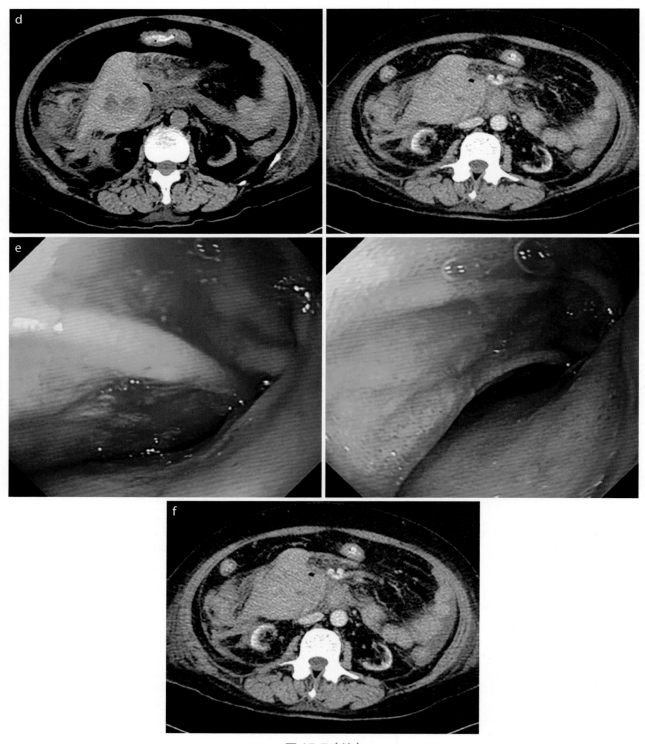

图 15.7（续）

第 16 章　十二指肠肿瘤

Jun Haeng Lee and Woo Chul Chung

导读

16.1　十二指肠息肉

十二指肠息肉常偶然被发现，占患者中 2%~4%。大多数为无症状患者，与十二指肠息肉有关的症状多为非特异的不适、腹痛、梗阻、肠套叠和出血等。息肉的组织学亚型有时难以仅凭内镜检查确定，需要活检证实。

十二指肠息肉可分为非肿瘤性病变和肿瘤性病变。非肿瘤性病变包括炎性增生性息肉、胃黏膜异位、异位胰腺和布氏腺腺增生 / 错构瘤等。腺瘤、胃肠道间质瘤（GIST）、神经内分泌肿瘤和转移癌则为肿瘤性病变。以往的报道中，＞10mm 的息肉或位于十二指肠第二段的息肉应仔细观察，并通过组织学活检评估其恶性潜能。

16.1.1　炎性增生性息肉

炎性增生性息肉（图 16.1 和图 16.2）是最常见的组织学类型。内镜下，炎性增生性息肉往往表现为无蒂小息肉，常位于球部及球后。息肉小且常多发。内镜下可见其表面可能为正常黏膜或为红斑、糜烂或溃疡。

16.1.2　胃黏膜异位

胃黏膜异位通常位于十二指肠球部，分为先天性胃黏膜异位和后天性胃上皮化生。前者可能为单发无蒂息肉（图 16.3），后者为多个大小不等的边缘不清扁平隆起病变（图 16.4 和图 16.5），表面伴充血并呈网状。曾有学者提出胃黏膜异位与消化性溃疡存在相关性，但无确切证据。十二指肠球部淋巴样增生的典型表现为多发色白无蒂小息肉（图16.6）。

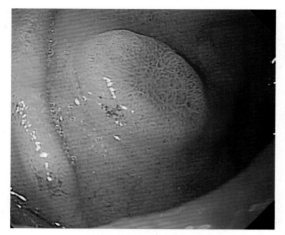

图 16.1　十二指肠炎性增生性息肉

十二指肠可见一大小约 10mm 的无蒂息肉。

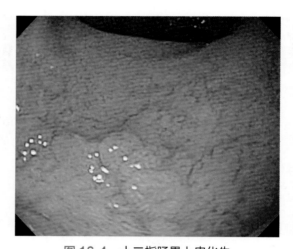

图 16.4　十二指肠胃上皮化生

经幽门可见黏膜结节状隆起型病变，颜色与正常十二指肠黏膜无差异。

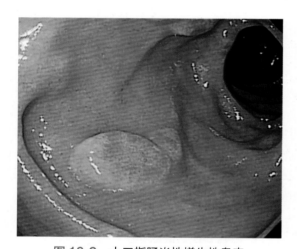

图 16.2　十二指肠炎性增生性息肉

十二指肠球部 <10mm 的息肉通常不需要活检或治疗，十二指肠增生性息肉似乎最常见于消化性溃疡患者。

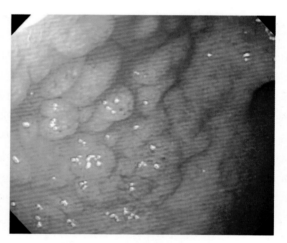

图 16.5　十二指肠胃上皮化生

十二指肠球部可见多发结节状黏膜隆起型病变。

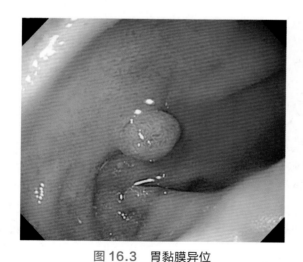

图 16.3　胃黏膜异位

十二指肠球部见一大小为 5mm 的息肉。组织学检查示，黏膜肌层可见分化良好的体型腺体组成的异位胃组织。

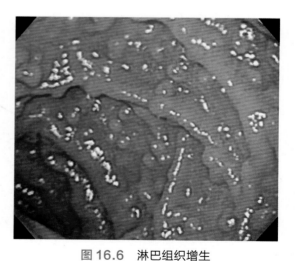

图 16.6　淋巴组织增生

内镜下可见十二指肠球后弥漫性结节，活检显示黏膜淋巴组织呈结节样增生。

16.1.3　异位胰腺

异位胰腺（图 16.7 和图 16.8）是胰腺以外的胰腺组织，可表现为黏膜下肿物。异位胰腺可能会被误认为是另一种黏膜下肿瘤，如胃肠道间质瘤。目前，内镜超声（EUS）可以将其与其他类型黏膜下肿瘤相鉴别（图 16.9）。

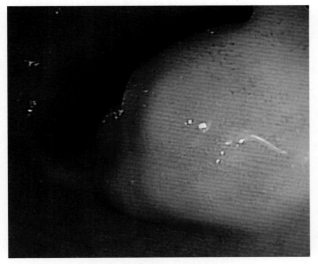

图 16.7　十二指肠异位胰腺

异位胰腺通常被诊断为上皮下肿瘤，其质地坚硬且略不规则。

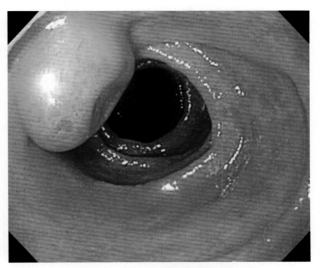

图 16.8　十二指肠异位胰腺

病变上方的黏膜可能有中央凹陷或浅凹。

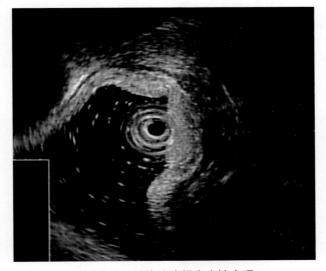

图 16.9　异位胰腺超声内镜表现

病变特征性超声影像为不均匀的低回声结构，病变位于高回声的黏膜下层（第三层回声层）或黏膜下层和固有肌层（第三层和第四层）之间。

16.1.4　布氏腺增生

　　Brunner 氏腺增生和错构瘤是十二指肠近端少见的息肉样结节和肿块。布氏腺增生（图 16.10）是十二指肠良性肿瘤，其主要生理功能为分泌碱性黏液。布氏腺错构瘤（图 16.11）是有蒂的黏膜下肿块。

16.2　十二指肠腺瘤 / 腺癌

16.2.1　十二指肠腺瘤

　　十二指肠腺瘤很少见。约 40% 为散发性，其余 60% 与家族性腺瘤性息肉病（FAP）患者相关。随着基因突变的累积可进展为十二指肠腺癌。十二指肠腺瘤通常表现为地图状扁平隆起性病变（图 16.12）或亚蒂息肉（图 16.13）。

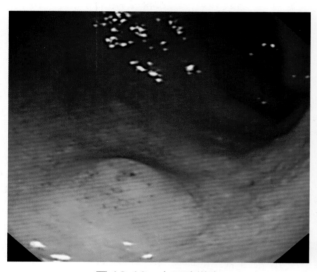

图 16.10　布氏腺增生
胃十二指肠镜检查显示十二指肠球部无蒂、隆起的脐样病变。

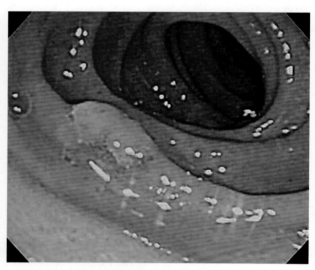

图 16.12　十二指肠腺瘤
十二指肠第二段见一 12mm 的平坦隆起型病变（Ⅱa）。

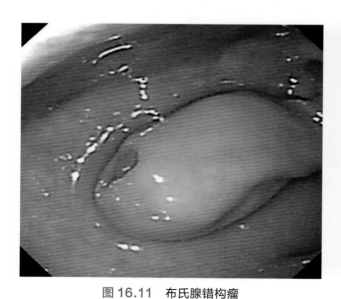

图 16.11　布氏腺错构瘤
胃十二指肠镜检查显示十二指肠球部一大小约 25mm 的带蒂息肉。由于为黏膜下肿瘤，活检标本通常为阴性。

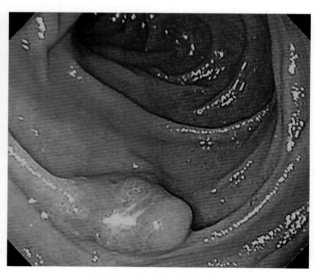

图 16.13　十二指肠腺瘤
十二指肠的第二段见一 14mm 无蒂、中央凹陷息肉样病变。

16.2.2　十二指肠腺癌

腺癌是十二指肠最常见的恶性肿瘤，但占所有胃肠道恶性肿瘤不到 0.4%。十二指肠腺癌的常见症状为疼痛、出血和胆道梗阻，有时可出现肠梗阻症状，但并不常见。内镜下表现非特异性，通常不能与淋巴瘤或平滑肌肉瘤相鉴别。病变通常为结节状（图 16.14 和图 16.15），管壁增厚（图 16.16）和蕈伞状（图 16.17）。也可表现为溃疡或缩窄（图 16.18 和图 16.19）。十二指肠腺癌通常局限于十二指肠的第二或第三段。位于第三或第四段的腺癌，常规内镜检查可能不能发现（图 16.20）。在这种情况下，推进式小肠镜或运用结肠镜检查是有用的（图 16.21）。

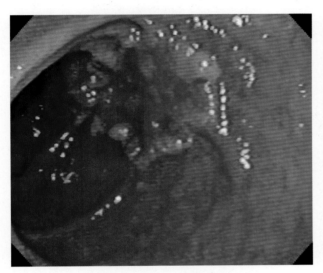

图 16.14　十二指肠腺癌

十二指肠的第二段巨大侧向发育散发的十二指肠腺瘤。

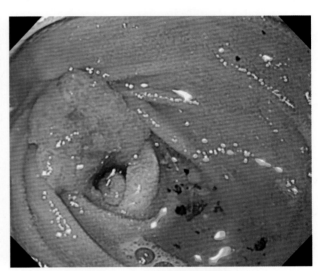

图 16.16　十二指肠腺癌

位于十二指肠第二段黏膜平坦隆起型病变，管腔明显狭窄。

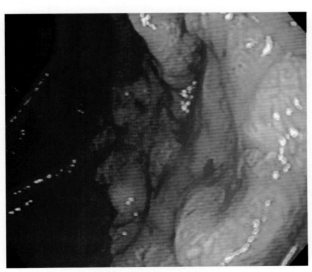

图 16.15　十二指肠腺癌

位于十二指肠第二段，巨大的无蒂结节状病变。

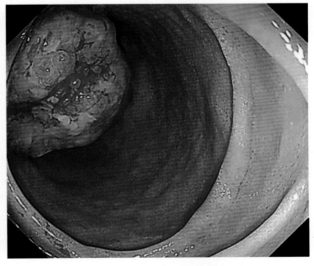

图 16.17　十二指肠腺癌

十二指肠的第二和第三段巨大蕈伞样病变，管腔狭窄。

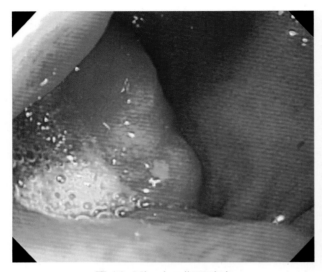

图 16.18　十二指肠腺癌

当病变为溃疡型或大小超过 2cm 时，高度怀疑为十二指肠恶性肿瘤。

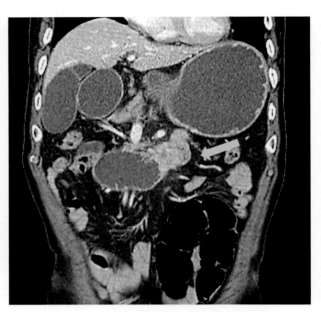

图 16.20　十二指肠腺癌

CT 显示十二指肠远端第四段近屈氏韧带处可见不均匀强化的浸润型肿块（黄色箭头）。

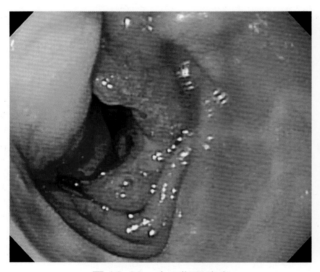

图 16.19　十二指肠腺癌

十二指肠第二段环状溃疡病变伴管壁增厚，通常伴有梗阻症状。

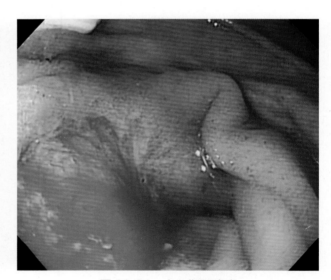

图 16.21　十二指肠腺癌

推进式小肠镜示十二指肠第四段有溃疡型肿物伴梗阻。

16.3　十二指肠间质瘤

GIST 是梭形细胞肿瘤，起源于胃肠道肌间神经丛周围的起搏细胞 Cajal 间质细胞。CD34 和 CD117（c-kit 蛋白）是其阳性标志物。十二指肠间质瘤约占手术切除 GIST 的 6%~21%。临床表现可能为胃肠道出血、疼痛等，肠梗阻少见。最常见部位为十二指肠第二段。内镜下，十二指肠间质瘤镜下特征与胃间质瘤相同，通常为表面黏膜正常的肿物（图 16.22），可能伴有中央溃疡（图 16.23，图 16.24）。在某些病例中，难以与较常见的十二指肠腺癌相鉴别（图 16.25）。EUS 下，GIST 回声均匀，与正常的固有肌层回声类似。通常，其起源于固有肌层（图 16.26）。数例神经纤维瘤Ⅰ型患者报告多发胃肠道间质瘤（图 16.27）。

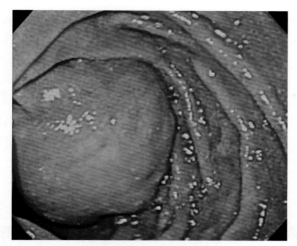

图 16.22 十二指肠间质瘤

十二指肠第二段见表面光滑巨大上皮下肿物。

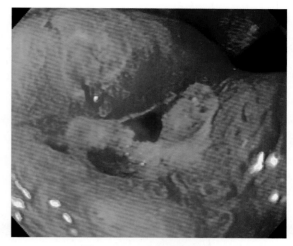

图 16.25 十二指肠腺癌

十二指肠间质瘤和腺癌难以鉴别。

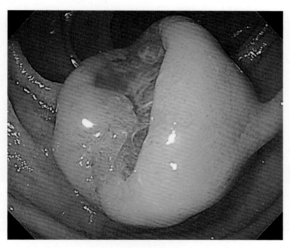

图 16.23 十二指肠间质瘤（常伴有中央溃疡）

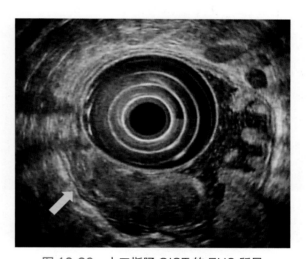

图 16.26 十二指肠 GIST 的 EUS 所见

低回声肿物与肠壁第四低回声层相连，对应为固有肌层（黄色箭头）。

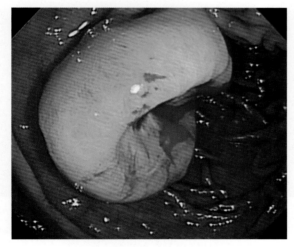

图 16.24 十二指肠间质瘤（最常见症状是消化道出血）

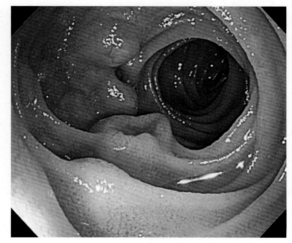

图 16.27 Ⅰ型神经纤维瘤病患者伴多发十二指肠间质瘤

镜下见十二指肠第二段多发息肉样病变伴中央溃疡。

16.4 十二指肠神经内分泌肿瘤

近年来，随着上消化道内镜检查的普及，小的十二指肠神经内分泌瘤（NET）越来越被人们所认识，男性中更为常见。一部分十二指肠神经内分泌瘤为功能性肿瘤，如胃泌素瘤或生长抑素瘤。胃泌素瘤往往比生长抑素瘤小。典型的十二指肠神经内分泌瘤为小息肉样病变，表面黏膜光滑，色微黄（图16.28，图16.29）。活检是有效的组织学诊断方法。息肉顶部可伴有溃疡（图16.30）。EUS下，十二指肠神经内分泌瘤介于黏膜肌层和黏膜下层之间，呈均匀等回声（图16.31）。小的十二指肠神经内分泌瘤的标准治疗方案为内镜下切除，但穿孔率可高达30%。考虑到EMR相关风险和小十二指肠神经内分泌瘤良好的自然病程，保守治疗及密切随访被认为是内镜治疗可行的替代方案，尤其是对围手术期并发症高风险患者。

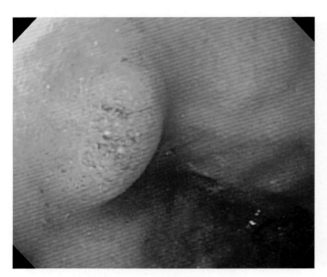

图16.28 十二指肠神经内分泌瘤
十二指肠球部见一＜10mm的黄色无蒂息肉。

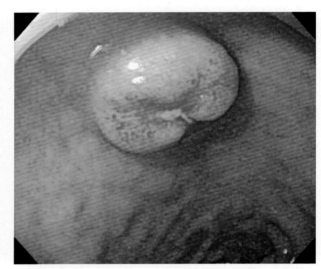

图16.30 十二指肠神经内分泌瘤（有时伴中央溃疡）

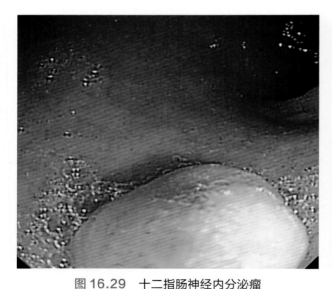

图16.29 十二指肠神经内分泌瘤
十二指肠球部隆起型病变伴中央凹陷，表面可见不规则红斑。

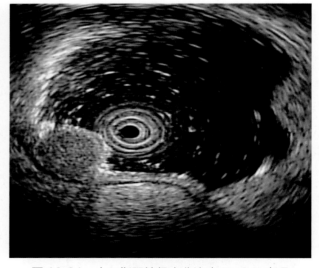

图16.31 十二指肠神经内分泌瘤 EUS 下表现
病变局限于黏膜下（高回声层）层，边界清晰，呈低回声，病变下低回声固有肌层完整。

16.5　其他十二指肠上皮下肿瘤

十二指肠上皮下肿瘤种类繁多，如黏膜下囊肿（图 16.32）、脂肪瘤（图 16.33，图 16.34），淋巴管瘤（图 16.35）等。

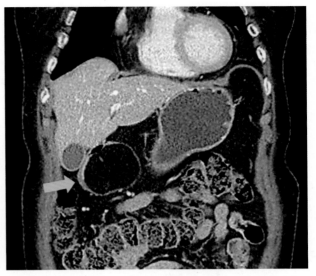

图 16.34　十二指肠脂肪瘤的 CT 表现（黄色箭头）
整体呈低密度，均匀低信号病变。

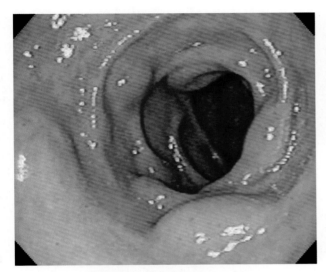

图 16.32　十二指肠黏膜下囊肿
十二指肠球部多发表面光滑半透明病变。

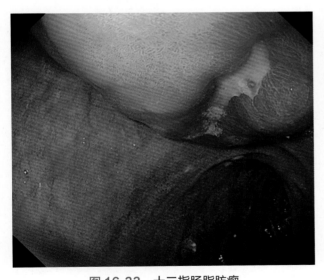

图 16.33　十二指肠脂肪瘤
十二指肠球部巨大脂肪瘤，表现为消化道出血。其具有上皮下性质，伴表面溃疡。

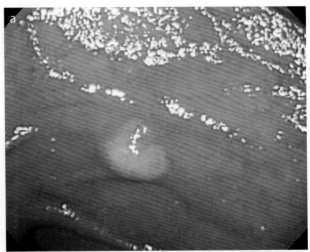

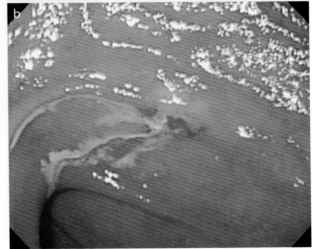

图 16.35　十二指肠淋巴管瘤
a. 十二指肠第二段见一单发、约 10mm 的息肉样病变；
b. 当用活检钳钳破时，乳糜样液体流入管腔。

16.6 十二指肠淋巴瘤

结外淋巴瘤最常见的部位为胃肠道。胃肠道淋巴瘤占结外淋巴瘤的1/3~1/2，约占所有胃肠道肿瘤的1%。胃（50%~60%）是胃肠道淋巴瘤最常见部位，其次是小肠（20%~30%）和结肠（10%~20%）。回肠是小肠淋巴瘤最常见的部位，其次是空肠和十二指肠。十二指肠淋巴瘤只占胃肠道淋巴瘤的5%。内镜下，十二指肠淋巴瘤可具有不同的外观，通常表现为巨大肿块，可外生性、息肉样或溃疡性。

十二指肠淋巴瘤最常见的组织学类型为弥漫性大B细胞淋巴瘤（DLBCL），其好发于年轻患者，更容易出现弥散性转移，且往往需要手术治疗（图16.36，图16.37）。MALT淋巴瘤（图16.38）和滤泡性淋巴瘤（图16.39，图16.40）多见于老年患者。套细胞淋巴瘤（MCL，图16.41）和T/NK细胞淋巴瘤（图16.42）罕见，但预后最差。

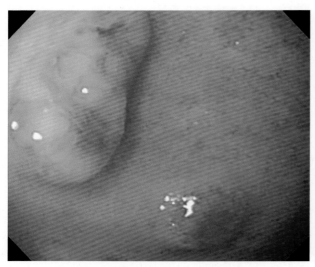

图16.36 十二指肠弥漫性大B细胞淋巴瘤
内镜见十二指肠球部多处黏膜肿胀。

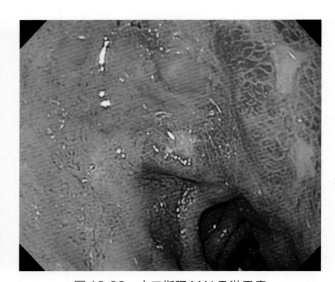

图16.38 十二指肠MALT淋巴瘤
十二指肠球部（近十二指肠上角）见多发浅溃疡伴黏膜水肿，且有皱襞融合。

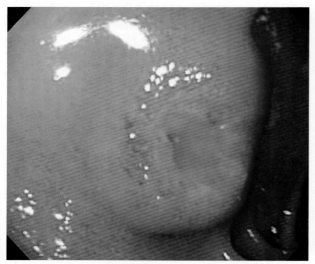

图16.37 十二指肠弥漫性大B细胞淋巴瘤
十二指肠球部表面溃疡伴自发性出血的息肉。

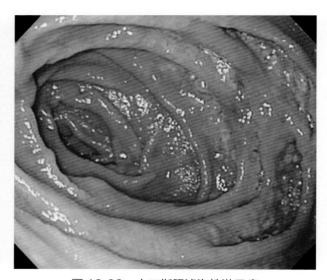

图16.39 十二指肠滤泡性淋巴瘤
十二指肠第二、第三部分出现结节状黏膜隆起并斑块样改变。

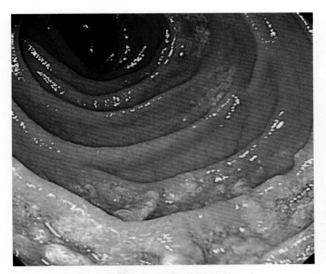

图 16.40　十二指肠滤泡性淋巴瘤
十二指肠见多发的白色颗粒或结节样病变。

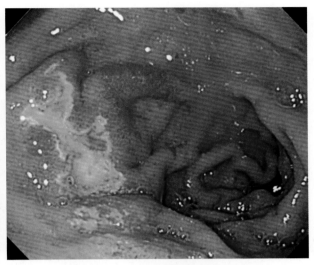

图 16.41　十二指肠套细胞淋巴瘤
胃肠道套细胞淋巴瘤内镜下表现各异，十二指肠球部见一溃疡浸润型病变。

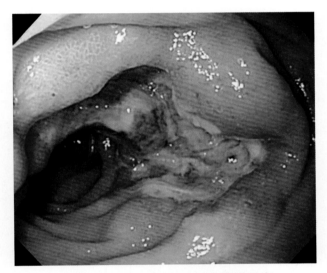

图 16.42　十二指肠 T/NK 细胞淋巴瘤
原发性的胃肠道 NK/T 细胞淋巴瘤内镜下可表现为浅表型、糜烂型、溃疡型或溃疡浸润型改变，但无覃伞型。

16.7　其他恶性肿瘤累及十二指肠

肝（图16.43）和胰腺的各种恶性肿瘤可直接

侵及十二指肠壁，引起出血或梗阻（图16.44）。肺腺癌转移至十二指肠极为罕见。内镜下可表现为多发息肉样病变伴浅表糜烂或溃疡（图16.45）。

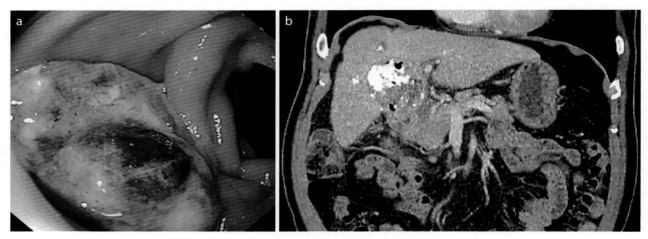

图16.43　肝细胞癌累及十二指肠

a. 肝细胞癌患者，可见巨大的十二指肠溃疡型肿块，表面覆血凝块；b. 肝细胞癌累及十二指肠的CT图像，大多数病例为肿瘤直接侵犯。

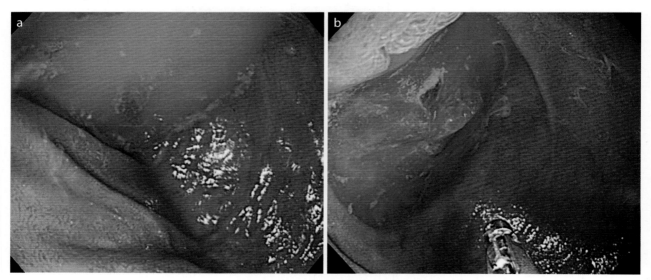

图16.44　胰腺癌的十二指肠受累

a、b. 随着胰腺肿瘤增大，直接侵犯十二指肠，引起梗阻。十二指肠内可见胆汁湖，内有食物残渣；c、d. 胰腺癌累及十二指肠的CT表现。位于胰头和钩突的肿瘤容易引起十二指肠的第三段梗阻，导致十二指肠近端明显扩张；e. 自膨胀金属支架置入缓解了胃十二指肠梗阻。

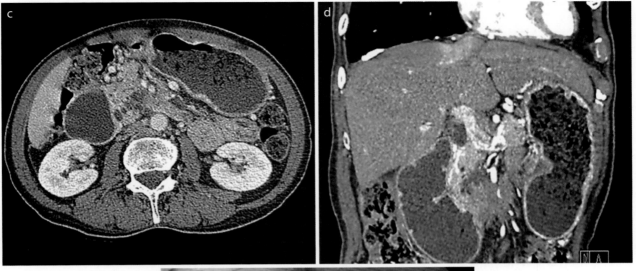

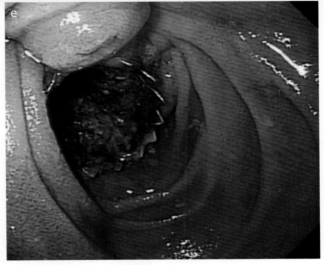

图 16.44（续）

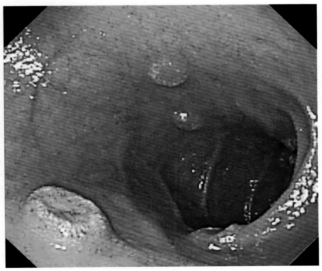

图 16.45 肺腺癌十二指肠转移

肺腺癌患者，十二指肠球见多发息肉样病变伴表面溃疡。

第 17 章　十二指肠其他病变

Jun Haeng Lee and Woo Chul Chung

导读

17.1　十二指肠憩室

十二指肠憩室是十二指肠壁的囊袋样结构。壁外憩室与结肠憩室非常相似，约占人群的 5%，通常位于 Vater 壶腹附近（图 17.1，图 17.2）。壁外憩室可以是单发或多发。绝大多数十二指肠憩室是无症状的。有些患者可表现为非特异性的腹部不适，进食后可诱发或加重，通过呕吐、呃逆或采取某种姿势可缓解。憩室可因阻塞或炎症引起并发症，如黄疸、胆管炎、急性胰腺炎、溃疡（图 17.3）、出血（图 17.4）和穿孔。异物可嵌顿在憩室囊中引起非特异性症状（图 17.5）。第二种十二指肠憩室是壁内憩室。憩室突出到十二指肠腔内看起来像有孔洞的肿物。

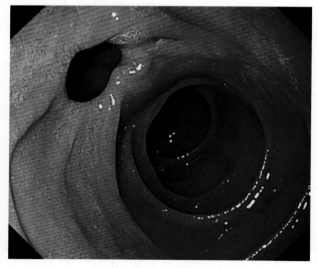

图 17.1　十二指肠憩室

壁外憩室通常位于 Vater 壶腹附近。

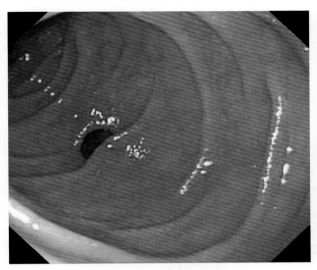

图 17.2　十二指肠憩室

憩室可位于肠系膜对侧，无症状。

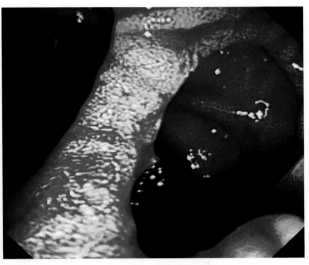

图 17.4　十二指肠憩室出血

十二指肠憩室来源的上消化道出血。

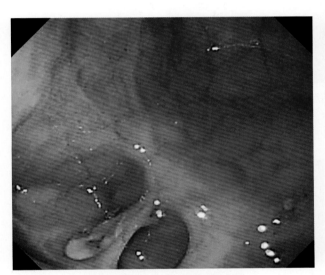

图 17.3　十二指肠憩室溃疡

阻塞或炎症引起憩室内的溃疡。

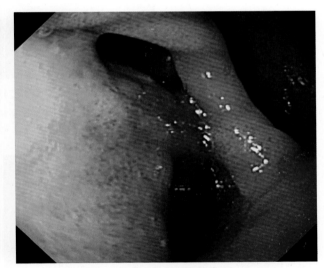

图 17.5　十二指肠憩室异物

异物可嵌顿在憩室囊中。

17.2 血管发育不良

十二指肠血管发育不良是小动脉聚集于黏膜表面（图 17.6）。可引起反复和轻度出血，也可导致大出血。在大多数情况下，血管发育不良是偶然发现的。内镜下，血管发育不良为 5~10mm、樱桃红色、树枝状的扩张血管，有时从中央向外周放散。周围可带光晕。血管发育不良出血有多种治疗方法。氩离子凝固术简单有效（图 17.7）。

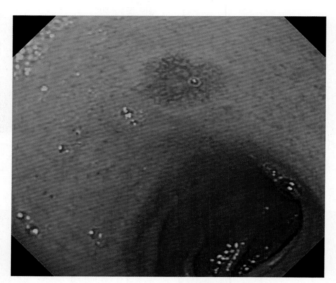

图 17.6　十二指肠血管发育不良

血管扩张且管壁薄，周围可见光晕。

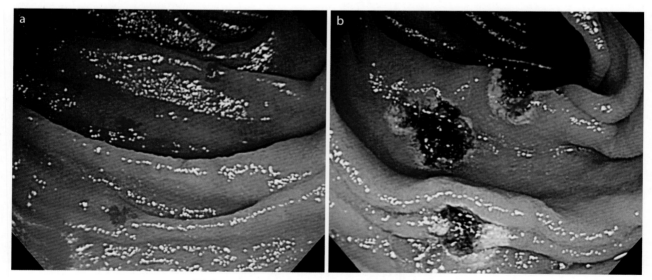

图 17.7　十二指肠血管发育不良出血的凝固治疗

氩离子凝固治疗是一种简单有效的方法。a. 十二指肠黏膜常发现异常血管；b. 氩离子凝固术应用于治疗可疑出血的显著发育不良血管。

17.3 十二指肠静脉曲张

门静脉高压症患者可发生十二指肠静脉曲张，绝大多数十二指肠曲张静脉不像食管曲张静脉一样突出，很少引起出血。然而，有时也可因门静脉高压引起严重后果，导致大出血（图 17.8）。

17.4 过敏性紫癜

过敏性紫癜是一种血管炎综合征，常见于儿童。典型的三大症状是明显的紫癜、腹痛和血尿，通常继发于上呼吸道感染。胃肠道症状包括腹痛、呕吐、腹泻、肠梗阻和肠套叠。内镜检查可见肠壁水肿，有多发、大小不一的糜烂、溃疡性病变，病变间黏膜正常（图 17.9）。

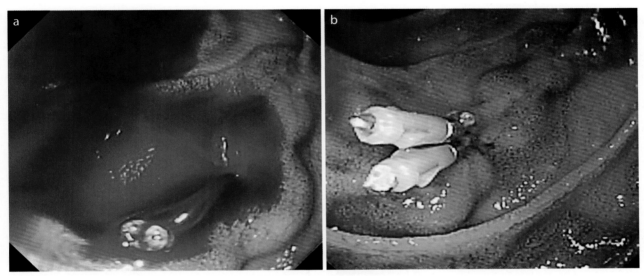

图 17.8 十二指肠静脉曲张出血

a. 内镜检查显示十二指肠第二段有明显的静脉曲张并有涌血；b. 应用止血夹成功治疗肝硬化继发十二指肠静脉曲张出血。

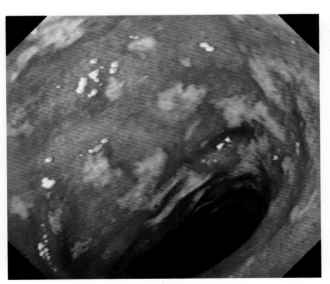

图 17.9 过敏性紫癜的胃肠道表现

有多个大小不等的糜烂 / 溃疡型病变，中间黏膜正常。

17.5　蛔虫

十二指肠寄生虫少见。蛔虫可见于胆管或十二指肠腔内。蛔虫是一种长 20~30cm，灰到白色长管状蠕虫，可迅速移动。内镜检查者可用活检钳去除活体蠕虫（图 17.10，图 17.11）。

17.6　吻合口溃疡

由于早期胃癌的频繁检出和病态肥胖的增加，胃切除术数量较前增加。既往研究表明，胃大部切除术后吻合口溃疡的发生率为 8.6%，且有相当数量的患者（27.1%）接受了胃切除术来治疗消化性溃疡病相关并发症。患者中有一半经历过严重的临床事件，如大出血或严重贫血（图 17.12，图 17.13）。

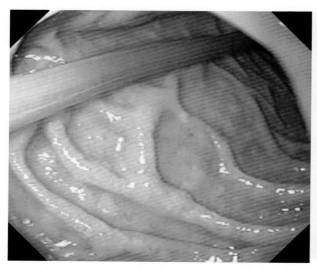

图 17.10　十二指肠寄生虫（腔内见蛔虫）

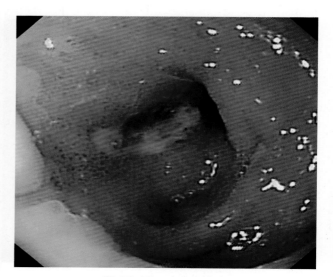

图 17.12　吻合口溃疡
1 例胃切除、毕 I 氏吻合术的患者胃空肠吻合口见溃疡。

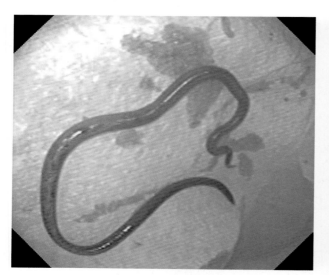

图 17.11　十二指肠蛔虫
蛔虫是一种长 20~30cm，灰白色长管状的蠕虫。

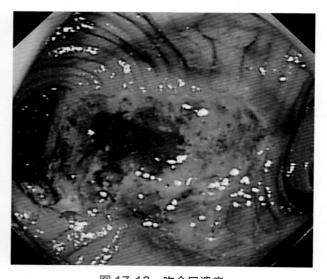

图 17.13　吻合口溃疡
位于胃空肠吻合口的边缘，主要在空肠侧；药物治疗对大多数吻合口溃疡有效，但偶尔也有复杂病例。

第18章　正常结肠镜图像

Jae Myung Cha

18.1　正常结肠镜图像

结肠镜自约45年前首次投入使用来，已成为胃肠疾病检查的重要手段。电子结肠镜可提供高清晰度的图像，极大地提高了结肠镜的诊断能力。一名内镜医师同时也应是一位合格的内镜图像解读者，而不仅仅是掌握操作技巧的技术人员。因此，准确地在内镜下识别正常的结肠图像至关重要，这也有助于准确地对疾病做出诊断，同时可以更好地理解结肠疾病的临床特征。为了能够在结肠镜下识别出病变，应当熟练掌握正常的结肠镜图像。本章节描述了正常的结肠镜图像及一些常见的正常解剖变异。

在开始结肠镜检查前，患者应当是取左侧卧、双膝关节屈曲并紧贴于胸前的体位。结肠镜检查开始时，首先应当仔细观察肛门周围区域，查找肛周病变，如肛周皮赘、痔疮（是否合并有静脉血栓）、肛裂、肛周瘘，以及直肠或肛门脱垂。直肠指诊必须在结肠镜检查开始之前完成（图18.1a）。内镜医师通过指诊可以发现直肠腔内病变（息肉、肿块、异物）、腔外病变（前列腺、阴茎球部、尿道生殖膈，以及其他解剖标记位点）。另外，还包括肛门括约肌的功能失调（肛门失禁、肛门痉挛）。

18.1.1　肛门与直肠

直肠位于结肠的最末端，是管腔走行较为径直的一部分，自肛门管一直延伸至直乙交界（图18.1b）。直肠的长度为15~18cm，与乙状结肠并没有明确的解剖学分界线。自肛门边缘起，直肠可被分为以下三个部分：下段直肠（0~6cm）、中段直肠（7~11cm）及上段直肠（12~15cm）。齿状线标志着直肠与肛门管的分界，其组织学上表现为混合的柱状上皮与鳞状上皮细胞（图18.2a、b）。直肠黏膜表面为柱状上皮细胞，而肛门表面为鳞状上皮细胞（图18.2c）。远端直肠的管腔要宽于近端直肠，在这一解剖学差异的基础上，形成了直肠壶腹部。直肠黏膜表面光滑并且光亮。直肠的血管结构较结肠其他部位更为丰富（图18.2d）。特别需要指出的是，直肠血管与痔静脉丛的分支是相互连通的（图18.2e）。直肠内通常可见三个较大的黏膜瓣由管壁突入管腔内，这一结构被称作Houston瓣（图18.2e、f）。三个半月形的Houston瓣当中，有两个位于视野中的右侧（第一、第三；译者注）、一个位于左侧（第二；译者注）。近年来，图像增强内镜技术如窄带成像（Narrow band imaging，NBI）的发展使得结直肠的血管及表面构造的显示较前有了明显进步。本章中将会进一步阐述图像增强内镜的一些细节并附上彩色图谱。

近端直肠位于腹膜内，而远端直肠位于腹膜后位的盆腔之中。腹膜返折距肛缘7~8cm，大致相当于第二Houston瓣的平面。女性的腹膜返折位置要低于男性，距肛门边缘5~7.5cm。内镜医师在进行内镜下直肠肿物切除术时，把握腹膜返折的位置十分重要。当位于腹膜后位的低位直肠发生穿孔时，可出现腹膜后积气及周围皮肤皮下气肿，而并不会导致腹腔内出现游离气体。一般而言，直肠与乙状结肠的交界位于距肛门口15cm的位置。这条分界线对于发生在这周围的进展期癌治疗方案的选择具有重要意义。例如，位于这条分界线近端的进展期结肠癌无须新辅助化疗即可实施切除手术。而位于这条分界线远端的进展期直肠癌则需要在接受了新辅助化疗或放疗之后才可以实施切除手术。因此，结肠镜的诊断报告应当包括病变的确切位置。例如，病变位于结肠的位置及距肛门口的距离（6点钟位，距肛门口14cm，上段直肠）。

不要遗漏隐蔽在直肠皱襞后方的病变，这一点十分重要。有些患者由于肛门括约肌功能减退导致直肠肠腔内积气量不足，镜下足量注气、展平直肠黏膜皱襞具有一定难度。结肠镜前端配带的透明帽可辅助展平直肠黏膜皱襞，有助于观察直肠皱襞后方的病变（图18.3）。退镜观察时快速地将内镜从远端结肠拔出是一个结肠镜操作的常见错误习惯，这将会使得远端结肠及肛门病变观察的不够充分。应用翻转倒镜手法可观察到这一区域（图18.3c），并且这一操作可以在大多数患者身上得以实施。然而，直肠倒镜应当谨慎操作，因为这将有可能导致直肠穿孔。

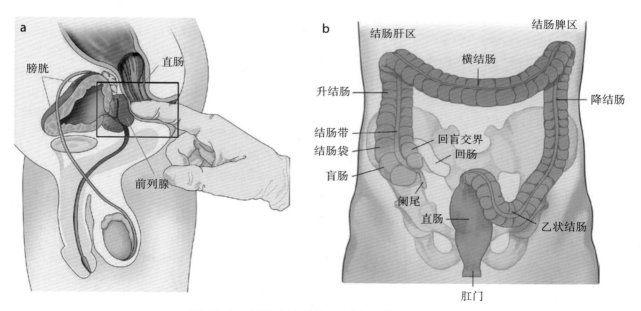

图18.1　直肠指诊的图解及结直肠的正常解剖结构
a. 直肠指诊；b. 正常解剖结构。

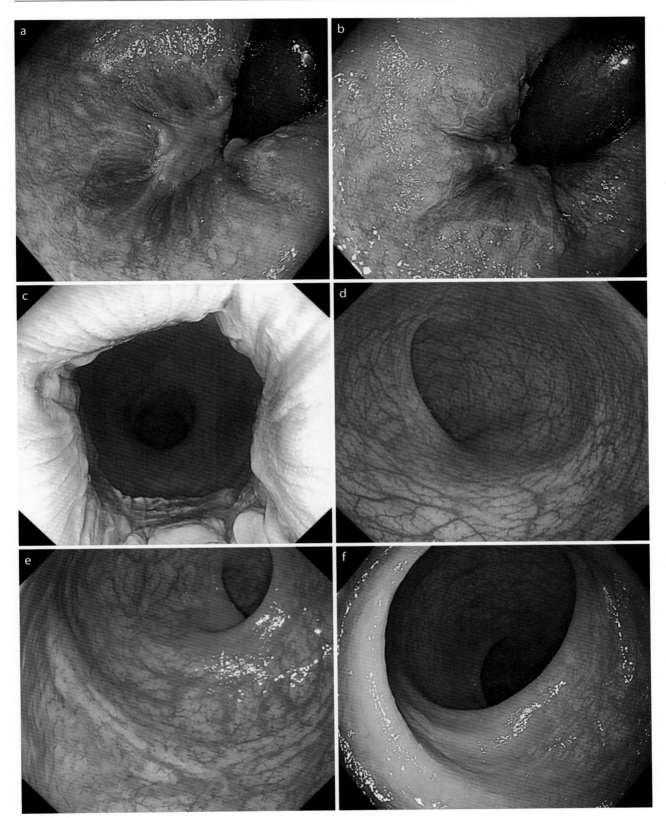

图 18.2　直肠的正常内镜图像

a. 内镜翻转状态下观察直肠；b. 内镜翻转状态下可清晰地观察到直肠齿状线；c. 自肛管处拍摄直肠正面观；d. 直肠清晰的血管结构；e、f. Houston 瓣。

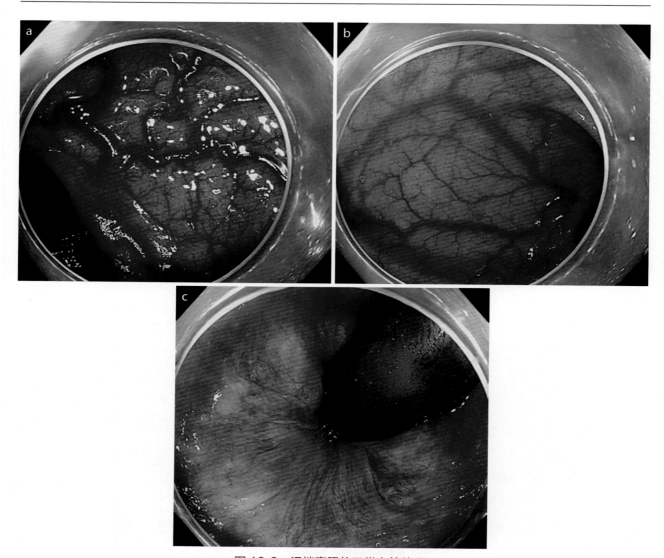

图 18.3　远端直肠的正常血管纹理

　　a、b. 配带透明帽状态下的直肠正面观，下段直肠的静脉血管结构更为清晰可见；c. 倒镜状态下观察正常的痔静脉丛结构，痔静脉垫可将肛门遮挡。

18.1.2 乙状结肠

乙状结肠位于左下腹部，直肠与降结肠之间。乙状结肠在自然状态下会自身形成一个平均长度15~30cm 的肠襻，在结肠镜插入过程中可被伸展到 40~70cm，在退镜观察、肠管取直的状态下，可被短缩到 30~35cm 长。乙状结肠的管腔呈圆形或椭圆形，管腔内可见连续、重叠排列的曲线形结肠袋结构，使得观察结肠袋之间的黏膜较为困难（图18.4）。因此，在结肠镜插入的过程中，内镜医师应该注意尽量不要遗漏结肠袋之间的病变，该处的病变在退镜时很容易被忽略。乙状结肠的黏膜表面光滑且有光泽，血管结构清晰可见。乙状结肠全部位于腹膜腔内，由乙状结肠系膜将其固定在后腹壁上。尽管乙状结肠高度游离，腹部手术治疗比如妇科手术及憩室的炎症会导致肠管产生粘连，将其固定在腹壁上。另外，尽管直肠与乙状结肠之间通常会以锐角相连，但如前所述，二者之间并没有明确的解剖学分界线。乙状结肠与降结肠之间同样是通常以锐角相连，这使得结肠镜通过该处变得较为困难（图 18.5）。由于降结肠有 50% 的肠管是位于腹膜后方、固定在后腹壁上的，而乙状结肠肠管则游离在腹腔之中，用力推进结肠镜可使得肠管移向上方，在两部分肠管之间形成一个原先并不存在的成角。退镜时，应当注意近距离观察乙状结肠的结肠袋，这样才能确保充分地观察乙状结肠（图18.6a）。结肠镜前方配带的透明帽可以用来展平重叠在一起的黏膜皱襞，有助于提高观察效果（图18.6b）。

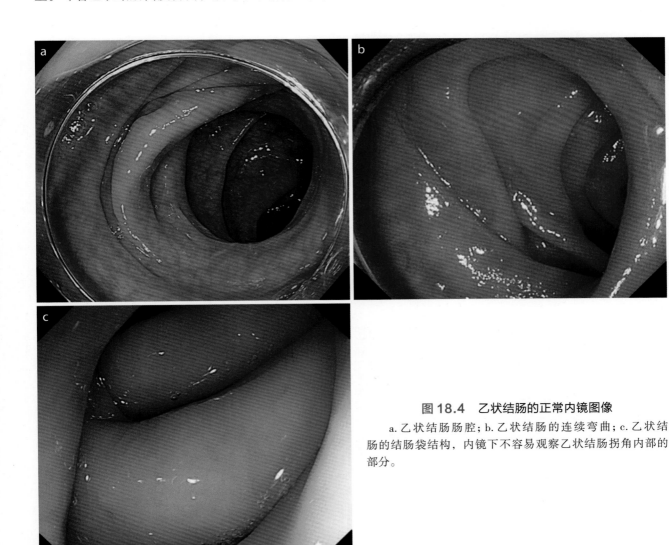

图 18.4　乙状结肠的正常内镜图像

a. 乙状结肠肠腔；b. 乙状结肠的连续弯曲；c. 乙状结肠的结肠袋结构，内镜下不容易观察乙状结肠拐角内部的部分。

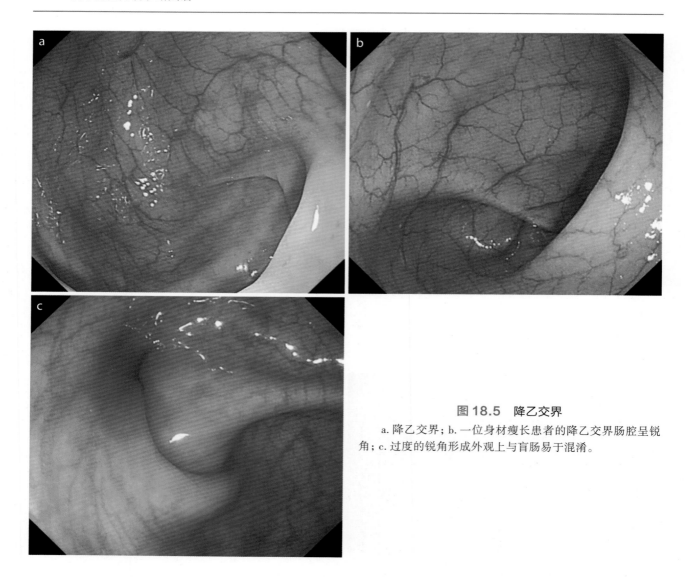

图 18.5 降乙交界

a. 降乙交界；b. 一位身材瘦长患者的降乙交界肠腔呈锐角；c. 过度的锐角形成外观上与盲肠易于混淆。

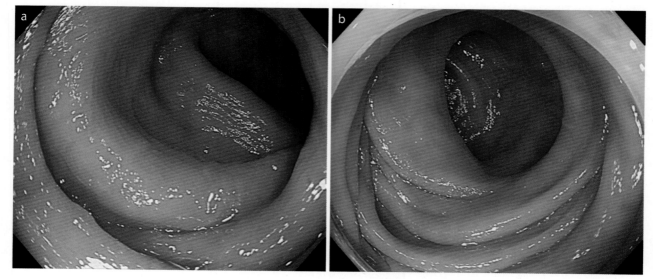

图 18.6 退镜时仔细观察乙状结肠部分

a. 近距离仔细观察乙状结肠的结肠袋结构；b. 乙状结肠相互重叠的黏膜皱襞；配带透明帽有助于观察乙状结肠黏膜皱襞相互重叠的部分。

18.1.3 降结肠

降结肠的长度为 20~30cm，肠管相对笔直，沿着左侧腹壁径直连接结肠脾曲和降乙交界。降结肠的背侧固定于后腹壁上，其腹侧由腹膜覆盖。在结肠镜操作过程中，由于患者采取左侧卧位，肠腔内的液体通常会顺着重力方向潴留在降结肠内。由于降结肠被固定在后腹壁上，其肠管基本没有游离

性。降结肠不像乙状结肠那样呈现出圆形的管腔，而大多数呈现的是三角形或椭圆形管腔（图 18.7）。降结肠的结肠袋同样清晰可见，但是没有乙状结肠那样明显。脾曲标志着降结肠与横结肠的分界，结肠镜下通常显示为浅蓝色（图 18.8a）。脾曲位于左上腹部、靠近脾，肠镜灯光下透过结肠壁脾依稀可见（图 18.8b、c）。

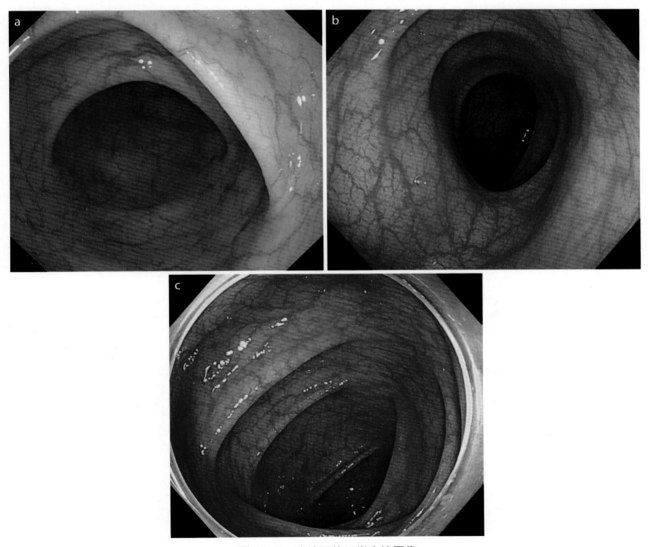

图 18.7 降结肠的正常内镜图像

a. 降结肠的三角形肠腔；b. 正常的椭圆形肠腔；c. 结构清晰的三角形管腔，走行近乎径直。

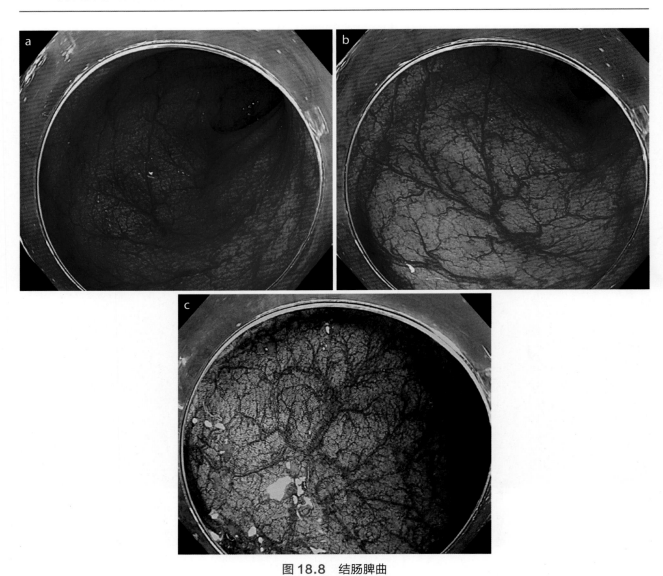

图 18.8　结肠脾曲

a. 结肠脾曲的蓝色斑；b. 透过结肠壁脾隐约可见；c. 脾曲的 NBI 图像。

18.1.4　横结肠

横结肠横跨上腹部走行，是结肠中长度最长、最具游离性的一个部分。它在降结肠与肝曲之间形成了一个凸面向下走行的肠襻。横结肠为腹膜内位器官，由其专属的结肠系膜支撑。横结肠的形状既可以是一条轻微弯曲的曲线，也可以是一个肠襻向下延伸至盆腔的深 V 字形状。因此，横结肠的长度因人而异，由 30~50cm 不等。由于结肠的脾曲、肝曲均固定在后腹壁上，并且横结肠走行于其他腹腔脏器的前方，横结肠在横断面上呈一弓向腹侧的弧线。大网膜固定在横结肠的腹侧。与结肠的其他部位一样，横结肠的黏膜表面光滑有光泽。（图 18.9a、b）。横结肠肠腔通常呈三角形，结肠袋明显可见。然而，根据管腔的形状是难以判别横结肠的，某些环行肌发达的人横结肠肠腔可以呈现圆形，而有些人的降结肠肠腔呈现的也是三角形。由于横结肠的中间部分被伸展、并且形成角度（下折的锐角，译者注），这部分横结肠经常会被误认为是结肠肝曲（图 18.9c）。由于女性的横结肠平均长度更长并且更容易向下垂到盆腔，女性的结肠镜插入难度要大于男性。

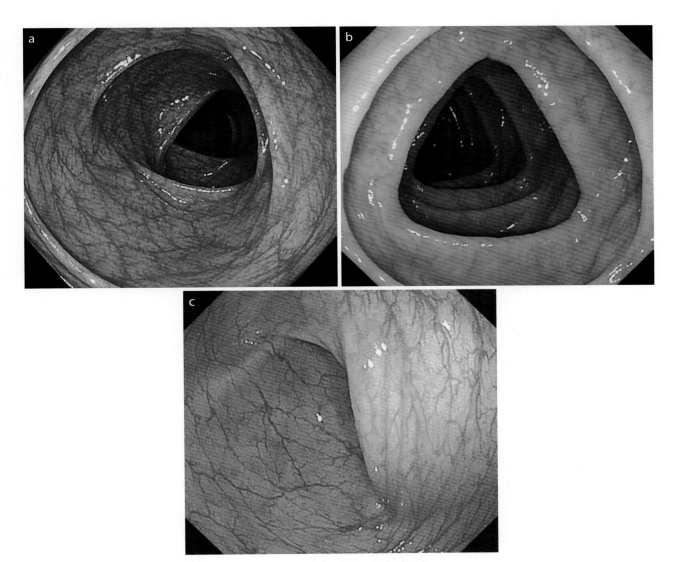

图 18.9　横结肠的正常内镜图像

a. 横结肠的圆形、三角形肠腔；b. 横结肠的三角形肠腔；c. 横结肠的中间段，有时可被误认为是结肠肝曲。

18.1.5　肝曲

肝曲是连接横结肠和升结肠的弯道结构，位于结肠的右侧、靠近肝，结肠镜下透过肝曲可隐约观察到一部分肝（图 18.10a、b）。大多数情况下，肝曲很容易被识别，因为肝与肝曲的接触面积要远大于脾与脾曲的接触面积。肝曲位于腹膜后位，呈漏斗形、蜿蜒走行的管腔（图 18.10c）。肝曲为一锐角、向尾侧走行至升结肠。过度伸展的横结肠肠壁有时也可透见浅蓝色的斑块，需要与肝曲鉴别开来，这一点要引起注意。

18.1.6　升结肠

升结肠自肝曲向下直通盲肠，与降结肠一样，升结肠被固定在后腹壁上，走行相对径直（图 18.11a）。升结肠的长度即可以短至 15cm 也可以长至 20cm。从肝曲处观察，回盲瓣可以呈现为黄色调的弧形皱褶。然而，某些患者的升结肠较长，从肝曲望去，回盲瓣仿佛深藏在腹腔中一样。升结肠的肠腔多数呈三角形，并且结肠袋结构相比远端结肠显得更为厚实、饱满（图 18.11b、c）。由于升结肠的管腔是所有结肠中最为宽广的，倒镜观察可以在此处得以实施（图 18.12）。

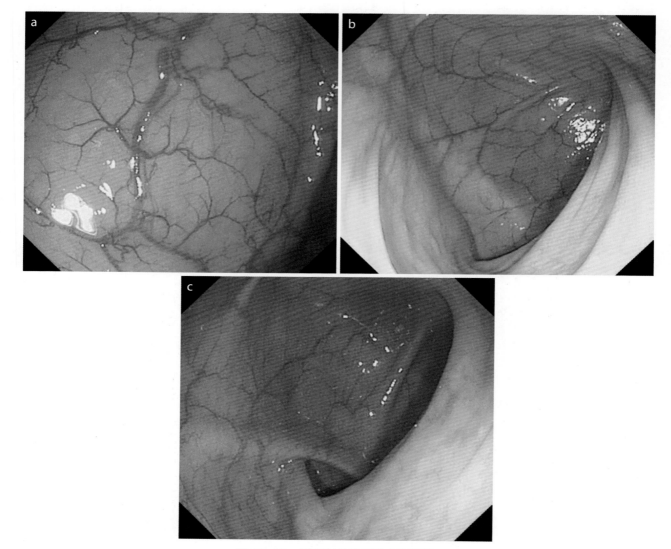

图 18.10　结肠肝曲的正常内镜图像
a. 结肠肝曲的蓝色斑；b. 结肠肝曲，可透过肠壁观察到肝；c. 肝曲的漏斗形肠腔。

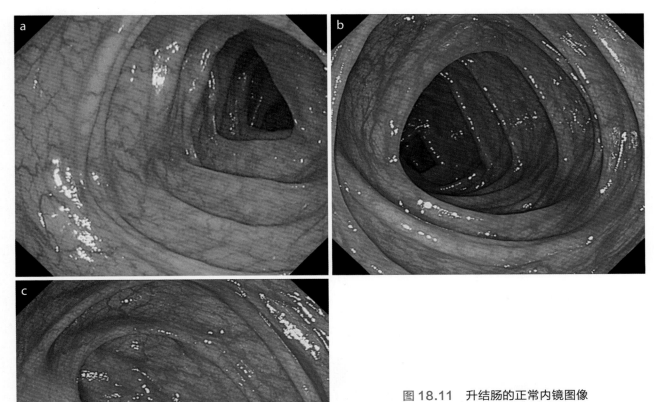

图 18.11　升结肠的正常内镜图像

a. 径直走行的升结肠；b. 饱满的升结肠肠袋；c. 回盲瓣如同由升结肠发出的一部分微黄色弧形皱褶。

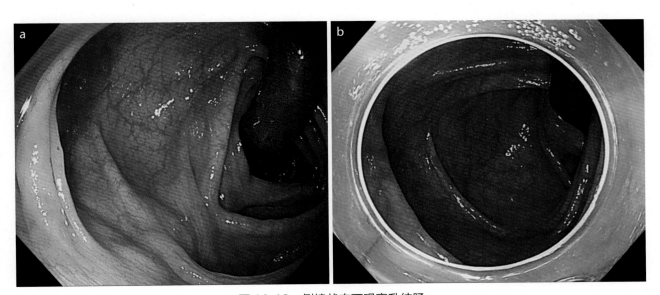

图 18.12　倒镜状态下观察升结肠

a、b. 倒镜状态可观察到隐藏在皱襞后方的病变，这些病变在正镜观察时有可能会被遗漏。

18.1.7　盲肠

盲肠如同口袋一样，通常为腹膜间位器官，被认为是结肠的最末端。盲肠通过回盲瓣与回肠分开，通过盲结肠交界与升结肠分开。三条结肠带在此汇聚呈三角形排列（图 18.13a），此处即为阑尾，通过阑尾开口与盲肠相连，阑尾口通常为一半月状的圆形或椭圆形开口（图 18.13b、c）。阑尾开口及回盲瓣为内镜检查的标记点，通常意味着结肠镜先端已到达盲肠。尽管盲肠通常是腹膜间位，其后方有一部分是固定在后腹壁上的。由于盲肠肠腔轴和升结肠肠腔轴成角甚至成反向，故内镜下观察盲肠并向其顶端移动是困难的。在内镜不打弯、起襻的情况下，自肛门口插入 70~80cm 可到达盲肠。为避免遗漏病变，全面、彻底观察地盲肠

肠腔十分重要，特别是在回盲瓣后方的区域。盲肠的管腔要宽于其他部位的结肠，其管壁却是最薄弱的。内镜医师在盲肠实施息肉切除、内镜黏膜切除术（endoscopic mucosal resection，EMR）等治疗时应该特别注意避免发生穿孔。

回盲瓣是末端回肠与盲肠的解剖学分界。回盲瓣可以有很多种内镜下表现。它可以仅仅表现为一个黄色调的突向管腔内的黏膜皱褶（图 18.14a、b），或者是团块状的凸起，亦或是深入管腔、可见回肠开口的凸起样结构（唇形）（图 18.14c）。有时由于脂肪成分大量沉积在回盲瓣，可表现为脂肪瘤样瓣（图 18.14d）。回盲瓣有时还会与息肉样病变或带皱褶的肿块样病变相混淆（图 18.14e）。回盲瓣的功能如同括约肌一样，可阻止结肠的内容物逆流进入回肠。

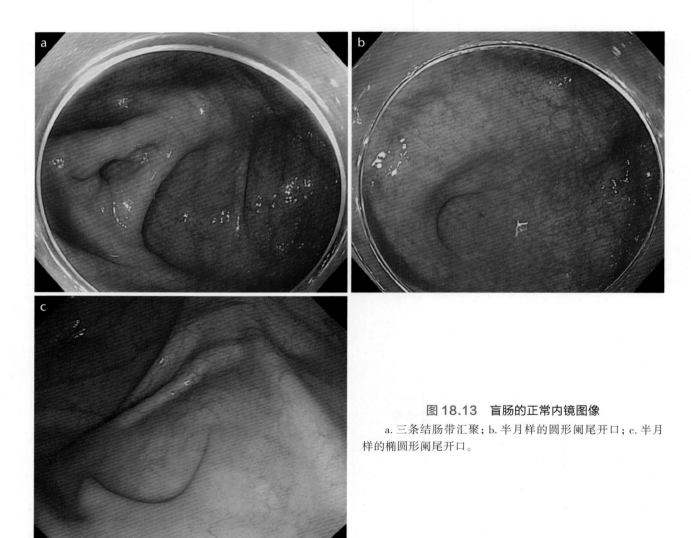

图 18.13　盲肠的正常内镜图像

a. 三条结肠带汇聚；b. 半月样的圆形阑尾开口；c. 半月样的椭圆形阑尾开口。

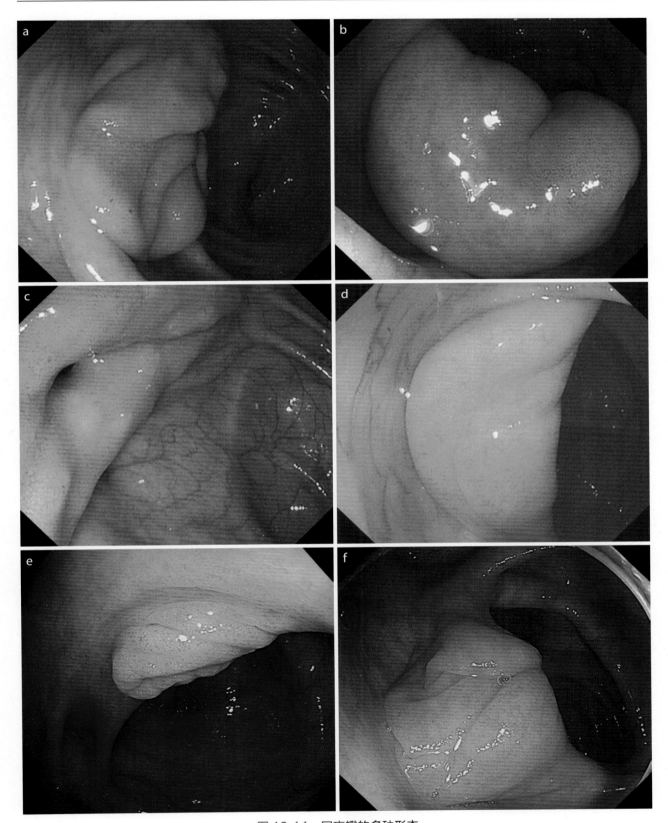

图 18.14　回盲瓣的多种形态

　　a. 黄色调、向腔内突出的回盲瓣；b. 肿块样的回盲瓣；c. 唇样回盲瓣；d. 脂肪瘤样回盲瓣；e. 息肉样回盲瓣；f. 折叠的回盲瓣。

18.1.8 末端回肠

尽管对于是否有必要将进入末端回肠当作为结肠镜插入的一个常规步骤依然存在争议，在某些情况下，这一操作是绝对有必要的（例如，炎症性肠病、无法解释的缺铁性贫血及腹泻）。进入末端回肠这一操作具有一定的难度，需要经验较为丰富的内镜医师来完成。因此，在训练中做每一例结肠镜时都应当强调末端回肠的插入操作。末端回肠是小肠最远端的部分，通过回盲瓣与盲肠相连。结肠镜先端插入回盲瓣后，可继续进镜观察10~15cm的末端回肠黏膜（图18.15a）。

末端回肠的黏膜与结肠黏膜截然不同，由于小肠绒毛的缘故，末端回肠的黏膜表面展现出如同天鹅绒状，镜头在接近末端回肠表面时更容易观察到小肠绒毛结构（图18.15b）。在末端回肠，增殖活跃的淋巴滤泡通常表现为息肉样隆起的小结节样外观，但这并不被认作是病理性的改变（图18.15c）。脱水患者的末端回肠呈现黏膜干燥且表面有黏液附着（图18.15d）。末端回肠的天鹅绒样外观在透明帽的辅助下贴近观察或水下观察更加清晰可见（图18.15e）。对于右半结肠切除术后的患者，操作过程中应注意识别回肠结肠吻合口结构，因为在插镜过程中不去识别吻合口的话就会在不经意间将吻合口越过。接受过右半结肠切除手术的患者，经过较长时间之后，其末端回肠与结肠表面的外观会变得较为相似，这是由于小肠绒毛逐渐萎缩所造成的（图18.16）。此外，往回肠肠腔内大量注气会使患者产生不适。

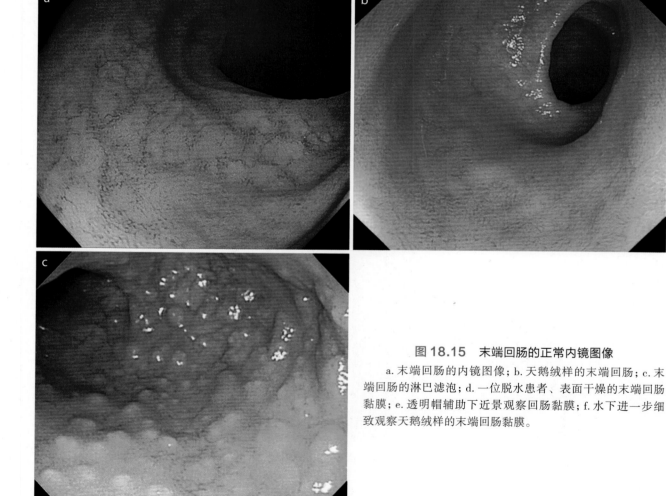

图18.15 末端回肠的正常内镜图像

a. 末端回肠的内镜图像；b. 天鹅绒样的末端回肠；c. 末端回肠的淋巴滤泡；d. 一位脱水患者、表面干燥的末端回肠黏膜；e. 透明帽辅助下近景观察回肠黏膜；f. 水下进一步细致观察天鹅绒样的末端回肠黏膜。

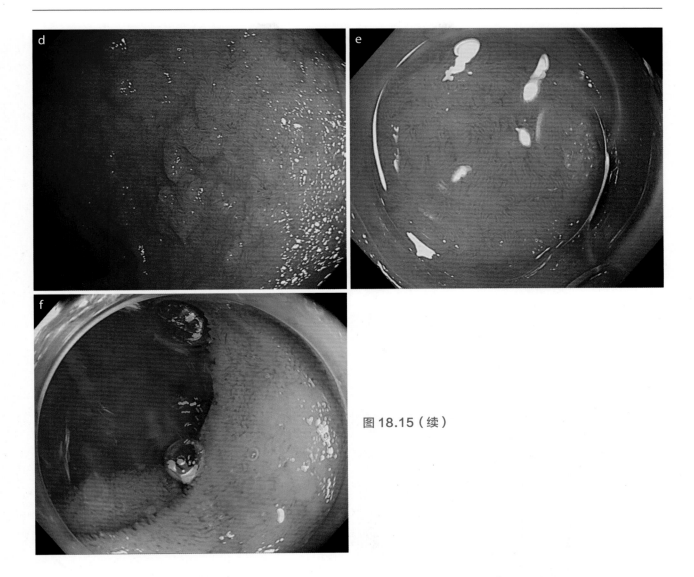

图 18.15（续）

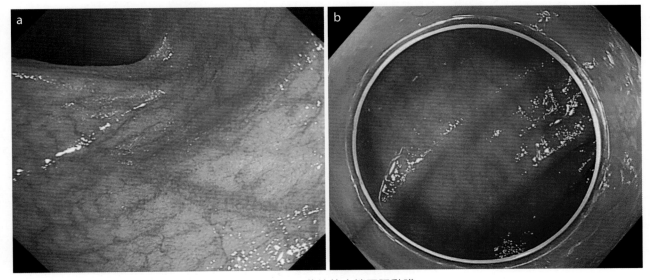

图 18.16　萎缩的末端回肠黏膜

　　a. 右半结肠切除术后患者，萎缩的末端回肠黏膜；b. 另一位右半结肠切除术后的患者，末端回肠黏膜明显萎缩，即便配带透明帽也无法观察到天鹅绒样的末端回肠黏膜。

18.2 正常变异

18.2.1 直肠非特异性红斑

通常是无症状的受检者在肠镜检查中意外地发现，这类直肠黏膜的红斑也被称为"直肠麻疹"（图 18.17）。没有证据可以证实这一征象与某些组织病理学改变存在关联。

18.2.2 结肠镜所导致医源性黏膜损伤

结肠镜，特别是结肠镜镜身可导致医源性的肠黏膜损伤。镜身与黏膜的摩擦可使得黏膜糜烂、充血（图 18.18）。这种损伤在肠管呈锐角的区域可以更为严重。

18.2.3 假性（吸吮样）息肉

当内镜医师用力吸引黏膜并将其一部分吸入内镜的孔道中时，肠黏膜会在局部形成一个息肉样的隆起（图 18.19a）。这类"吸吮样息肉"通常会在几分钟内自行消退。其周围的吸吮痕迹（圆形的充血红斑）可将其与真正的肠息肉鉴别开来（图 18.19b）。

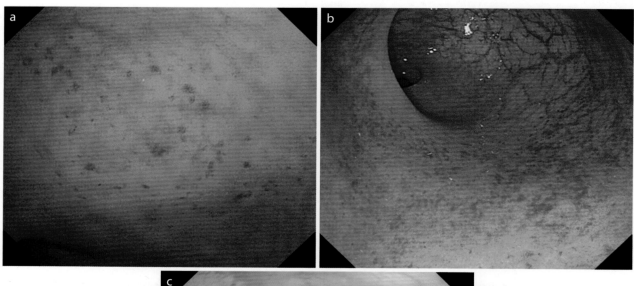

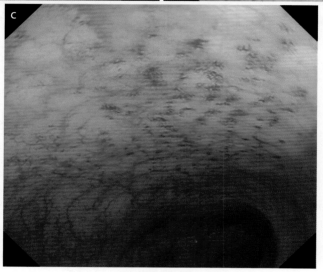

图 18.17 直肠的非特异性红斑

a. 直肠黏膜红斑；b. 直肠麻疹；c. 非特异性红斑。

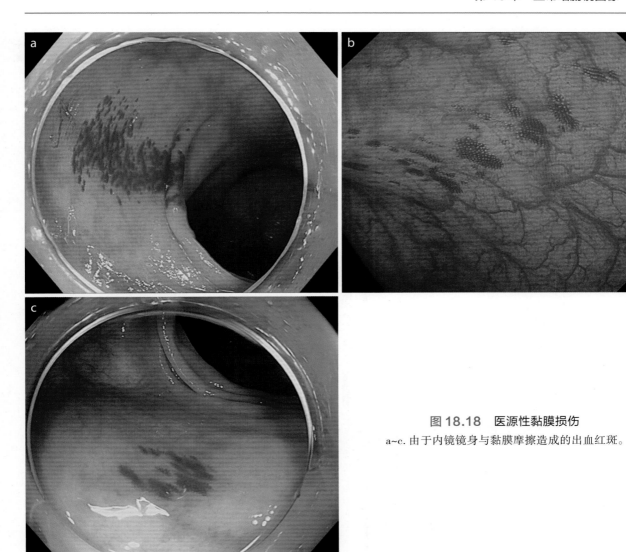

图 18.18 医源性黏膜损伤
a~c. 由于内镜镜身与黏膜摩擦造成的出血红斑。

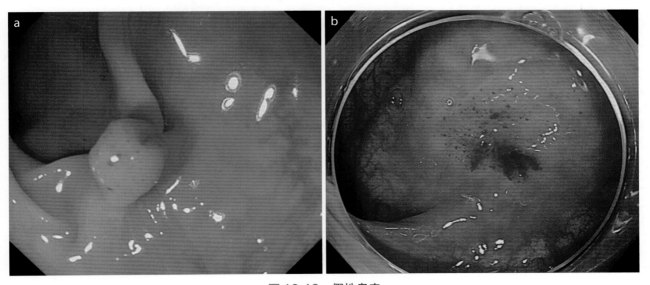

图 18.19 假性息肉
a. 吸吮样息肉；b. 吸吮样息肉消退后留下的吸吮痕迹（红斑）。

18.2.4 淋巴滤泡

有时可在血管周围观察到红色的环形结构，如同从树干发出的树枝一样（图 18.20a）。这些红色的圆环在组织学上被认定为淋巴滤泡。同一征象在阑尾开口周围也经常会被发现，这一现象也被称作盲肠环。

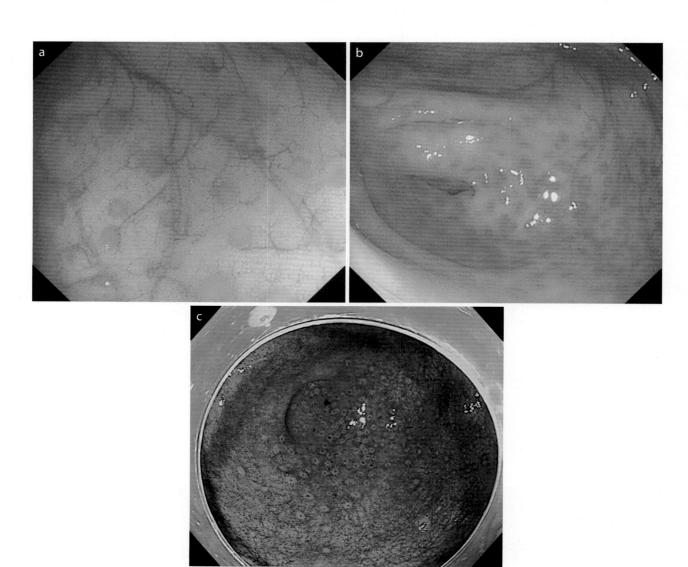

图 18.20 淋巴滤泡

a. 血管周围的红色圆环；b. 盲肠环；c. NBI 图像下，盲肠环显示为周围伴白色光环的深褐色斑点。

18.2.5 阑尾内翻

阑尾开口通常看上去像一个新月形的壁龛一样，然而当它在肠腔内发生内翻时，其外观可表现为息肉样的隆起（图18.21a、b）。在一些急性阑尾炎的患者中，阑尾开口可表现为肿块样的黏膜凸起，阑尾开口旁的黏膜充血、水肿改变（图18.21c），可用以鉴别阑尾炎与单纯的阑尾开口内翻。由于阑尾残端有时也容易与内翻的阑尾开口混淆，此时应当确认阑尾切除手术的病史。

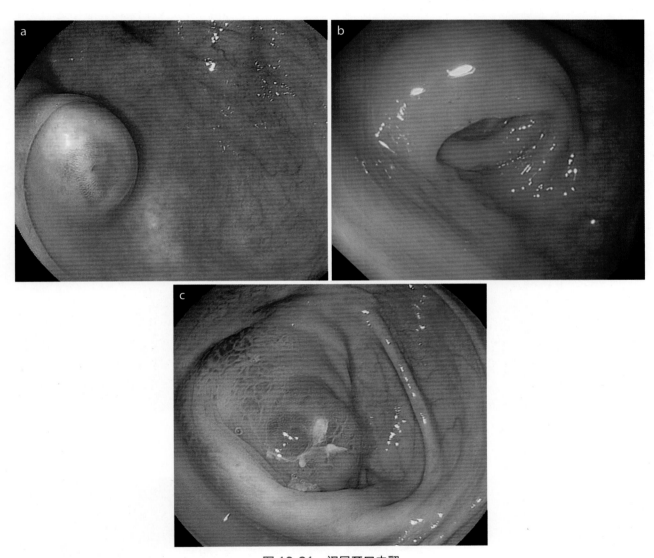

图18.21 阑尾开口内翻

a. 一处内翻的阑尾开口；b. 肿块样的阑尾内翻；c. 急性阑尾炎中隆起的阑尾开口，形似阑尾开口内翻。二者应加以鉴别。

18.2.6　阿弗他溃疡

阿弗他（aphtha）一词本意为溃疡；多年以来用于描述发生在黏膜表层的微小溃疡病变。阿弗他溃疡最常见的外观表现为灰色调或者是黄色调的表面，周围环绕一圈红色晕（图18.22a）。阿弗他溃疡可见于若干种疾病，如克罗恩病，但也见于无症状的健康人群。遇见这种情况时，无须做进一步的检查，除非病理活检发现了特异性的改变或者是患者有某些高度可疑为克罗恩病的症状。美国结直肠癌多学科工作组提出，对于已确诊的或者是可疑炎症性肠病的患者，应避免使用磷酸钠盐进行肠道准

备。磷酸钠盐可导致肠道黏膜表面发生类似于早期炎症性肠病的表浅黏膜改变（图18.22b）。

18.2.7　子宫颈

当内镜医师将镜头插入直肠时，应当使用手指进行引导。在对女患者进行插镜时，忽略这一步骤有可能会导致内镜先端滑入阴道，以至于将子宫的宫颈部分误认为是肿块或其他病理性改变（图18.23）。鳞状上皮细胞覆盖的白色调阴道管腔与柱状上皮细胞覆盖的粉色调子宫颈管腔泾渭分明。

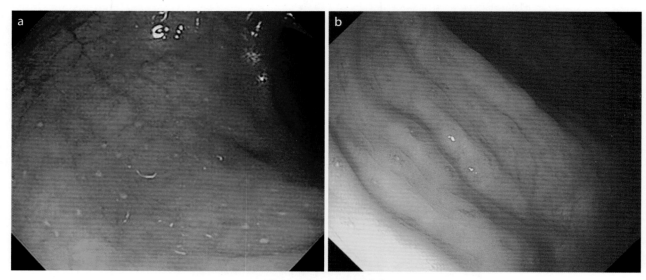

图18.22　阿弗他溃疡

a. 非特异性阿弗他溃疡；b. 克罗恩病的阿弗他溃疡。

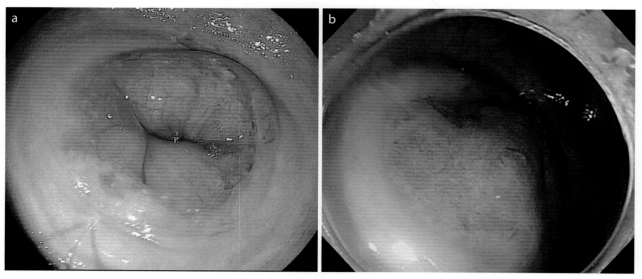

图18.23　子宫颈（子宫颈时常被误认为是病理性改变）

18.2.8　正常的手术后改变

结肠手术后，分别可采取两段残留肠管的断端与断端之间、断端与侧壁之间或者是侧壁与侧壁之间三种不同样式的吻合方式。术后的外观改变较为多样，包括瘢痕、黏膜红斑、结节样改变、肉芽肿，以及血管扩张（图 18.24a、b）。右半结肠切除

术后的回结肠吻合口可表现为清晰、光滑的边界（图 18.24c、d）。镜下可观察到吻合口两侧天鹅绒样的小肠黏膜与光滑有光泽的结肠黏膜的些许差异。结肠 - 结肠吻合口表现为光滑的、白色调的曲线瘢痕（图 18.24e）。有时在吻合口周围还可观察到较为粗大的静脉血管、残留的缝线及金属吻合钉。

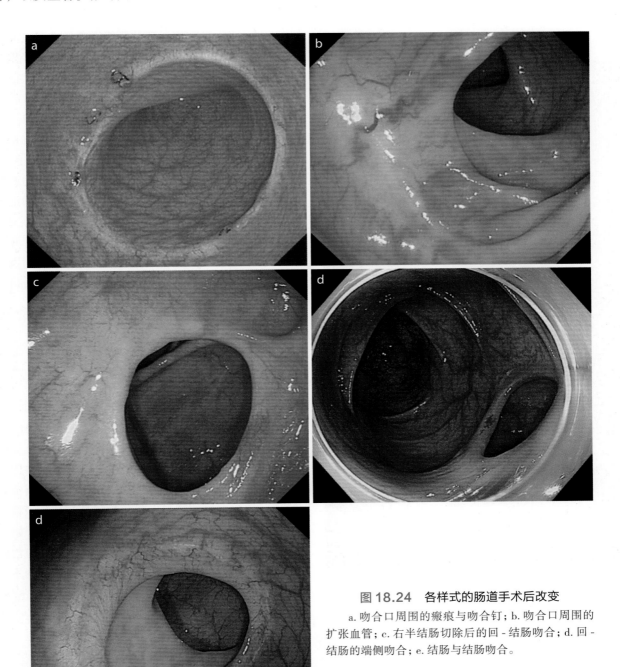

图 18.24　各样式的肠道手术后改变

a. 吻合口周围的瘢痕与吻合钉；b. 吻合口周围的扩张血管；c. 右半结肠切除后的回 - 结肠吻合；d. 回 - 结肠的端侧吻合；e. 结肠与结肠吻合。

18.2.9 阑尾残端

当阑尾被切除后，通常可以看到内翻的阑尾残端，外形如同隆起的息肉一样（图 18.25）。阑尾残端的蠕虫样外观和光滑的表面可将其与结肠新生物鉴别开来。明确先前的阑尾手术史是有必要的，因为将阑尾残端误判作结肠息肉实施圈套器切除会有很高的穿孔风险。

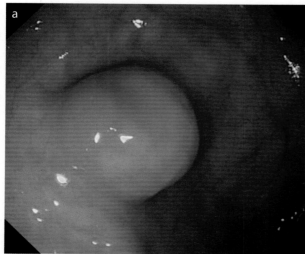

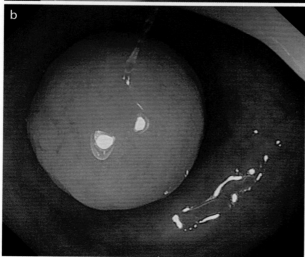

图 18.25 阑尾残端
a、b. 息肉样的阑尾残端。

18.2.10 腹壁造口

腹壁造口是外科手术创造出来的将部分结肠或回肠肠管与外部环境相连的开口结构（图 18.26）。结肠镜检查开始前，必须仔细地检查造口周围并且用手指触诊与造口缝合在一起的那部分肠管。触诊的目的是明确管腔内是否存在异常情况，并且预估造口处肠管管腔的宽度。手术后残留肠管的过快蠕动及术后粘连所导致的肠管锐角形成有可能增加内镜通过造口的难度。描述包含腹壁造口步骤的外科手术的英文单词会以 ostomy 后缀结尾，比如 colostomy 或者是 ileostomy。colostomy（结肠造口术）指的是将结肠肠管拉到位于前腹壁的切口并将其缝合、形成开口的手术。ileostomy（回肠造口术）指的是将回肠与皮肤开口处建立连接通道的手术。由于小肠的内容物比大肠的内容物具有更强的刺激性，较之大肠造口术，小肠造口术需要更为精细的皮肤护理。腹壁造口可以有 1 个（末端造口）或 2 个开口（双筒样造口）。正常的腹壁造口肠管开口管径应该足够大，并且周围观察不到术后的周围皮肤脱垂或皮肤破溃。如果小指无法顺利通过造口处的肠管，则有必要对造口进行扩张处理。

18.2.11 充分的肠道准备

充分肠道准备的判断标准为，内镜医师可以在完成结肠镜检查后基于内镜所见准确地给出随访间期的建议，以及全结肠内直径＞5mm 的息肉的发现率。门诊行结肠镜检查的患者因肠道准备不充分（图 18.27a）而需要在 1 年之内复查结肠镜的比例不应超过 15%。在此强烈推荐分次法服用泻药清洁肠道，较为理想的第二次服药时间是在结肠镜检查开始前的 4~6h，并且服药结束时间距检查开始至少 2h。单次法服用泻药清肠会使得小肠内的食糜形成附着在近端结肠表面的一层薄膜，这将会不利于平坦型病变的检出（图 18.27b）。结肠镜检查开始前，服用其他药物辅助清肠我们是不推荐的，然而，服用二甲硅油可有助于消除肠腔内的气泡（图 18.27c）。

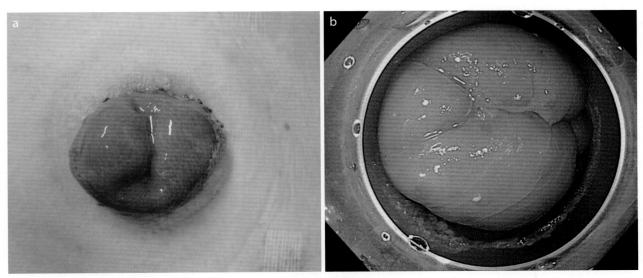

图 18.26　腹壁造口

a. 永久型腹壁造口；b. 克罗恩病患者的临时腹壁造口。

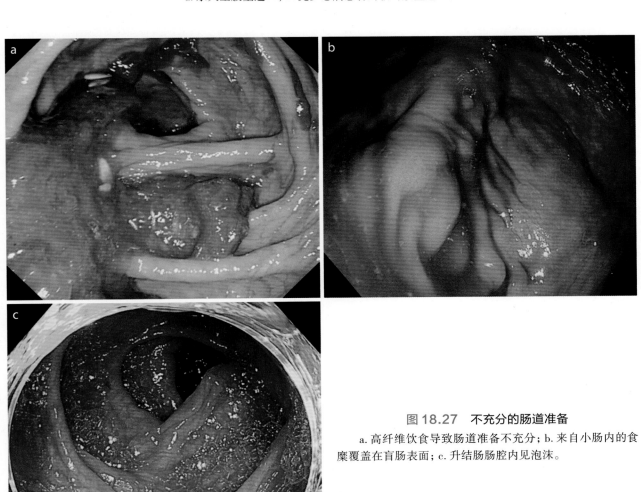

图 18.27　不充分的肠道准备

a. 高纤维饮食导致肠道准备不充分；b. 来自小肠内的食糜覆盖在盲肠表面；c. 升结肠肠腔内见泡沫。

趣味测验

一位 60 岁无任何临床症状、无既往史的男性人士接受结肠镜检查。肠道准备采用的是分两次服用磷酸钠盐的方法（两次的配比均为 1.5 盎司泻药溶于 10 盎司清水）。结肠镜检查发现其回肠末端（图 18.28a）和乙状结肠（图 18.28b）有多发的、环形、阿弗他溃疡，病变之间的肠黏膜均未见异常。没有引起阿弗他溃疡的疾病证据。该男性患者的实验室检查，包括白细胞计数、血红蛋白、红细胞沉降率，以及 C 反应蛋白均在正常范围之内。

对于以上病变，诊疗计划是怎样安排的呢？

答案及更多详细内容请见本书"20.3.3 肠道准备相关结肠炎"。

答案：对于这类非特异性的回肠及乙状结肠的阿弗他溃疡，完全可以采用继续观察的方式来处理，因为这一现象在使用磷酸钠盐清肠后会时常遇到。这种情况是克罗恩病的可能性极小。对于已经确诊或者是怀疑患有炎症性肠病的患者，不建议使用磷酸钠盐进行肠道准备，因为这会引起肠黏膜表面发生异常改变，从而与早期的炎症性肠病黏膜难以区分。

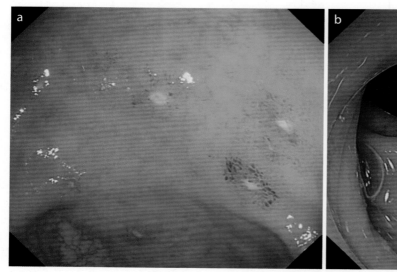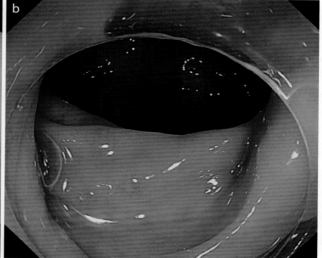

图 18.28　结肠镜检查发现

a. 末端回肠可见多发的环形阿弗他糜烂，糜烂灶之间的黏膜未见异常；b. 乙状结肠可见数个阿弗他糜烂。

第 19 章　炎症性肠病

Byong Duk Ye

19.1　定义

　　炎症性肠病（inflammatory bowel disease，IBD）是慢性、临床上不可治愈的炎性胃肠道疾病，其发病原因尚不得而知。通常，炎症性肠病包括两种疾病，即克罗恩病（CD）和溃疡性结肠炎（UC）。此外，累及胃肠道的白塞病（BD，另译为贝赫切特综合征，白塞综合征译者注）也同样被归类为炎症性肠病。本章节将详细呈现克罗恩病、溃疡性结肠炎，以及胃肠道的白塞病的临床及内镜下特征。

19.2　炎症性肠病行结肠镜检查的指征

　　对于可疑炎症性肠病的患者，结肠镜检查可以直接观察回结肠黏膜的形态学改变，并且可活检组织送病理检查。因此，现阶段结肠镜检查对于炎症性肠病的诊断及鉴别诊断极为重要。然而，结肠镜检查为一项有创操作，在其过程中可诱发肠穿孔、出血，以及中毒性巨结肠等并发症，尤其是炎症性肠病活动期的患者。因此，临床医师应当全面掌握炎症性肠病患者行结肠镜检查的适应证及禁忌证（表 19.1）。

表19.1　IBD 结肠镜检查的适应证和禁忌证

适应证	禁忌证
IBD 的诊断	患者拒绝
IBD 的鉴别诊断	患者医从性差
评估新出现的症状	可疑肠道穿孔
评估疾病的活动度	爆发性结肠炎
评估治疗效果	
评估影像学异常	
克罗恩病术后复发的诊断	
监测异型增生及癌变	
镜下治疗（狭窄段的扩张、 　切除异型增生病变等）	

19.3　溃疡性结肠炎

19.3.1　临床表现

溃疡性结肠炎（UC）是累及黏膜层和黏膜下层的结肠慢性炎症性肠病。其发病机制尚不明确，临床上没有可将其治愈的方法。患者通常是在青少年期或成年的早期被诊断 UC 之后，间断地周期性出现慢性血便、黏液便，以及里急后重等症状。大量的腹泻和血便可在一些重症病例中发生，这一情况必须立即收入院并给予加强治疗。药物治疗是 UC 患者的主要治疗。药物治疗应当基于疾病的严重程度、累及范围，以及预后来决定。处于疾病活动期的 UC 患者需要通过有效药物治疗而达到临床上的缓解，随后要接受强制性的维持治疗以巩固疗效。治疗 UC 的药物包括口服或局部用的 5- 氨基水杨酸、糖皮质激素、硫嘌呤、环孢素，以及抗 TNF-α 制剂和抗整合素。理论上，全结肠切除可以治愈 UC。现阶段的标准术式为全结肠切除加上回肠储袋 – 肛管吻合术。但是，术前应当充分考虑到手术对生活质量的影响及回肠储袋发生炎症的可能。外科手术通常适用于药物治疗困难或者是出现严重并发症，如出血、穿孔及结肠炎相关肿瘤形成的病例。

19.3.2　内镜下表现

19.3.2.1　病变的范围

UC 的典型内镜下特征是呈连续性分布的炎性改变，无跳跃性分布，并且几乎所有的病例都可以见到直肠受累及。根据炎症累及的范围，UC 可分为溃疡性直肠炎（炎症累及距肛缘 15cm 的范围内），左半结肠炎（炎症累及范围不超过结肠脾曲），广泛结肠炎（炎症范围超过脾曲）。当炎症累及肛门口至盲肠的全部结肠黏膜时，被称作为"全结肠炎"（图 19.1）。发生炎症的肠黏膜与正常肠黏膜之间通常有较为清晰的界线（图 19.2），但这一界线有时也会变得不甚清晰（图 19.3）。在少数情况下，部分全结肠炎患者的炎症会累及末端回肠，这一现象被称作"反流性回肠炎"，在合并原发性硬化性胆管炎的患者中较为常见（图 19.4）。与传统观念所认为的 UC 的炎症呈连续性分布不同，有文献报道称在近端结肠如阑尾开口旁，病变也同样会呈跳跃性分布。这种现象被称作盲肠片状炎症或阑尾开口炎症（图 19.5）。近端结肠的炎症合并远端结肠的炎症比如说溃疡性直肠炎，而中间的大部分肠黏膜都是正常的，这一现象也被认为是 UC 的内镜下特征之一（图 19.6）。因此，认为 UC 内镜下特征是炎症呈连续性分布这一传统观念，近期遭到了挑战。

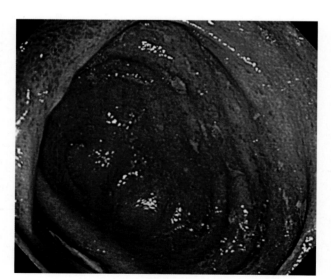

图 19.1　全结肠炎患者的弥漫性炎症伴多发溃疡

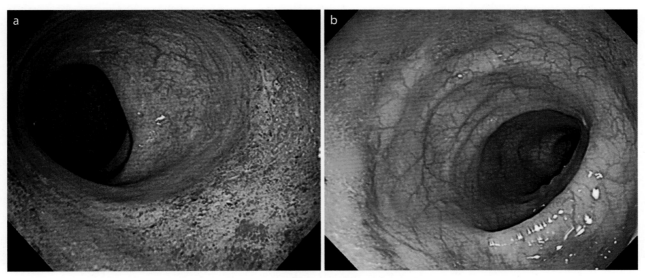

图 19.2　正常肠黏膜与炎症肠黏膜之间的清晰界线
a. 直肠；b. 乙状结肠。

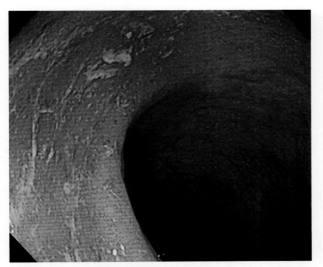

图 19.3　可见正常肠黏膜与炎症肠黏膜之间的界线变得模糊

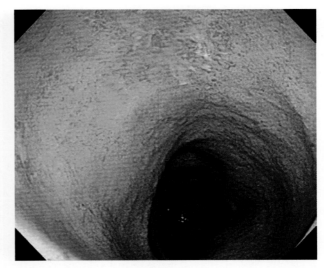

图 19.4　反流性回肠炎的黏膜水肿、粗糙伴浅溃疡形成

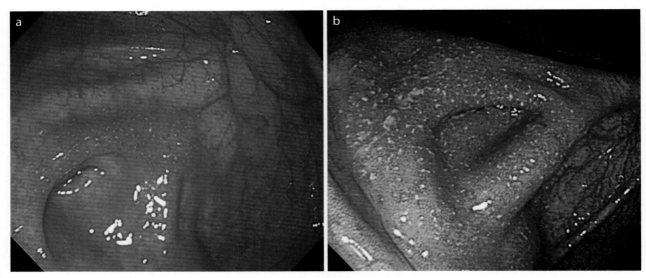

图 19.5　阑尾开口炎症

a. 阑尾开口附近小范围的炎症；b. 炎症范围进一步扩大。

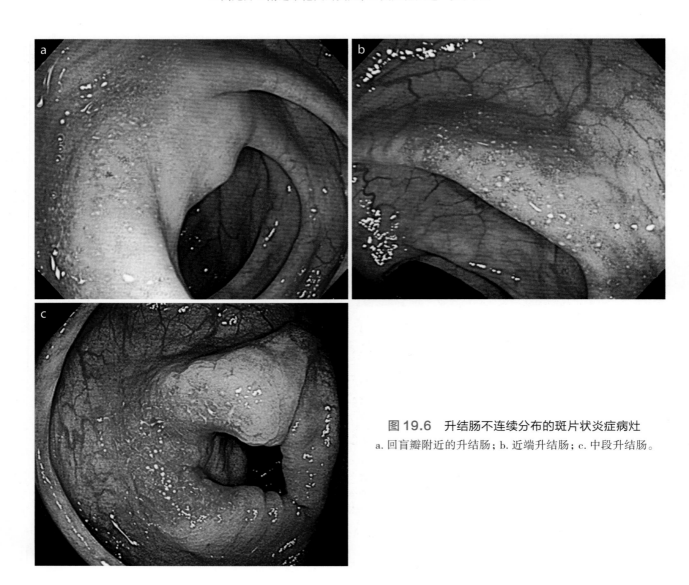

图 19.6　升结肠不连续分布的斑片状炎症病灶

a. 回盲瓣附近的升结肠；b. 近端升结肠；c. 中段升结肠。

19.3.2.2 内镜下表现

（1）疾病活动期：由于 UC 并没有可以对应某种特异性病理学改变的内镜下特征。因此，当患者有相应的临床病史、症状及体征，并且在内镜下观察到以下征象时，应当考虑 UC 这一诊断。

①血管纹理模糊（图 19.7）：与正常的结肠黏膜相比，早期炎症阶段可出现血管纹理模糊和不规则等改变。当炎症发展到重症阶段时，正常血管纹理可随之消失。

②黏膜红斑（图 19.8）：黏膜血管充血和扩张会造成黏膜呈红斑样改变。

③颗粒样改变（图 19.9）：颗粒样改变指的是肠黏膜表面布满粗糙的不规则细小颗粒，与之对应的正常肠黏膜表面光滑。

④水肿（图 19.10）：炎症会导致黏膜发生水肿，并且会随着炎症的发展而加重。在重度水肿的情况下，管腔会呈现狭窄样的外观，然而这并不意味着管腔真正的狭窄。

⑤黏膜脆性增加：发生炎症的肠黏膜轻触之即会出血。管腔充气后黏膜会自发地出血（图 19.11），

当炎症进一步发展后，甚至在没有任何外界刺激的情况下黏膜也会自发性出血（图 19.12）。

⑥渗出（图 19.13）：黏稠的脓性渗出在 UC 中很常见，并且渗出物会随着炎症的发展而大量增加。

⑦出血（图 19.14）：UC 患者的出血通常是炎症黏膜渗血，少有因血管破裂而发生的喷射样或大量出血。出血可由触碰或按压而触发，也可以是自发性的。

⑧溃疡（图 19.15）：在炎症还不是很严重的阶段，UC 的溃疡是表浅的小溃疡。然而当炎症较为严重时，则变成了大而深的溃疡。在这一阶段，溃疡呈现出多种多样形态及大小。有时看上去像克罗恩病那样的纵行溃疡。纵行和横行的溃疡交错有时也会表现出鹅卵石征，尽管并不常见。然而，UC 与克罗恩病的区别在于溃疡周边的黏膜改变。UC 的溃疡周边表现为充血、血管纹理模糊、颗粒样改变，以及黏膜脆性增加。然而克罗恩病的溃疡周边则大多是没有炎症的正常黏膜表现。因此，UC 的溃疡被称之为炎性溃疡，而克罗恩病的溃疡则被称之为散发溃疡。

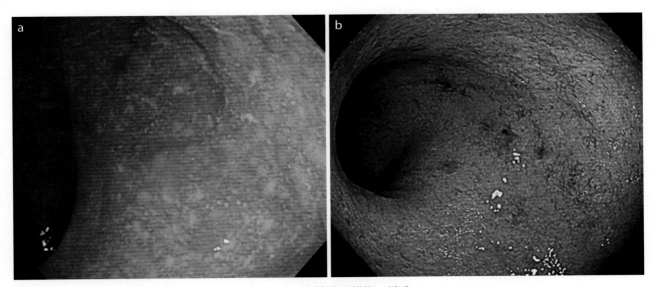

图 19.7 血管纹理模糊、消失

a. 黏膜下层血管纹理模糊伴有轻度颗粒样改变和黏膜充血；b. 随着炎症进一步加重，血管纹理消失、不可见。

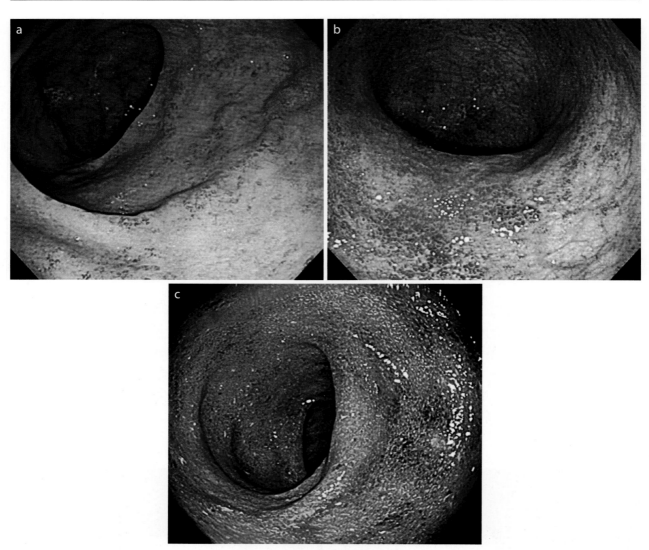

图 19.8　黏膜红斑改变
a. 轻度；b. 中度；c. 重度。

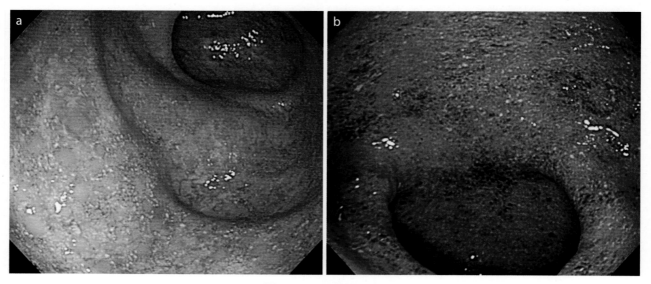

图 19.9　颗粒样改变
a. 轻度颗粒样改变；b. 粗大颗粒样改变。

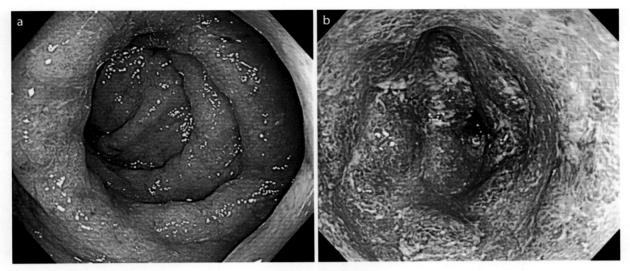

图 19.10　黏膜水肿

a. 黏膜重度水肿伴皱襞增厚；b. 重度的黏膜水肿使得肠腔看上去变窄。

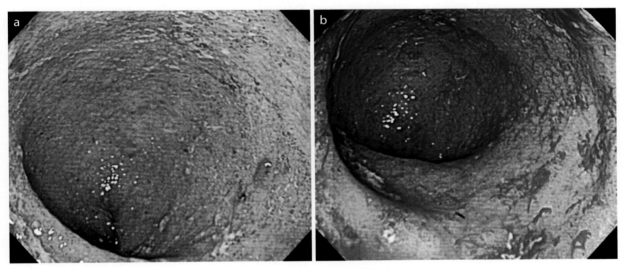

图 19.11　管腔充气扩张后的出血

a. 充气扩张前；b. 充气扩张后，可见多处渗血点。

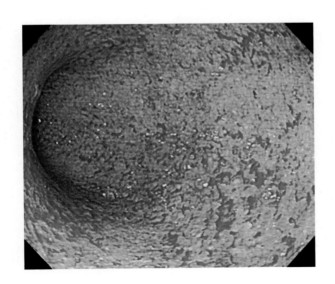

图 19.12　重症 UC 患者的多点出血

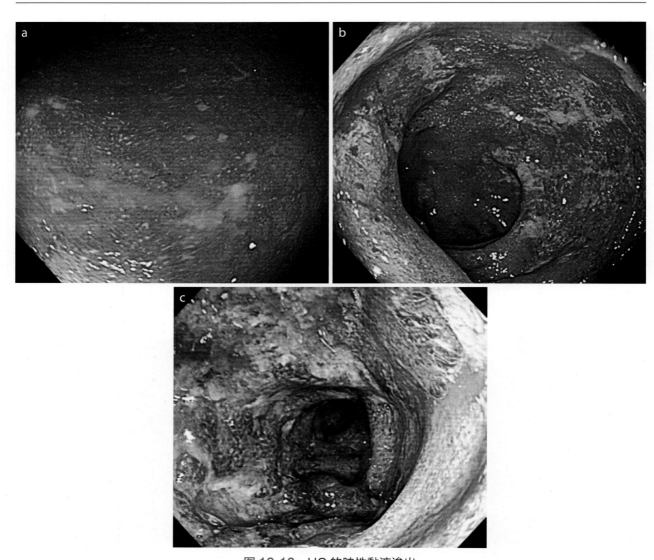

图 19.13　UC 的脓性黏液渗出

a. 轻度；b. 渗出物增厚伴黏膜脆性增加；c. 重症 UC 合并大量渗出和黏膜水肿。

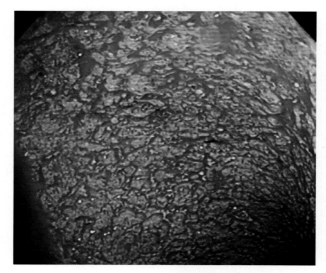

图 19.14　重症 UC 合并弥漫性黏膜渗血

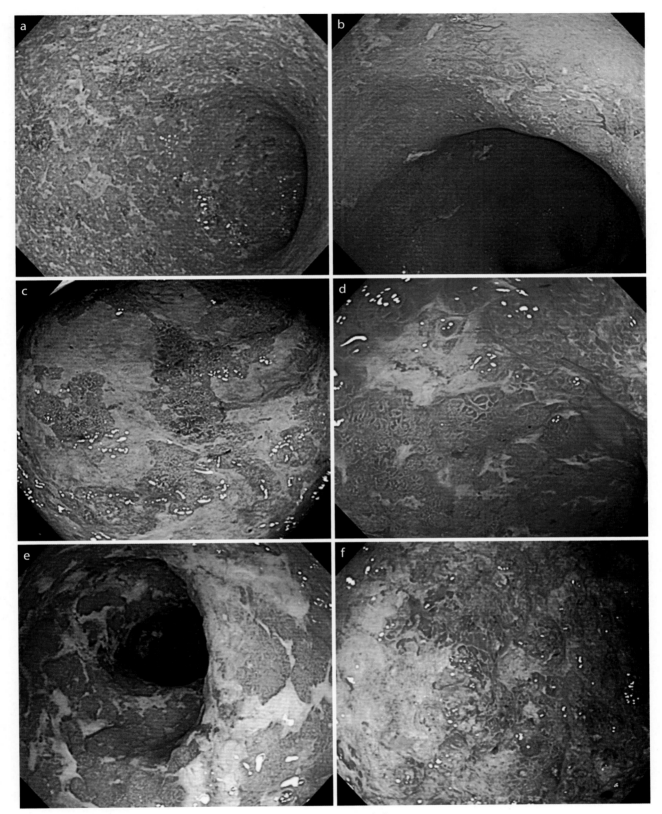

图 19.15 UC 溃疡

a、b.表浅小溃疡；c.表浅大溃疡；d、e.更大、更深的溃疡；f.弥漫分布的深溃疡伴周围黏膜炎症；g、h.纵行深溃疡；i~k.溃疡下方可见肌层显露，其余的黏膜在重度溃疡的背景下如同孤岛一样；l、m.铺路石征。

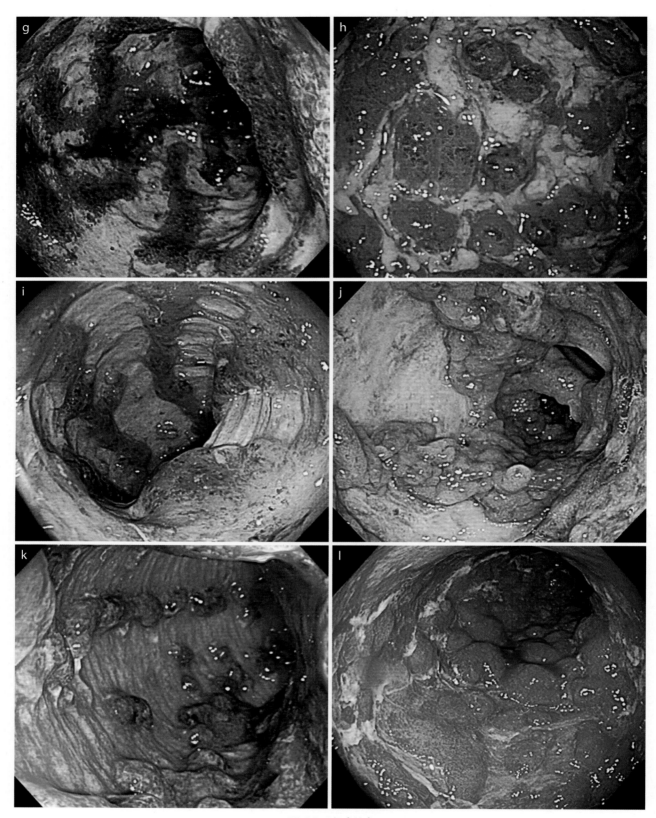

图 19.15（续）

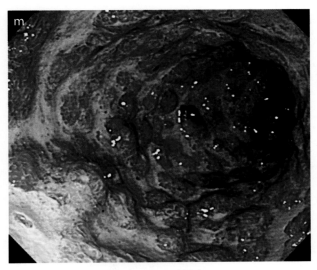

图 19.15（续）

⑨重症度评分：UC 有很多种镜下评估炎症活动度的评分系统。容易且常用的是 Mayo 内镜评分系统（表 19.2）。近来又提出了一套名为溃疡性结肠炎内镜下严重度指数（UCEIS）的评分并已通过认证（表 19.3）。

表 19.2　梅奥内镜评分系统

评分	内镜所见
0	正常或疾病静止期
1	轻度病变（黏膜红斑、血管结构欠清晰、轻度黏膜脆性增加）
2	中度病变（明显的黏膜红斑、血管结构消失、黏膜脆性增加、糜烂）
3	重度病变（自发性出血、溃疡）

表 19.3　UCEIS 的定义和评分

内镜下征象（病变最重处）	Likert 评分量表	定义
血管纹理	正常（1）	呈树枝状排列的边缘清晰或局部边界模糊的毛细血管网
	部分消失（2）	血管纹理结构部分消失
	消失（3）	血管纹理结构完全消失
出血	无（1）	无肉眼可见的出血
	黏膜表面（2）	镜头前方看到黏膜表面的一些点状或条形已凝固、可冲洗掉的血迹
	轻度肠腔内出血（3）	肠腔内可见游离的、液态的血迹
	中度或重度肠腔内出血（4）	镜头前方可见明显的活动性出血或者是将肠腔内的血迹冲洗干净后，依然可以观察到黏膜的活动性渗血
糜烂及溃疡	无（1）	正常黏膜，无肉眼可见的糜烂或溃疡
	糜烂（2）	微小（≤5mm）的黏膜缺损，表面呈白色或黄色，周围边缘平坦
	表层溃疡（3）	较大（>5mm）的黏膜缺损，表面覆以不连续的纤维，但病变依然表浅
	深溃疡（4）	较深层的黏膜缺损，周围边缘轻微隆起

（2）疾病静止期：轻微的炎症缓解后，结肠黏膜表面如同正常黏膜的外观一样，有时甚至难以辨别该处是否发生过炎症。然而，当中度或重度的炎症缓解后，再生的血管纹理会变得稀疏且紊乱，周围伴有白色的瘢痕。有时在过度伸展的瘢痕之间，会有憩室样结构形成，这一现象被称作假性憩室（图 19.16）。

溃疡愈合后，黏膜表面会呈现息肉样外观。这些息肉样的结构被称作"炎性息肉"或"假性炎性息肉"。炎性息肉的大小、形态、数目及表面结构均多种多样（图 19.17）。深层溃疡愈合后，黏膜表面会形成桥梁样的外观（黏膜桥）。炎性息肉同样可见于炎症的活动期（图 19.18）。

长期的重度炎症可使得结肠的肠腔变窄，结肠袋消失。这些改变给结肠所带来的是"铅管样"外观（图 19.19）。同时还有结肠长度的缩短。

重度炎症过后，UC 的管腔狭窄段长度一般要短于克罗恩病的管腔狭窄段（图 19.20）。需要重点鉴别的是良性与恶性的管腔狭窄。长期患有 UC 的患者，应当在每处狭窄段都要警惕恶性狭窄的可能，狭窄段附近应当常规进行活检。由于活检的诊断敏感性较为有限，对于病程较长的 UC 患者来说，应当考虑外科手术切除肠管的狭窄段。

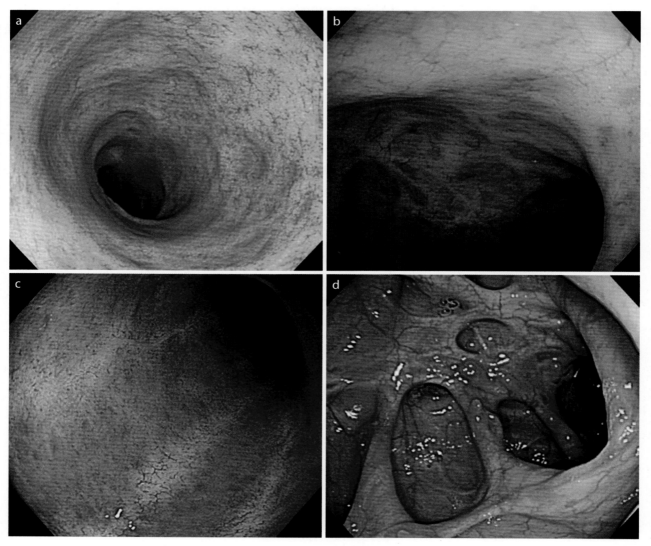

图 19.16　UC 的静止期

a. 再生血管呈不规则、稀疏样式分布；b. 活动性炎症治愈后形成的白色瘢痕改变；c. 线形白色瘢痕；d. 广泛的瘢痕形成，伴有假性憩室形成。

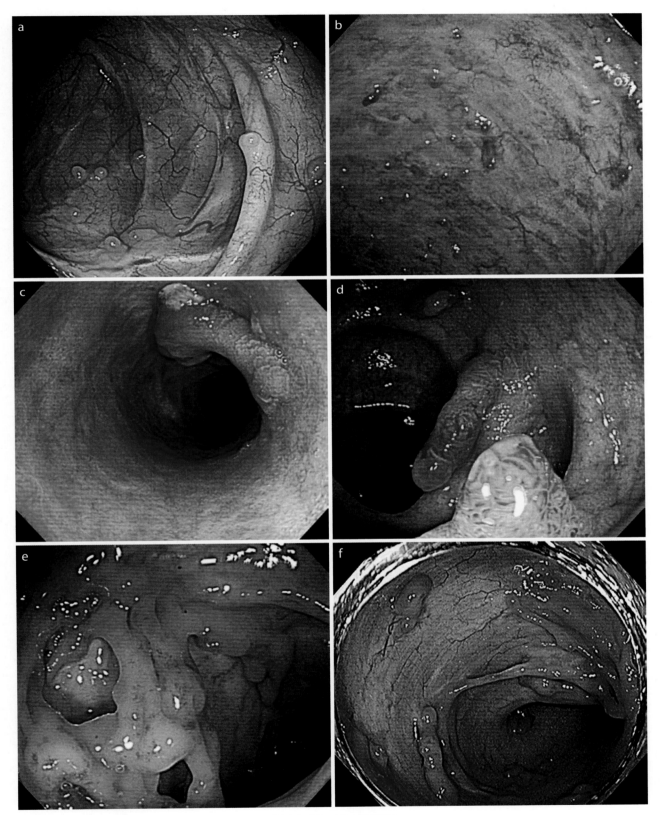

图 19.17　炎症性息肉

　　a. 多发的小假性息肉，伴有白色瘢痕；b. 活动性炎症消退后形成的白色瘢痕，再生的血管呈不规则、稀疏样分布；c. 长条形假性息肉；d. 大小形态不一的假性息肉伴有白色瘢痕；e、f. 黏膜桥。

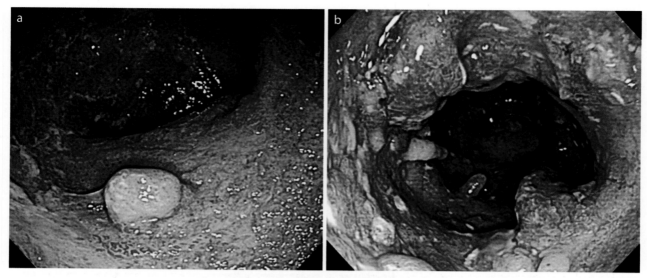

图 19.18　活动期 UC 的炎性息肉
a. 孤立的炎性息肉；b. 多发炎性息肉。

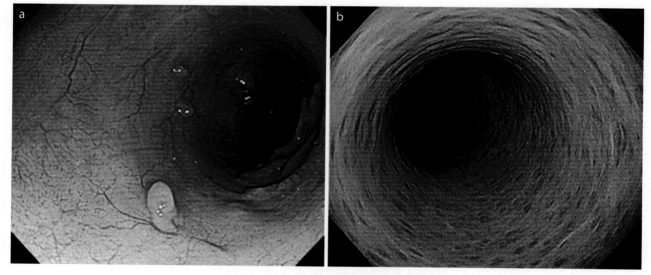

图 19.19　长期炎症反应后的管腔改变
a. 结肠袋退化伴多发假性息肉；b. 黏膜皱襞消失伴有广泛瘢痕形成。

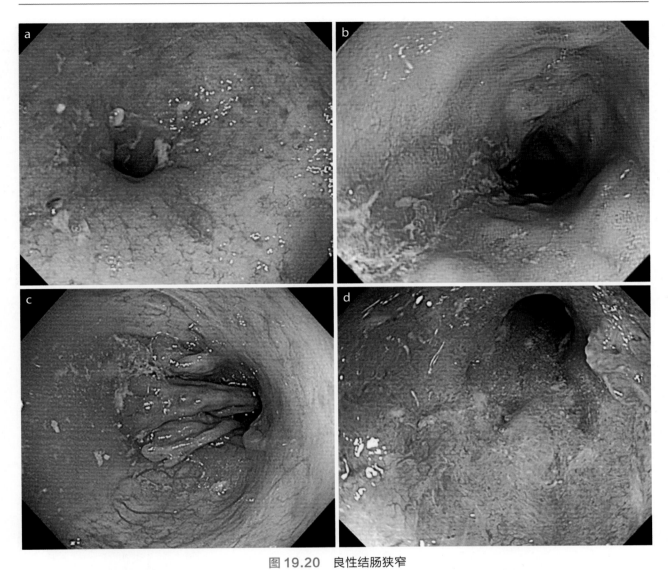

图 19.20　良性结肠狭窄

a. 结肠镜无法通过狭窄段；b. 狭窄段附近可见活动性炎症；c. 乙状结肠管腔狭窄伴假性息肉；d. 直肠管腔狭窄。

（3）溃疡性结肠炎并发原发性硬化性胆管炎（图19.21）原发性硬化性胆管炎（primary sclerosing cholangitis，PSC）是UC的肠外表现之一。与不合并PSC的UC相比，合并PCS的UC更具有特征性。首先，结肠黏膜的炎症通常并不十分严重。第二，直肠黏膜通常不被累及。第三，全结肠炎的发生率较高。第四，所谓的"反流性回肠炎"更为常见。

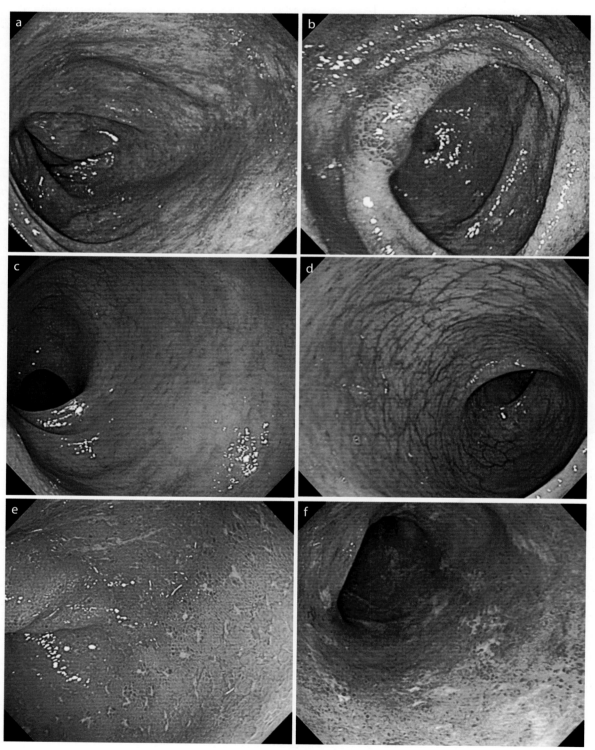

图19.21 UC伴发原发性硬化性胆管炎的内镜下特点

a、b.轻度炎症；c、d.直肠黏膜正常；e、f.反流性回肠炎。

19.3.2.3 异型增生与癌变

结肠黏膜的异型增生与癌变风险随着 UC 患病时间延长而上升。检出发生在炎症背景黏膜的早期异型增生是困难的。当异型增生发展到肉眼可见的程度时，称作异型增生相关病变或肿块（dysplasia-associated lesion or masses，DALM）。然而，DALM 并不是一个特定名词，不易于理解。最新的相关 国 际 共 识 SCENIC（Surveillance for Colorectal Endoscopic Neoplasia Detection and Management in Inflammatory Bowel Disease Patients：International

Consensus Recommendations）建议以肠息肉的巴黎分类（Paris classification）为基准对这类病变进行表述，需要补充的信息是病变的表面溃疡形成情况及病变的边界（图 19.22）。

UC 相关结肠癌的表现较为多样化，通常，这类病变表现出明显的浸润性并且边界不是十分清晰。同时也可以观察到溃疡性肿块、息肉样肿块及管腔狭窄等表现（图 19.23）。合并 PSC 的 UC 患者被认为有更高的异型增生和癌变风险。

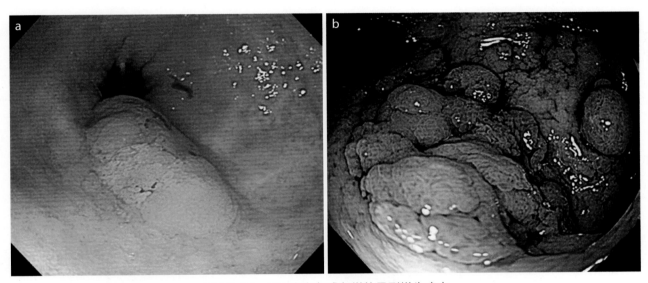

图 19.22　UC 患者各式各样的异型增生病变

a. 一位有 18 年 UC 病史的女性患者被发现一处边界清晰的无蒂低级别异型增生病变；b. 一例 9 年 UC 及 11 年 PSC 病史的女性患者见浅表隆起型高度异型增生，边界不清。

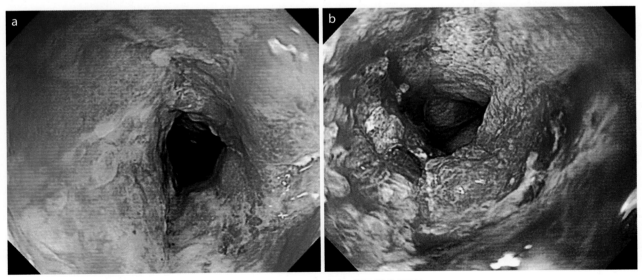

图 19.23　UC 患者各式各样的肠癌

a~c. 弥漫浸润型直肠癌，伴有肠腔狭窄；d. 肝曲的浸润型癌；e. 溃疡型直肠腺癌；f. 降结肠溃疡型腺癌；g、h. 乙状结肠息肉样腺癌。

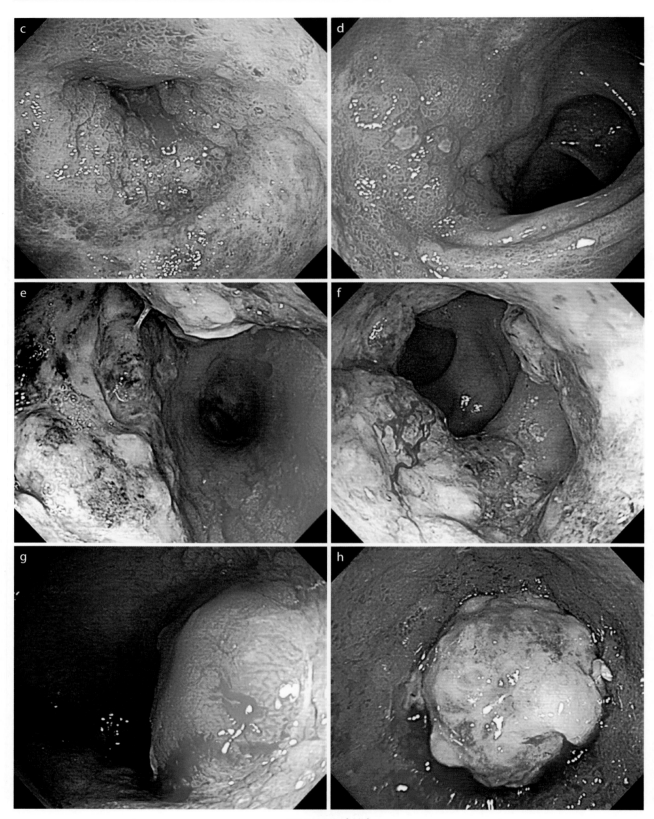

图 19.23（续）

19.3.2.4　回肠储袋炎

接受全结肠切除加回肠储袋 - 肛管吻合术的 UC 患者中，末端回肠有可能被炎症波及，称作回肠储袋炎。回肠黏膜表现为充血、水肿、脆性增加及溃疡形成，形似活动期 UC 的黏膜改变。这类病变的严重程度和累及范围较多变（图 19.24）。留有直肠残端的患者有可能会出现"残端直肠炎（cuffitis）"（图 19.25）。

19.3.2.5　溃疡性结肠炎的胃十二指肠病变

传统意义上，UC 被认为是炎症仅限于结肠的疾病（反流性回肠炎除外）。然而，近来有报道称 UC 患者同样会出现慢性的胃十二指肠病变（图 19.26）。UC 胃十二指肠病变的临床意义尚不明确，诊断这类病变的共识标准也同样尚未建立。

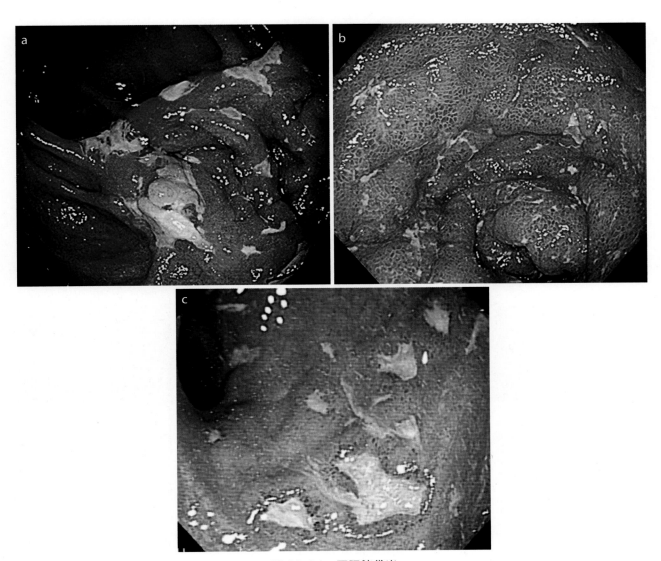

图 19.24　回肠储袋炎

a. 轻到中度回肠储袋炎伴有渗出和表浅溃疡；b. 弥漫性回肠储袋炎伴多发溃疡；c. 重度回肠储袋炎伴多发大溃疡。

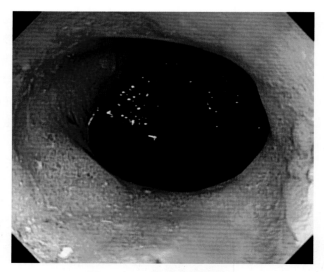

图 19.25 轻度残端直肠炎

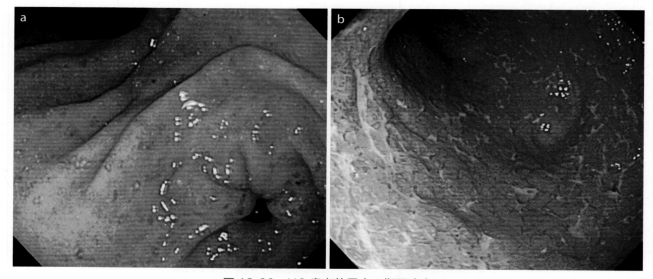

图 19.26 UC 患者的胃十二指肠病变

a. 胃窦部多发阿弗他样病变及黏膜充血；b. 与结肠病变类似的十二指肠球部弥漫性炎症及浅表溃疡。

19.4　克罗恩病

19.4.1　临床表现

克罗恩病（Crohn disease，CD）是一类发生于消化道的慢性炎性性疾病，病变可累及自口腔至肛门口的全部消化道黏膜。与 UC 相同，克罗恩病的病因不明并且无法治愈。较常见的临床表现有慢性腹痛、体重减轻及腹泻（常见于青少年患者）。有趣的是，克罗恩病的肛周脓肿在疾病确诊前、发病中和确诊后均可出现。克罗恩病的活动度随着时间的推移而变化，肠道损伤却是逐渐累积的。与 UC 不同，克罗恩病主要表现为透壁的炎症，并且肠腔的狭窄及肠道穿孔在病程较长的患者中会经常出现。肠道穿透包括单纯的肠道穿孔、肠管之间瘘管形成、肛周瘘管形成，以及肠管与膀胱、阴道等相邻器官之间形成瘘管。因此，患者在患病过程中需要反复接受手术治疗。与 UC 相同，活动期的克罗恩病需要通过药物治疗来达到临床缓解，随后也同样需要接受长期的维持治疗以巩固疗效。治疗克罗恩病的药物包括 5- 氨基水杨酸钠、抗生素、糖皮质激素、嘌呤、甲氨蝶呤，以及生物制剂（包括抗 TNF-α 制剂、抗整合素制剂及抗 IL-22/23 制剂）。除药物治疗外，患者还要适时接受手术治疗，时机取决于患者自身的状态。现阶段克罗恩病的治疗理念首先是要阻止肠道损伤的发展并且预防长期的并发症，这需要根据患者的预后及紧密的随访来制订个体化治疗方案。

19.4.2　内镜下表现

与 UC 不同，克罗恩病的病变呈跳跃性分布，炎性病变黏膜间为正常黏膜。通常，病变呈偏心性而非同心圆，炎症最常累及的部位是回盲部，但其他部位的肠道可同样受累。早期的克罗恩病病变表现为微小的环形充血，周围伴有水肿（图 19.27）。这类病变的数目不一。这类病变被认为是阿弗他样糜烂或溃疡的前期改变。

阿弗他样糜烂 / 溃疡是直径 <5mm 的扁平或略微凹陷的糜烂 / 溃疡（图 19.28）。病变周围通常伴有充血的圆环样改变。周围黏膜可以是正常表现也可以伴有血管纹理模糊。尽管阿弗他样糜烂 / 溃疡，特别是沿肠管长轴分布的纵向糜烂 / 溃疡是克罗恩病典型的早期病变（图 19.29），但类似改变也可以在其他炎性疾病中出现。

随着疾病进展，形态多样的大溃疡相应出现（图 19.30）。典型的表现是沿长轴分布的蛇形或轨道样外观（图 19.31）。

除纵行溃疡以外，地图样溃疡、横行溃疡也可以被观察到（图 19.32）。

当较深的纵行溃疡与横行溃疡相互连通后，溃疡之间那部分凸起的黏膜会形成像铺路石一样的改变，这也被称作铺路石征（图 19.33）。尽管铺路石征在病理学上讲并不是克罗恩病的特征性改变，在内镜下观察到铺路石征对疾病的诊断还是具有一定价值（图 19.33）。

慢性的深溃疡愈合后，肠腔会形成狭窄。通常，克罗恩病的狭窄段要长于 UC 的狭窄段，并且伴有铺路石征和溃疡形成（图 19.34）。

瘘管形成是克罗恩病的另一个特征，也是肠道穿透并发症的代表。有时，可以明显地观察到瘘管的开口。然而，在多数情况下，瘘管形成是不易被直接观察到的，只能通过瘘管微小开口周围的黏膜水肿、充血及假性息肉形成等征象来推测瘘管的存在（图 19.35）。

与 UC 相同，炎症缓解后会在黏膜表面形成瘢痕及假性炎性息肉（图 19.36）。

末端回肠是克罗恩病经常累及的部位，在做结肠镜时，当通过其他内镜下表现难以区分 UC 和克罗恩病的情况下，进入末端回肠观察这点至关重要。克罗恩病的结肠黏膜改变在末端回肠内均可以观察到。肠管切除、回肠 - 结肠吻合术后，在内镜下可以观察到新的末端回肠有炎症的复发，这一征象通常是在临床复发之前就可以见到。内镜下观察到的早期炎症复发表现为较小的阿弗他样溃疡，溃疡的数目及尺寸随着炎症的加重而增多、增大。在内镜下的炎症复发进展期，有时可以见到较大的溃疡并且伴有肠腔的狭窄（图 19.37）。Rutgeerts 评分量表被广泛用于评估手术后内镜下观察到的炎症复发的严重程度（表 19.4）。

与 UC 相同，病程较长的炎症同样可以发生癌变（图 19.38）。

由于克罗恩病可以累及消化道的所有部分，上消化道的克罗恩病也较为常见，其镜下征象与在回肠、结肠观察的改变是一致的（图 19.39）。

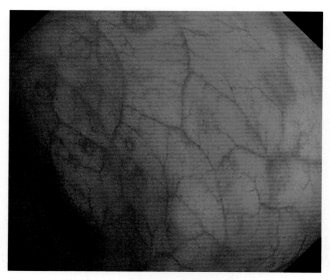

图 19.27   直肠内多发的充血样病变

这类病变被认为是克罗恩病的早期改变。

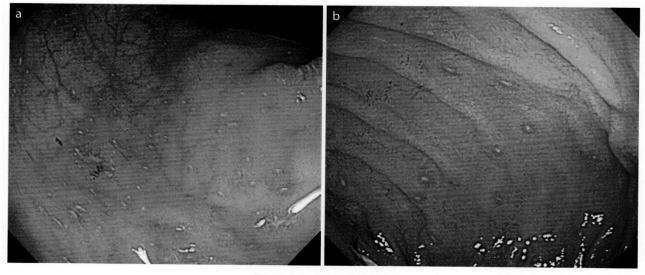

图 19.28   阿弗他样糜烂

a. 直肠；b. 末端回肠。

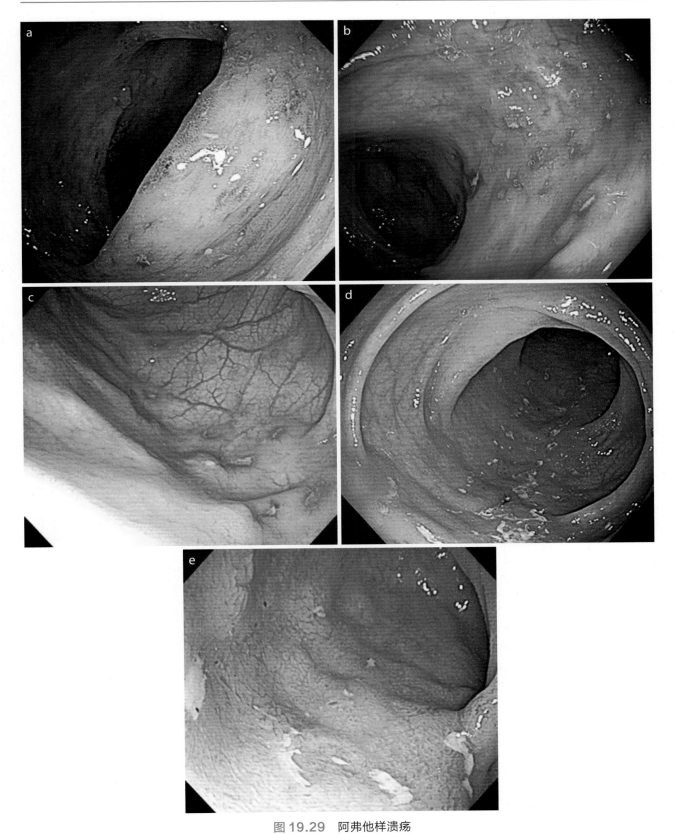

图 19.29　阿弗他样溃疡

a. 结肠内的多发阿弗他样溃疡；b~d. 结肠内纵行分布的阿弗他样溃疡；e. 末端回肠内纵行分布的阿弗他样溃疡。

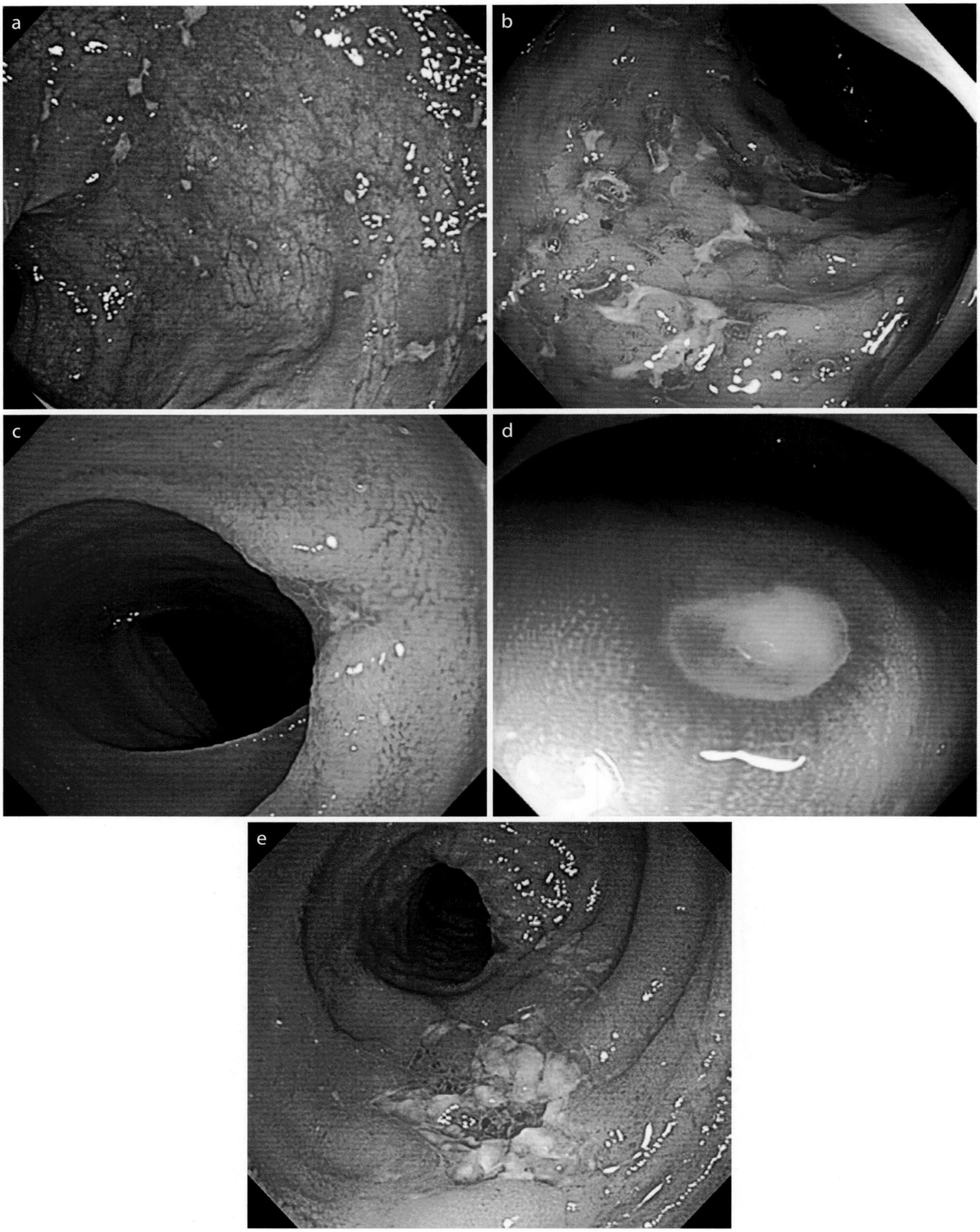

图 19.30　溃疡的多种形态

a、b. 纵行分布的浅表溃疡；c. 末端回肠的三角形溃疡；d. 结肠椭圆形溃疡；e. 末端回肠的边缘不规则圆形溃疡。

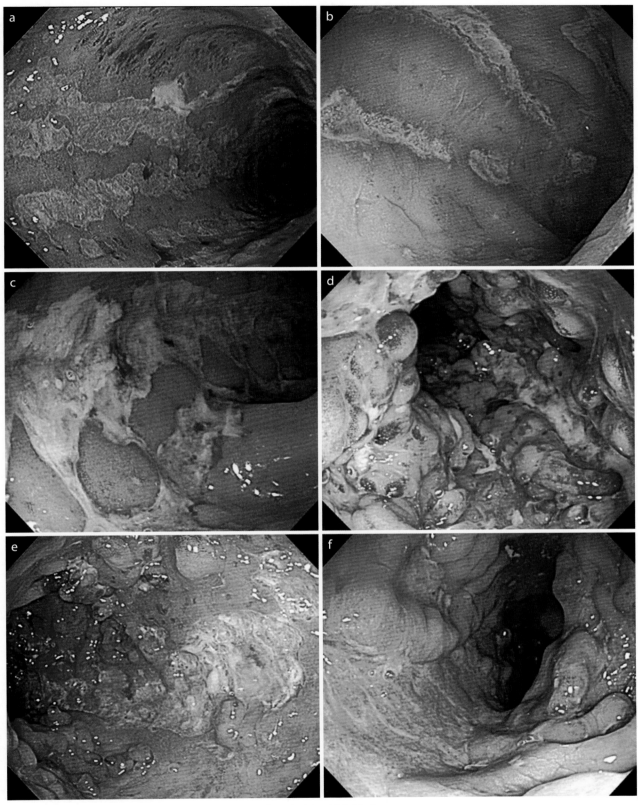

图 19.31 纵行溃疡

　　a、b.结肠内的纵行溃疡，呈现出轨道样外观；c.结肠边界不连续的纵行溃疡；d~f.纵行深溃疡，周边伴有结节样、充血样改变；g~i.末端回肠内的纵行溃疡。

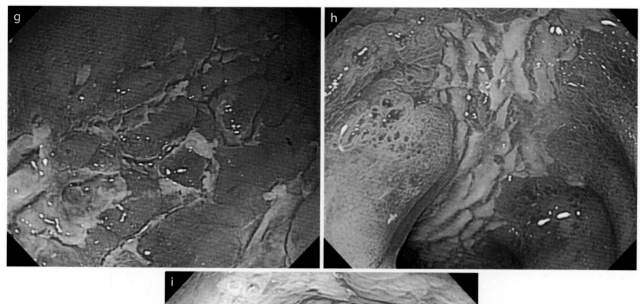

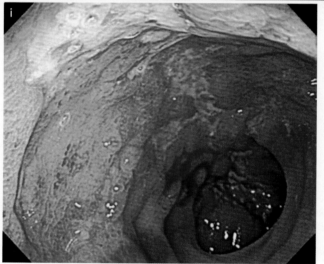

图 19.31（续）

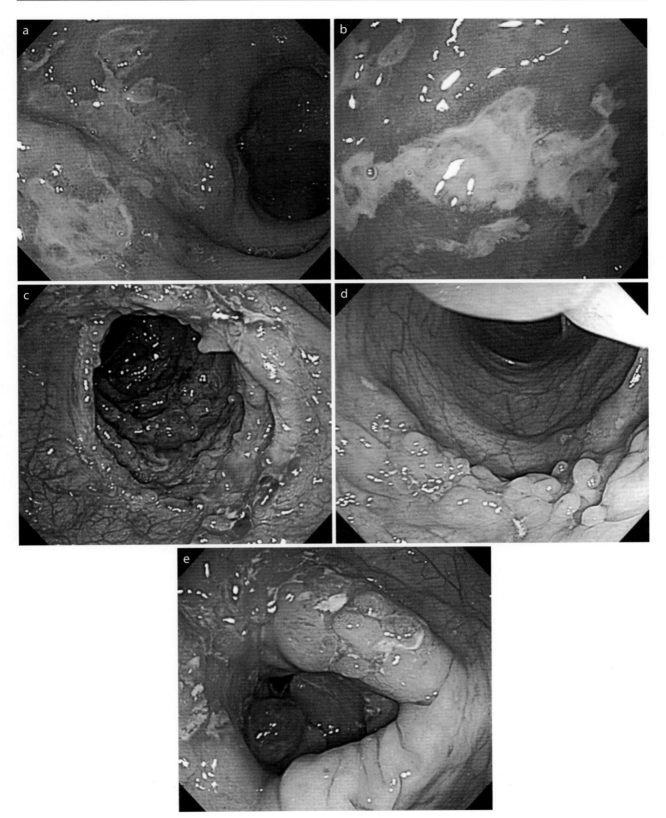

图 19.32 地图样溃疡及横行溃疡

a、b. 结肠内边缘不连续的地图样溃疡，基底部尚整洁；c、d. 环周分布于结肠肠腔的横行溃疡，同时还可以见到纵行溃疡；e. 横行排列的溃疡。

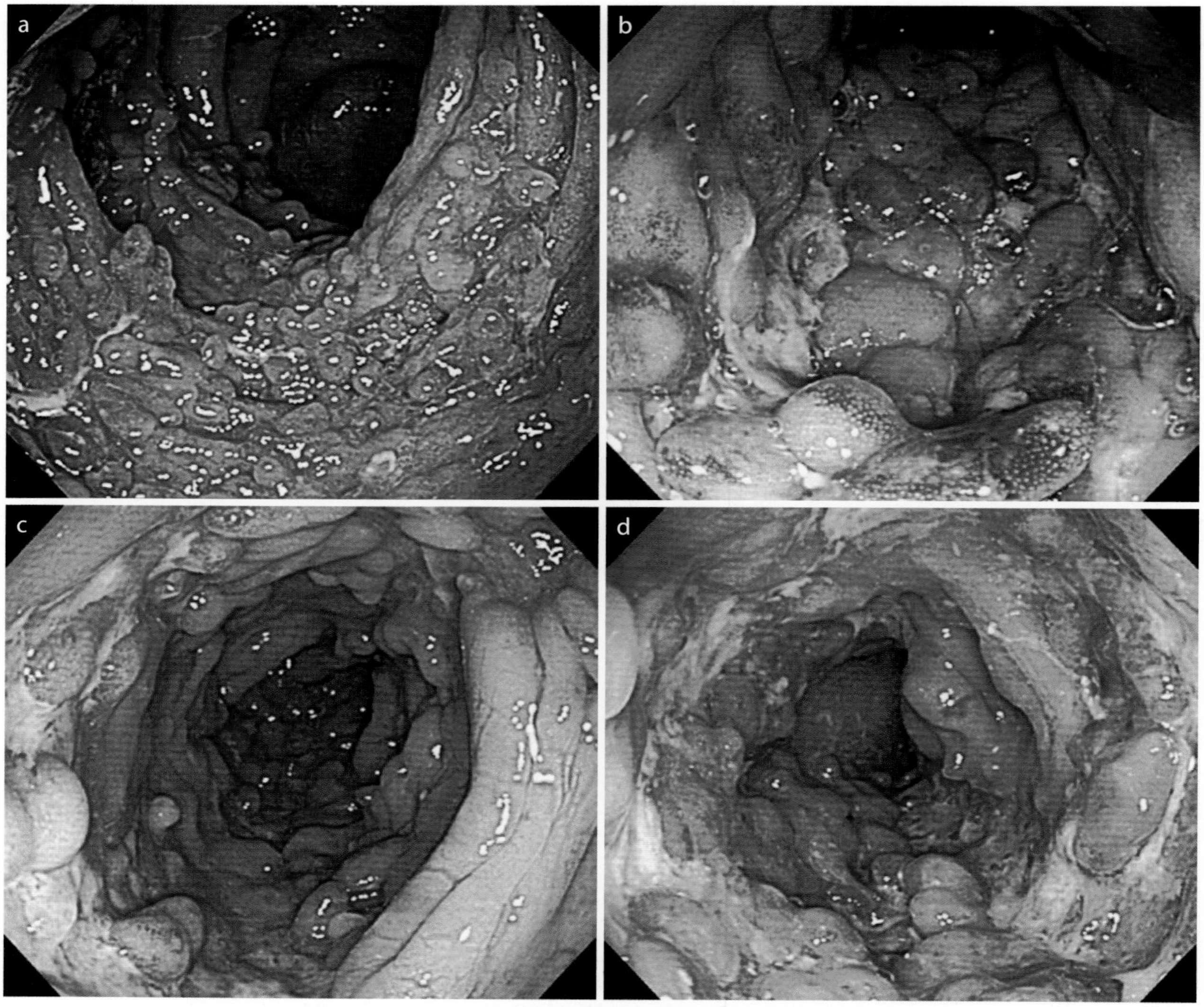

图 19.33　铺路石征

a、b.纵行及横行溃疡形成的铺路石样黏膜；c、d.铺路石样改变黏膜之间的黏膜是正常的或者仅有充血结节样改变。

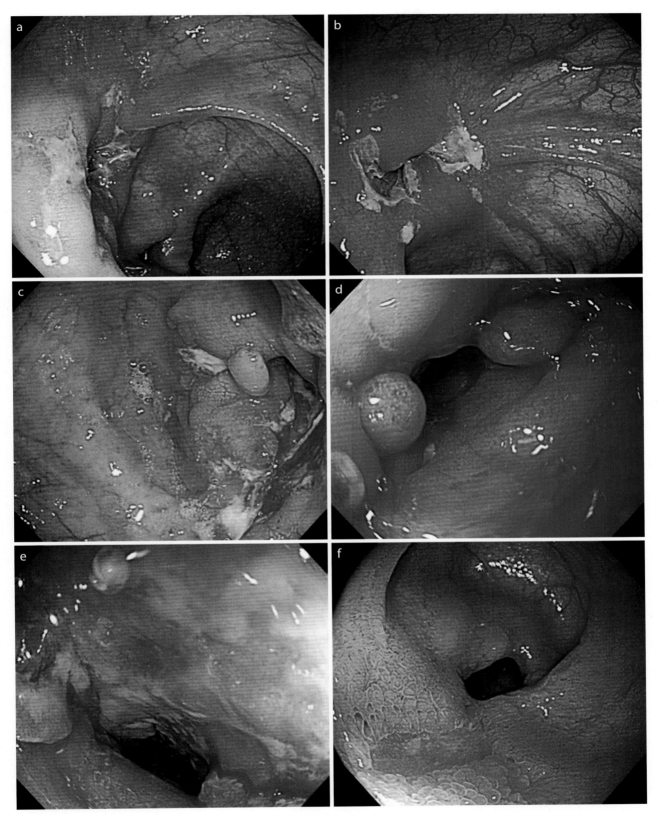

图 19.34　狭窄

　　a、b. 回盲瓣口狭窄；c~e. 结肠狭窄，狭窄口周围可见溃疡及假性息肉；f、g. 末端回肠狭窄；h、i. 末端回肠狭窄，手术切除标本可见末端回肠内多处狭窄。

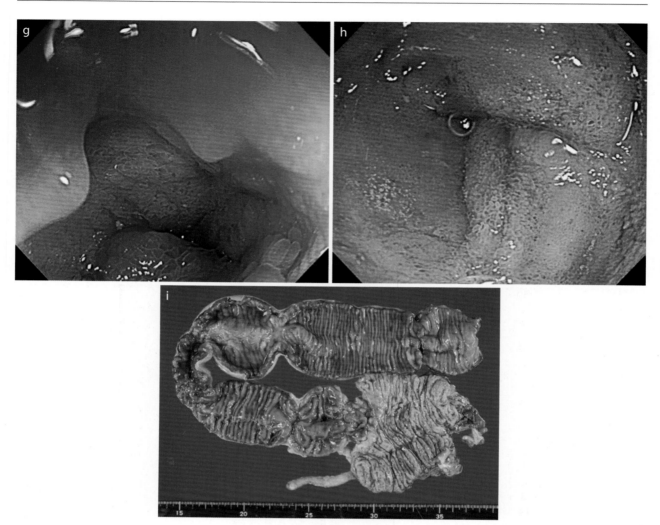

图 19.34（续）

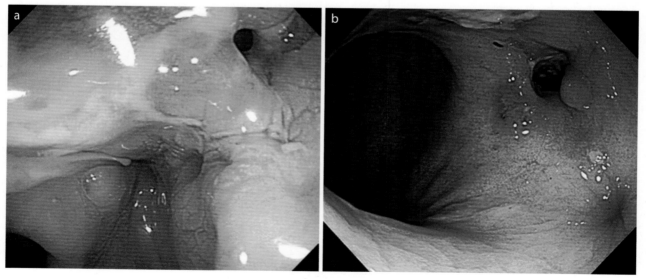

图 19.35　CD 的瘘管

　　a. 画面右上方可见瘘管开口及其周围的黏膜皱襞聚集；b. 画面右上方可见瘘管开口及溃疡和假性息肉；c. 瘘管的开口并不明显，但是假性息肉与溃疡提示瘘管开口的存在；d. 结肠镜翻转观察，发现可疑的肛周瘘管开口；e. 画面左下方可见瘘管开口，伴有肠腔变形；f. 末端回肠的瘘管开口（画面左侧）；g. 胃内可见胃十二指肠瘘管的开口。

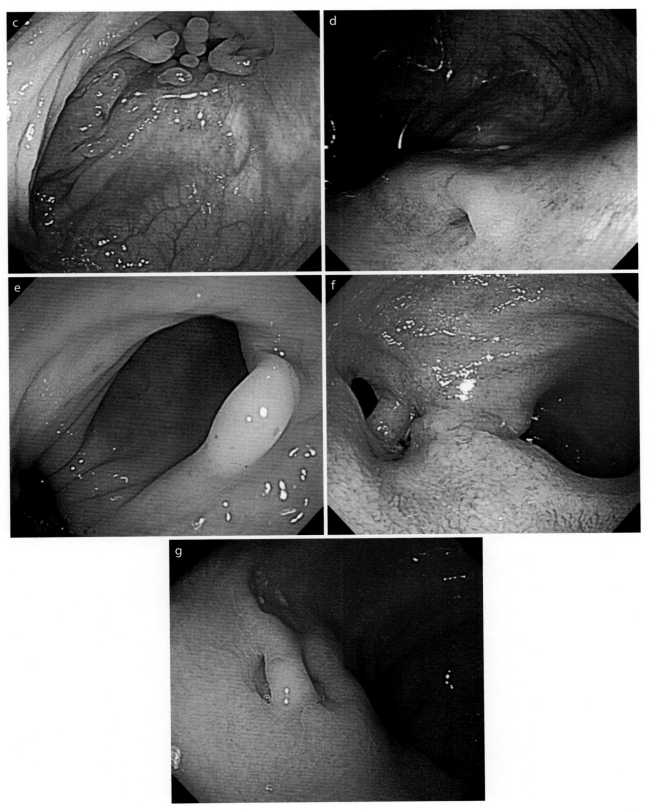

图 19.35（续）

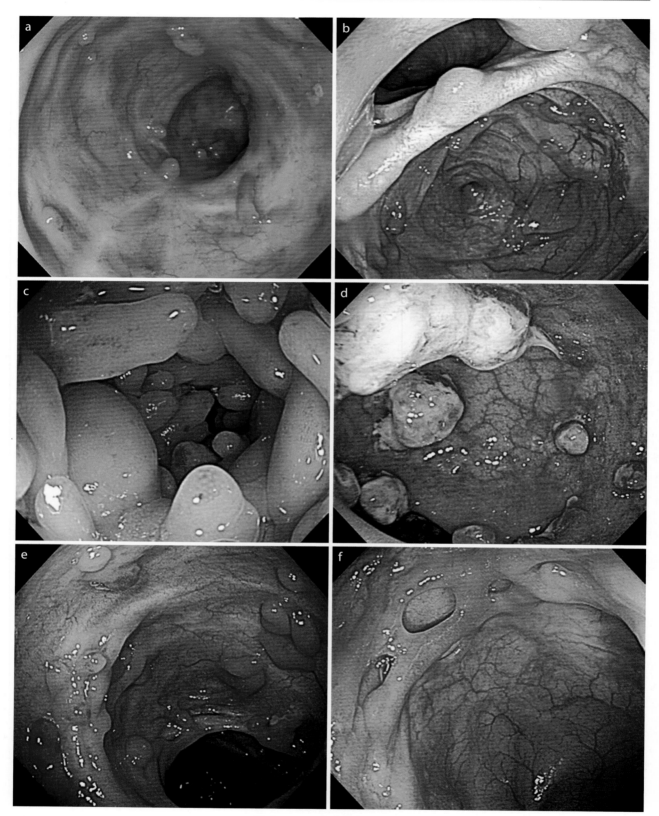

图 19.36 瘢痕与假性息肉

a. 结肠内的白色瘢痕伴有假性息肉形成；b. 瘢痕及假性息肉形成导致回盲瓣口开大；c. 结肠内多发假性息肉使得肠腔显得狭窄；d. 大小不一的多发假性息肉；e. 炎症消退后，可见肠腔内多发假性息肉伴瘢痕形成；f、g. 溃疡愈合后，创面上形成黏膜桥；h. 升结肠可见活动性地图样溃疡；i. 使用英夫利昔单抗治疗后，可观察到瘢痕和假性息肉。

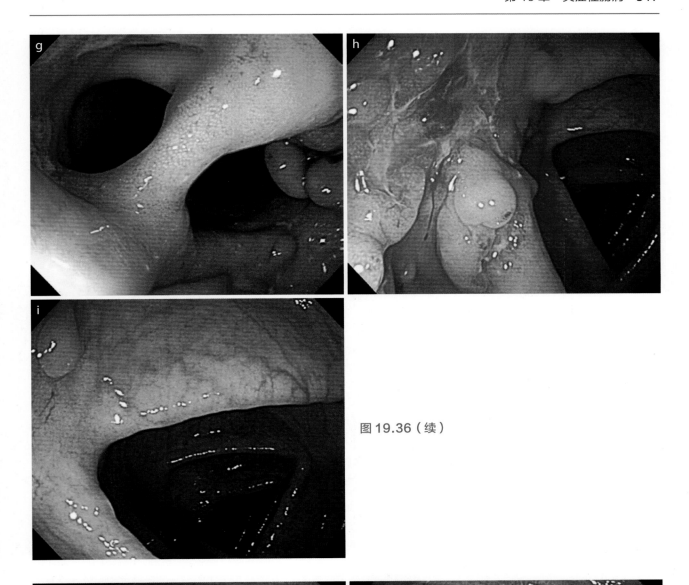

图 19.36（续）

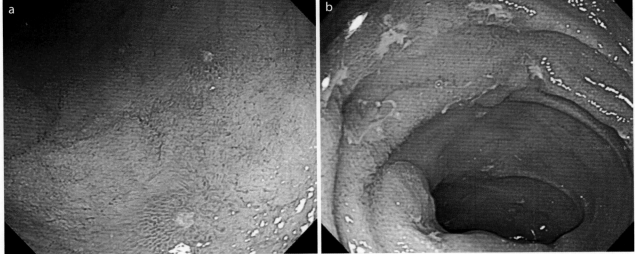

图 19.37　手术后复发，内镜下所见

　a. 少数几处阿弗他溃疡（Rutgeerts 评分 i1）；b. 新的回肠末端可见多发的小溃疡及地图样溃疡（Rutgeerts 评分 i2）；c. 新的回肠末端可见多发溃疡及弥漫性炎症改变（Rutgeerts 评分 i3）；d. 新的回肠末端可见大溃疡形成并且伴有肠腔狭窄（Rutgeerts 评分 i4）。

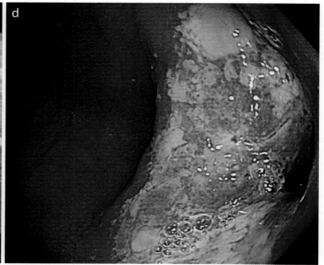

图 19.37（续）

表 19.4　Rutgeerts 评分的详细内容

评分	内镜下所见
i0	无病变
i1	5 个或 5 个以下阿弗他溃疡
i2	5 个以上的阿弗他溃疡，溃疡之间的黏膜正常，病变呈跳跃性分布，或者病变完全局限在回 - 结肠吻合口区域
i3	弥漫分布的阿弗他样回肠炎，伴有黏膜的弥漫炎症
i4	弥漫的黏膜炎症伴有溃疡、结节形成及肠腔狭窄

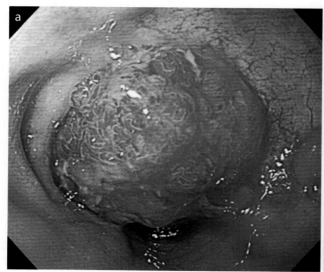
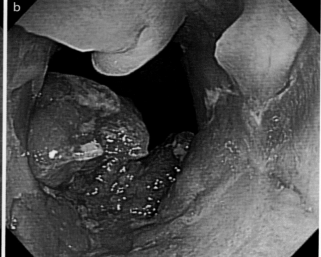

图 19.38　由克罗恩病发展而来的肠癌

a.升结肠腺癌；b、c.直肠腺癌；d.直肠鳞状细胞癌；e.回肠腺癌。

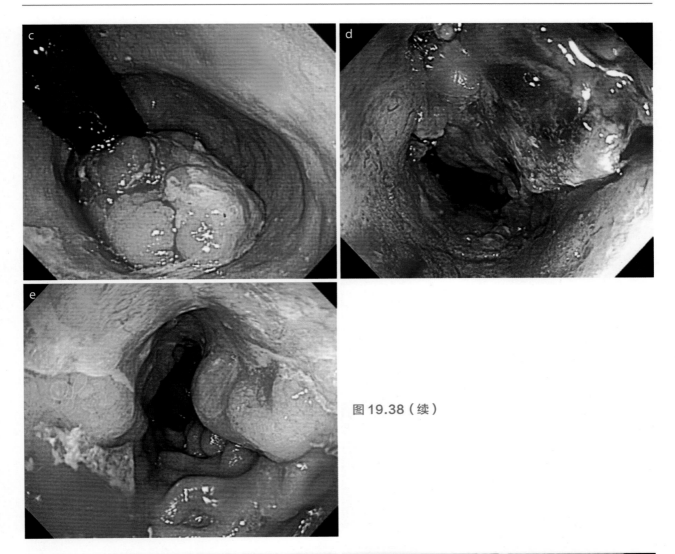

图 19.38（续）

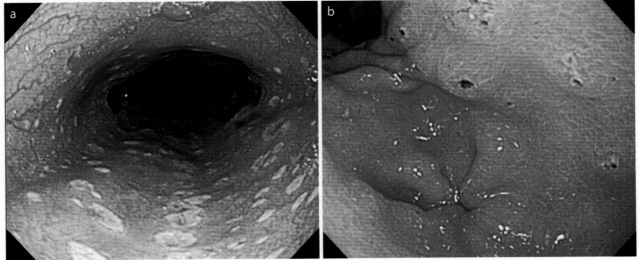

图 19.39　克罗恩病的上消化道病变

　　a. 多发食管溃疡；b. 胃窦多发糜烂，活检病理提示非干酪样肉芽肿；c. 胃窦后壁的阿弗他样糜烂，活检病理提示非干酪样肉芽肿；d. 胃窦的纵行溃疡及阿弗他溃疡；e. 幽门狭窄；f. 十二指肠球腔变形，并可见多发溃疡，活检病理提示非干酪样肉芽肿；g. 十二指肠降段可见多发溃疡；h. 胃底贲门区域，可见横行的黏膜沟，这一现象被称作竹节样改变（bamboo joint-like appearance），克罗恩病的患者较为多见，其临床意义尚不明确。

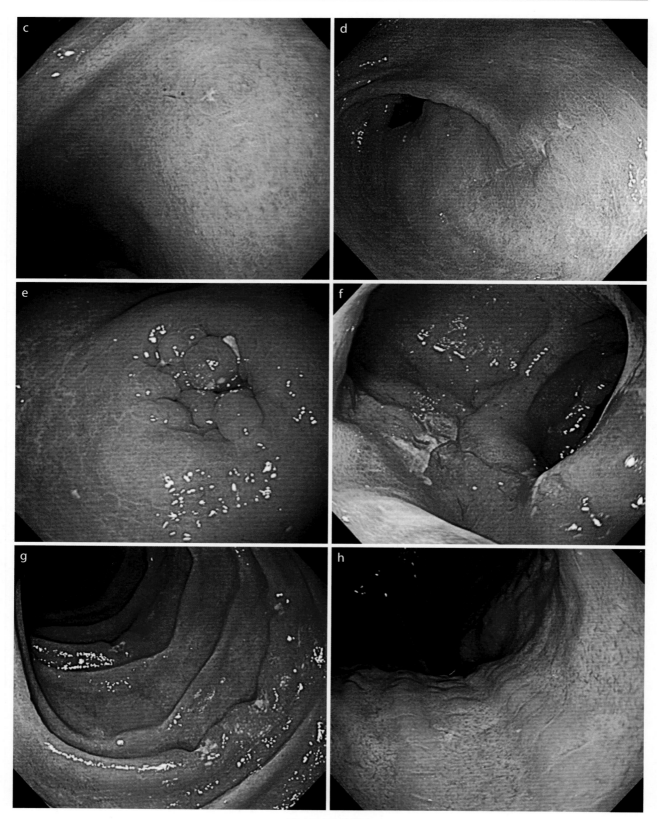

图 19.39（续）

19.5　肠道白塞病

19.5.1　临床表现

白塞病（Behcçet's Disease，BD；又称贝赫切特综合征）是一类慢性炎症性疾病，可累及全身所有脏器。该病的病因不明，但是血管炎改变被认为是其主要的病理学特征。白塞病的主要临床特点是反复发作的口腔溃疡、生殖器溃疡，眼部病变及皮肤病变。表 19.5 所罗列的是国际白塞病学组（International Study Group for BD）制定的诊断标准（表 19.5）。白塞病也会累及消化道，这也被当成是系统性白塞病的一个附加特征。与国际白塞病学组所制定的诊断标准不同，日本白塞病研究会（BD Research Committee of Japan）（表 19.6）建议将消化道病变作为一个次要的临床特征写入诊断标准当中。白塞病的常见消化道症状包括腹痛、腹泻及便血。消化道出血、肠腔狭窄、穿孔也同样可以作为白塞病的并发症出现。白塞病的治疗规范尚未建立。通常，治疗克罗恩病的药物也同样可以用来治疗消化道的白塞病。当白塞病药物治疗无效或者是出现肠腔狭窄、穿孔的情况时，需要外科手术治疗切除部分肠管。低龄发病、男性、眼部累及、中枢神经累及，以及血管受累等均为白塞病预后不良的指征。

表 19.5　国际白塞病学组制定的诊断标准

反复发作的口腔溃疡，外加下列当中的两项：
- 反复发作的生殖器溃疡
- 眼部病变
- 皮肤病变
- 针刺试验阳性

表 19.6　日本白塞病研究会制定的诊断标准

Ⅰ 主要特征
1. 口腔黏膜反复发作的阿弗他溃疡
2. 皮肤病变
   结节性红斑
   皮下血栓性静脉炎
   毛囊炎、痤疮样改变
   皮肤易激惹（针刺试验阳性）
3. 眼部病变
   虹膜睫状体炎
   脉络膜视网膜炎、视网膜葡萄膜炎
   明确的脉络膜视网膜炎及视网膜葡萄膜炎病史
4. 生殖器溃疡

Ⅱ 次要特征
1. 不伴有关节变形和强直的关节炎
2. 以回盲部溃疡为特征的消化道病变
3. 附睾炎
4. 血管病变
5. 中枢神经系统症状

Ⅲ 诊断
1. 可确诊：4 个主要特征
2. 可基本确诊：
   a. 3 个主要特征
   b. 2 个主要特征 + 1 个次要特征
   c. 典型的眼部症状 + 1 个主要特征或 2 个次要特征
3. 可疑：
   a. 2 个主要特征
   b. 1 个主要特征 + 若干个次要特征

19.5.2　内镜下表现

消化道的白塞病通常表现为黏膜溃疡，最常见于回盲部。典型的特征是回盲部区域的单发或少数几个溃疡，多发溃疡有时也会出现。溃疡较小时，外形呈阿弗他样、圆形或是椭圆形（图 19.40）。大溃疡的形状同样是圆形或椭圆形。通常，溃疡的边缘不连续但清晰。溃疡的基底部一般较为均匀，覆以白色或黄色的黏液。溃疡周边的黏膜大多是正常、没有炎症的（图 19.41）。

有时溃疡过于巨大，以至于难以从整体上把握其特征。较大的溃疡周边伴有结节样黏膜隆起，有时可见充血。因此，这类溃疡时常会被误诊为恶性淋巴瘤或者是腺癌。然而，消化道白塞病的溃疡周围黏膜没有明显脆性，可以与恶性病灶相鉴别。因为白塞病的溃疡通常是大而深的，愈合之后在周边可见瘢痕和变形（图 19.42）。

白塞病的并发症还包括肠腔狭窄和瘘管形成。溃疡穿通而形成的瘘管较肠腔狭窄更为常见（图 19.43）。

肠管被手术切除后，内镜下仍然可经常观察到病变复发。溃疡较多见于吻合口周围区域（图 19.44）。

白塞病的消化道溃疡可发生在消化道的任何部分。当内镜下发现消化道溃疡，而患者的临床症状又符合白塞病的诊断标准，应考虑消化道白塞病的可能性（图 19.45）。

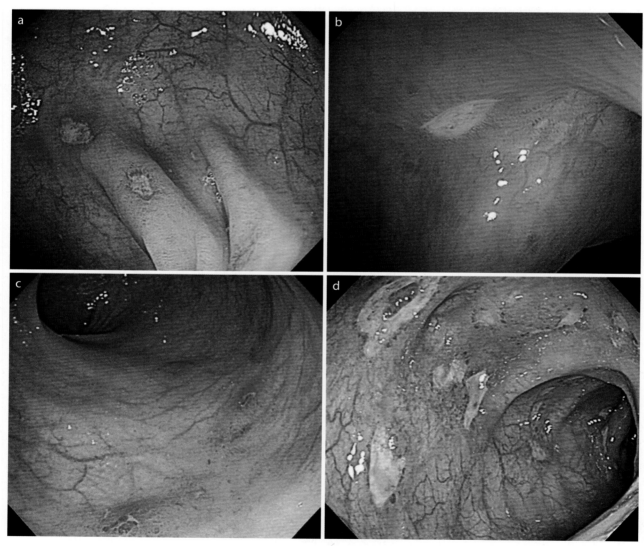

图 19.40　GI BD 的小溃疡

a、b. 边缘不连续的、小而圆的溃疡；c. 多发阿弗他溃疡伴边缘充血环；d. 结肠内多发各种形状的溃疡。

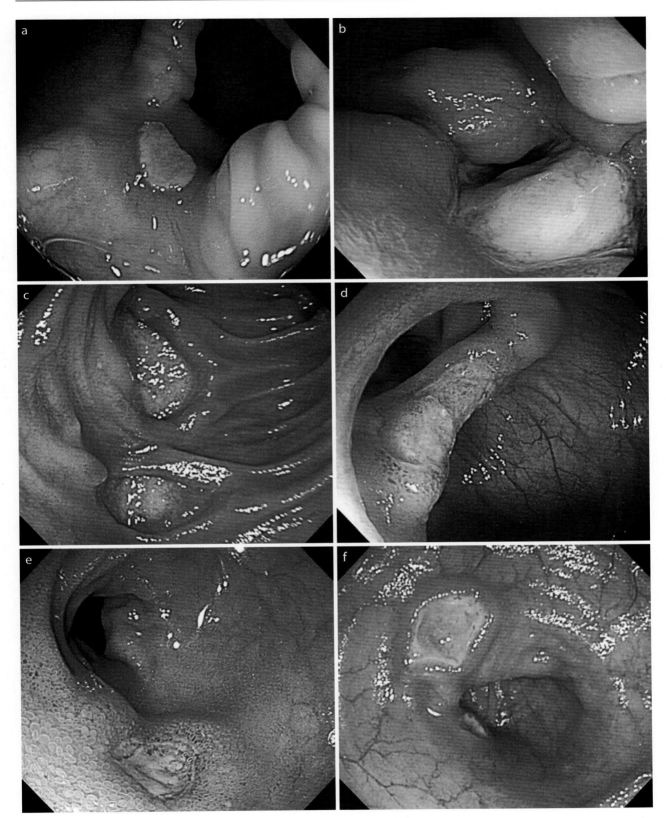

图 19.41　GI BD 各式溃疡

a~c. 椭圆形、边缘不连续、基底部整洁的溃疡；d. 回盲瓣处的椭圆形溃疡；e、f. 末端回肠的椭圆形溃疡，周围黏膜轻微隆起；g. 末端回肠邻近回盲瓣的椭圆形溃疡，溃疡基底部覆盖厚黏液层；h、i. 多发的、各种形状的深溃疡。

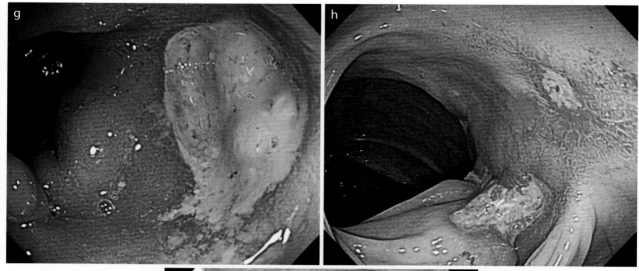

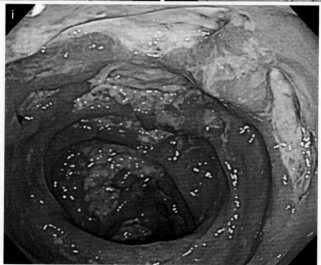

图 19.41（续）

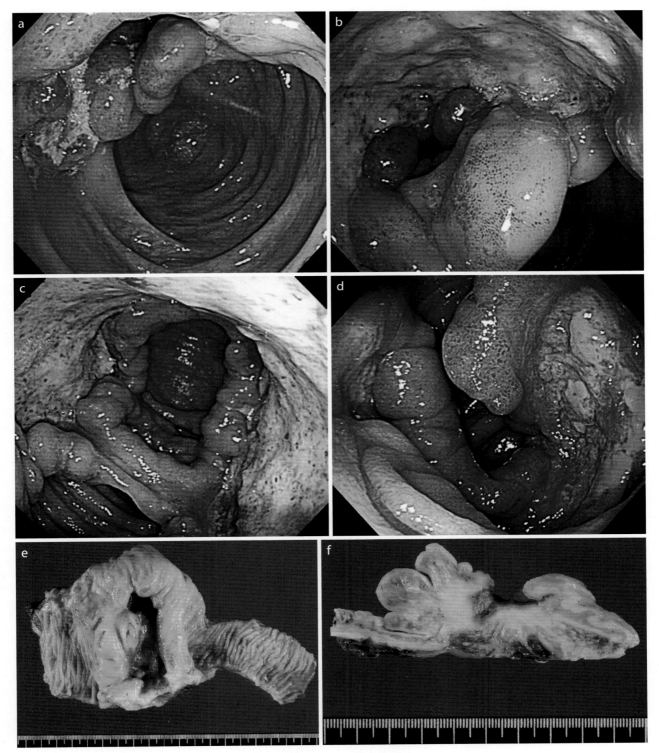

图 19.42　GI BD 的巨大溃疡

a. 回盲瓣可见地图样溃疡；b. 内镜通过回盲瓣后，可观察到巨大的环周溃疡；c. 末端回肠内可见边缘不连续的巨大环周溃疡；d. 回肠末端内的巨大溃疡；e、f. 手术切除标本；g. 回盲瓣侧方可见边缘不连续的溃疡；h. 近景观察；i. 溃疡愈合后可见回盲瓣口变大及瘢痕形成；j. 升结肠可见边缘不连续的溃疡，周围的黏膜皱襞聚集及瘢痕提示这是一个慢性病变。由于周围有黏膜隆起，该病变有可能会与溃疡型结肠癌相混淆。然而，与溃疡型结肠癌病变相比，这个溃疡的边缘是清晰的，并且未见到周围黏膜脆性增加；k. 溃疡愈合后，可观察到末端回肠的管腔变形。

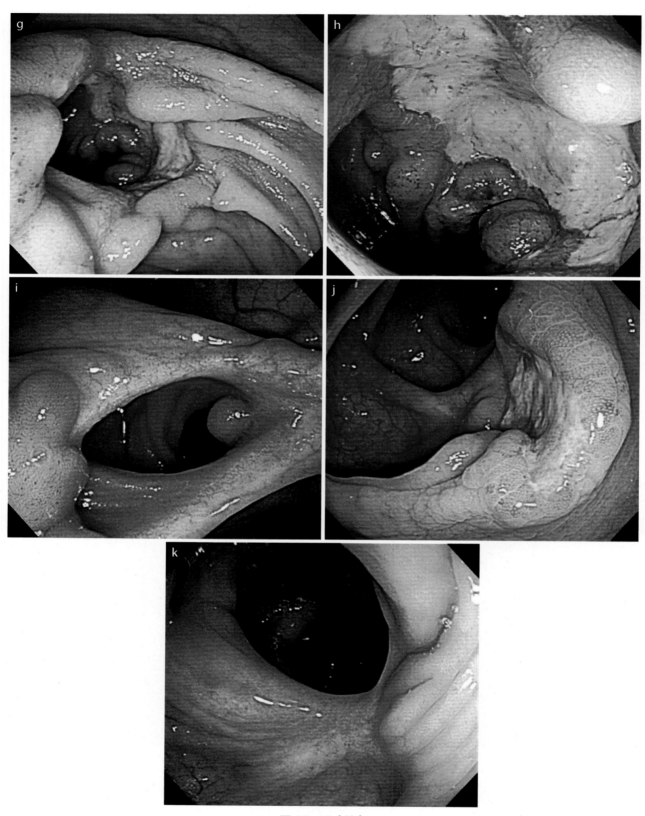

图 19.42（续）

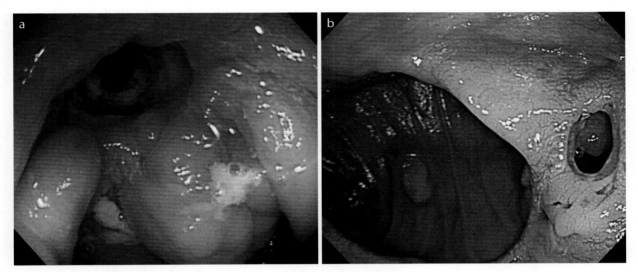

图 19.43　GI BD 的并发症

a. 回盲部狭窄伴溃疡形成；b. 末端回肠可见瘘管开口（画面右侧）。

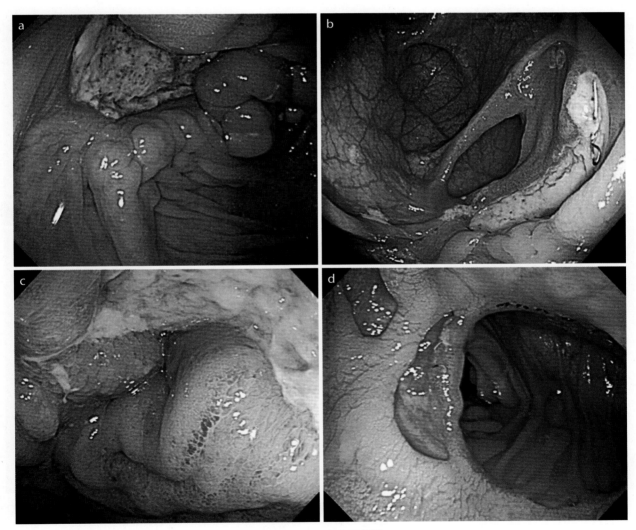

图 19.44　吻合口复发

　　a、b. 回肠 - 结肠吻合口处边缘不连续的溃疡；c. 回肠 - 结肠吻合口处的巨大环周溃疡；d. 回肠 - 结肠吻合口处的环周分布溃疡。

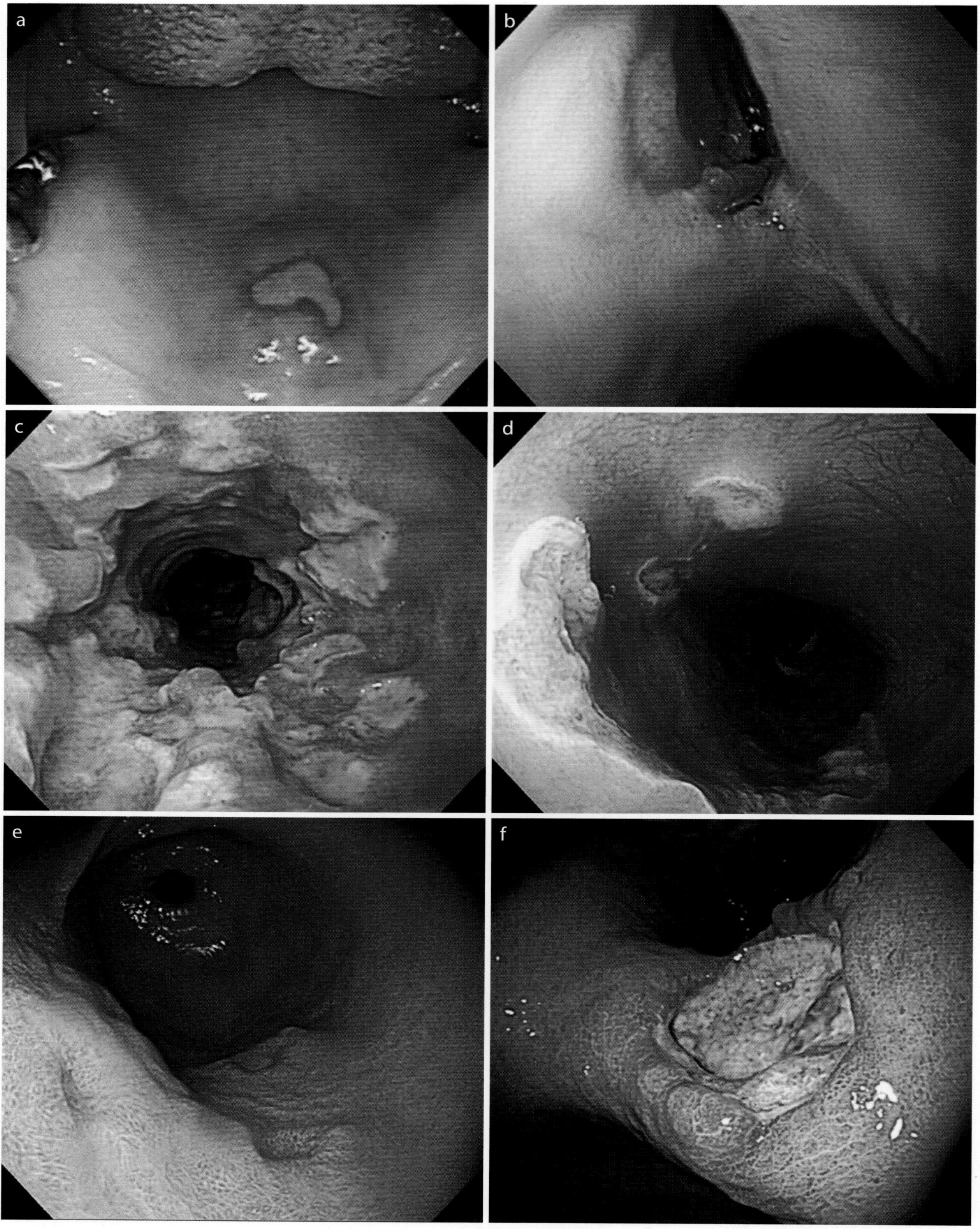

图 19.45 结肠外溃疡

a. 口腔溃疡；b. 食管深层穿透性溃疡；c、d. 食管多发溃疡；e. 胃窦大弯侧多发溃疡；f. 胃角处边缘不连续溃疡；g. 胃壁的深层穿透性溃疡；h. 阴囊溃疡；i. 肛周区域的剥脱样溃疡。

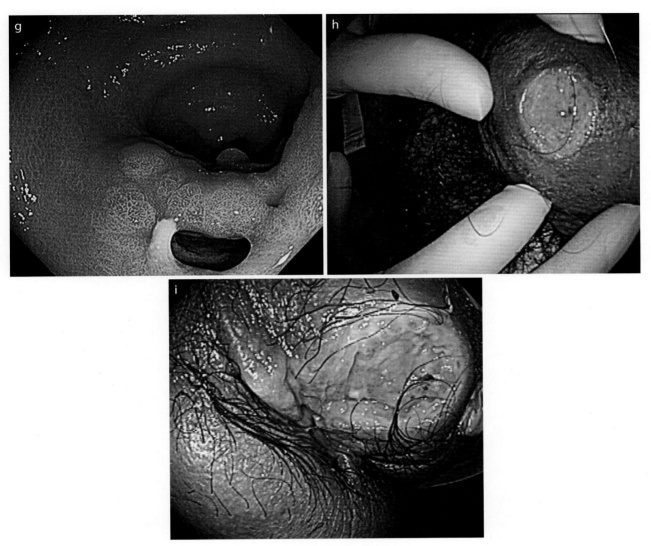

图 19.45（续）

19.6　内镜下鉴别诊断

19.6.1　溃疡性结肠炎和克罗恩病

表 19.7 列举的是内镜下鉴别溃疡性结肠炎（UC）与克罗恩病（CD）的要点。然而，在很多情况下，这两种病变在内镜下是难以截然分开的。因此，未分类的结肠炎症性病变 IBDU（colonic IBD unclassified）这一名词应运而生。

表 19.7　UC 与 CD 的内镜下鉴别诊断

特征		UC	CD
病变的分布特征	连续性	连续	不连续
	对称性	对称	不对称
	直肠累及	几乎全部累及	很少累及
黏膜炎症	血管纹理	模糊	不模糊
	黏膜充血	经常出现	很少出现或不严重
	颗粒样增生	常见	少见
	脆性增加	常见	少见
	出血	常见	少见
	溃疡周围黏膜	炎症表现	大多正常
溃疡	阿弗他溃疡	不常见	常见
	纵行溃疡	不常见	常见
	匐行溃疡	不常见	常见
	大溃疡（>1cm）	不常见	常见
其他	铺路石征	不常见	常见
	狭窄	不常见	常见

19.6.2　克罗恩病和消化道白塞病（表 19.8）

表 19.8　克罗恩病（CD）与消化道白塞病（GI BD）的鉴别诊断

溃疡的特征	CD	GI BD
分布	分布较为广泛	通常位于回盲部
数目	通常多发	单发 / 少数
尺寸	较为多变	通常要大于 CD 的溃疡
深度	较浅	较深
形状	多样化：纵行、匐行或铺路石样	圆形或椭圆形，底部覆以较厚的黏液层
边界	很少不连续	多不连续

趣味测验

下列 4 个病例中（图 19.46 至图 19.49），哪一例是溃疡性结肠炎？

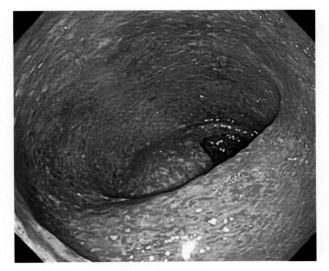

图 19.46　病例一

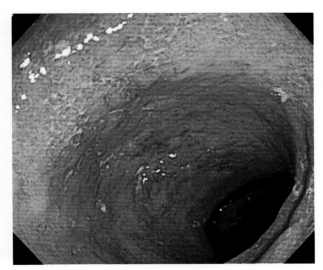

图 19.47　病例二

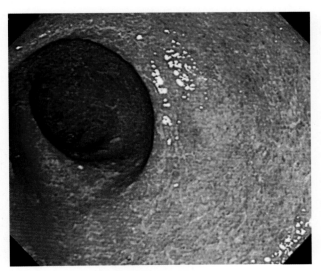

图 19.48　病例三

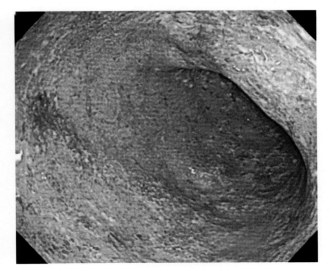

图 19.49　病例四

答案：图 19.48 病例三。

图 19.46，图 19.47 及图 19.49 的诊断分别是抗生素相关出血性肠炎、志贺氏肠炎及嗜酸性粒细胞性肠炎。4 张内镜图像中均可观察到相同的特征如血管纹理模糊、黏膜充血、脆性增加及颗粒样改变。溃疡性结肠炎无法单独通过内镜图像作出诊断。通过结合临床症状、查体所见、实验室检查、内镜图像及组织病理学资料，可在几种结肠的炎症性疾病中作出正确的鉴别诊断。

第 20 章　特发性炎症性肠病 IBD 以外的结肠炎症性病变

Eun Soo Kim

导读

20.1　感染性肠炎

细菌感染性肠炎通常伴有急性腹泻，病程不超过 14 天。结核分枝杆菌、病毒、寄生虫等微生物感染相关的腹泻病程要更长一些。由于感染性肠炎与特发性炎症性肠病（IBD）临床症状相似，二者的鉴别诊断具有十分重要的意义。此外，使用治疗炎性肠病的免疫抑制疗法来治疗感染性肠炎会带来灾难性的后果。临床医师应当作出正确的诊断，以便制订准确的靶向治疗方案。

20.1.1　结直肠结核

胃肠道是肺外结核感染最常累及的部位之一。结核杆菌可通过以下 4 种病理生理机制播散到胃肠道：①活动性肺结核或粟粒样结核的血行播散；②活动性肺结核患者吞咽带菌的痰液；③食用被结核杆菌污染的乳制品或食物；④邻近器官的直接传播。由于患者的症状及体征缺乏特异性，结核性肠炎难以正确诊断。此外，该病的临床表现与其他一些疾病相似，而这几种疾病的治疗方式与抗结核治疗大相径庭，未能及时诊断结直肠结核可能增加患者的病死率。肠结核最常累及回盲部，尽管其在结肠内可以表现为弥漫性分布。结肠镜下活检已被公认为诊断肠结核的标准方法。

20.1.1.1　内镜下表现

典型的内镜所见是呈线性或多发孤立的小溃疡，呈环周分布，边缘伴或不伴结节样改变。溃疡大小不一，通常较浅，边缘锐利、不规则，并且伴有周围黏膜充血（图 20.1 至图 20.6）。溃疡基底部呈颗粒样，表面覆盖渗出物。病变有时可表现为炎症性狭窄或是像肿瘤样肥厚性狭窄，但并不常见。肠结核的这些内镜下特征应与克罗恩病相鉴别，后者的溃疡通常较深、扭曲或者纵行且周围不伴有反应性黏膜改变。

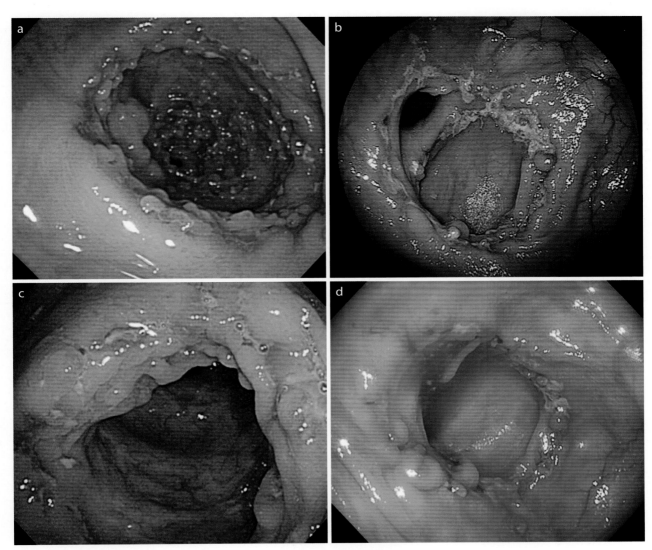

图 20.1　结直肠结核

a. 盲肠见圆形溃疡，边缘结节样改变；b. 盲肠内见垂直于结肠长轴的多发浅溃疡，伴有回盲瓣口的久开变形；c. 升结肠见一环周分布的线形溃疡，其边缘不规则；d. 升结肠见一线形糜烂，周围黏膜呈结节样改变。

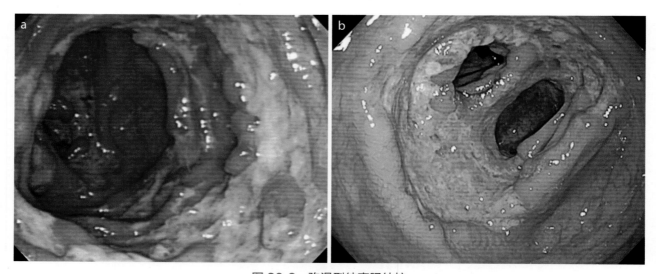

图 20.2 弥漫型结直肠结核

a. 盲肠及升结肠见多发大的渗出性溃疡；b. 回盲部可见一处边缘不规则的巨大圆形溃疡。

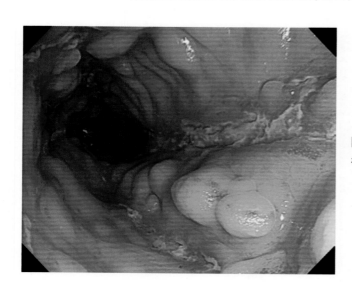

图 20.3 与结直肠结核相比，典型的克罗恩病呈多发纵行溃疡及铺路石样改变

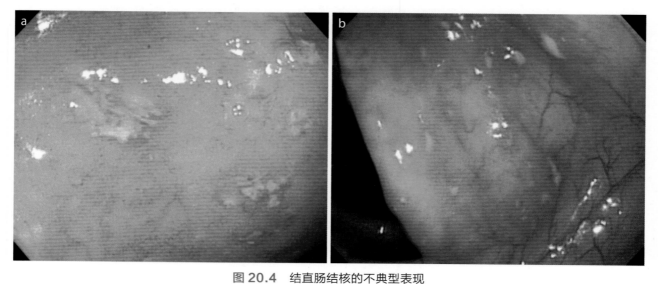

图 20.4 结直肠结核的不典型表现

a. 末端回肠多发、边缘不规则的阿弗他溃疡；b. 升结肠多发阿弗他溃疡，表面覆渗出物。

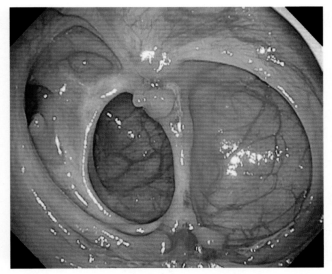

图 20.5　结直肠结核回盲瓣开口变形久开及盲肠的假性憩室

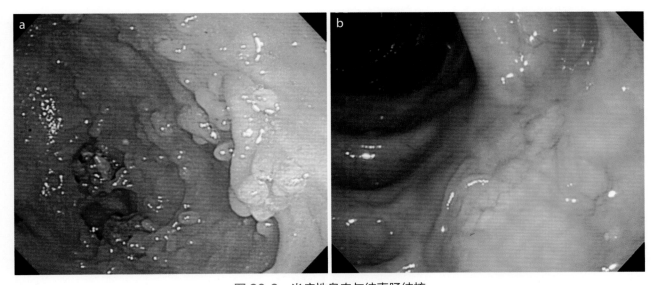

图 20.6　炎症性息肉与结直肠结核

a. 炎症性息肉；b. 抗结核治疗 2 个月后形成的瘢痕。

20.1.2 耶尔森菌肠炎

该病常见的症状是腹痛及腹泻，通常伴有右下腹压痛和发热。最常受累的部位是末端回肠，其次是回盲瓣和盲肠，升结肠受累少见。内镜下特征是圆形或椭圆形的黏膜隆起，表面伴或不伴溃疡形成。微小阿弗他溃疡可见于盲肠及回盲瓣（图20.7）。

20.1.3 沙门氏菌肠炎

结肠感染沙门氏菌的患者会出现轻度腹泻及水样便，约有50%会出现发热。沙门氏菌可引起肠道出血和穿孔。沙门氏菌肠炎的腹痛常位于脐周或右下腹部。内镜下表现包括黏膜充血、脆性增加，以及大小不等的溃疡（图20.8）。

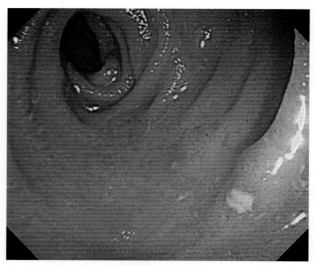

图20.7　耶尔森菌肠炎
末端回肠可见一处阿弗他溃疡，边缘黏膜隆起。

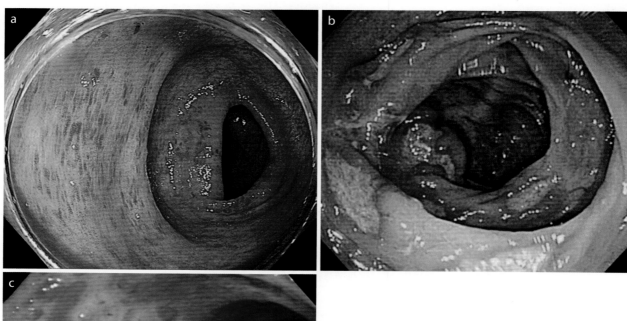

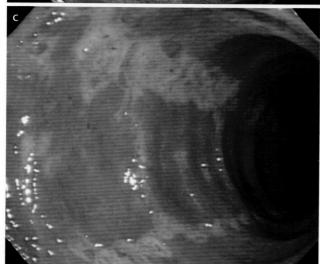

图20.8　沙门氏菌结肠炎
a.升结肠斑块样黏膜充血改变；b.回盲瓣多发的、形态不规则、边缘不连续的浅溃疡；c.横结肠多发纵行溃疡，表面覆渗出物。

20.1.4　志贺氏菌肠炎

　　由于感染性结肠炎大多急性发病，并且病程具有自限性，内镜检查能起到的作用较为有限。志贺氏菌肠炎的主要临床表现是急性腹泻，伴有黏液脓血便、腹部绞痛和里急后重。尽管实验室检查结果的诊断价值有限，但粪便培养仍是检出特异性病原体的必要手段。志贺氏菌肠炎可累及全结肠及直肠。该病的内镜下表现通常不具有特异性，黏膜水肿、溃疡、脆性增加、点状红斑、充血、管腔内渗出等征象均可见（图 20.9）。其中黏膜水肿是在结肠病变早期最常出现的，而点状红斑是疾病后期的主要表现。

20.1.5　巨细胞病毒性结肠炎

　　尽管在免疫功能健全的个体中会出现巨细胞病毒（cytomegalovirus，CMV）的感染，但这一情况最常见于获得性免疫缺陷综合征（AIDS）患者、器官移植的受者，以及接受化疗或激素治疗的患者。巨细胞病毒性结肠炎的临床表现多种多样，包括腹泻、腹痛、便血、发热，偶见肠道穿孔。内镜下表现为单发的、边界清晰的圆形或地图样溃疡，或者是散发的黏膜充血病变（图 20.10 至图 20.12）。对于激素治疗无效或是治疗效应消退的溃疡性结肠炎患者，应警惕巨细胞病毒性结肠炎的可能。仅仅凭借内镜下表现来准确诊断溃疡性结肠炎伴发巨细胞病毒感染是一个巨大的挑战（图 20.13）。内镜检查中应从黏膜面及溃疡基底部两处同时取活检以作出诊断（图 20.14）。

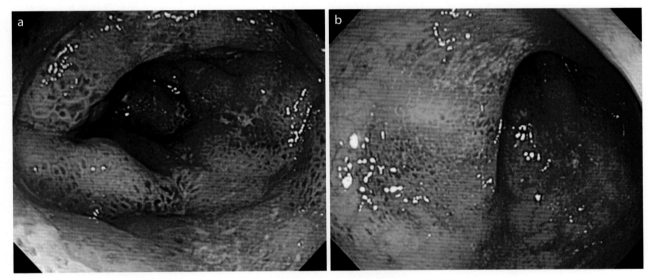

图 20.9　志贺氏菌结肠炎
a. 乙状结肠见弥漫性黏膜水肿、充血；b. 直肠可见斑片状黏膜红斑。

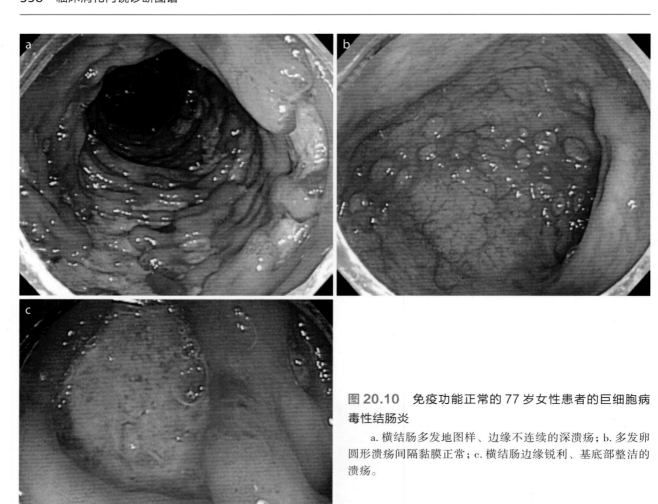

图 20.10　免疫功能正常的 77 岁女性患者的巨细胞病毒性结肠炎

　　a. 横结肠多发地图样、边缘不连续的深溃疡；b. 多发卵圆形溃疡间隔黏膜正常；c. 横结肠边缘锐利、基底部整洁的溃疡。

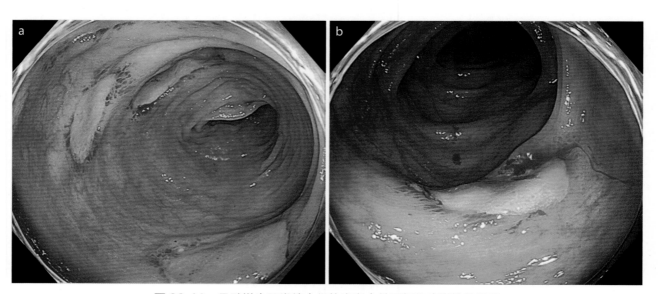

图 20.11　骨髓增生异常综合征的患者合并巨细胞病毒性结肠炎

横结肠（a）和降结肠（b）散在椭圆形溃疡，表面覆着渗出物，边缘红肿。

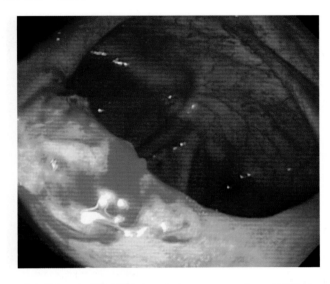

图 20.12　巨细胞病毒性结肠炎伴出血
肾移植术后的患者，回盲瓣处可见一浅溃疡伴活动性出血。

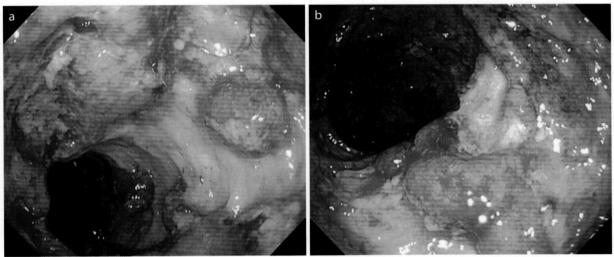

图 20.13　溃疡性结肠炎患者合并巨细胞病毒感染
乙状结肠（a）和直肠（b）见巨大黏膜缺损，伴有炎性改变的黏膜岛。

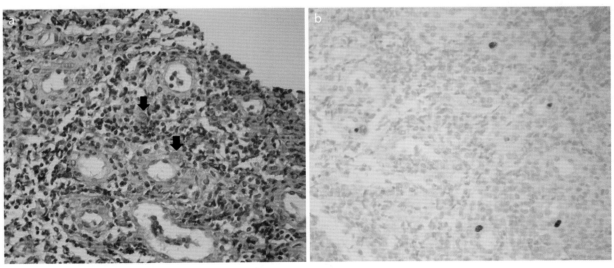

图 20.14　巨细胞病毒性结肠炎的肠黏膜活检的组织病理学改变
a. 细胞内的病毒包涵体（箭头）；b. 巨细胞病毒的免疫组化染色。

20.1.6　阿米巴肠炎

　　结肠的溶组织阿米巴原虫感染可引起渐进性腹泻,同时伴有隐匿性或肉眼可见的血便。鉴别诊断包括细菌性痢疾、炎症性肠病、缺血性肠病等非感染性疾病。结肠镜下取活检是诊断阿米巴性结肠炎的金标准。由于阿米巴结肠炎较常感染右半结肠,如升结肠及盲肠;因此全结肠镜检查比乙状结肠镜检查更可取,阿米巴结肠炎的特征性内镜下表现为多发口疮或<10mm的糜烂,表面伴有黄色或白色渗出物的点状深溃疡(图20.15至图20.17)。

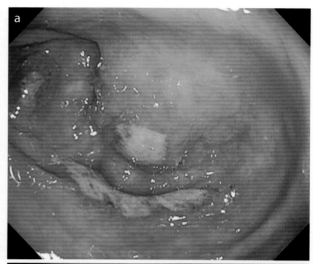

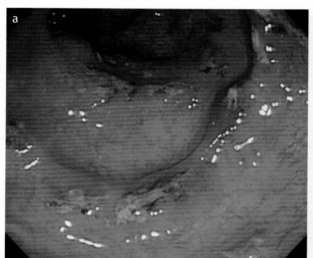

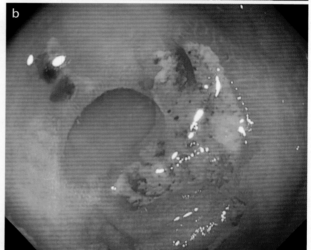

图20.16　阿米巴性结肠炎
　　a.升结肠散在广口、边界清晰的圆形浅溃疡,表面覆渗出物;b.盲肠底部可见一椭圆形浅溃疡,表面附着渗出物,边缘红肿。

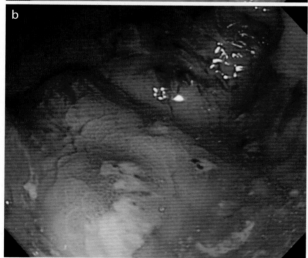

图20.15　阿米巴性结肠炎
　　a.升结肠多发3~5mm大小的阿弗他溃疡,表面覆白色渗出物;b.直肠多发隆起糜烂,表面覆白色渗出物。

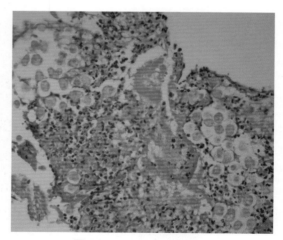

图20.17　阿米巴结肠炎
　　结肠黏膜活检的组织学改变,黏膜下层内可见增殖活跃的阿米巴滋养体。

20.1.7　寄生虫感染

结肠寄生虫感染是一类范围宽广的疾病，临床上可表现为无症状、隐痛、腹泻、肛周瘙痒，甚至是肠梗阻、营养不良或是肠穿孔等危重情况。结肠镜下不易直接观察到寄生虫，因为内镜医师在检查过程中通常不会主动去寻找寄生虫或是主观上怀疑有寄生虫的存在（图 20.18 至图 20.20）。

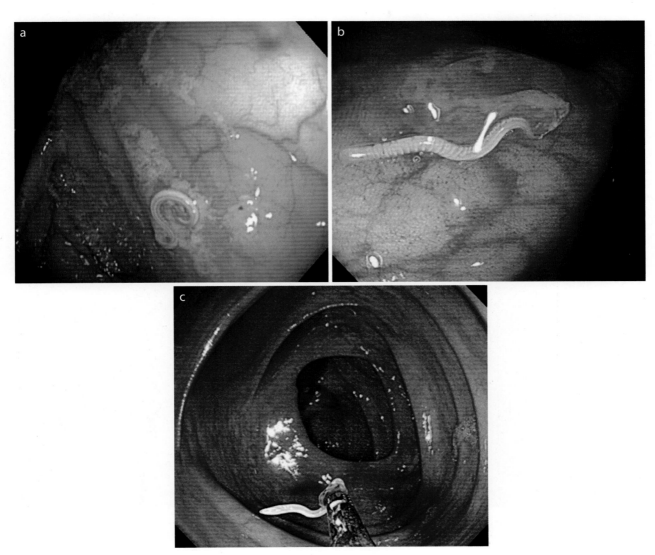

图 20.18　鞭形线虫

a. 盲肠内意外发现蜷缩着的蠕虫；b. 盲肠内见白色的蠕虫，外观如鞭形，长度约 10mm 直径约 2mm；c. 使用活检钳移除鞭毛虫。

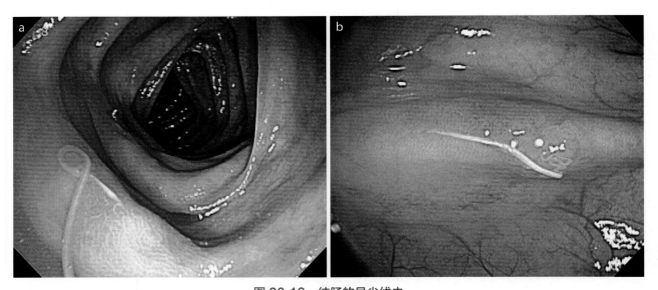

图 20.19 结肠的异尖线虫

a. 一条线状的活体蠕虫正在穿透升结肠的黏膜；b. 一条线形蠕虫正在穿透结肠黏膜，周围黏膜红肿。

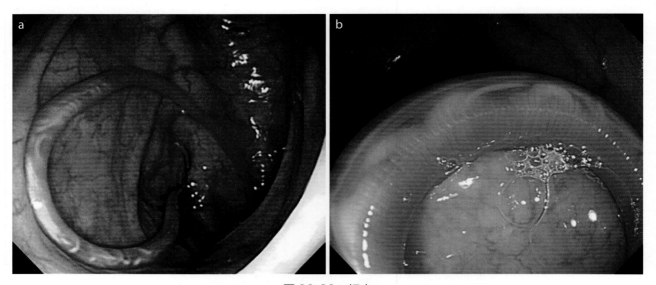

图 20.20 蛔虫

a. 结肠蛔虫；b. 一条活体蛔虫正在爬行。

20.2　缺血性肠病

缺血性肠病的典型临床表现是突发的、绞痛样的左下腹疼痛，并且伴有急迫的便意，并在 24h 内出现鲜红色血便。其他表现包括发热、坏死、穿孔、腹膜炎及感染性休克。病变最常累及分水岭（肠系膜上动脉及肠系膜下动脉供血区域的交界处）区域，包括结肠脾曲、降结肠及乙状结肠。

20.2.1　内镜下表现

缺血性肠病的内镜下表现包括黏膜的水肿、脆性增加、节段性红斑、散发糜烂、纵行溃疡、点状出血及紫色出血性结节（图 20.21 至图 20.26）。病变的特征为节段性分布，通常不累及直肠，并且可在短期内自行缓解。

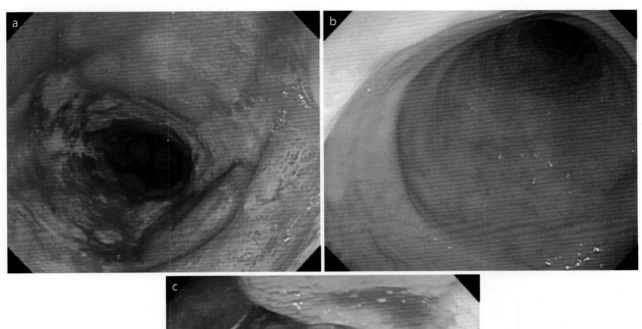

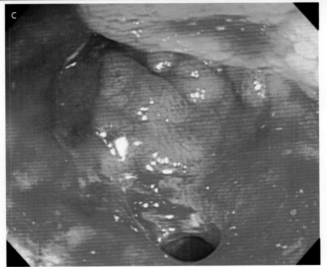

图 20.21　82 岁男性缺血性肠病患者

a. 乙状结肠数条纵行溃疡，溃疡之间的黏膜充血、红肿；b. 正常的直肠黏膜（直肠未受累）；c. 初诊 3 天后发现乙状结肠肠壁穿孔。

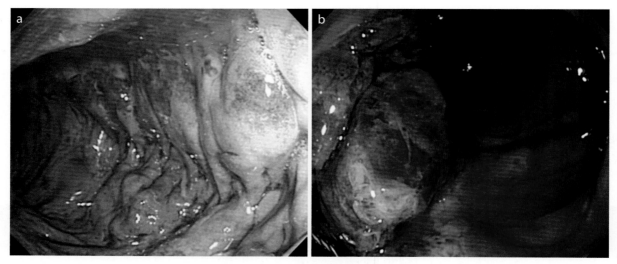

图 20.22　缺血性肠病伴紫色出血结节

　　a.结肠镜图像显示出血结节，提示黏膜下间隙的出血，相当于钡剂灌肠图像上的指压迹；b.乙状结肠见一形似癌性病变的出血团块。

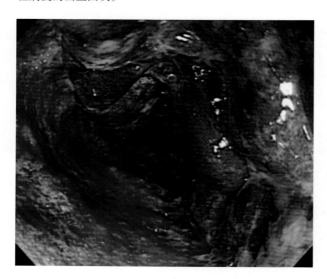

图 20.23　缺血性肠病

蓝黑色黏膜结节伴充血提示坏疽样改变。

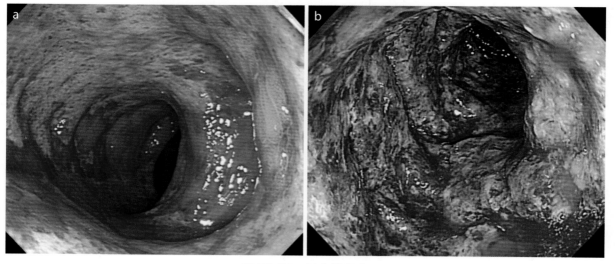

图 20.24　缺血性肠病

　　a.浅溃疡伴周围黏膜充血；b.黏膜弥漫性水肿、红斑，伴表面渗出。

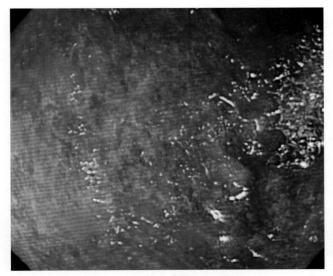

图 20.25　右半结肠的缺血性肠病
升结肠连续分布的红肿黏膜，伴有点状出血。

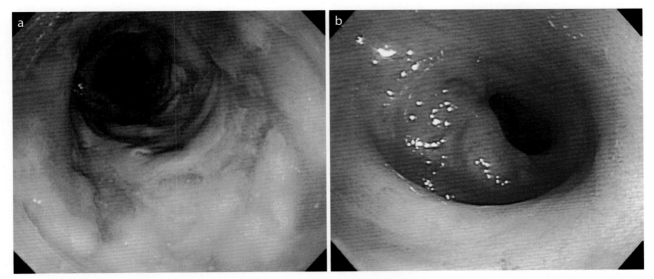

图 20.26　缺血性肠病及肠腔狭窄

　　a. 乙状结肠的深溃疡累及整个结肠肠段，表面附着渗出物；b. 6 个月后复查结肠镜的图像，该段肠腔狭窄伴有白色瘢痕形成，内镜无法通过。

20.3 药物性结肠炎

20.3.1 抗生素相关性结肠炎

尽管艰难梭状杆菌感染（Clostridium diffcile infection，CDI）占全部抗生素相关性结肠炎的15%~25%，但CDI通常被认为是抗生素相关性结肠炎（antibiotic-associated colitis，AAC）的同义词。

CDI的临床表现多样，从轻度腹泻到危及生命的重症结肠炎、中毒性巨结肠、肠穿孔及感染性休克等。假膜性结肠炎（pseudomem-branous colitis，PMC）的定义是，产生毒素的艰难梭菌感染引起的炎性假膜覆盖了肠黏膜。PMC的典型内镜下表现包括多发的直径2~5mm的黄色、白色或灰色的圆形斑块。有时病变之间发生融合，可覆盖肠腔的大部分表面黏膜（图20.27至图20.29）。

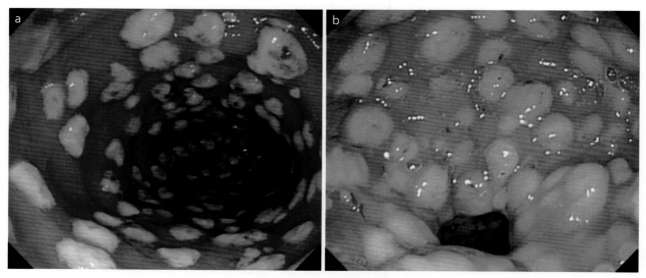

图 20.27 假膜性结肠炎

a、b.直肠多发圆形黄色调斑块，周围黏膜正常。

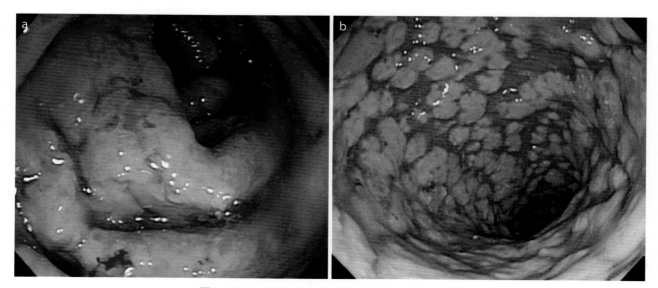

图 20.28 假膜性结肠炎大小不一的淡黄色斑块

a.覆盖整个乙状结肠的弥漫分布的白色或淡黄色黏膜斑块；b.乙状结肠内多发5~8 mm大小的黄色斑块；c.直肠内多发淡黄色小结节；d.直肠内散在分布的多处5mm大小的淡黄色斑块。

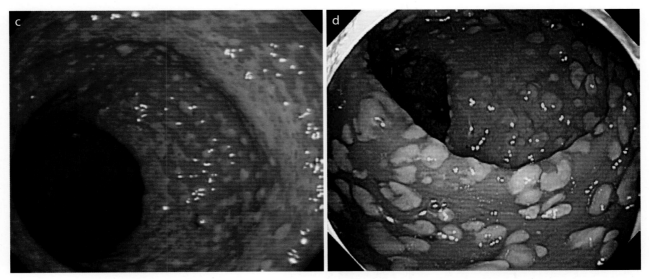

图 20.28（续）

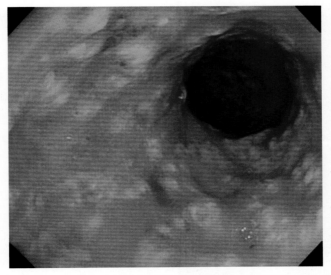

图 20.29　发生在溃疡性结肠炎基础上的假膜性肠炎的不典型表现

溃疡性结肠炎患者，乙状结肠黏膜脆性增加，表面布满多发的、白色微小斑块。

20.3.2 非甾体抗炎药相关肠炎

非甾体抗炎药（nonsteroidal anti-inflamma-tory drugs，NSAID）是全世界应用最广泛的药物之一。据报道，有 10%~12% 的新发结肠炎可能与服用 NSAID 相关。该病临床症状多样，包括隐性失血、缺铁性贫血、肠梗阻、大量失血及肠穿孔。内镜下表现缺乏特异性，包括充血、糜烂及大小不等的浅溃疡（图 20.30）。

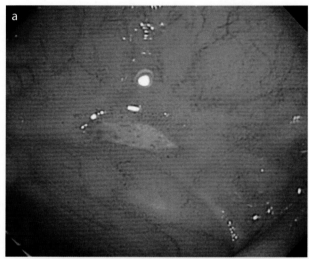

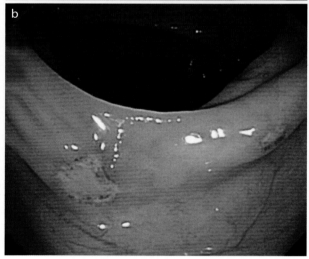

图 20.30　NSAID 相关肠炎

a.末端回肠 7mm 大小、边缘锐利的长条形浅溃疡，周围黏膜红肿；b.横结肠散在分布几处不同形状、边缘不连续的浅溃疡。

20.3.3 肠道准备相关肠炎

尽管磷酸钠盐和聚乙二醇电解质散（polyethy-lene glycol，PEG）这类口服肠道准备药物最常见的不良反应是电解质紊乱及贲门撕裂综合征（Mallory-Weiss syndrome），这类药物也同样会造成结肠黏膜异常改变，其发生率 3%~24%。内镜下特征包括正常黏膜背景下的阿弗他溃疡（图 20.31）。病变位置主要位于左半结肠。

20.4 放射性结肠炎

放射性结肠炎通常源自黏膜下的放射性损伤，主要是由肿瘤放射治疗所致，通常为治疗男性前列腺癌和女性宫颈癌导致。放射性损伤发生 9 个月内，通常会发生显著的直肠出血，这也被称为慢性放射性直肠病。这种损伤与血供不足造成的慢性缺血及纤维化改变有关。内镜下可见黏膜脆性增加、黏膜苍白、毛细血管扩张、瘘管形成、溃疡（图 20.32 至图 20.34）。放射性肠炎最主要的临床问题是直肠出血，有时需要频繁输血治疗。内镜下的氩离子凝固术治疗放射性直肠炎出血即安全又有效，因此被认为是一线的治疗方法。

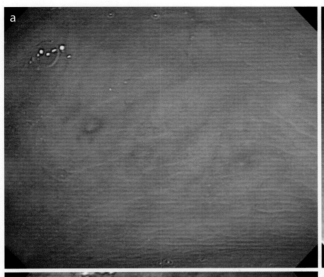
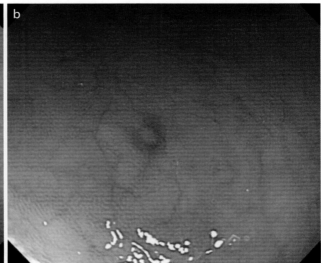
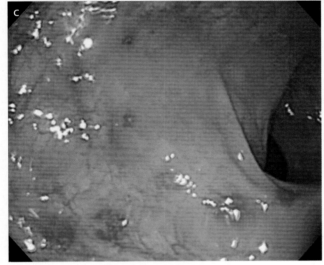

图 20.31　肠道准备相关肠炎的内镜图像

a. PEG 准备肠道诱发的多发、平坦阿弗他溃疡，边缘伴有暗红色的环形充血；b. PEG 准备肠道诱发的一处正常黏膜背景下的阿弗他样病变；c. 磷酸钠盐准备肠道诱发的多发阿弗他溃疡，病变之间无融合。

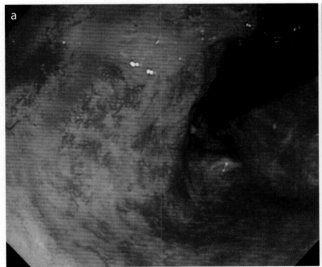
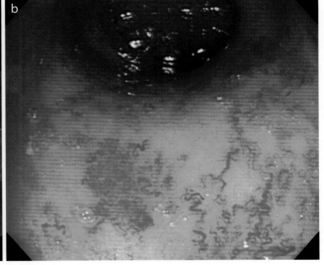

图 20.32　放射性直肠炎

a. 自肛门齿状线起始的多发毛细血管扩张；b. 直肠内见数条扩张的浅表血管伴有黏膜的苍白样改变。

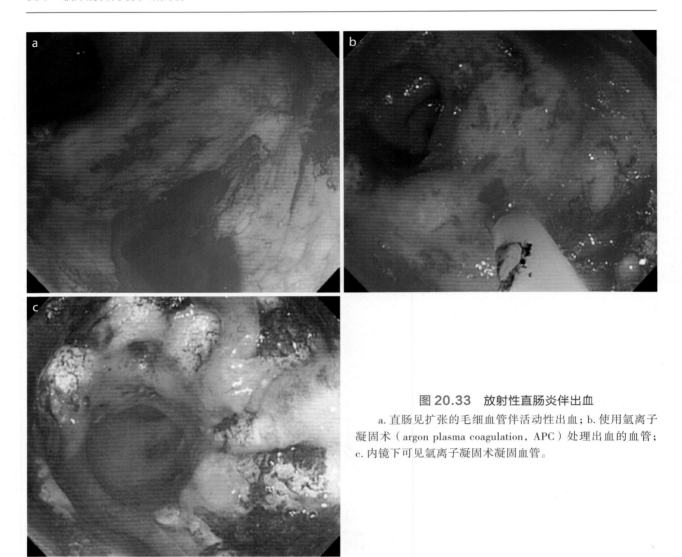

图 20.33　放射性直肠炎伴出血

a. 直肠见扩张的毛细血管伴活动性出血；b. 使用氩离子凝固术（argon plasma coagulation，APC）处理出血的血管；c. 内镜下可见氩离子凝固术凝固血管。

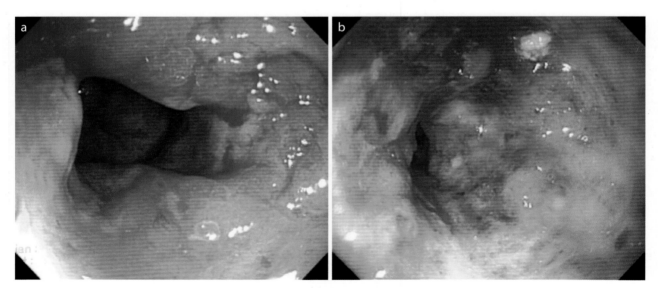

图 20.34　a、b. 宫颈癌放射治疗 20 年后，放射性直肠炎狭窄处发生的直肠癌

20.5　嗜酸细胞性结肠炎

　　嗜酸细胞性结肠炎是一种罕见的原发性嗜酸细胞性胃肠疾病，该病的病因不明。临床症状与体征缺乏特异性，通常包括腹痛、腹泻、体重下降、出血、肠梗阻及腹水，具体取决于嗜酸细胞浸润的肠壁层次。需要与嗜酸细胞性结肠炎鉴别的疾病较多，因为有多种疾病会伴随组织中嗜酸性粒细胞增多，包括寄生虫感染、药物性结肠炎、炎症性肠病，以及各种结缔组织疾病（图 20.35，图 20.36）。内镜下表现没有明显的特征，通常可见黏膜水肿、片状红斑、血管纹理消失等（图 20.35，图 20.36）。

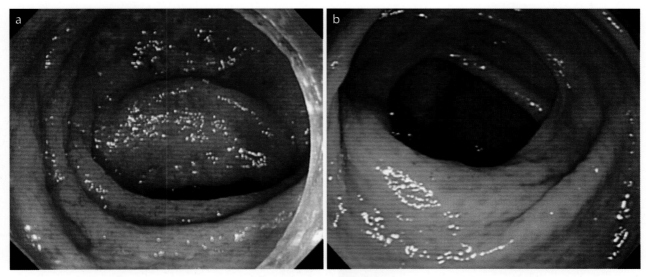

图 20.35　嗜酸细胞性结肠炎

a. 乙状结肠弥漫性水肿伴片状充血；b. 升结肠黏膜水肿、血管纹理消失。

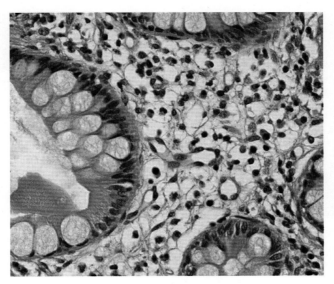

图 20.36　嗜酸细胞性结肠炎的组织病理学特征

H&E 染色可见大量嗜酸性粒细胞浸润黏膜固有层。

20.6 改道性结肠炎

结肠造口术将远端结肠保留在原位，粪便改道排出，在没有粪便流过的远端结肠段中发生的炎症被称作改道性结肠炎。通常表现为直肠出血性脓性分泌物、腹痛和里急后重。内镜下可见红斑、水肿、脆性增加、结节、管腔狭窄，以及溃疡形成等改变（图20.37）。

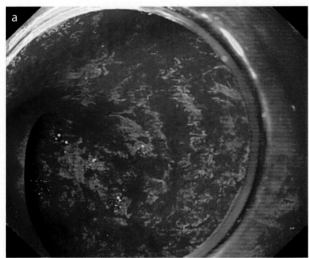

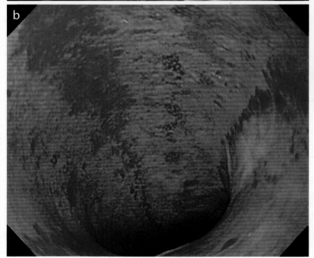

图 20.37　改道性结肠炎

a. 直肠可见由肠镜充气引起的自发性出血；b. 直肠弥漫性红斑，黏膜脆性增加伴颗粒样改变。

趣味测验

一位40岁的女性接受了结肠镜检查。镜下可见回盲部伴有边缘结节样增生的环形浅溃疡（图20.38）。溃疡边缘的活检病理报告提示非干酪性肉芽肿。实验室检查包括血红蛋白、白蛋白及C反应蛋白均未见异常。干扰素-γ释放试验（QuantiFERON®）为阳性。胸部X线片正常，否认既往肺结核感染病史。

问题1：她的结肠病变最有可能的诊断是什么？

问题2：该患者下一步的治疗是什么？

答案1：结核性结肠炎。

答案2：抗结核治疗，2~3个月后复查结肠镜。

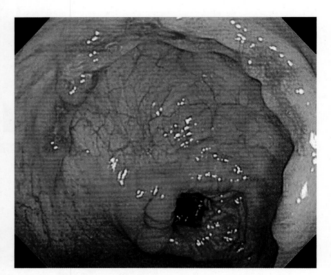

图 20.38　升结肠的环周糜烂伴边缘结节样改变

第 21 章　结直肠息肉及息肉病

Jeong-Sik Byeon

导读

21.1　结直肠息肉的内镜诊断原则

21.1.1　定义

传统定义认为，一切隆起于结直肠黏膜表面的病变都是结直肠息肉。然而，结直肠息肉的形态各不相同。大部分结直肠息肉确实是隆起型的，但还有一部分息肉是平坦型的甚至是凹陷型的。结直肠息肉可分为上皮性和非上皮性，也可以被分类为良性和恶性息肉（表 21.1）。极少数情况下，结直肠和（或）消化道其他部位分布着数十或数百枚息肉，这种被称作息肉病（polyposis）。

21.1.2　临床表现

大多数的结直肠息肉没有临床症状，尽管理论上较大的息肉有可能诱发肠梗阻，但在实际临床工作中，息肉引起肠梗阻的情况极为少见，除非息肉发生恶变。同样，较大的肠息肉会间歇性出血，但大多数的出血都是微小、隐匿性的，肉眼可见的血便较少见。较大的肠息肉，特别是含有绒毛状成分的腺瘤会分泌出过多的黏液。当这样的息肉发生在直肠或乙状结肠时，患者时常会注意到排便后肛门处有黏液残留。

表 21.1 结直肠息肉的分类

分类	良性	恶性
上皮性息肉	腺瘤性息肉	腺癌
	锯齿状息肉	—
	增生性息肉（HP）	—
	无蒂锯齿状腺瘤样息肉（SSA/P）	—
	传统锯齿状腺瘤（TSA）	—
	错构瘤样息肉	—
	炎性息肉	—
非上皮性息肉	神经内分泌肿瘤（类癌）[a]	神经内分泌肿瘤（类癌）[a]
	平滑肌瘤	胃肠道间质瘤（GIST）[b]
	脂肪瘤	—
	淋巴管瘤	—
	其他（淋巴管息肉，血管瘤等）	—

[a] 神经内分泌肿瘤可分为三个等级，即 G1、G2、G3，这类肿瘤即可以是良性也可以是恶性的，取决于其自身的恶性潜能；G3 级的神经内分泌肿瘤通常被认定为神经内分泌癌。

[b] 具有恶性潜能的间质瘤根据其大小和有丝分裂的情况被分为若干个等级。

21.1.3 内镜下表现

21.1.3.1 大体形态

表浅的结直肠肿瘤，如腺瘤及黏膜层/黏膜下层的腺癌是最常见的一类结直肠息肉。由于表浅结直肠肿瘤的外形不仅限于息肉样，同样也有可能是平坦型或凹陷型的，因此最初根据其外形分为息肉状和非息肉状。详细分类见图 21.1 和表 21.2。侧向发育型肿瘤（laterally spreading tumor，LST）的定义是直径 10~20mm 或更大的非息肉样肿瘤，其生长方式为侧向发育而不是向上发育。LST 可进一步被分为颗粒型和非颗粒型（表 21.3，图 21.2）。颗粒型 LST 又可分为颗粒均一型和结节混合型。非颗粒型 LST 可分为隆起型和假凹陷型。LST 发生黏膜下浸润癌的风险与其大小及亚型有关。颗粒均一型 LST 极少发生黏膜下浸润癌。假凹陷型的非颗粒型 LST 发生黏膜下浸润癌的风险最高。

表 21.2 表浅结直肠肿物的形态分类（巴黎-日本分类）

	巴黎分类	日本分类
息肉样	有蒂 I p	有蒂 I p
	无蒂 I s	无蒂 I s
		亚蒂 I sp
非息肉样	轻度隆起 II a	表浅隆起 II a
	完全平坦 II b	表浅平坦 II b
	轻度凹陷 II c	表浅凹陷 II c

表 21.3 侧向发育肿瘤（LST）的亚型分类及黏膜下浸润癌风险

LST 的亚型	相应的巴黎-日本分类	黏膜下浸润癌风险[a]
颗粒型 LST	—	—
颗粒均一型	II a	<1%~2%
结节混合型	II a，I s + II a，II a + I s	13%~32%
非颗粒型 LST	—	—
隆起型	II a	6%~29%
假凹陷型	II a + II c，II c + II a	28%~100%

[a] LST 发生黏膜下浸润癌的风险随着其尺寸增大而增加。

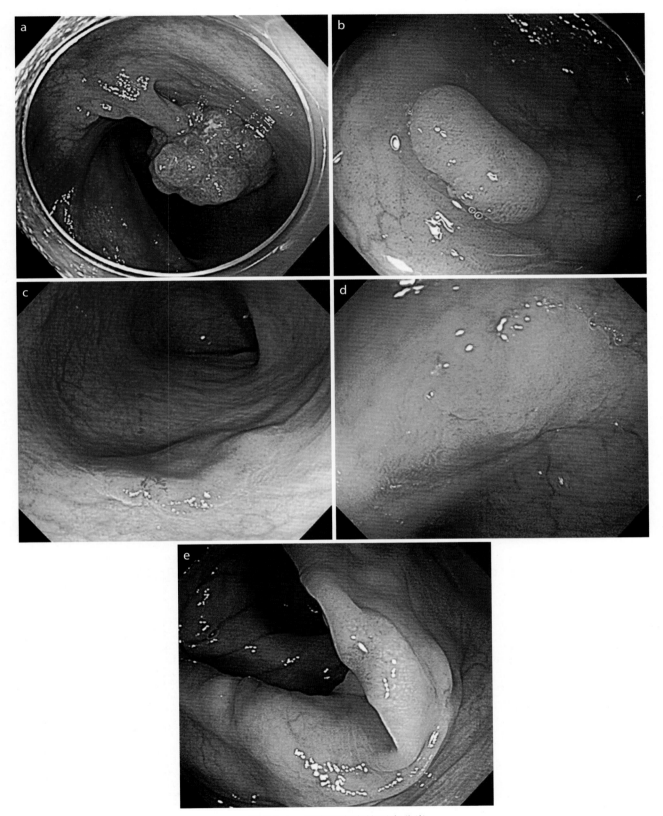

图 21.1 结直肠息肉的形态分类

a. Ⅰp 型息肉；b. Ⅰs 型息肉；c. Ⅱa 型息肉；d. Ⅱb 型息肉；e. Ⅱc 型息肉。

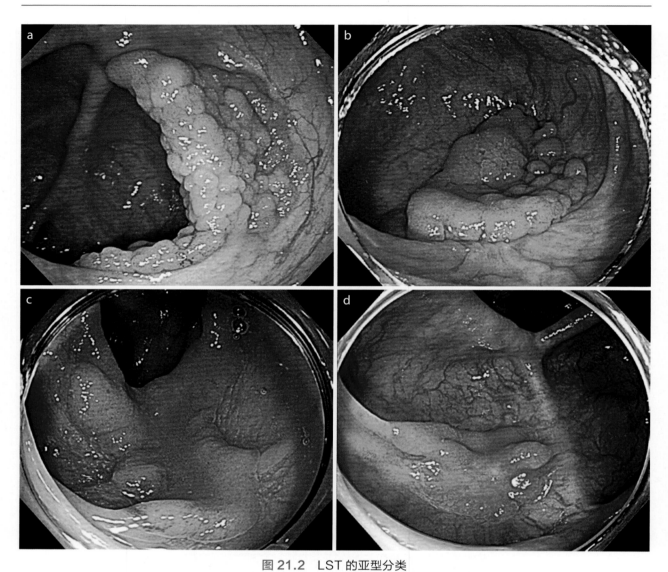

图 21.2　LST 的亚型分类

a. 颗粒均一型 LST；b. 结节混合型 LST；c. 隆起非颗粒型 LST；d. 假凹陷非颗粒型 LST。

21.1.3.2　表面特征
腺管开口

腺管开口（pit pattern）是黏膜表面隐窝开口形成的特征性的形态学改变。结直肠息肉的腺管开口通常可分为 7 个类型（表 21.4，图 21.3）。腺管开口特征与息肉的组织分型高度相关。传统上，染色内镜（chromoendoscopy）被用来观察结直肠息肉的腺管开口特征，观察可使用放大内镜也可使用普通内镜进行。靛胭脂（indigo carmine）与结晶紫（crystal violet）是两种最常用的染色剂。现有的高清晰度结肠镜可辨别息肉的腺管开口特征，但其准确性要逊于染色内镜。

表 21.4　结直肠息肉的腺管开口分型

分型	描述	与组织学的关联	
I	正常圆形	通常为非肿瘤性	正常
II	星芒状		通常为增生性息肉 [a]
III$_S$	小圆形或短管状	通常为肿瘤性	通常为腺瘤
III$_L$	大圆形或长管状		通常为腺瘤
IV	树枝状或脑回状		通常为腺瘤
VI	不规则		通常为黏膜内癌
V$_N$	无结构或开口几近消失		通常为浸润性癌

[a] 大多数的无蒂锯齿样腺瘤（SSA/P）腺管开口为 II 型。部分 SSA/P 的腺管开口在 II 型的背景下，可见到较大的隐窝开口，这一类型被称作 II - O 型 pit pattern

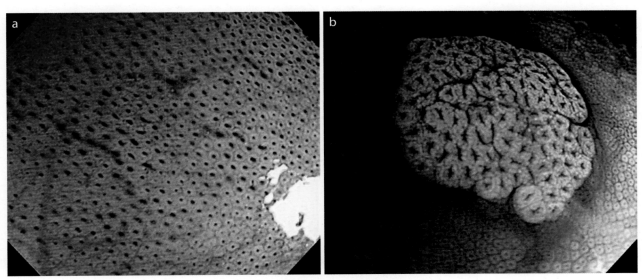

图 21.3　结直肠病变的腺管开口分型

a. I 型：正常的圆形隐窝开口；b. II 型：星形，星芒状隐窝开口；c. III$_S$ 型：比正常的隐窝开口要小的圆形隐窝开口；d. III$_L$ 型：长管状隐窝开口；e. IV 型：分支状或脑回状隐窝开口；f. V$_I$ 型：不规则的隐窝开口；g. V$_N$ 型，无隐窝开口。

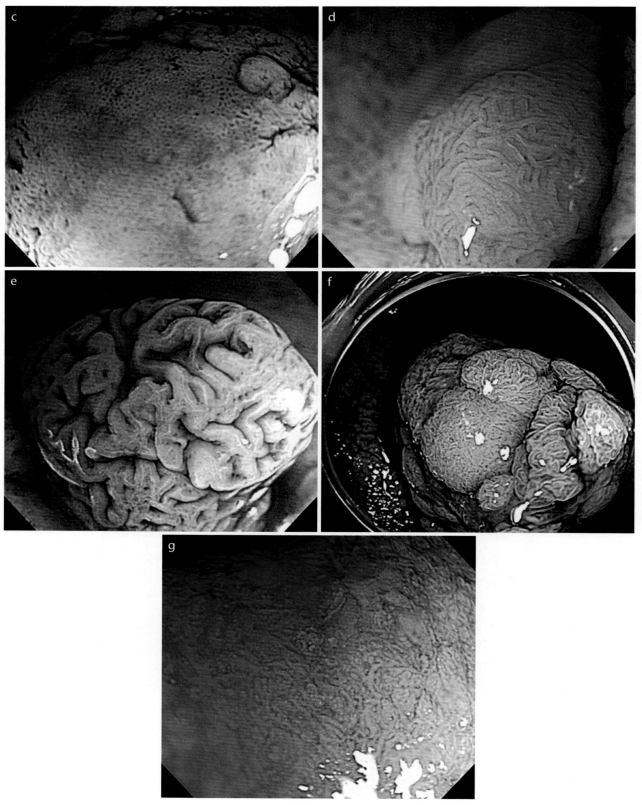

图 21.3（续）

图像增强内镜（image-enhanced endoscopy, IEE）下的微小血管分型

现有内镜的光学增强功能可进一步观察病变表面的微血管特征。窄带成像内镜（NBI），内镜智能色彩增强技术（FICE），蓝激光（BLI）、iSCAN 及光学增强（OE）等技术为目前较常用的内镜图像增强技术。相对于白光内镜，IEE 可以更清晰地辨别结直肠息肉表面的微血管特征。由于 NBI 模式的研究最多，其他几种技术的诊断原理也都与其大致相仿，因此本章节将重点描述 NBI 在辨别结直肠息肉表面微血管结构中的应用。国际结直肠内镜 NBI 分型（NBI International Colorectal Endoscopic，NICE）为最常用的分类系统（表 21.5）。NICE 分型从颜色、血管结构和表面结构三个方面将结直肠息肉进行分类。NICE 分型可以用来预测病变的组织学诊断。绝大多数的 NICE 1 型病变是增生性息肉。常规腺瘤是 NICE 2 型最可能的病理诊断。部分黏膜内癌或浅层黏膜下浸润癌也可以表现为 NICE 2 型。NICE 3 型则提示深层黏膜下浸润癌并有可能伴有淋巴结转移（图 21.4）。

表 21.5　国际结直肠 NBI（NICE）分型 [a]

	1 型	2 型	3 型
颜色	与背景大致相同或颜色更亮一些	相对背景黏膜偏棕色	相对背景黏膜呈棕色或深棕色，有时可伴有片状白色区域
血管	无血管或仅有孤立的丝状血管	增粗的深棕色血管环绕白色结构	部分区域血管明显不规则或缺失
表面结构	大小形态均匀一致的深色或白点，无明显的结构	棕色血管围绕下的卵圆形、管状或分支状的白色结构	不规则或缺乏结构
最有可能的病理类型	增生性息肉	腺瘤	黏膜下深层浸润癌

[a] NICE 分型可在使用放大内镜的情况下完成，也可以不使用放大内镜完成

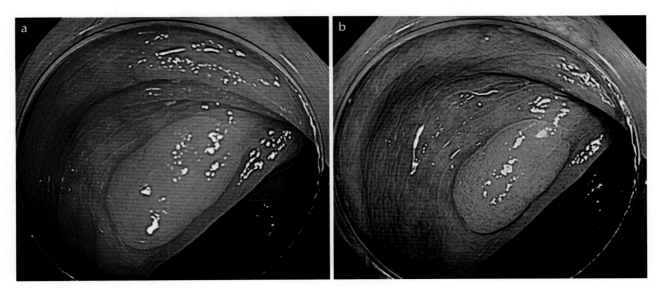

图 21.4　结直肠息肉的 NICE 分型

a. 增生性息肉的常规白光内镜图像：表面与邻近正常黏膜相似或颜色略微亮一些；b. 同一增生性息肉的 NICE 1 型 NBI 图像：息肉的颜色较背景正常黏膜略亮一些，未见棕色血管，息肉表面结构均匀一致、无特征性结构，以上特点提示 NICE1 型；c. 微小腺瘤性息肉的 NICE 2 图像：相对于背景黏膜，息肉黏膜呈深棕色，形态规则的棕色血管在白色结构周边，白色结构呈规则的椭圆形；d. 较大的腺瘤性息肉的 NICE 2 图像：白色结构呈规则的管状或分支状，周围环绕着规则的棕色血管；e. 黏膜下深层浸润癌的 NICE 3 图像，浸润深度自表面向下 6mm，表面颜色为深棕色伴有片状白色区域，血管明显扭曲或者缺失，部分区域无血管分布，表面结构同样扭曲或者不规则。

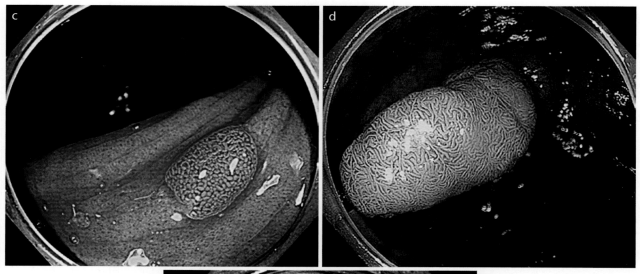

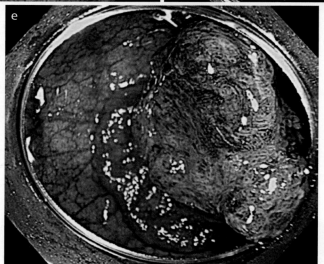

图 21.4（续）

21.2　上皮性息肉

21.2.1　腺瘤性息肉

腺瘤性息肉是最常见的结直肠息肉。组织学上，腺瘤性息肉可分为管状腺瘤、管状绒毛状腺瘤和绒毛状腺瘤。根据异型增生的严重程度，可进一步分为轻度到重度的异型增生。一般而言，小的腺瘤性息肉是圆形、无蒂的，没有分叶。大的腺瘤性息肉可能会有蒂并且表面发红或者分叶（图 21.5 至图 21.10）。大的绒毛状腺瘤会分泌大量的黏液而遮盖其表面。

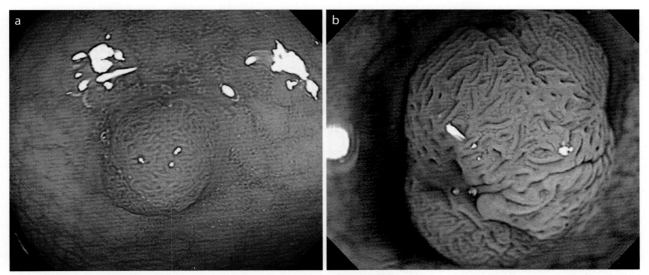

图 21.5　Ⅰs 型管状腺瘤
a. 一大小 5mm 的无蒂息肉；b. 近景观察可见Ⅲ L 型及Ⅳ型的腺管开口。

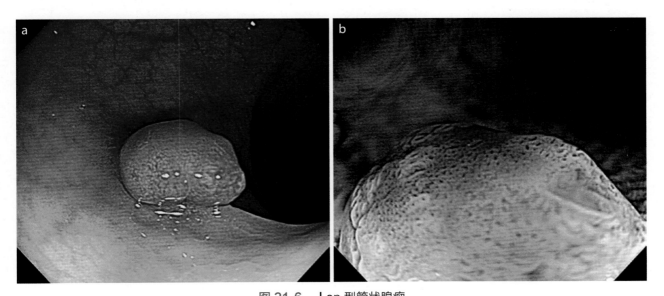

图 21.6　Ⅰsp 型管状腺瘤
a. 一大小 7mm 的亚蒂息肉；b. 放大观察可见Ⅲ S 型腺管开口。

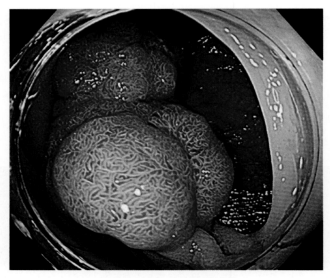

图 21.7　Ip 型腺瘤息肉

　　可见一大小 20mm，分叶管状绒毛状腺瘤，5 点钟位可见短粗蒂。高分辨率结肠镜、在不染色的情况下可辨识出其表面为Ⅳ型腺管开口。

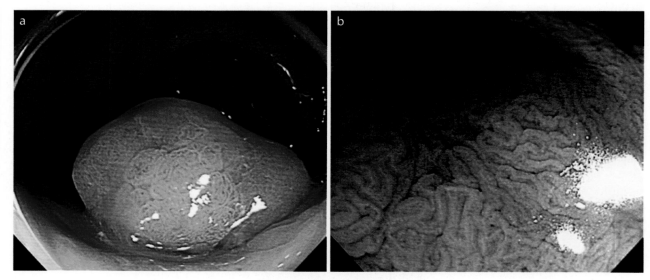

图 21.8　管状绒毛状腺瘤

　　a. 一大小为 14mm 的 Ⅰsp 型息肉，伴有重度异型增生，表面可见黏液附着；b. 腺管开口为Ⅳ型。

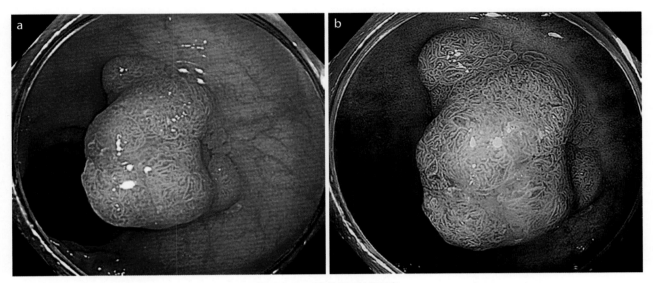

图 21.9　管状绒毛状腺瘤

a. 一大小 18mm 的 Ⅰ_S 型息肉，表面可见少量黏液附着；b. NBI 分类为 NICE 2 型，提示普通腺瘤。

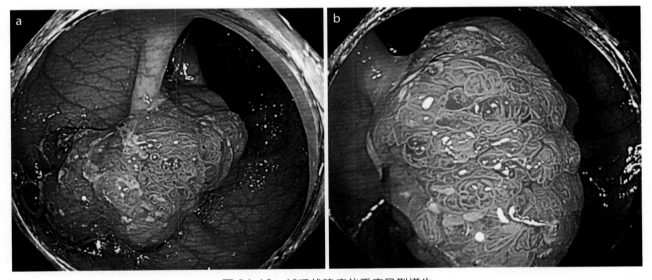

图 21.10　绒毛状腺瘤伴重度异型增生

　a. 1 枚直径较大的宽基息肉，表面呈天鹅绒样，附着白色、半透明样的黏液；b. 近景观察可见Ⅳ型腺管开口、表面伴有半透明样黏液附着，这也是绒毛状腺瘤的特征性。

21.2.2 锯齿状息肉

结直肠锯齿状息肉的定义是组织学上具有锯齿样特征的息肉，即肠隐窝上皮呈锯齿样增生。锯齿状息肉根据其组织学特征进一步细分为增生性息肉（HP）、无蒂锯齿状腺瘤 / 息肉（SSA/P），以及传统锯齿状腺瘤（TSA）。表 21.6 总结了锯齿状息肉的内镜下特征。

21.2.2.1 增生性息肉

增生性息肉（HP）通常较小，最常见于远端结肠及直肠。大多数增生性息肉都是无蒂的，偶尔也会出现有蒂的情况。大多数增生性息肉的腺管开口是 pit pattern Ⅱ 型（图 21.11，图 21.12）。

21.2.2.2 传统锯齿状腺瘤

传统锯齿样腺瘤（TSA）多见于远端结直肠，形态通常是有蒂或者是亚蒂的，表面珊瑚状伴充血是其特征性表现（图 21.13，图 21.14）。

表 21.6　锯齿状息肉内镜下表现

	增生性息肉	传统锯齿状腺瘤	无蒂锯齿状腺瘤 / 息肉
大体外观	多为非息肉样	多为息肉样	多为非息肉样
颜色	多为白色或苍白色	多为红色	多为白色或苍白色
大小	往往很小	小到中等	有时较大
可能的腺管开口分型	Ⅱ	ⅢL、Ⅳ	Ⅱ
位置	多为结直肠远端，尤其直肠	多为远端结直肠	多为近端结肠

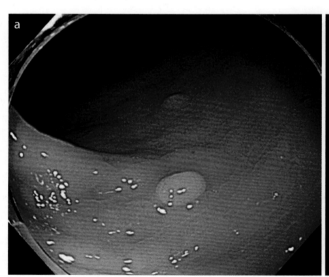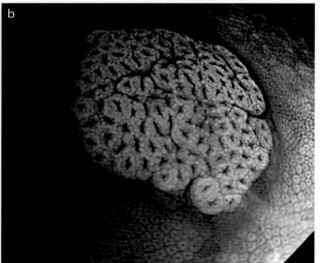

图 21.11　增生性息肉

a. 直肠可见 1 枚大小 3mm，表面苍白的 Ⅰs 型息肉；b. 直肠另见 1 枚 Ⅱa 型增生性息肉，放大模式下 Ⅱ 型腺管开口尤为明显。

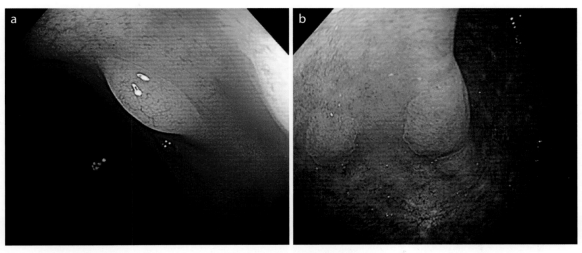

图 21.12 增生性息肉

　　a. 直肠一大小 5mm 的 I_S 型息肉，表面伴有孤立的花边样血管；b. NBI 图像可见数枚 NICE 分型 1 型的小息肉，提示增生性息肉。

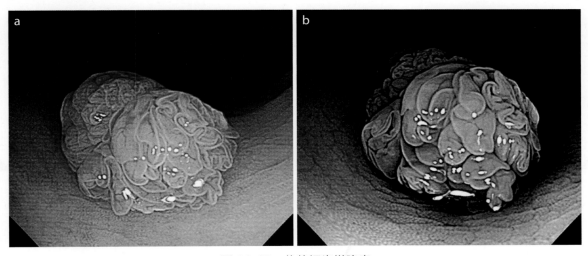

图 21.13 传统锯齿样腺瘤

　　a. 乙状结肠珊瑚状 I sp 型息肉；b. pit pattern III_L 样腺管开口。

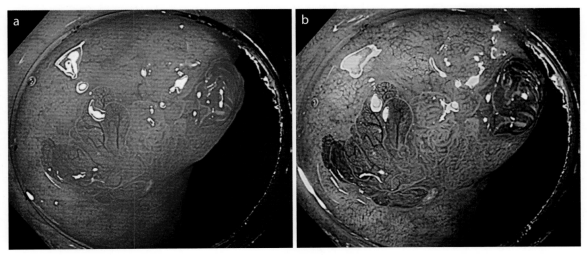

图 21.14 传统锯齿状腺瘤

　　a. 乙状结肠见一大小 9mm 天鹅绒、珊瑚状息肉，表面可见不规则的发红区域；b. NBI 图像可见明显的深棕色血管。

21.2.2.3 无蒂锯齿状腺瘤 / 息肉（SSA/P）

SSA/P（译者注：WHO2019 年新命名为无蒂锯齿状病变 SSL）是一种癌前病变，多见于近端结肠。无蒂锯齿状腺瘤 / 息肉的一个特征是表面覆盖黏液，其腺管开口大多是呈 pit pattern Ⅱ 型。然而，部分无蒂锯齿状腺瘤 / 息肉的腺管开口在 pit pattern Ⅱ 型的背景下，呈现大而圆的隐窝开口，这一亚型被称作 pit pattern Ⅱ - O 型（图 21.15）。无蒂锯齿状腺瘤 / 息肉使用 NBI 观察时一部分表面呈

NICE 1 型，另一部分则是呈 NICE 2 型。锯齿状息肉 / 息肉病协作组（The Workgroup serrAted polypS and Polyposis，WASP）制定的分类表可以用来应对这一问题。WASP 分类根据 4 个特征来诊断 SSA/P：云雾状外观状、边界不清、形态不规则，以及隐窝中的黑点（图 21.16）。至少符合以上 2 个特征，则无蒂锯齿状腺瘤 / 息肉的诊断基本成立（图 21.17，图 21.18）。

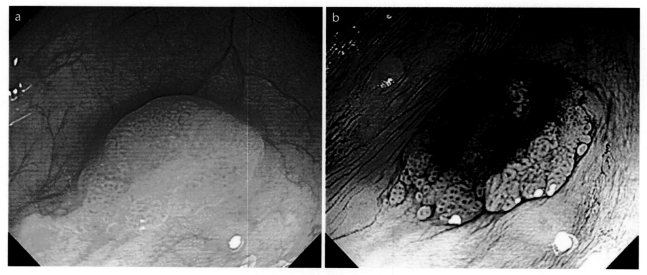

图 21.15　无蒂锯齿状腺瘤 / 息肉

a. 升结肠见 1 大小 10mm 的 Ⅱa 型息肉，表面略显苍白，约 50% 的息肉表面区域被白色黏液覆盖；b. 内镜下染色后可见星芒状腺管开口背景下伴大开口的腺管，这一类型被称作 Ⅱ - O 型。

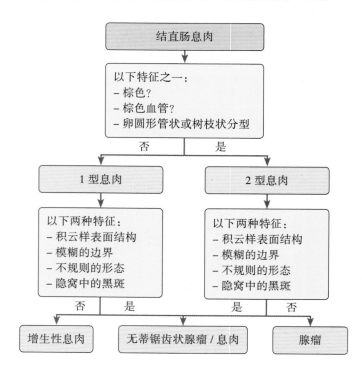

图 21.16　锯齿状息肉及息肉病协作组（WASP）制定的 SSA/P 诊断分类

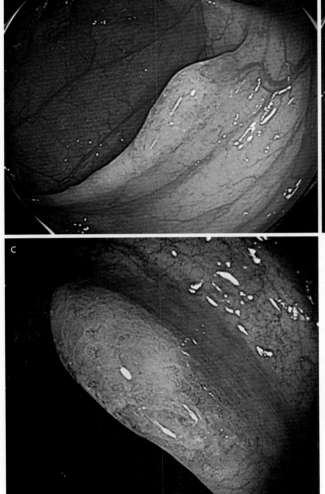

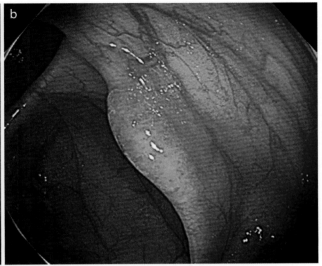

图 21.17　依据 WASP 分类诊断的无蒂锯齿状腺瘤 / 息肉

　　a. 升结肠见 1 枚大小 11mm 的平坦型息肉，表面被粪水及黏液覆盖；b. 将表面的粪水和黏液清洗干净后，息肉表面呈亮白色；c. NBI 图像见息肉呈云雾状外观、边界不清，根据 WASP 分类将其诊断为无蒂锯齿状腺瘤 / 息肉。

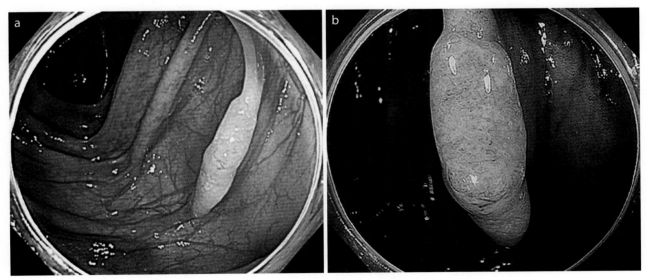

图 21.18　依据 WASP 分类诊断的无蒂锯齿状腺瘤 / 息肉

　　a. 升结肠见一大小 13mm 的平坦型息肉；b. NBI 图像示云雾状外观、边界不清，以及隐窝中几处黑点，这些特征提示无蒂锯齿状腺瘤 / 息肉。

21.2.3　错构瘤性息肉

错构瘤性息肉是正常的组织错乱、无序地聚集在一起，形成像肿瘤一样外观的病变。最常见的两种结直肠错构瘤性息肉是幼年性息肉及 P-J 综合征息肉。

21.2.3.1　幼年性息肉

幼年性息肉大多在 10 岁前被发现，这类息肉多见于直肠，也可见于结肠其他位置。通常为单发，也可以是多发。单发的幼年性息肉没有恶性潜能，少数情况下有家族聚集性的幼年性息肉可以发生癌变。幼年性息肉的典型外观是有蒂、表面光亮、光滑且明显充血，分叶并不常见（图 21.19，图 21.20）。

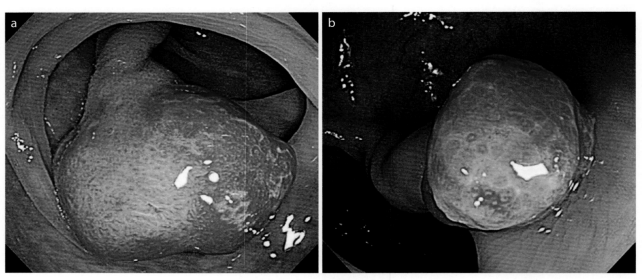

图 21.19　幼年性息肉

a. 1 枚直径较大的带蒂、表面充血、无分叶的幼年性息肉；b. 另 1 枚大小 12mm，表面充血、无分叶的幼年性息肉，局部表面可见到分泌少量白色黏液。

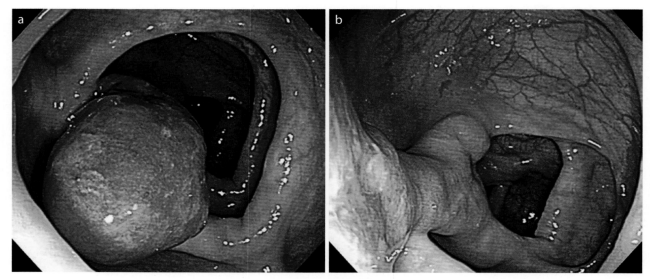

图 21.20　幼年性息肉

a. 升结肠直径巨大的、表面充血、无分叶的幼年性息肉；b. 息肉的蒂与回盲瓣相连。

21.2.3.2　Peutz-Jeghers（P-J）息肉

P-J 息肉通常多发，且常见于 Peutz-Jeghers 综合征患者。极少数情况下 P-J 息肉可表现为单发或多发息肉。其表面通常光滑伴充血。与幼年息肉不同，P-J 息肉多数为分叶状，特别是在大的 P-J 息肉中。P-J 息肉典型的特征为大而有蒂（图 21.21，图 21.22）。

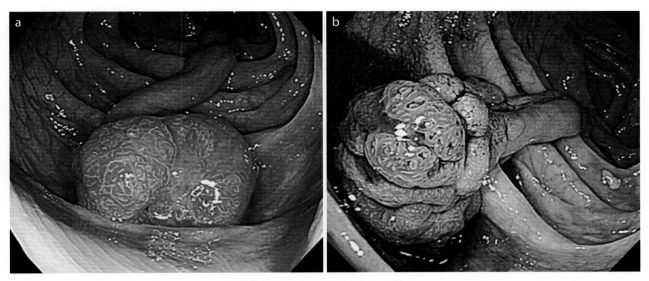

图 21.21　Peutz-Jeghers 息肉

a. 1 枚表面充血带蒂大息肉；b. 染色内镜下可清晰地看到息肉顶端呈现分叶状。

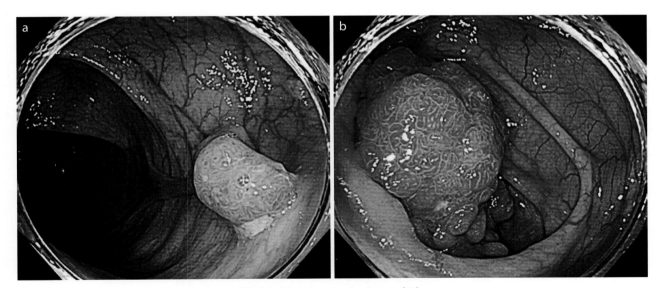

图 21.22　Peutz-Jeghers 息肉

a. 横结肠见 1 枚大小 12mm、表面充血的带蒂息肉；b. 同一患者在盲肠可见 1 处表面分叶、充血的巨大肿块；行外科手术切除盲肠后，组织病理结果提示 Peutz-Jeghers 息肉。

21.2.4 炎性息肉

炎性息肉是重度炎症后的结果。因此其周围往往伴有活动性炎症或既往炎症的迹象，例如，活动性溃疡或瘢痕样改变。炎性息肉的形态为多种多样，最常见及尤为典型的是结直肠管腔内指状凸起，它们可以形成黏膜桥。炎性息肉通常体积小而多发，但有时也可以是单发的较大的息肉，此时外形上与肿瘤性新生物相似（图 21.23，图 21.24）。

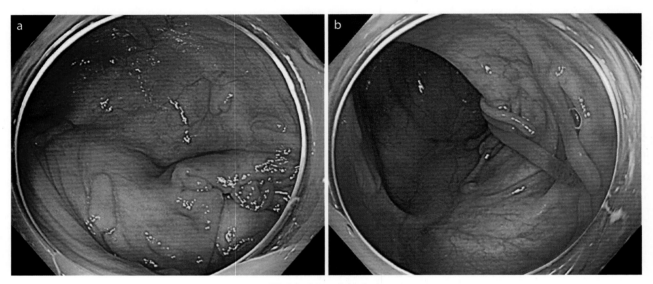

图 21.23　炎性息肉

a. 多发的、表面光滑的蠕虫样炎性息肉；b. 同一患者可见多发的、长条形、表面光滑的指状炎性息肉。息肉的顶端和蒂的部位没有明显的区别，息肉旁见可疑的微小白色瘢痕改变。

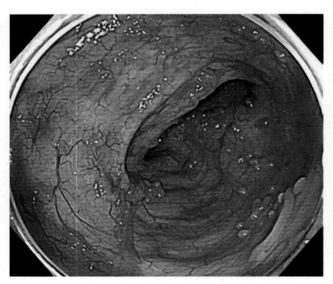

图 21.24　已治愈的 UC 患者结肠内可见多发炎性息肉

背景黏膜可见瘢痕样改变及稀疏的血管纹理；部分炎性息肉较短而另一部分炎性息肉则较长、呈手指状外观。

21.2.5　恶性结直肠息肉

结直肠恶性息肉指的是在腺瘤性息肉基础上形成的腺癌（图 21.25）。有关恶性息肉的临床及内镜下特征将在其他章节中进行更为详细的描述（参见第 22 章）。

21.3　非上皮性息肉

21.3.1　非上皮性息肉的一般特征

非上皮性息肉指的是起源于肠道上皮下层的息肉，即黏膜肌层、黏膜下层或固有肌层。由于它们起源于上皮下层，其表面覆盖的黏膜大多正常，有时可伴有溃疡或糜烂，特别在病变体积较大时。内镜下特征包括质地、颜色、大小及位置有助于非上皮性肿瘤之间的鉴别诊断（表 21.7）。

表 21.7　基于内镜下特征的非上皮性结直肠息肉的鉴别诊断 [a]

鉴别项	最有可能的非上皮性息肉
质地	—
软	脂肪瘤、淋巴管瘤、血管瘤
硬	间质瘤 [b]、平滑肌瘤、神经内分泌肿瘤 [c]
颜色	—
黄色	脂肪瘤、神经内分泌肿瘤 [c]
苍白	淋巴管瘤
暗红紫色	血管瘤
位置	—
直肠	神经内分泌肿瘤 [c]、间质瘤 [b]、平滑肌瘤
右半结肠及回盲部	脂肪瘤、淋巴管瘤

[a] 基于以上内镜特征的鉴别诊断并不完全准确。例如，直肠的较大神经内分泌肿瘤（类癌）有可能表面充血并且伴有糜烂、溃疡。淋巴管瘤可发生结肠的任何位置，但近端结肠更为常见；

[b] 间质瘤（gastrointestinal stromal tumor，GIST）；

[c] 神经内分泌肿瘤（neuroendocrine tumor，NET）

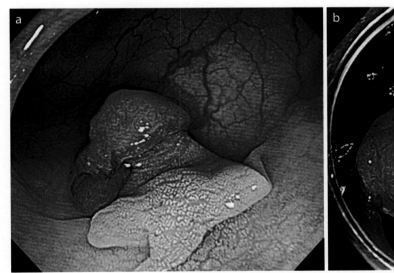
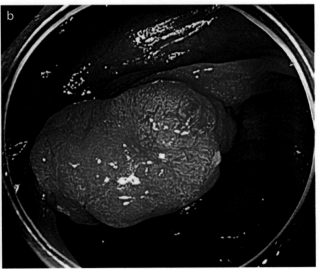

图 21.25　恶性息肉

a. 乙状结肠见一大小 14mm 的带蒂息肉。顶端表面呈无结构改变，腺管开口为 V_N 型，浸润深度为黏膜下层；b. 一大小 22mm 的无蒂息肉。由于黏膜脆性增加而导致表面自发性出血，腺管开口疑似 V_N 型，浸润深度为黏膜下层。

21.3.2　神经内分泌肿瘤

神经内分泌肿瘤（neuroendocrine tumor，NET）过去被称作类癌（carcinoid），这两个术语至今依然相互通用。直肠是 NET 最好发的部位。直肠 NET 的直径通常较小，直径大多在 5~10mm 或者更小，但有时也可以达到 50mm。较小的直肠 NET 通常是圆形、黄色并且无蒂，也可以是近乎平坦、微微隆起于黏膜表面。NET 的质地较硬，其表面覆盖的黏膜大多正常（图 21.26）。当病变增大时，其表面顶端可以出现糜烂或溃疡（图 21.27 和图 21.28）。直肠 NET 的恶性潜能与其大小及组织学特征密切相关。大多数直径 <10mm 的直肠 NET 都是良性的，但是直径在 10~20mm 的直肠 NET 有 10%~15% 会发生肿瘤的远处转移。直径 >20mm 的直肠 NET 的远处转移率则高达 60%~80%。胃肠胰 NET 组织病理评分系统请参照表 21.8。

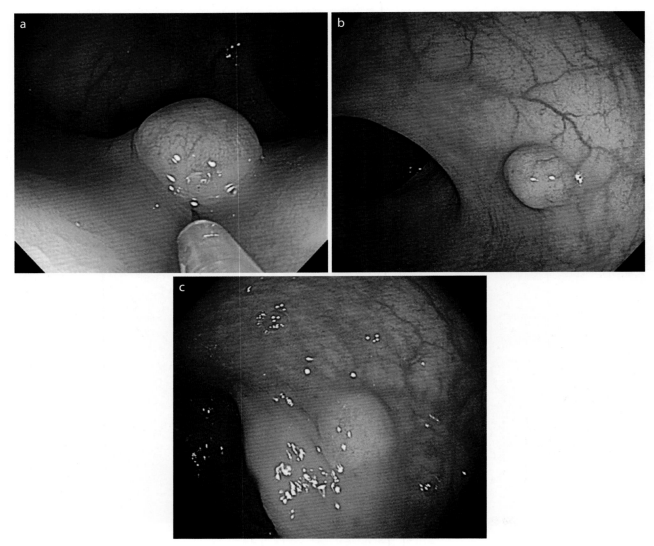

图 21.26　直肠神经内分泌肿瘤

a. 直肠可见 1 枚大小 9mm 的神经内分泌肿瘤。病变呈圆形、无蒂，色黄；b. 直肠见一大小 6mm 的无蒂、浅黄色神经内分泌肿瘤；c. 直肠见一大小 6mm 的浅黄色、表面光滑的神经内分泌肿瘤。一些与本例相类似平坦型的神经内分泌肿瘤在内镜下不易被识别出来。

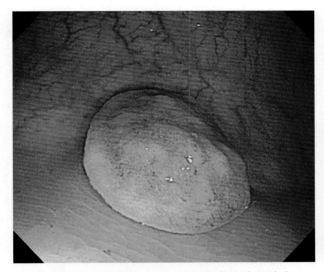

图 21.27 直肠见一大小 22mm 的上皮下肿瘤

病变表面轻微充血并与黄色调的背景混在，这是一例伴有区域淋巴结转移的直肠恶性神经内分泌肿瘤。

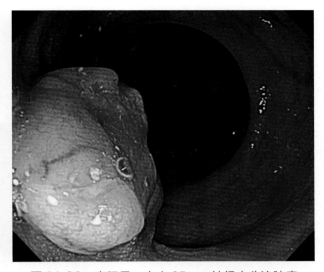

图 21.28 直肠见一大小 25mm 神经内分泌肿瘤

病变中心表面充血糜烂及溃疡形成，周围见黄色、完整的黏膜；患者接受了低位直肠切除手术，手术标本提示为 G2 级神经内分泌肿瘤，伴周围神经浸润。

表 21.8 世界卫生组织制定的胃肠胰 NET 组织病理评分系统

分级	命名法	组织病理学特征
低级别	NET G1 期	有丝分裂 /10HPF^a ＜ 2 且 Ki-67 指数＜3%
中等级别	NET G2 期	有丝分裂 /10HPF 2~20 或 Ki-67 指数 3%~20%
高级别	NET G3 期	有丝分裂 /10HPF ＞20 或 Ki-67 指数＞20%

[a] 高倍视野（high power field，HPF）

21.3.3 平滑肌瘤

结直肠平滑肌瘤通常起源于黏膜肌层，常见于直肠、乙状结肠。大多数结直肠平滑肌瘤的直径<10mm，其外形多为圆形，亚蒂形的外观并不少见。平滑肌瘤表面的黏膜颜色与周围结肠黏膜基本相同，但有时为略微苍白色，表面可伴有轻度的充血（图21.29，图21.30）。

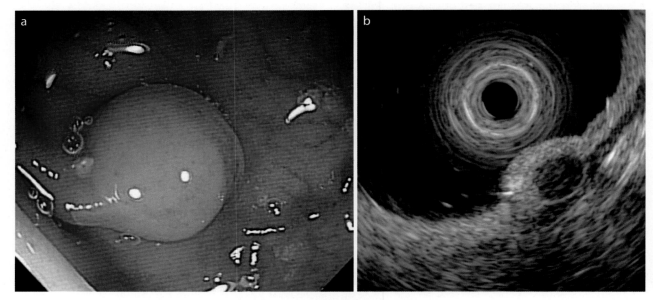

图 21.29　结直肠的平滑肌瘤

a. 直肠可见 1 枚约 5mm 大小，表面被正常黏膜覆盖的平滑肌瘤，与周围背景黏膜相比，瘤体表面的被覆黏膜略显苍白；b. EUS 提示黏膜深层（即黏膜肌层）来源的均匀低回声肿块。

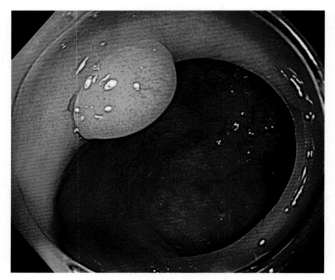

图 21.30　直肠平滑肌瘤

直肠见一大小 6mm 的 I_s 型平滑肌瘤。病变顶端轻度充血，外观与腺瘤性息肉相似，但病变被覆黏膜为光滑、正常，使其有别于腺瘤性息肉。

21.3.4　间质瘤

胃肠道间质瘤（gastrointestinal stromal tumor, GIST）是一种来源于 Cajal 间质细胞的胃肠道间叶源性肿瘤。结直肠 GIST 最常见于直肠，其直径为 1~35cm。结直肠 GIST 的恶性潜能与其大小和有丝分裂指数（mitotic index）密切相关（表 21.9）。小的直肠间质瘤表面常覆完整黏膜，而大的间质瘤顶部表面则常可见到溃疡（图 21.31，图 21.32）。由于结直肠 GIST 来源于固有肌层，其活动度相对较小并且质地较硬。

表 21.9　局灶 GIST 恶性潜能的风险分层

肿瘤相关参数		恶性潜能	
有丝分裂率	大小 (cm)	胃 GIST	胃以外的 GIST
≤5/50HP	≤2	很低	很低
	>2，≤5	低	低
	>5，≤10	低	中等
	>10	中等	高
>5/50HP	≤2	低	中等 - 高
	>2，≤5	中等	高
	>5，≤10	高	高
	>10	高	高

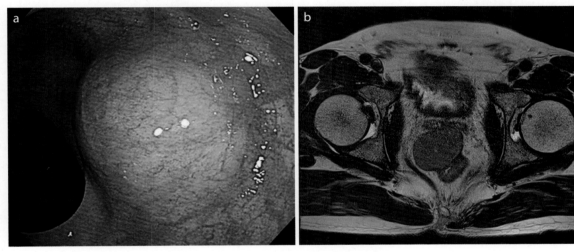

图 21.31　直肠的大间质瘤

a. 肿瘤表面被覆黏膜完整，其颜色比背景黏膜颜色要略浅或大致相同，活检钳触之质硬；b. MRI 提示直肠前壁的低信号病变，直肠低位前切除术后的病理标本提示为低危间质瘤。

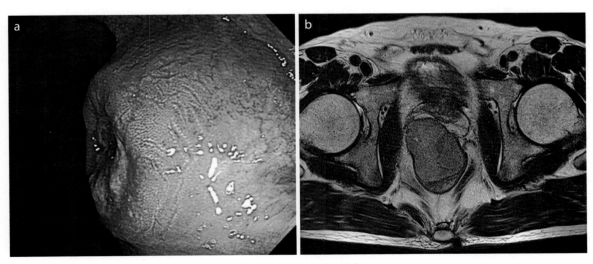

图 21.32　直肠间质瘤

a. 直肠内、肛门上方见一大间质瘤，肿瘤表面被覆黏膜正常，其顶端中央可见溃疡形成；b. MRI 提示直肠后壁的低信号病变，经腹会阴直肠切除术后病理标本提示为高危间质瘤。

21.3.5 脂肪瘤

脂肪瘤在结直肠的任何部位都可发生，但多见于右半结肠，尤其是回盲瓣周围区域。瘤体内部的脂肪组织使得其外观呈现黄色。但是，较大的脂肪瘤表面黏膜可伴有充血。由于脂肪瘤质地较软，使用活检钳按压其表面可见明显的压缩和变形，这种现象被称为枕头征或枕垫征（图21.33）。典型的裸脂肪征（naked fat sign）是指使用活检钳在脂肪瘤表面同一位置反复活检后，可以见到黏膜下脂肪组织（图21.34）。此外，还可以观察到帐篷征（tenting sign），即使用活检钳牵拉脂肪瘤的表面黏膜时，黏膜层和瘤体可被轻松分离开来（图21.34）。极少数情况下，巨大脂肪瘤的表面黏膜可出现充血、出血、糜烂及溃疡，给鉴别诊断带来困难（图21.35）。CT扫描下观察到瘤体内部的典型的脂肪信号，有助于将其与结肠癌进行鉴别。

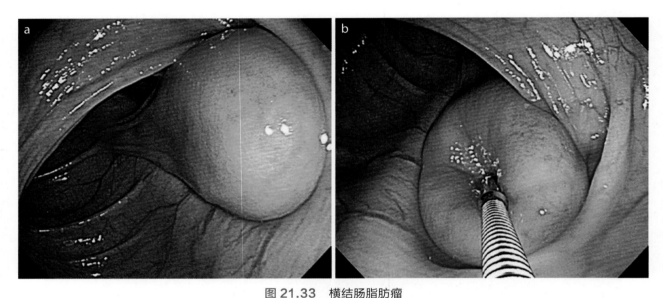

图21.33　横结肠脂肪瘤
a.横结肠见1枚大小30mm、短蒂脂肪瘤；b.枕头征或枕垫征阳性。

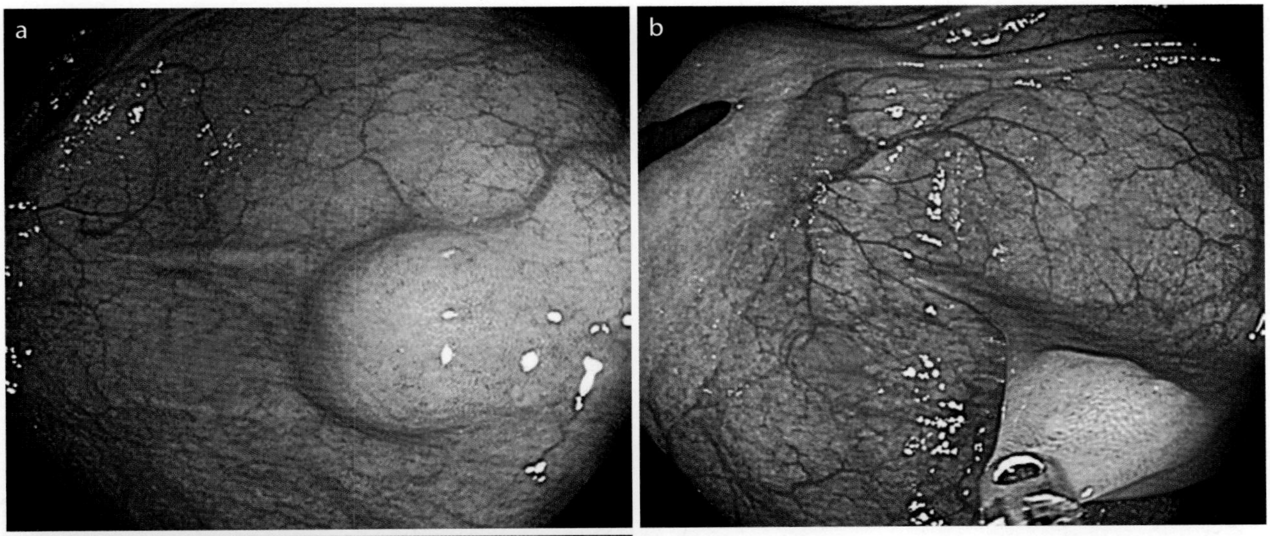

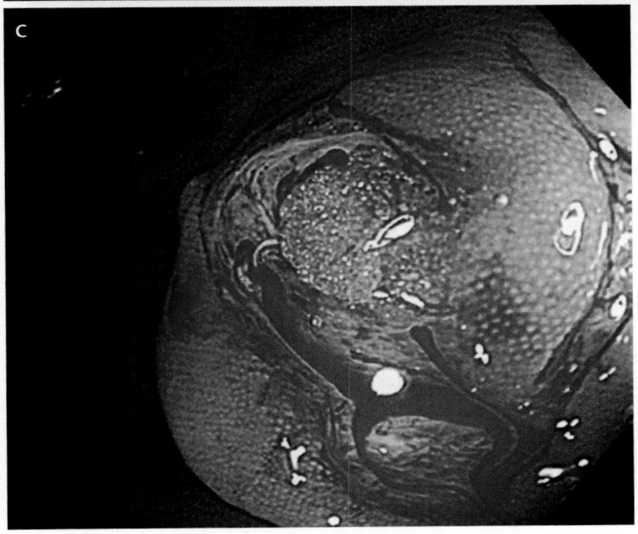

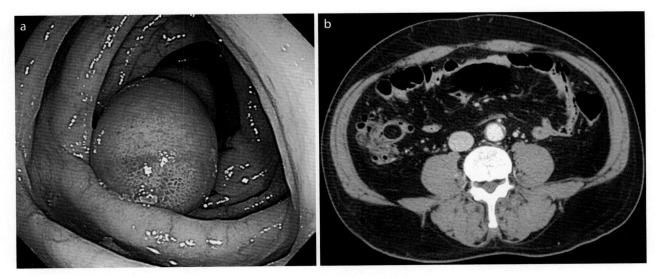

图 21.34　升结肠脂肪瘤

a. 一大小 12mm 无蒂、圆形脂肪瘤，色黄；b. 帐篷征阳性；c. 表面活检后可见裸露脂肪征。

图 21.35　升结肠巨大脂肪瘤

a. 尽管病变表面轻度充血，其表面底色是黄色；此外，病变表面黏膜完整、光滑，腺管开口呈 I 型，提示为上皮下肿瘤。b. CT 扫描提示升结肠典型的脂肪密度影。

21.3.6 淋巴管瘤

淋巴管瘤是瘤体内部含有淋巴液的良性肿瘤，典型常为质地软，可能有枕垫征。淋巴管瘤通常苍白且透明（图 21.36），由于其内部被纤维分隔，故表面常可见数条线状凹陷（图 21.37）。

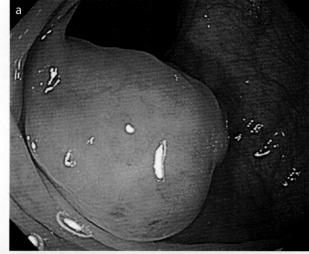

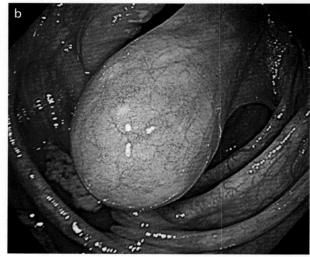

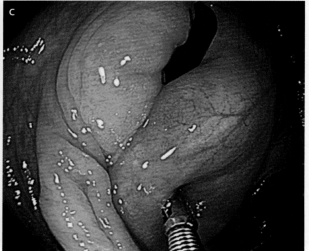

图 21.36　结肠淋巴管瘤
a. 乙状结肠可见一表面苍白、半透明淋巴管瘤；b. 升结肠另见一透明、苍白的淋巴管瘤；c. 枕垫征阳性。

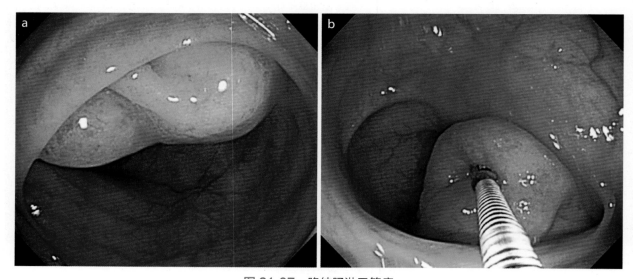

图 21.37　降结肠淋巴管瘤
a. 由于肿瘤内纤维，苍白的病变表面可见线形排列的凹陷；b. 枕垫征阳性。

21.4 息肉病综合征

21.4.1 息肉病综合征的分类

息肉病综合征指的是胃肠道内生长大量息肉的一种疾病，可伴有或不伴胃肠道外的改变。息肉病综合征被分为遗传性息肉病综合征与非遗传性息肉病综合征两大类别（表 21.10）。部分遗传性息肉病综合征有较高的结直肠癌变风险。遗传性息肉病综合征患者癌变的平均年龄要低于散发性结直肠癌患者。胃肠道外也有可能出现恶性病变。遗传性息肉病综合征的临床表现详见表 21.11。

非遗传性息肉病综合征有多种胃肠道及胃肠道外表现。具体内容详见表 21.12。

表 21.10 息肉病综合征的分类

遗传性	腺瘤	家族性腺瘤性息肉病（FAP）
		FAP 的其他类型：轻症 FAP、Gardener 综合征、Turcot 综合征
	错构瘤	P-J 综合征
		幼年息肉病
		Cowden 综合征
		肠道神经节细胞瘤综合征
非遗传性	病因不明	Cronkhite-Canada 综合征、锯齿状息肉病 [a]
	炎性起源	炎性息肉病、帽状息肉病
	淋巴管起源	多发性淋巴瘤性息肉病、淋巴组织增生

[a] 锯齿状息肉病的发病机制不明，一部分被认为是基因性疾病，但其遗传方式不明确。其他的锯齿状息肉病被认为与遗传无关

表 21.11 遗传性息肉病综合征的临床特点

	癌变风险	息肉分布位置	皮肤黏膜病变	肠道外恶性病变
FAP[a]	几乎 100%	胃 - 结肠	表皮囊肿、纤维瘤、脂肪瘤	十二指肠 / 壶腹周围癌、胃癌、胰腺癌、甲状腺癌、中枢神经系统癌、肝母细胞瘤
Peutz-Jeghers 综合征	约 36%	胃 - 结肠	皮肤黏膜色素沉着	小肠癌、胰腺癌、乳腺癌、子宫 / 卵巢癌、睾丸癌
幼年息肉病	约 50%	胃 - 结肠	无	胃 / 十二指肠癌（？）
Cowden 综合征	低	食管 - 结肠	毛鞘瘤、乳头状瘤	甲状腺癌、乳腺癌、子宫 / 卵巢癌

[a] 家族性腺瘤性息肉病（familial adenomatous polyposis，FAP）

表 21.12 非遗传性息肉病综合征的临床特点

	息肉分布的位置	息肉的组织类型	癌变风险	肠外表现
Cronkhite-Canada 综合征	胃 - 结肠	错构瘤	存在	脱发、皮肤色素沉着、指甲萎缩
锯齿状息肉病	结肠	锯齿状息肉	存在	无
炎性息肉病	结肠	炎性息肉	无	炎性肠病的肠道外表现
帽状息肉病	直肠、乙状结肠	与黏膜脱垂综合征相同	无	无
多发性淋巴管瘤性息肉病	胃 - 结肠	恶性淋巴瘤	本身即为恶性肿瘤	淋巴瘤的肠道外播散
淋巴组织增生	小肠、结肠	淋巴滤泡的增生	无	无

21.4.2 遗传性息肉病综合征

21.4.2.1 家族性腺瘤性息肉病（familial adenomatous polyposis, FAP）及其亚型

FAP 为一类常染色体显性遗传疾病，由 APC 基因的种系突变引起。FAP 患者的肠道内至少有100 枚或更多结直肠腺瘤性息肉，并且患者在 40 岁前后几乎 100% 会发生息肉的癌变。十二指肠腺瘤，特别是 Vater 壶腹周围的腺瘤是 FAP 最常见的肠外表现之一。胃底腺息肉也很常见。

内镜下，大量腺瘤性息肉散在分布于结直肠。通常，息肉的数目为几百枚，甚至更多。腺瘤的大小不一，但多数在 1cm 以下（图 21.38）。大而癌变的息肉甚至进展期的肠癌都可以见到，特别是在首次肠镜检查的老年患者中（图 21.39，图 21.40）。

FAP 的轻症型为患者有 APC 基因胚系突变，且肠道内息肉的数量在 100 枚以下的情况。这类患者息肉癌变的风险增加，但发生癌变的年龄通常要延后，平均年龄在 50~55 岁。Gardner 综合征是 FAP 的一个亚型，其肠道内可见大量腺瘤性息肉并且伴有骨瘤或纤维瘤等肠道外表现。Turcot 综合征是 FAP 的另一个亚型，其肠道内可见大量腺瘤性息肉并且伴有髓母细胞瘤和（或）多形性胶质母细胞瘤。

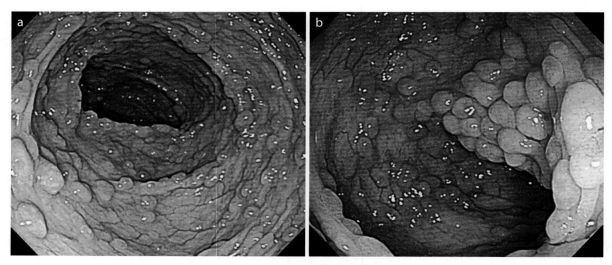

图 21.38 家族性腺瘤性息肉病
a. 结肠内可见大量腺瘤性息肉；b. 部分息肉体积较大且相互融合。

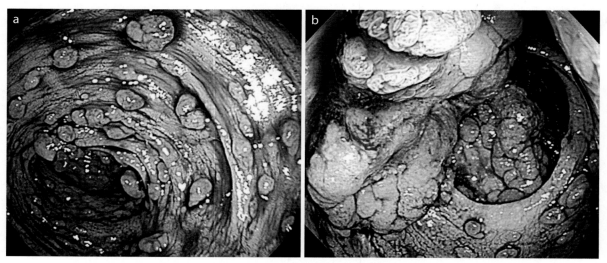

图 21.39 家族性腺瘤性息肉病
a. 结肠内见散在多发的腺瘤性息肉；b. 1 枚腺瘤性息肉发展成为进展期结肠癌；c. 同一患者在 Vater 壶腹附近见 1 枚表面充血的小息肉；d. 同一患者在胃内见多发的胃底腺息肉。

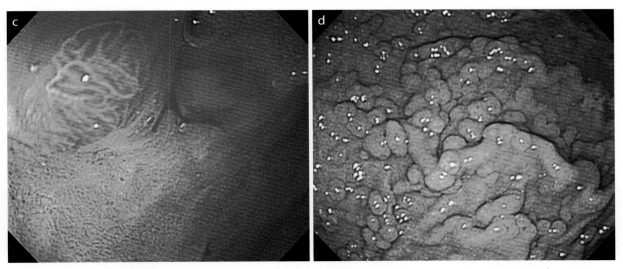

图 21.39（续）

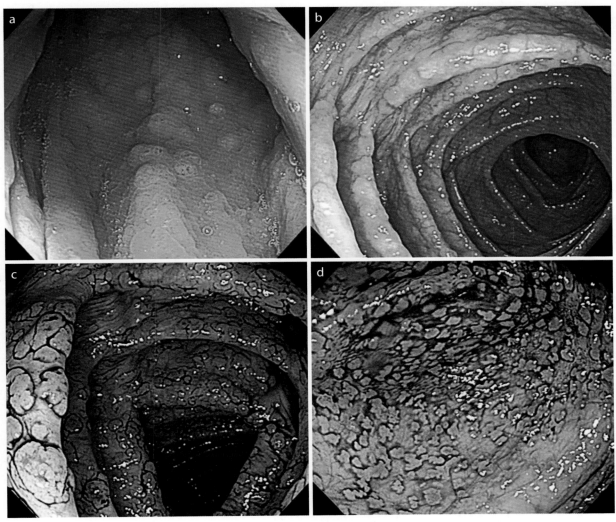

图 21.40 家族性腺瘤性息肉病

a. 肛门上方可见多发的小息肉；b. 横结肠内见多发的小息肉；c. 染色内镜下息肉显示的更加清晰；d. 盲肠内散发数枚微小扁平息肉。

21.4.2.2 Peutz-Jeghers 综合征

Peutz-Jeghers 综合征是一类常染色体显性遗传疾病，其特征是胃肠道内多发的错构瘤性息肉和皮肤黏膜色素沉着改变。皮肤黏膜色素沉着主要出现在嘴唇、颊黏膜、甲床、手指及足趾，很早期即患者婴儿期便出现。

小肠是 Peutz-Jeghers 综合征最常累及的部位，但结直肠也同样常被累及。Peutz-Jeghers 综合征的息肉通常表面充血，在较大的息肉中分叶并不少见。Peutz-Jeghers 综合征的大息肉通常有蒂（图 21.41 至图 21.43 ）。Peutz-Jeghers 综合征息肉是错构瘤性的，但有时也发生局灶性腺瘤样改变。腺癌被认为是由息肉中腺瘤样改变的部分发展成来。据报道，该病患者的终身患结直肠癌的风险可高达 36%。

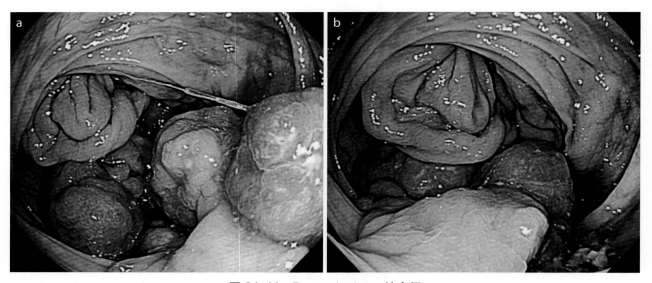

图 21.41 Peutz-Jeghers 综合征
a. 结肠内见多枚直径大、表面充血、分叶息肉；b. 部分息肉带有粗蒂。

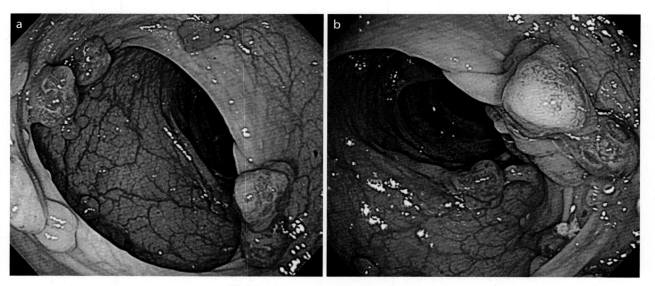

图 21.42 Peutz-Jeghers 综合征
a. 多发 Peutz-Jeghers 息肉，息肉顶端充血、分叶；b. 息肉有的粗蒂，有的细蒂。

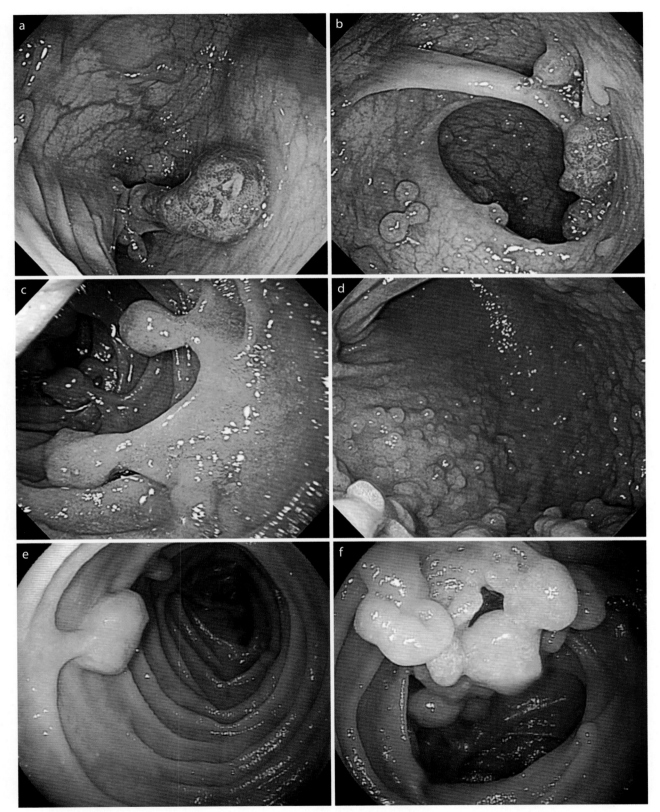

图 21.43　Peutz-Jeghers 综合征

a. 乙状结肠见 1 枚直径较大、顶端充血、分叶的带蒂息肉及多发的小息肉；b. 1 枚长蒂大息肉和数枚无蒂的小息肉；c. 同一患者的十二指肠内可见数枚形态类似的息肉；d. 胃内见多发无蒂小息肉；e. 双气囊小肠镜下观察到小肠内多发带蒂息肉；f. 小肠内部分 Peutz-Jeghers 息肉相互融合。

21.4.2.3 幼年性息肉病

幼年性息肉病为一类罕见的常染色体显性遗传疾病。符合以下三种情况其中之一种时，可做出幼年性息肉病的诊断。①结直肠内有 5 枚以上的幼年性息肉；②幼年性息肉散发于整个胃肠道内；③幼年性息肉的患者有幼年性息肉病的家族史。

该病单个息肉的形态学特征与散发的幼年性息肉并无差别（图 21.44）。

21.4.2.4 Cowden 综合征

Cowden 综合征是一类常染色体显性遗传病，其特征是胃肠道、皮肤黏膜多发的错构瘤性息肉。胃内、小肠与结直肠内可见大量无蒂型错构瘤（图 21.45）。食管可见典型的微小、扁平息肉，组织学为糖原棘皮症。面部的毛细血管瘤也同样是 Cowden 综合征的一个代表性特征。

21.4.2.5 胃肠道神经节细胞瘤

肠道神经节细胞瘤为一类罕见疾病，可并发 I 型神经纤维瘤或者 II B 型多发神经内分泌肿瘤。孤立性肠道神经节细胞瘤亦可不伴随以上两种疾病而独立发生。肠道病变常为多发，大小不一，表面光滑，非上皮肿瘤样息肉般的外观（图 21.46）。单个息肉的形态各不相同。

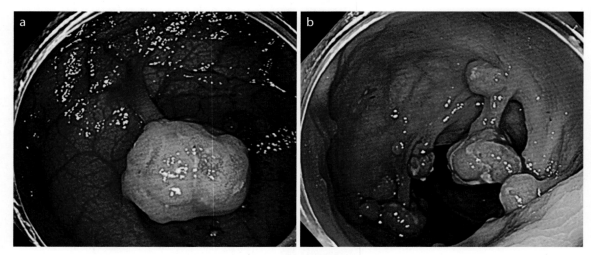

图 21.44 幼年性息肉病

a. 可见一大小 15mm 带蒂息肉，表面可见多处充血，但分叶结构不明显；b. 结肠内多发带蒂息肉，多数表面充血，少部分头部分叶状。

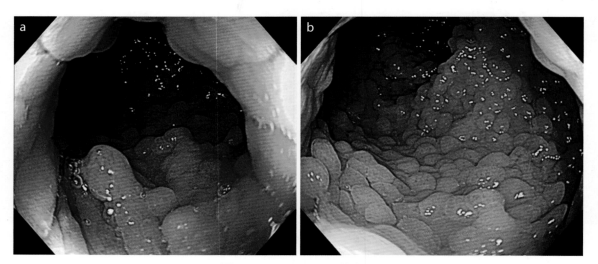

图 21.45 Cowden 综合征

a. 肛管上方见多发无蒂小息肉，息肉表面颜色常与周围背景黏膜相近；b. 由于密集分布的息肉覆盖了肠腔大部分表面，很难观察到正常背景黏膜；c. 胃内同样见多发无蒂小息肉；d. 食管内见多发的、扁平白色息肉（糖原棘皮症）。

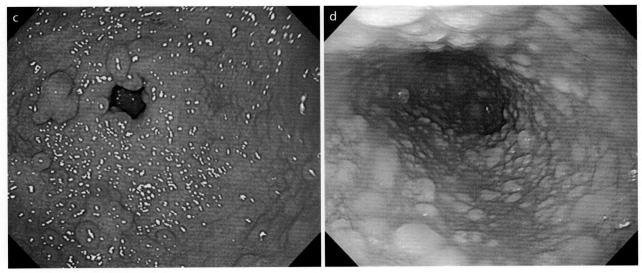

图 21.45（续）

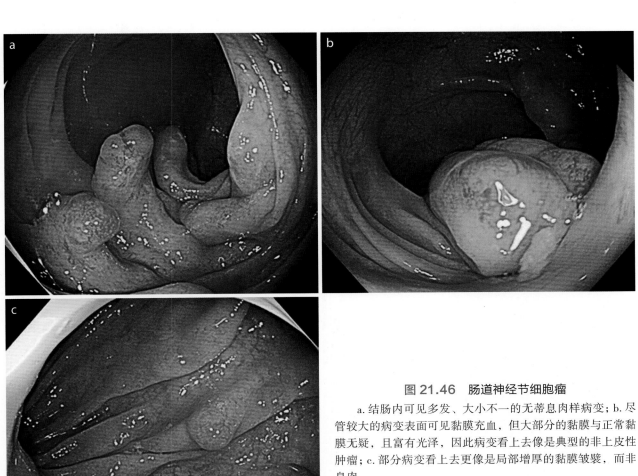

图 21.46　肠道神经节细胞瘤

　　a. 结肠内可见多发、大小不一的无蒂息肉样病变；b. 尽管较大的病变表面可见黏膜充血，但大部分的黏膜与正常黏膜无疑，且富有光泽，因此病变看上去像是典型的非上皮性肿瘤；c. 部分病变看上去更像是局部增厚的黏膜皱襞，而非息肉。

21.4.3 非遗传性息肉病综合征

21.4.3.1 Cronkhite-Canada 综合征

Cronkhite-Canada 综合征是一种罕见疾病，其主要特征为外胚层异常，如弥漫性胃肠道息肉病、皮肤色素沉着、指甲萎缩及脱发。患者通常是中年人或老年人。胃肠道息肉通常是错构瘤性，散在分布于胃至结直肠。通常，息肉之间的黏膜也会出现发红、充血等炎症性损伤改变。该病预后各不相同，可以快速进展直至死亡，也可以表现为数月内息肉自行消退。该病以往预后通常差，但是近年来支持治疗包括营养支持的进步使得其预后有所改善。

大多数的息肉都是无蒂的，部分会融合成团块。表浅糜烂、充血、黏膜脆性增加等征象并不少见。息肉之间的黏膜通常呈水肿改变（图 21.47 至图 21.49）。息肉可能伴有腺瘤性病灶，其中约有不到 15% 的患者会发展为腺癌。

21.4.3.2 锯齿状息肉病

锯齿状息肉病是一种罕见的疾病，其特征为结直肠内散在分布约数十枚锯齿状息肉。世界卫生组织制定的锯齿状息肉病的诊断标准是：①乙状结肠的近端，至少有 5 枚以上的锯齿状息肉，其中有 2 枚的直径＞10mm；②乙状结肠近端出现的锯齿状息肉的数目不限，一级亲属中有人确诊过锯齿状息肉病；③肠道内分布超过 20 枚以上任何大小的锯齿状息肉。

结肠镜下可见肠道内分布数十至数百枚的锯齿状息肉。通常为无蒂小息肉，颜色略苍白，与大肠背景黏膜近似（图 21.50）。这些息肉的组织病理学分型为增生性息肉或无蒂锯齿状腺瘤 / 息肉（SSA/P）。锯齿状息肉病存在较高癌变风险，因此需要频繁复查结肠镜。

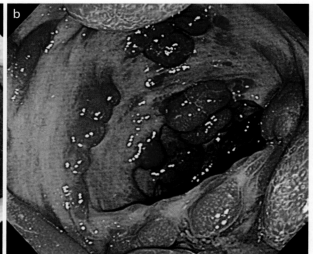

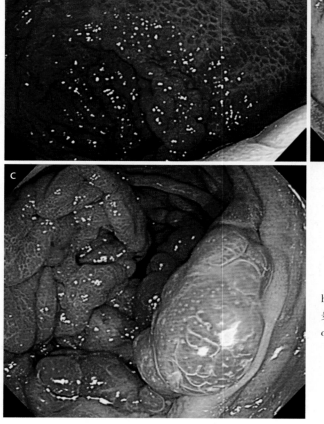

图 21.47 Cronkhite-Canada 综合征
a. 直肠内散在多发、轻微隆起、表面充血的小息肉。b. 多发、大小不一、表面充血的息肉；由于长期的黏膜炎症及伴随的水肿，息肉之间的黏膜观察不到血管纹理。c. 较大的息肉样病变，外形如同恶性病变。

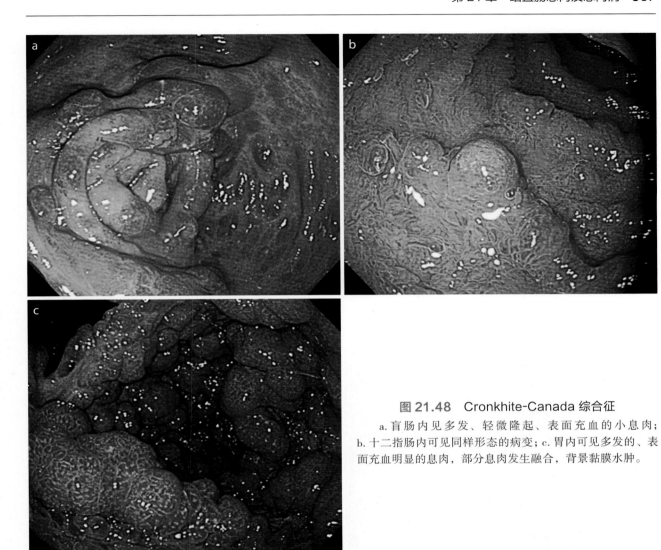

图 21.48　Cronkhite-Canada 综合征

a. 盲肠内见多发、轻微隆起、表面充血的小息肉；b. 十二指肠内可见同样形态的病变；c. 胃内可见多发的、表面充血明显的息肉，部分息肉发生融合，背景黏膜水肿。

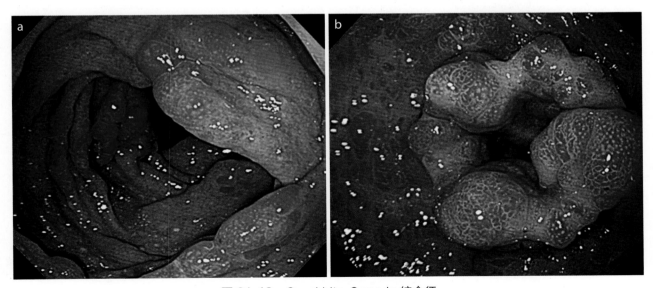

图 21.49　Cronkhite-Canada 综合征

a. 整个结肠内散在分布着多处表面充血的息肉样病变；b. 胃内可见充血明显的不规则息肉样病变；c. 16 个月后，最初的结肠内病变几乎全部消失；d. 16 个月后，胃黏膜看上去与正常黏膜没有明显区别。

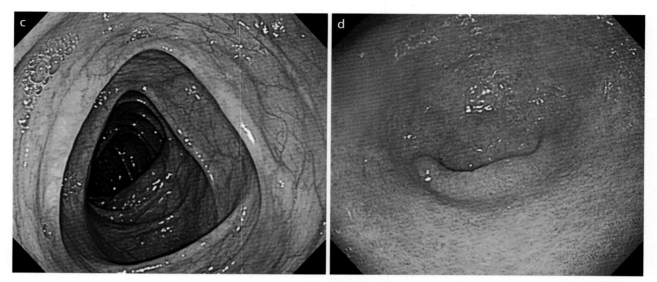

图 21.49（续）

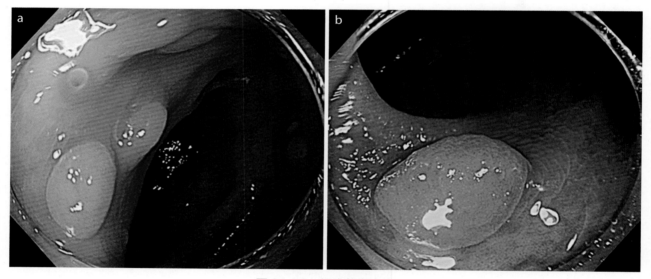

图 21.50　锯齿状息肉病

a. 乙状结肠散在分布着多个、无蒂、白色锯齿状息肉；b. NBI 图像显示典型的 NICE1 型，提示增生性息肉或 SSA/P。

21.4.3.3　炎性息肉病

炎性息肉病是一种过去有或现在有炎症性肠病病史的患者肠道中表现出多发的炎性息肉的病症。其病因可以是缺血性肠病和感染性肠炎（如肠结核），也可能是特发性炎症性肠病（如溃疡性结肠炎）。该病最常见、最典型的内镜下表现为形态较为奇怪的、如同指状或蠕虫状突入肠腔内的炎性息肉。炎性息肉病可伴有现在或既往炎症性的表现，例如，活动性溃疡或者瘢痕样改变（图 21.51，图 21.52）。

21.4.3.4　帽状息肉病

帽状息肉病为一种特发性疾病，临床表现为黏液性腹泻、直肠出血和（或）里急后重，部分患者也可表现为无症状。部分患者可见到黏膜脱垂综合征。帽状息肉病通常发生于直肠和乙状结肠。典型的内镜下表现为平坦隆起的、表面覆盖炎性渗出物的圆形息肉。冲洗掉渗出物后，可见息肉表面明显充血（图 21.53）。息肉的数目从 1 枚至 100 枚或更多。体积较大的息肉有时会相互融合，形同结肠癌（图 21.54）。帽状息肉病也可仅表现为黏膜表面弥漫充血并被炎性渗出物覆盖而并没有息肉样外观。

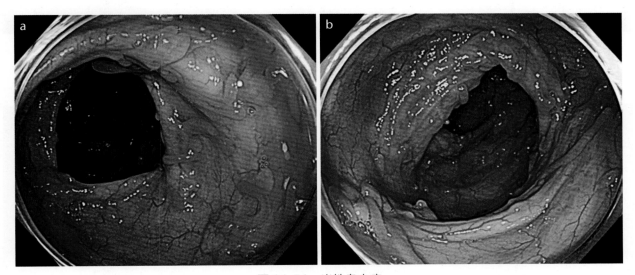

图 21.51　炎性息肉病

a. 一名溃疡性结肠炎治愈后的患者，结肠内见多发炎性息肉；b. 部分炎性息肉呈现长指状外观，另一部分则呈相对较短的形态。

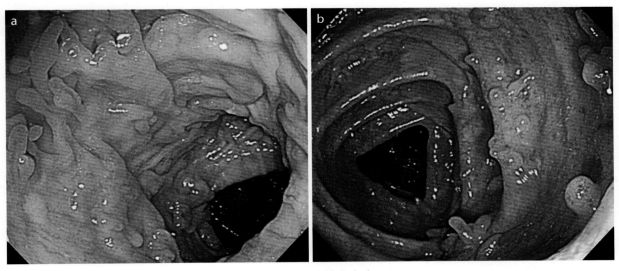

图 21.52　炎性息肉病

a. 一名溃疡性结肠炎治愈后的患者，结肠内见多发炎性息肉；b. 由于先前的炎症反应，炎性息肉之间的黏膜可见轻微的黏膜充血和黏膜下疏松的血管网。

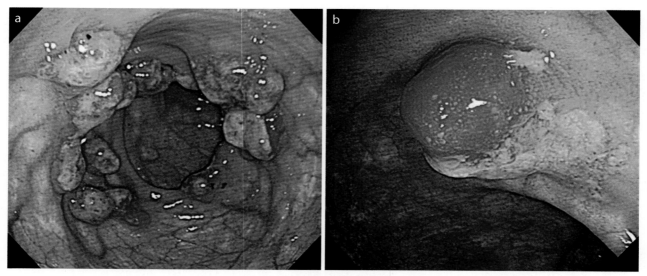

图 21.53 帽状息肉病
a.直肠可见多发无蒂息肉，表面附着炎性渗出物；b.清水冲洗后，可见表面充血明显。

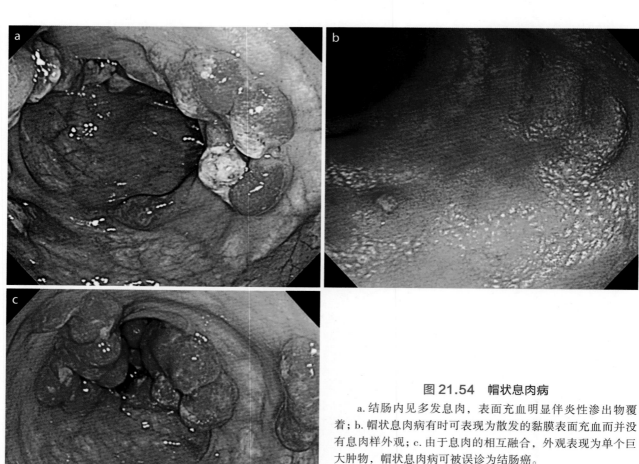

图 21.54 帽状息肉病
a.结肠内见多发息肉，表面充血明显伴炎性渗出物覆着；b.帽状息肉病有时可表现为散发的黏膜表面充血而并没有息肉样外观；c.由于息肉的相互融合，外观表现为单个巨大肿物，帽状息肉病可被误诊为结肠癌。

21.4.3.5 多发性淋巴瘤息肉病

多发性淋巴瘤息肉病是肠道淋巴瘤的一种特殊亚型，其特点表现为胃肠道内大量淋巴瘤性息肉。套细胞淋巴瘤是其最常见的病理类型。结肠镜下可见结直肠内多发的无蒂息肉。息肉表面的黏膜常正常，但有时也会伴有糜烂、溃疡和（或）充血（图21.55，图21.56）。单个淋巴瘤性息肉的大小不一，由数毫米至数厘米不等。极少数情况下，由于淋巴瘤性息肉的体积过小，使得表面肠黏膜看上去近乎正常。

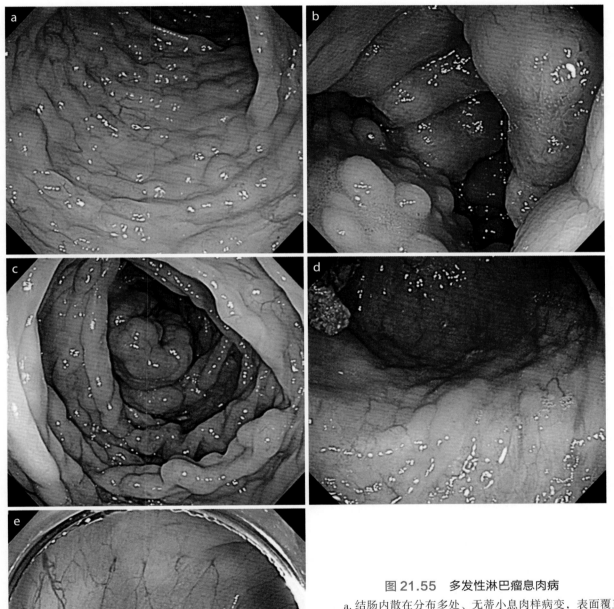

图 21.55 多发性淋巴瘤息肉病
a. 结肠内散在分布多处、无蒂小息肉样病变，表面覆正常黏膜。b. 末端回肠可见多发息肉样病变。c. 回盲瓣呈不规则肿块样，表面伴轻度充血。结肠、末端回肠及回盲瓣病变处活检均提示套细胞淋巴瘤。d. 化疗 3 个月后复查结肠镜，病变明显好转，仅可见散在的无蒂息肉样病变。e. 化疗 10 个月后复查结肠镜，病变完全缓解。

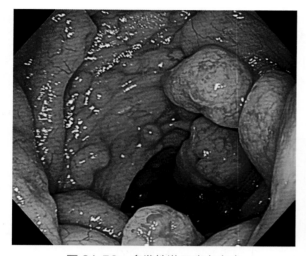

图 21.56　多发性淋巴瘤息肉病
巨大的表面充血息肉样病变，活检提示套状细胞淋巴瘤。

21.4.3.6　淋巴组织增生

淋巴组织增生是散在的多发淋巴滤泡呈凸起样的改变。尽管淋巴组织增生通常与免疫缺陷相关，但这一情况临床大多见于正常个体，特别是青年人及儿童，因此无须针对治疗。典型的内镜下表现为多发的、直径数毫米的上皮下结节样，表面覆以完整的或轻微充血的黏膜（图 21.57）。结节之间有时可相互融合，形成斑块状外表（图 21.58）。淋巴组织增生大多见于末端回肠。

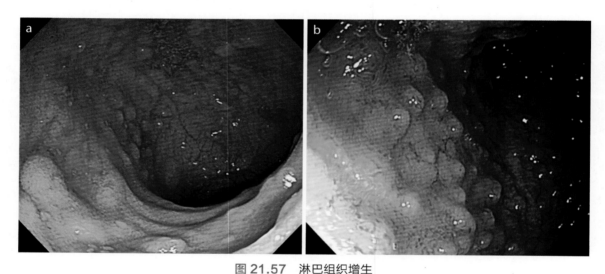

图 21.57　淋巴组织增生
a. 末端回肠见多发的小而隆起的淋巴滤泡；b. 隆起的淋巴滤泡表面上覆黏膜与背景黏膜无明显区别。

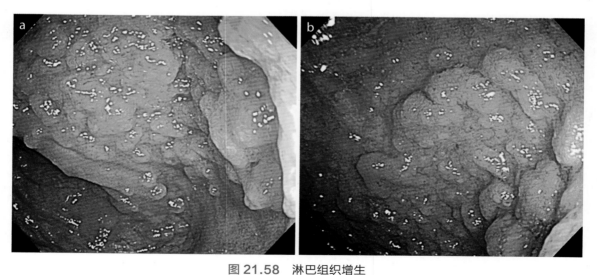

图 21.58　淋巴组织增生
a. 斑块状病变和多发结节；b. 斑块状病变的表面被覆黏膜接近正常黏膜。

趣味测验

51 岁身体健康的男性，在结肠镜检查过程中发现升结肠 1 枚直径约 13mm 的息肉，大体形态为 Ⅱa 型。病变表面轻微充血，NBI 图像如图 21.59 所示。

问题 1：这个息肉最有可能的 NICE 分型是什么？

问题 2：这个息肉最有可能的组织病理学是什么？

问题 3：内镜下随访、内镜下切除及外科手术切除，哪个治疗方案最适用于这位患者？

内镜下病变环周预切开后，圈套切除病变（图 21.60）。病理结果提示分化良好的腺癌伴有黏膜下层浸润。黏膜下层浸润的深度距黏膜肌层 120 μm。未见肿瘤脉管浸润、出芽。水平切缘、基底切缘干净。患者无须追加外科手术治疗，定期随访即可。

答案 1：NICE 2 型。

答案 2：黏膜内癌或表浅黏膜下层浸润癌。

答案 3：内镜下切除治疗。

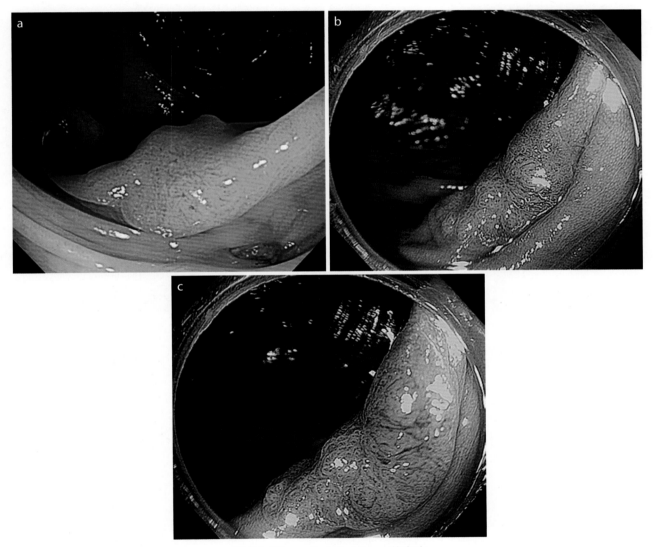

图 21.59 一枚大小 13mm 的息肉

a. 升结肠见 1 枚 Ⅱa 型息肉；b. NBI 图像见病变表面略呈浅棕色；c. 抵近观察可见表面不规则的微血管结构，但未见到明显的扭曲血管和无结构区域。

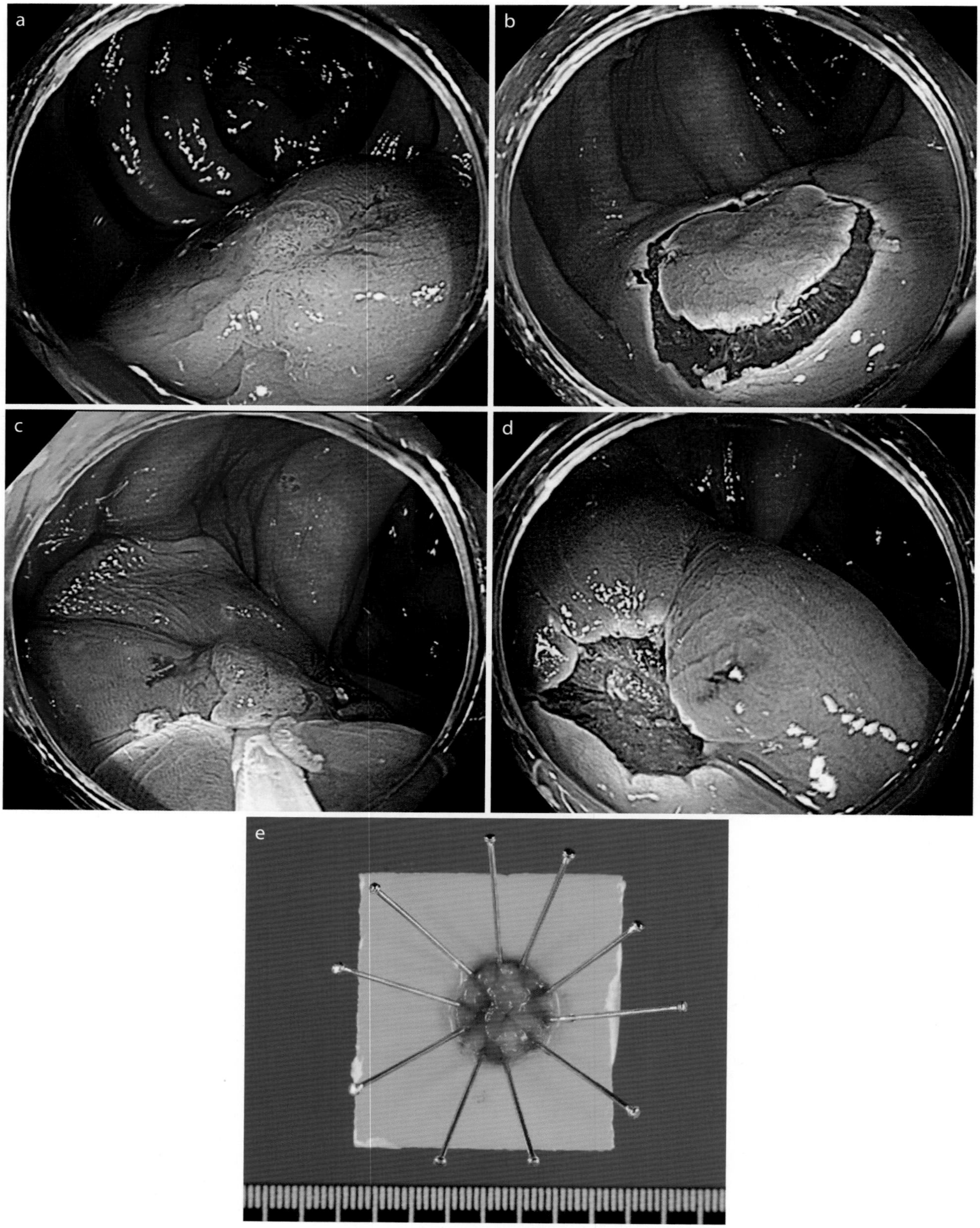

图 21.60　先行预切开的内镜下黏膜切除术

a. 黏膜下注射生理盐水；b. 完成病变的环周预切开；c. 圈套住息肉并切除；d. 边缘清晰的切除后创面；e. 切除的标本使用大头针固定。

第 22 章　结肠的恶性肿瘤

Jong Pil Im and Sung Pil Hong

22.1　原发性结直肠癌

22.1.1　早期结直肠癌

22.1.1.1　定义

根据日本的标准，早期结直肠癌（colorectal cancer，CRC）的定义为，病变局限在黏膜层或黏膜下层，无论是否伴有淋巴结转移的结直肠癌。病理学上，黏膜层癌又可进一步分为上皮内癌（癌细胞局限在腺基底膜层内）和黏膜内癌（癌细胞局限在黏膜肌层内，未突破黏膜肌层而向下浸润黏膜下层）。由于结肠的黏膜层内没有淋巴管分布，因此黏膜内癌的淋巴转移风险几乎可以忽略不计。也正因为如此，在维也纳分类标准中（Vienna classification），上皮内癌和黏膜内癌被定义为高级别上皮内瘤变。

对于黏膜下癌来说，浸润深度距黏膜肌层 < 1000 μm 的病变被称作表浅黏膜下层癌。当表浅黏膜下癌未出现淋巴管或血管侵犯、分化不差和整块切除后垂直切缘不阳性时，内镜下切除被认为是可治愈性的。如果癌细胞的浸润深度距黏膜肌层 > 1000 μm，这类黏膜下癌则被称作深层黏膜下层癌。临床上，准确地评估早期 CRC 的浸润深度具有重要意义，因为表浅黏膜下癌是可以行内镜下治疗的。

21.1.1.2 内镜下表现

早期结直肠癌在形态上可被分为隆起型（息肉样，Ⅰ型）和平坦型（非息肉样，Ⅱ型）（表22.1，图22.1至图22.4）。隆起型根据其基底部的形态又可进一步分为有蒂型（Ⅰp）、亚蒂型（Ⅰsp）和无蒂型（Ⅰs）。平坦型病变包括轻微隆起型（Ⅱa）、完全平坦型（Ⅱb）和轻微凹陷型（Ⅱc）。同时还有一部分混合型存在，包括轻微隆起型＋轻微凹陷型（Ⅱa＋Ⅱc），轻微凹陷型＋轻微隆起型（Ⅱc＋Ⅱa），无蒂型＋轻微凹陷型（Ⅰs＋Ⅱc）。

大范围黏膜下浸润癌的内镜下特征包括分叶消失、表面塌陷、边界清晰的凹陷区域、基底部水肿、胀满感、皱襞融合、出血性溃疡及抬举征阴性（表22.2，图22.5至图22.11）。

表 22.1　早期结直肠癌的形态学分类（巴黎-日本分类）

	巴黎分类	日本分类
息肉样	有蒂Ⅰp	有蒂Ⅰp
	无蒂Ⅰs	无蒂Ⅰs
		亚蒂Ⅰsp
非息肉样	轻度隆起Ⅱa	表浅隆起Ⅱa
	完全平坦Ⅱb	表浅平坦Ⅱb
	轻度凹陷Ⅱc	表浅凹陷Ⅱc

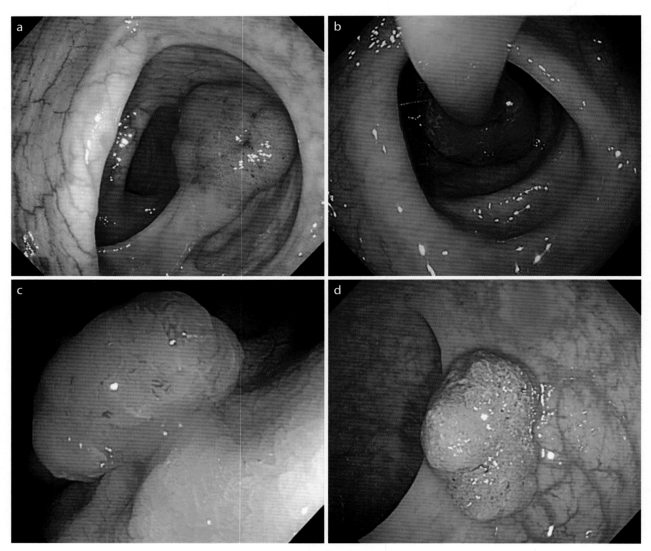

图 22.1　息肉样早期结直肠癌的大体形态分型

a、b. Ⅰp型早期癌；c、d. Ⅰsp型早期癌；e、f. Ⅰs型早期癌。

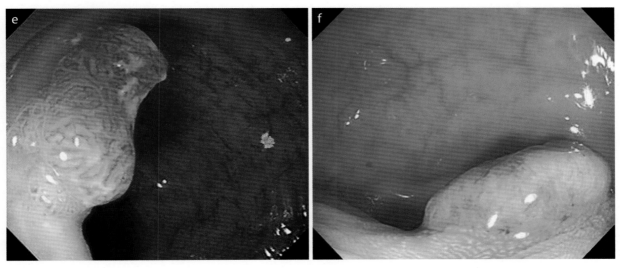

图 22.1（续）

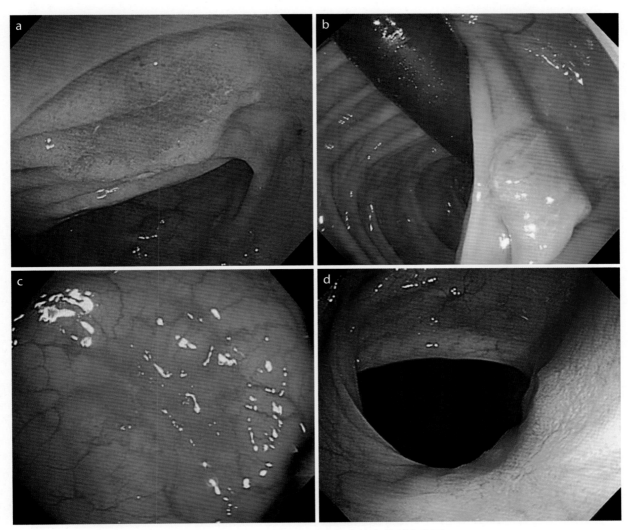

图 22.2　平坦型早期结直肠癌的大体形态分型

　　a、b. Ⅱa 型早期结直肠癌；c. Ⅱb 型早期结直肠癌，伴充血改变；d. Ⅱc 型早期癌，表面轻度凹陷；e. Ⅱa＋Ⅱc 型早期癌；f.侧向发育肿瘤。

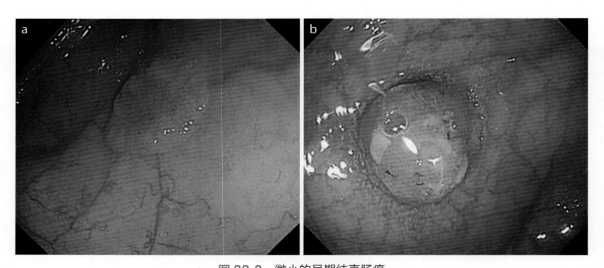

图 22.2（续）

图 22.3　微小的早期结直肠癌

a. 大小 8mm 的 Ⅱa 型早期直肠癌；b. 大小 15mm 的亚蒂型早期结肠癌。

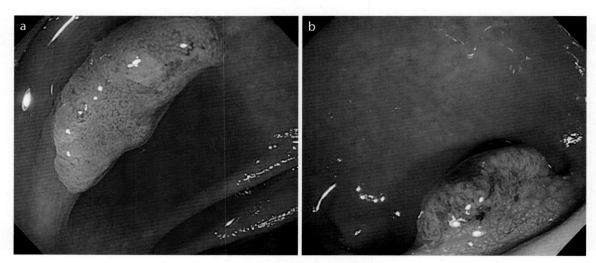

图 22.4　早期结直肠癌的 NBI 图像

　a. 近端横结肠见一大小 20mm 的 Ⅱa 型早期结肠癌；b. 大小 25mm 的 Ⅰs 型早期直肠癌，具有致密、不规则、无固定形状的毛细血管特征。

表 22.2 大范围黏膜下浸润癌的内镜下表现

	定义
分叶消失	正常的分叶结构消失
表面塌陷	肿瘤表面局部的塌陷，使得内镜下无法观察肿瘤表面的微小结构
边界清晰的凹陷区域	肿瘤表面出现边界清晰的凹陷
基底部膨大	基底部的增厚、增大
胀满感	肿瘤的膨胀生长使得外观看起来有爆裂的感觉
皱襞融合	黏膜皱襞向肿瘤聚集
溃疡出血	溃疡表面的自发性出血
抬举征	实施内镜下肿瘤切除术时，通常要在距离病变边缘约 2mm 的位置选取一个点、使用 23-gauge 注射针进行黏膜下注射。病变周围的黏膜顺利抬举而病变自身不抬举的情况，被定义为抬举征阴性。反之，病变顺利抬举的情况则被定义为抬举征阳性

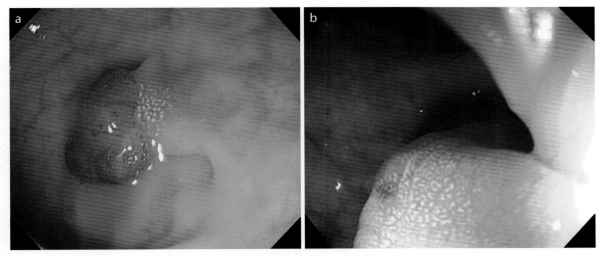

图 22.5 有蒂早期结直肠癌的基底部膨隆

a. 大小 15mm 的短蒂早期直肠癌基底部膨隆；b. 大小 30mm 的带蒂早期结肠癌，基底部明显膨隆。

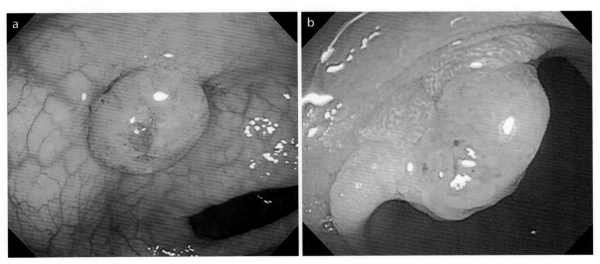

图 22.6 早期结直肠癌的分叶结构消失

a. 大小 8mm 的早期结肠癌，分叶结构消失；b. 大小 15mm 的早期结肠癌，由于大范围黏膜下癌浸润使得正常分叶结构缺失。

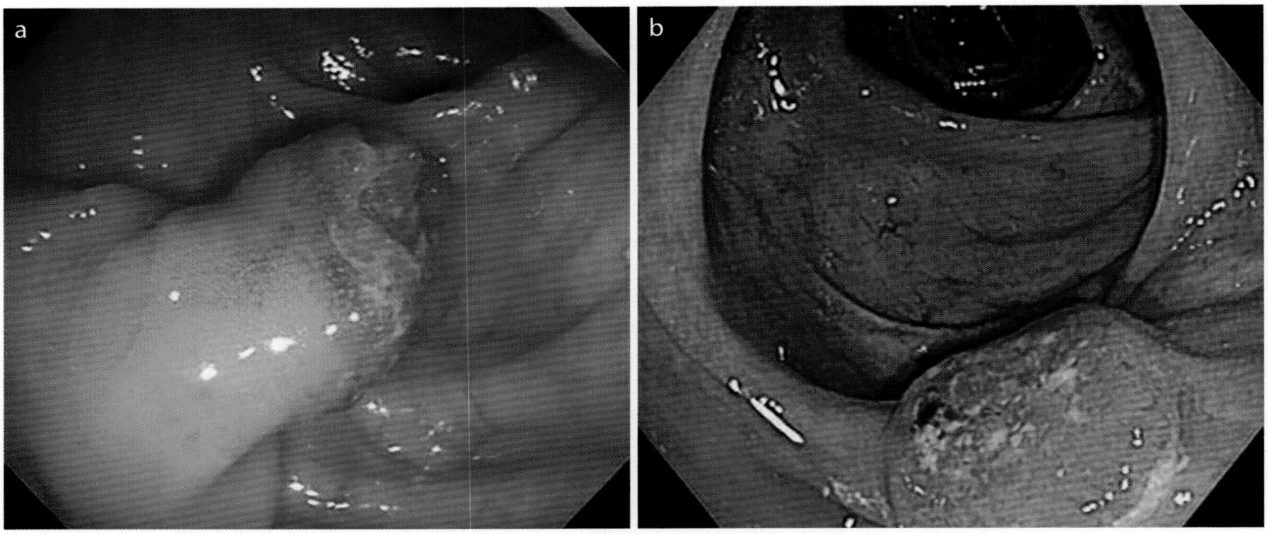

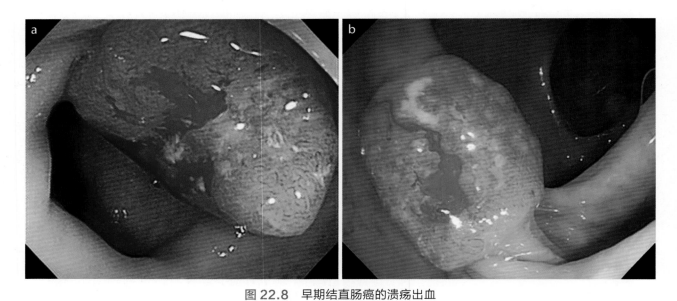

图 22.7　早期结直肠癌的表面塌陷

a. 大小 8mm 的有蒂早期结肠癌，表面黏膜层可见塌陷；b. 大小 25mm 的早期结肠癌，表面可见浅层塌陷。

图 22.8　早期结直肠癌的溃疡出血

a. 乙状结肠见一大小 2cm 的 Ⅱa 型早期结肠癌伴溃疡出血；b. 升结肠见一大小 20mm 的 Ⅱa + Ⅱc 型早期结肠癌伴溃疡出血。

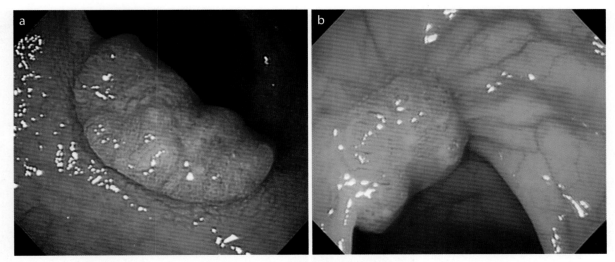

图 22.9　早期结直肠癌的黏膜皱襞聚集

　　a. 大小 15mm 的 Ⅱa 型早期结肠癌伴周围黏膜皱襞聚集；b. 大小 6mm 的 Ⅱa 型早期结肠癌、由于黏膜下癌浸润而出现周围黏膜皱襞聚集。

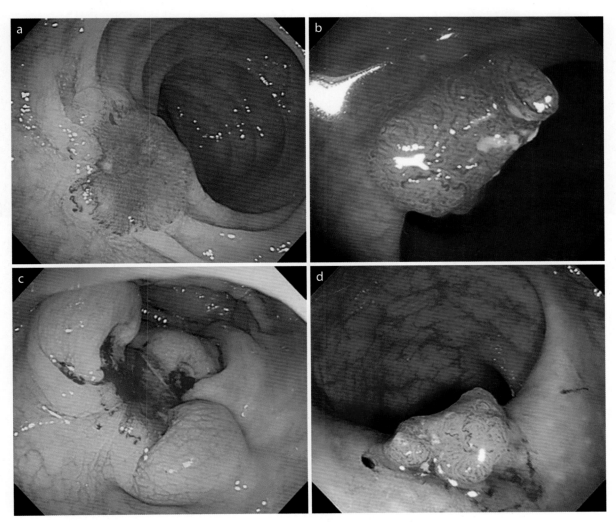

图 22.10　早期结直肠癌的抬举征阴性

　　a、b. 结肠镜检查发现大小 15mm 的 Ⅱa + Ⅱc 型和大小 8mm 的早期结肠癌；c、d. 黏膜下注射肾上腺素与靛胭脂的混合溶液后，病变抬举不佳。

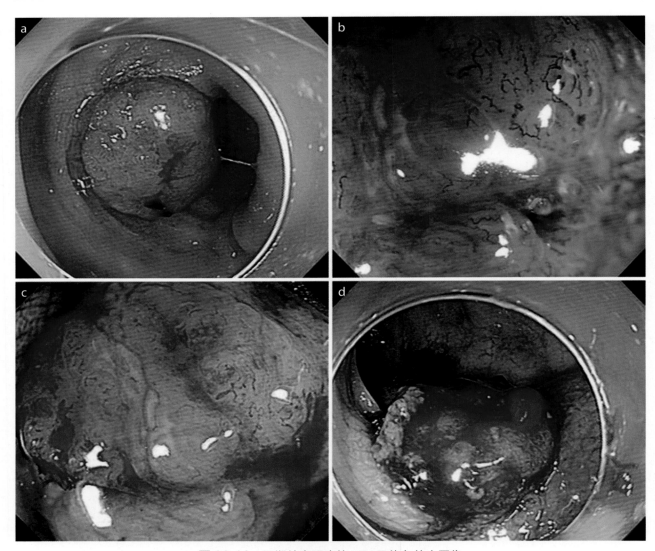

图 22.11 早期结直肠癌的 NBI 及染色放大图像

a. 直乙交界处见一大小 2.5cm 的息肉样病变；b. NBI 放大图像可见无血管区域及形态不规则的微小血管；c. NBI 染色放大观察见腺管开口结构消失（工藤 Vn 型）；d. 黏膜下注射肾上腺素与靛胭脂的混合溶液后，病变抬举不佳；手术切除标本的最终组织病理显示大范围的黏膜下浸润癌。

22.1.2　进展期结直肠癌

22.1.2.1　定义

在全世界范围内，结直肠癌在男性中是第三大常见、女性中第二大常见的恶性肿瘤，同时也是癌症相关死亡的主要原因。癌细胞侵犯到固有肌层或者更深的层面即被定义为进展期结直肠癌。尽管结肠镜筛查已经被普及，仍然有超过 60% 的结直肠癌在被发现时就已经处于进展期状态。

22.1.2.2　内镜下表现

进展期结直肠癌的大体形态分型是参照进展期胃癌的分型制定的。Borrmann Ⅰ 型为息肉型，Ⅱ 型为局限溃疡型，Ⅲ 型为浸润溃疡型，Ⅳ 型为弥漫浸润型，Ⅴ 型为未分类型（图 22.12 至图 22.15）。Borrmann Ⅱ 型最为常见，约占全部进展期结直肠癌的 80%。Borrmann Ⅳ 型结直肠癌并不常见，大多是由印戒细胞癌或转移癌引起。有些情况下，进展期结直肠癌与早期结直肠癌在外形上难以区分（图 22.16，图 22.17）。梗阻性结直肠癌内镜下可以诊断（图 22.18）。反复发作的结直肠癌可以呈现出多种形态，如浸润溃疡型或息肉型的病变（图 22.19，图 22.20）。

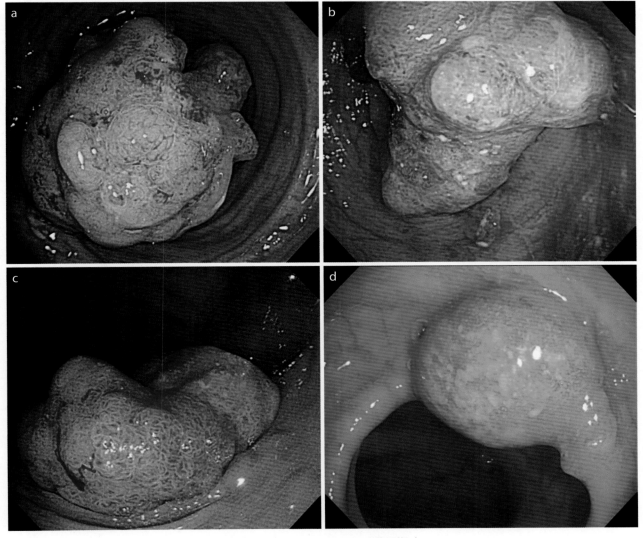

图 22.12　Bormann Ⅰ 型进展期癌

a. 乙状结肠见一大小 5.0cm × 5.0cm Borrmann Ⅰ 型进展期癌；b. 直肠见一大小 4.0cm × 4.0cm 的进展期癌；c. 直肠见一大小 3.0cm × 2.5cm 的进展期癌；d. 直肠见一大小 2cm × 1.5cm 的 Borrmann Ⅰ 型进展期癌。

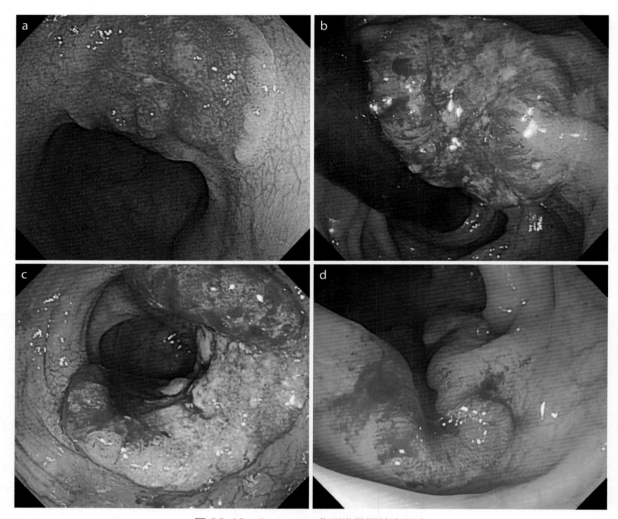

图 22.13　Bormann Ⅱ型进展期结直肠癌

a. 直肠见一大小 2.0cm×2.0cm、形似Ⅱa+Ⅱc早期癌的进展期癌病变；b. 近端横结肠见一大小 2.5cm×2.2cm、进展期癌伴溃疡形成；c. 乙状结肠见一大小 4.5cm×3.3cm 的 Borrmann Ⅱ型进展期癌；d. 乙状结肠见一大小 3.7cm×3.2cm 进展期癌伴溃疡。

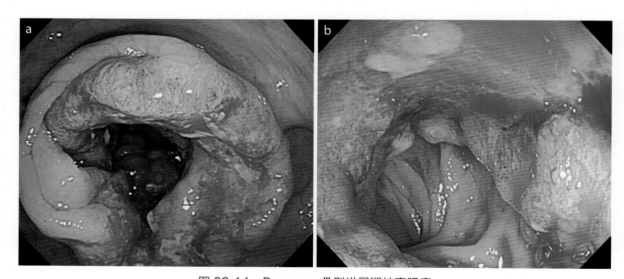

图 22.14　Bormann Ⅲ型进展期结直肠癌

a. 升结肠见浸润溃疡型病变；b、c. 乙状结肠见浸润溃疡型病变；d. 直肠见浸润溃疡型病变。

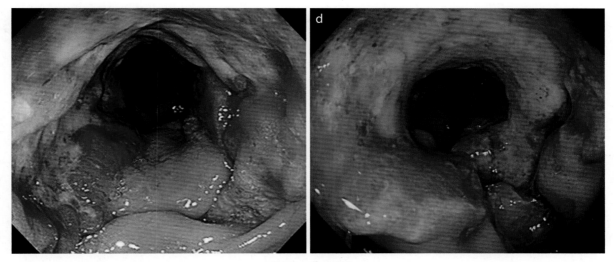

图 22.14（续）

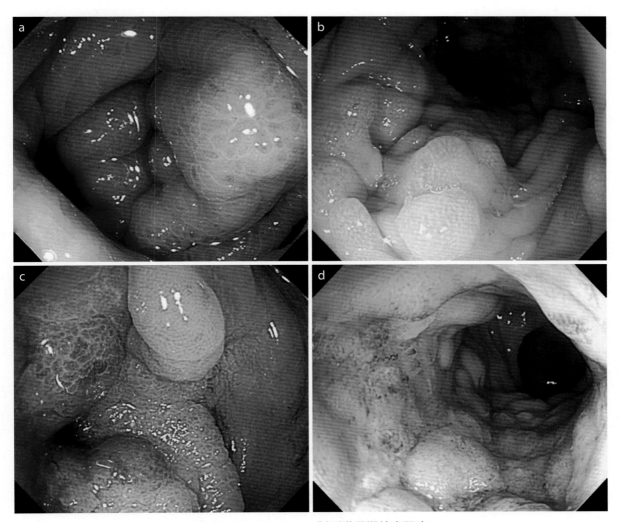

图 22.15 Bormann IV型进展期结直肠癌

a. 升结肠可见弥漫浸润型病变，表面未见明确的溃疡形成，病理学提示低分化腺癌；b. 乙状结肠可见弥漫浸润型病变，病理学提示中分化腺癌；c. 乙状结肠可见弥漫浸润型病变。病理学提示具有印戒细胞特征的腺癌；d. 直肠可见弥漫浸润型病变伴充血、结节样改变；病理学提示低分化腺癌。

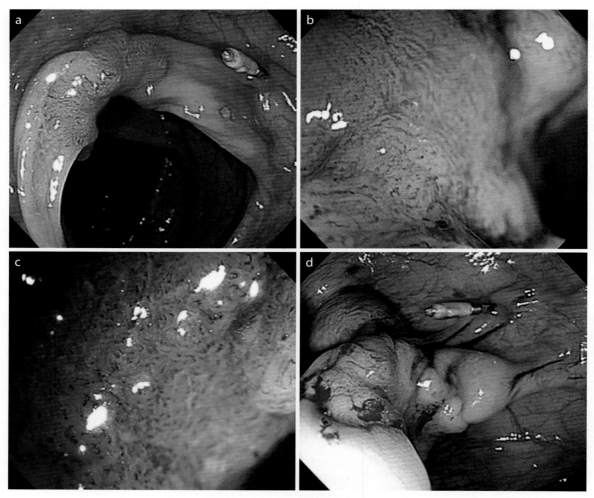

图 22.16　形似早期癌的进展期结直肠癌

　　a. 横结肠见一直径 15mm 的 Ⅱa + Ⅱc 型病变，病变周围可见黏膜皱襞聚集；b. 染色放大观察内镜见病变表面腺管开口呈工藤 Vn 型；c. NBI 放大观察见无血管区域，伴有形态不规则的微小血管；d. 黏膜下注射肾上腺素与靛胭脂的混合溶液后，病变抬举不佳，该病变已侵犯到固有肌层。

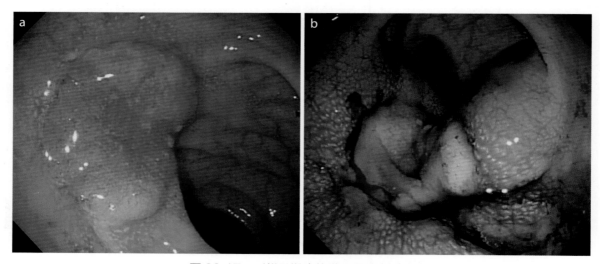

图 22.17　形似早期癌的进展期结直肠癌

　　a. 直肠见一直径 30mm 的无蒂病变，伴有周围黏膜皱襞聚集和表浅凹陷；b. 黏膜下注射肾上腺素与靛胭脂的混合溶液后，病变抬举不佳，该病变被诊断为侵犯固有肌层的中分化腺癌。

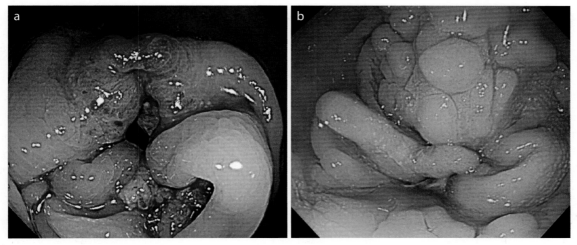

图 22.18　梗阻性结直肠癌

a. 近端横结肠溃疡浸润型病变伴肠腔狭窄。b. 乙状结肠支架移位导致的管腔再梗阻；结肠镜无法通过狭窄段，实施支架再置入。

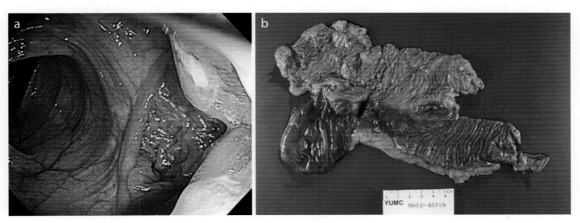

图 22.19　结肠癌复发

a. 升结肠癌、右半结肠切除术后，复查结肠镜时可见横结肠吻合口处的溃疡浸润型病变；b. 手术切除的标本可见吻合口处大小 2.5cm 的复发癌变，病变侵犯邻近的小肠。

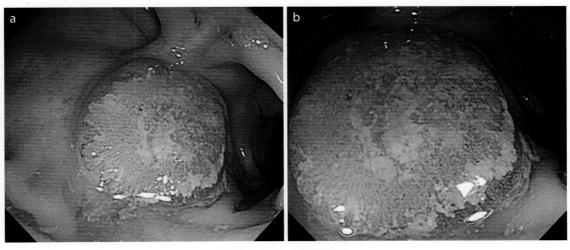

图 22.20　直肠癌复发

a. 直肠癌低位前壁切除手术后结肠镜复查，于吻合口处见一直径 12mm 的 Ⅱa 型病变；b. 病变表面无血管结构，被证实侵犯到固有肌层。

22.2　恶性淋巴瘤

22.2.1　定义

消化道是恶性淋巴瘤结外侵袭的主要受累部位。消化道原发的淋巴瘤较为少见，而继发的消化道淋巴瘤浸润则较为常见。结直肠淋巴瘤并不常见，约占消化道淋巴瘤的3%，全部结直肠恶性肿瘤的0.3%。最常见的组织学类型是套细胞淋巴瘤、Burkitt淋巴瘤、滤泡样淋巴瘤及弥漫性大B细胞淋巴瘤。

22.2.2　内镜下表现

原发性结直肠淋巴瘤最常累及盲肠，其次是直肠，组织分化类型为高分化或中分化。结肠镜下表现为大的息肉样病变，但是黏膜层的异常或溃疡形成也时常可见（图22.21，图2.22）。套细胞淋巴瘤表现为小结节样或息肉样外观（直径2mm至2cm以上）结节之间有时混杂有正常肠黏膜（图22.23）。继发性结直肠淋巴瘤的镜下表现多种多样（图22.24，图22.25）。

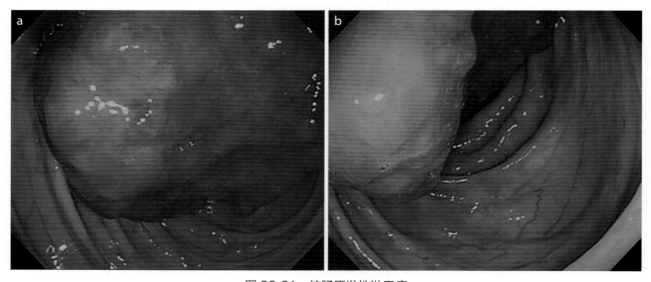

图22.21　结肠原发性淋巴瘤

a. 盲肠可见巨大息肉样肿块、表面有结节样改变；b. 病变未见溃疡形成，组织病理提示弥漫性大B细胞淋巴瘤。

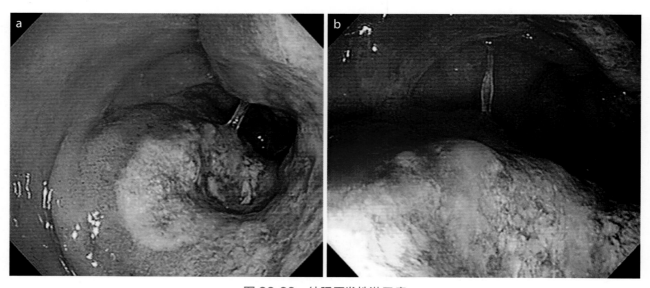

图22.22　结肠原发性淋巴瘤

a、b. 盲肠可见环周溃疡型肿块，病变侵犯末端回肠，组织病理提示弥漫性大B细胞淋巴瘤。

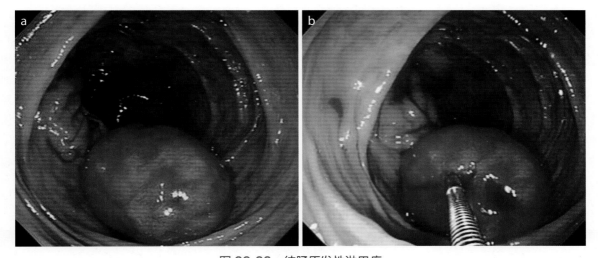

图 22.23　结肠原发性淋巴瘤

a、b.升结肠见一直径 4cm 息肉样肿物，表面黏膜正常，组织病理提示套细胞淋巴瘤。

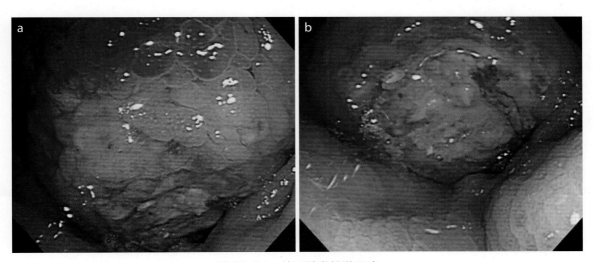

图 22.24　结肠继发性淋巴瘤

a、b.升结肠见一巨大息肉样肿物，组织病理提示 Burkitt 淋巴瘤累及结肠。

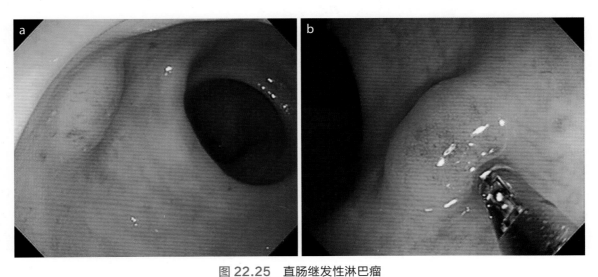

图 22.25　直肠继发性淋巴瘤

a、b.直肠见一直径 1cm 表面发红的息肉，组织病理提示弥漫性大 B 细胞淋巴瘤累及直肠。

22.3 转移性癌

22.3.1 定义

转移性癌占全部结直肠恶性肿瘤总数不足 1%。转移性结直肠癌主要是由邻近器官的直接侵袭、播散种植结节的转移浸润，以及通过血管或淋巴管的转移而引起。转移性癌的原发癌包括妇科恶性肿瘤、胰腺癌、膀胱癌及胃癌。

22.3.2 内镜下表现

邻近器官癌灶直接侵犯而来的结直肠转移癌的内镜下典型表现为黏膜下肿块样的病变，表面覆盖正常黏膜（图 22.26，图 22.27）。转移癌的黏膜下层浸润可引起肠腔狭窄。有时，转移癌表面的黏膜会表现为水肿、充血或者是结节样增生（图 22.28），并且在黏膜下肿块的中心处可伴有溃疡形成（图 22.29）。

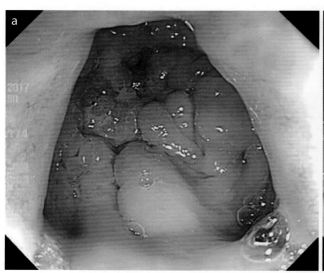 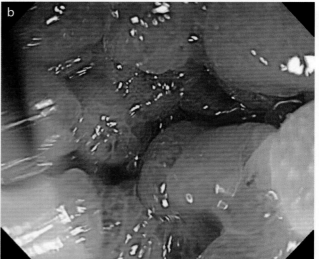

图 22.26　胃来源的转移癌
a. 直肠可见黏膜水肿及结节样改变；b. 由于胃转移癌的黏膜下浸润，结肠镜镜身无法通过狭窄段。

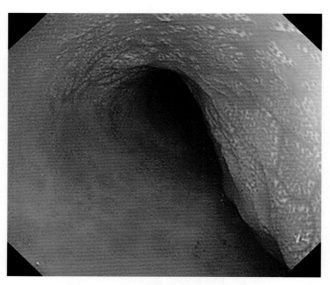

图 22.27　宫颈癌来源的转移癌
乙状结肠可见外压性的改变，黏膜表面伴有鸡皮样的表现，病变由宫颈癌直接侵袭引起。

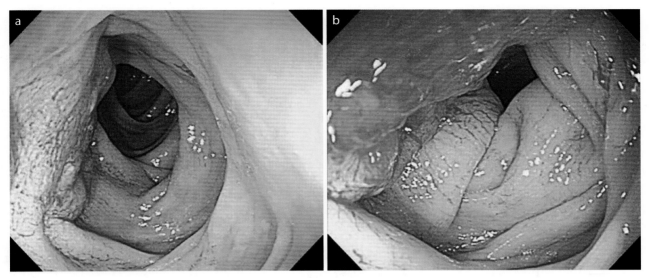

图 22.28 胰腺癌来源的转移癌

a. 直肠可见黏膜下肿瘤样病变；b. 表面覆盖的黏膜呈结节样、淡红色，没有明确的溃疡，病变由胰腺癌转移浸润导致。

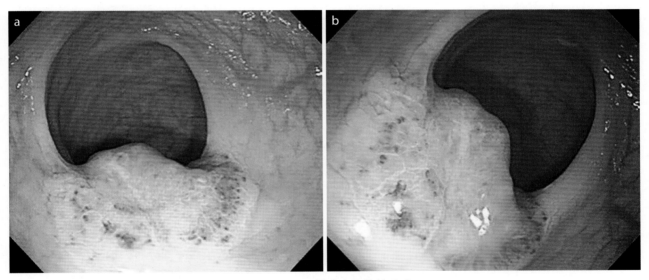

图 22.29 卵巢癌来源的转移癌

a. 乙状结肠可见外部的浸润型病变导致黏膜呈结节样改变；b. 卵巢癌直接侵犯导致病变中心部凹陷。

第 23 章　结肠憩室和血管异常

Bora Keum and Eun-Sun Kim

导读

23.1　结肠憩室

结肠憩室可以有几个不同的术语来描述其不同的状态。憩室指简单地描述憩室存在的状态，也可能没有症状或并发症。憩室病是指由憩室引起的症状性疾病，如憩室炎或憩室出血。

23.1.1　憩室

23.1.1.1　概述

结肠憩室是一种局部结构变形，导致结肠壁出现袋状外翻，这是由于肠道直小血管穿透肠壁供养黏膜，使该处结肠壁薄弱，导致该处黏膜及黏膜下层向外疝出。结肠憩室病是指有多发性憩室的存在，这是结肠镜下最常见的表现。结肠憩室形成的病理机制目前仍不清楚，但是人们普遍认为饮食、肠道微生物、遗传因素、肠蠕动、炎症之间的多重因素和相互作用可能在憩室形成中起作用。

结肠憩室的患病率和分布因地理位置和年龄而异。众所周知，憩室在西方国家更为常见，在亚洲和非洲较少。然而近年随着经济发展和全球化，亚洲人口的生活方式也在发生变化，伴随西方式饮食消费的不断增加，憩室病的患病率也随之上升。结肠憩室病常见于老年患者，患病率随年龄增长而上升。关于憩室的分布，在西方人群中，约有90%的憩室发生在乙状结肠，而在亚洲人群中，右半结肠憩室更为常见，这种不同意味着该病受到多种因素的影响。

23.1.1.2　临床表现

大部分憩室病患者为无症状，多在结肠镜检查中偶然发现。10%~20% 的憩室病患者会出现症状，主要包括非特异性间歇性腹痛、剧烈腹痛、发热或便血等，有些症状可能会危及生命。腹部 CT 扫描和结肠镜检查是诊断和治疗憩室疾病的主要方法，但对于无症状憩室病患者，通常是在腹部 CT 和结肠镜检查时偶然发现的。这些无症状人群不需要特殊治疗和定期随访。低纤维饮食、肥胖、吸烟和非甾体抗炎药的使用会增加憩室病及其并发症的风险，因此，推荐憩室病患者高纤维饮食和避免相关危险因素，以减少新的憩室及其并发症的发生。曾有学者怀疑爆米花、坚果等难以消化的食物也有可能卡在憩室口而导致憩室炎的发生，但最新研究表明这些食物与增加憩室炎发病率无关，因此不再推荐憩室病或憩室炎患者避免食用这些食物。

23.1.1.3　内镜下表现

对有梗阻症状、不能解释的腹痛和影像学表现的憩室患者需要进行结肠镜检查，以鉴别恶性肿瘤。此外，便血患者和手术前患者也有结肠镜检查的适应证。

憩室在数量和大小上有多种表现（图 23.1 至图 23.9）。结肠镜检查可检出单发至多发憩室，直径一般为 5~10mm，但也可超过 2cm。检查报告应描述憩室位置、大小、数量、有无并发症，以及附近结肠的特征。部分憩室病患者结肠镜检查可见结肠环行肌和结肠带缩短所致的明显皱褶增厚和管腔狭窄，这种情况称之为"挛缩"，常见于乙状结肠憩室病。在此类情况下，结肠镜检查可能无法发现增厚皱褶之间的憩室。结肠环行肌和结肠带挛缩所致的结肠腔狭窄很难通过内镜下充气扩张，这可能会干扰结肠镜检查的完整性（图 23.4，图 23.10）。憩室排出的残留粪渣也可能影响肠镜下肠腔的观察。在这种显示效果不佳的情况下，憩室很难与真正的肠腔区分，如果在没有良好视野的情况下贸然进镜，可能会导致穿孔发生（图 23.11）。

有时，憩室可以内翻到腔内，这种被称为内翻性憩室。内翻性憩室看起来像息肉，所以如果试图把病变圈套切除，很容易造成穿孔（图 23.7）。因此，憩室病患者必须仔细检查以区分内翻性憩室和息肉后再行内镜下切除。

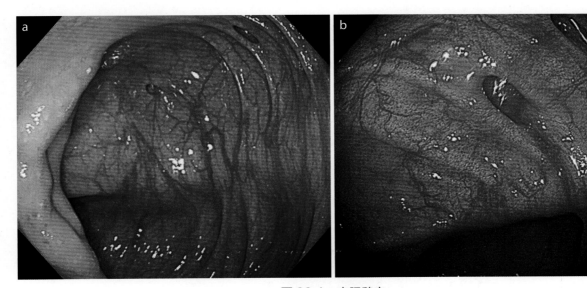

图 23.1　盲肠憩室
a、b. 盲肠多发性憩室；c、d. 可见宽开口憩室。

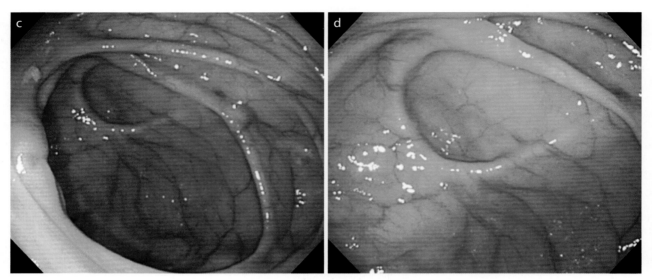

图 23.1（续）

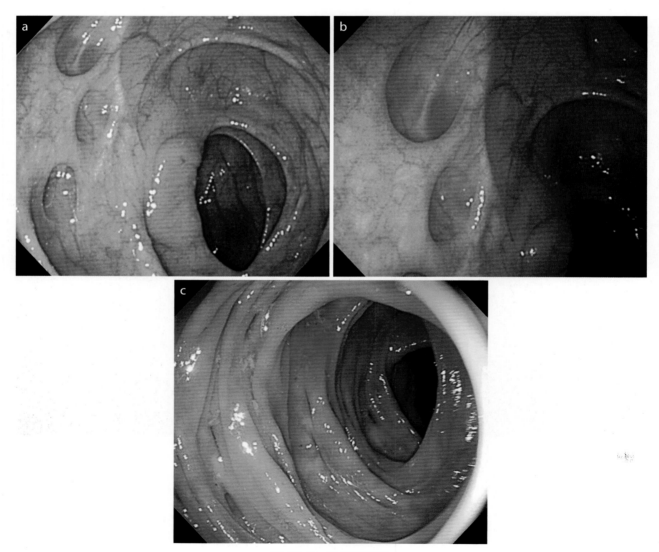

图 23.2　升结肠憩室

a、b.升结肠近端可见宽开口憩室；c.多发性憩室开口塌陷表现为狭缝。

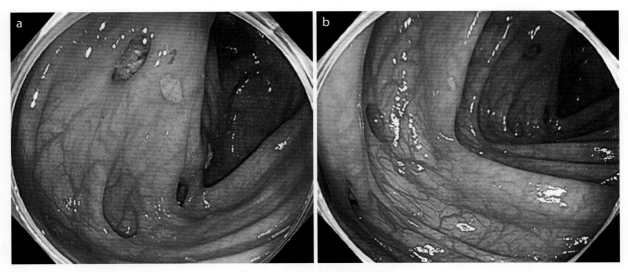

图 23.3　肝曲和横结肠憩室
a、b. 多发性憩室内粪便嵌塞排列呈线性。

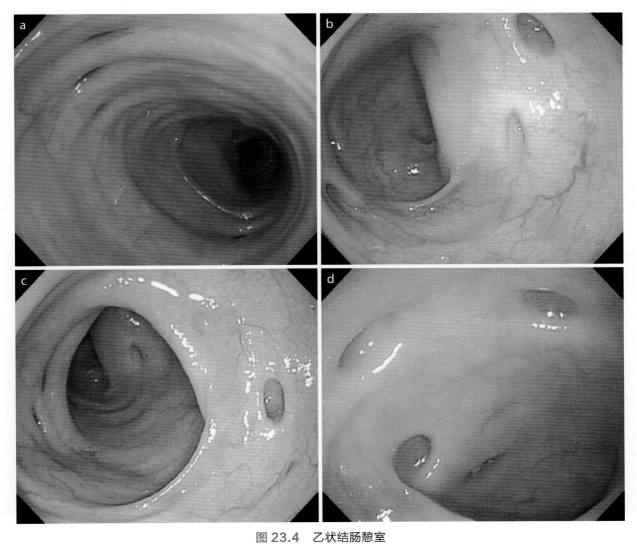

图 23.4　乙状结肠憩室
a~d. 不同形状和大小的多发性乙状结肠憩室，几个憩室沿圆形方向排列呈线形，开口塌陷，肠腔无狭窄。

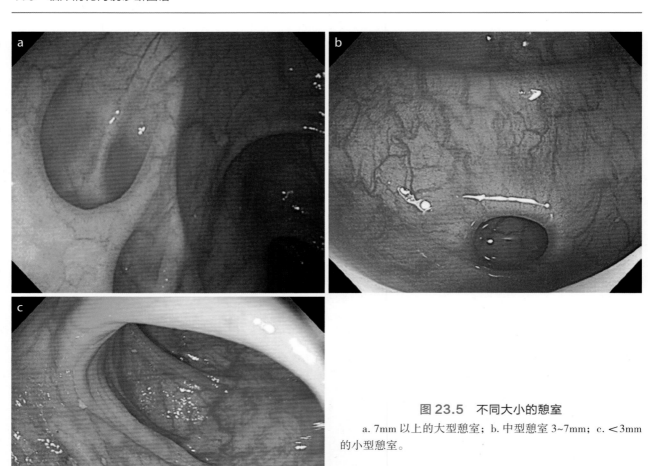

图 23.5 不同大小的憩室

a. 7mm 以上的大型憩室；b. 中型憩室 3~7mm；c. <3mm 的小型憩室。

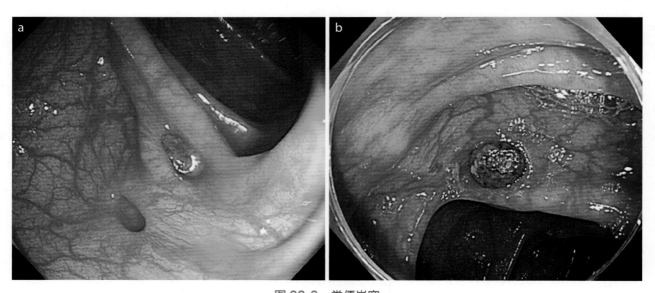

图 23.6 粪便嵌塞

a、b. 内嵌粪便造成憩室膨大。

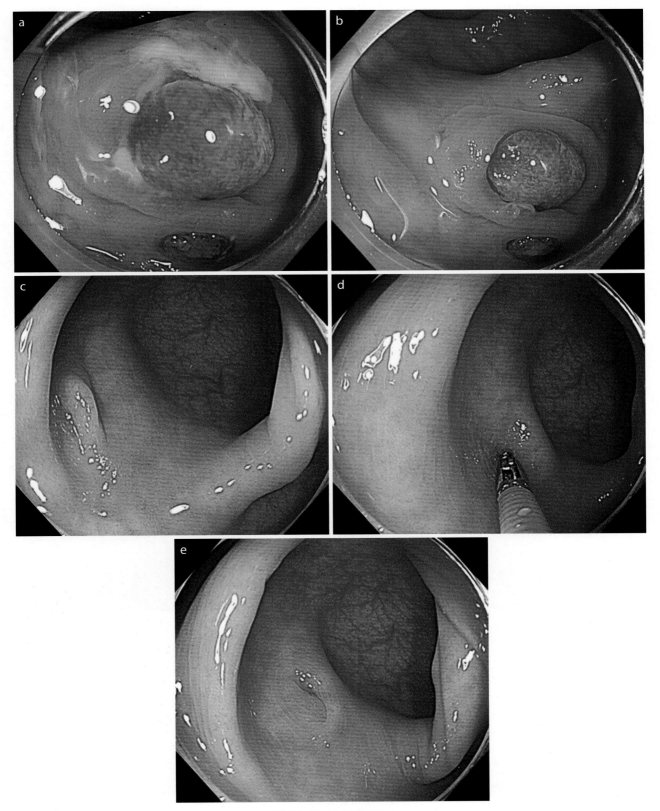

图 23.7 内翻性憩室

a、b. 息肉样内翻性憩室,内翻性憩室由于憩室炎造成黏膜充血、水肿、渗出;c. 内翻性憩室形似无蒂息肉,病变黏膜表面光滑,与周围黏膜相同;d、e. 内镜下活检钳推入病变后证实为憩室,这种类型的内翻归因于黏膜和黏膜下层不完全突向肌层。

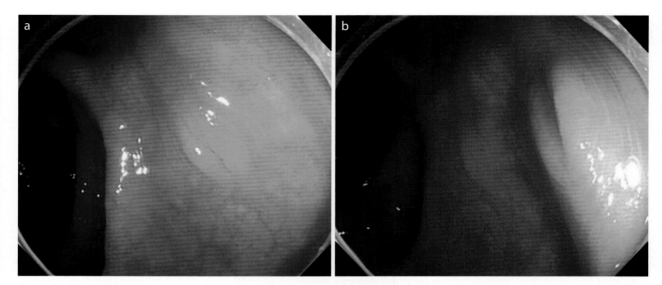

图 23.8 憩室发育早期

a、b. 卵圆形隆起的黏膜，呈线状凹槽。

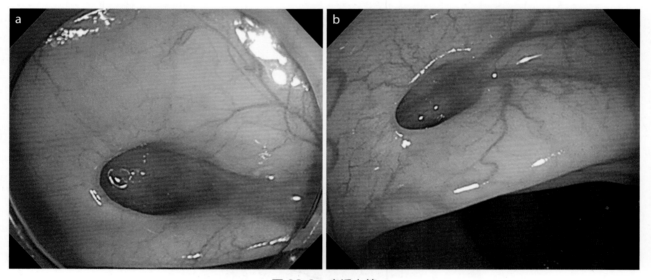

图 23.9 穿透血管

a、b. 血管从憩室穿出，血管穿透环肌的部位，结肠壁变薄。

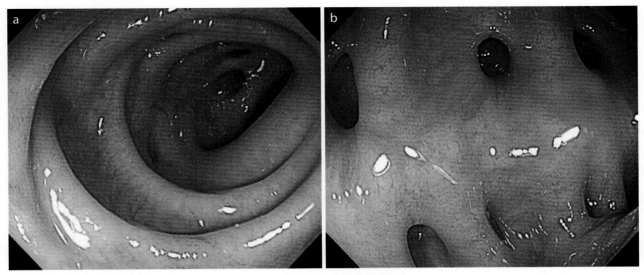

图 23.10 乙状结肠肠腔狭窄

　　a、b. 乙状结肠腔因环行肌肥大和皱褶增厚而挛缩；检查过程中很难观察到皱褶间的憩室；乙状结肠管腔变窄，不易因充气而扩张。

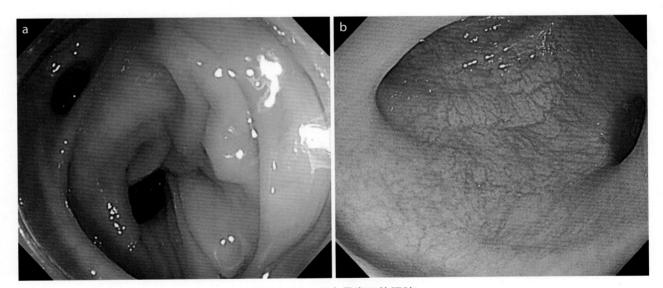

图 23.11 哪个是真正的肠腔

　　a、b. 在挛缩的情况下，观察到两个大小和形状相似的小管腔结构，憩室与肠腔难以区分，因此结肠镜检查时需要仔细分辨，否则可能会发生穿孔。

23.1.2　憩室病

23.1.2.1　概述

憩室病可能由憩室炎或一些目前未知的机制引起，如内脏高敏感症。因此，憩室病分为憩室炎及有症状无并发症的单纯性憩室病（SUDD）。有症状无并发症的憩室病（SUDD）显示有憩室引起的持续性腹痛症状，但无证据支持结肠炎或者憩室炎诊断。相反，憩室炎是憩室明显可见的炎症，伴或不伴有脓肿、腹膜炎、梗阻、瘘管和出血等并发症。憩室病还有另一个定义，称为憩室病相关节段性结肠炎（SCAD）。SCAD是指发生在憩室区域的节段性炎症，在内镜和组织学上表现出与炎症性肠病相似的特征。

23.1.2.2　临床表现

SUDD患者的腹部症状包括疼痛、腹胀、排便习惯改变等。腹痛常为绞痛，排便后缓解。有时这些症状很难与肠易激综合征（IBS）区分。但与IBS相比，SUDD可以表现出腹痛更剧烈及持续时间超过24h。粪便钙卫蛋白（FC）水平是一种有用的标志物，在SUDD患者中能检测到，而IBS患者则无。

憩室炎是憩室病常见的临床并发症，目前公认的憩室炎病因是粪石阻塞憩室颈部。首先，淤积于憩室的粪便可能会作用于憩室颈部，侵蚀憩室黏膜，引起炎症，破坏静脉回流，造成局限性缺血。细菌可能会扩散至受损的黏膜，可能会侵及肠壁全层，最终导致穿孔。炎症可以从单个憩室扩展到肠段。如果炎症停止并开始愈合，最终会导致纤维化和瘢痕形成，引起肠腔狭窄。急性憩室炎时，如果有穿孔，临床病程取决于穿孔的严重程度。微小的穿孔可被浆膜下脂肪和肠系膜包裹，形成小的肠周脓肿。大的穿孔可以造成广泛的腹膜脓肿，游离穿孔至腹膜会引起腹膜炎，危及生命。

憩室炎的典型症状是腹痛。基本上，疼痛的部位与憩室炎的位置有关。乙状结肠憩室炎患者表现为左下腹疼痛。体格检查常局部性压痛，偶可触及肿块。部分患者可有发热，在中到重度疾病时，全身炎症的实验室标志物可能会升高。鉴别诊断包括急性阑尾炎，尤其是右侧憩室炎、克罗恩肠病、结肠癌和缺血性肠炎。女性患者，须考虑妇科疾病，如盆腔炎。腹盆腔CT扫描是诊断和评价憩室炎最重要的诊断方法。它可以评估炎症的程度和并发症，包括脓肿或穿孔。由于检查过程中会有穿孔的风险，在急性憩室炎的初始评估中一般避免结肠镜检查。急性炎症消退后4~6周需要择期行结肠镜检查，以排除其他疾病。药物治疗通常用于有症状无并发症的憩室病患者或无并发症的憩室炎患者。SUDD，可采取纤维饮食、解痉剂、美沙拉嗪和不易吸收的抗生素如利福昔明。对于无并发症的憩室炎患者，需要口服广谱抗生素及镇痛药，如患者症状较重可能需要住院、肠道休养和静脉使用抗生素治疗。复杂憩室炎患者并发脓肿、瘘管及梗阻的并发症提示有手术指征。

23.1.2.3　内镜下表现

急性憩室炎患者早期一般禁止行结肠镜检查。当出于某种必要原因需要行结肠检查时，如果憩室炎没有并发症，在发病7~10天后，可以谨慎和安全的行结肠镜检查。憩室炎的早期内镜表现为憩室周围黏膜水肿、充血及渗出。随着憩室炎的进展加重，黏膜可能会出现更严重的水肿和充血，并可能会有渗出或脓液从憩室中流出（图23.12）。此外，炎症可以从憩室扩散到周围的结肠段，导致受累结肠段的肠腔狭窄。

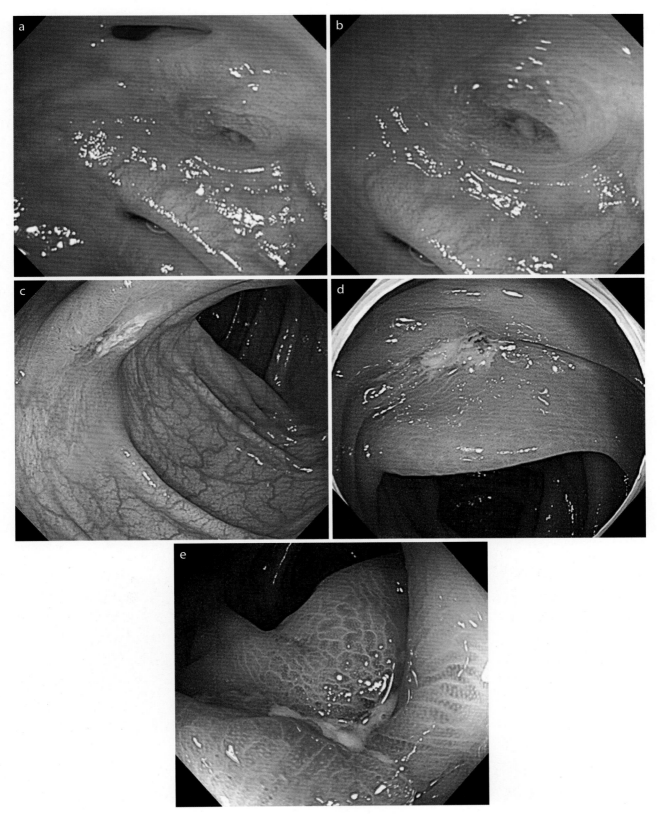

图 23.12 不同程度的憩室炎

　　a、b. 憩室内充满粪便，周围黏膜水肿，局部红斑，有可能继发憩室炎；c. 周围黏膜中度水肿，局部红斑，可见憩室渗出物；d、e. 周围黏膜充血，脓液从憩室渗出。

23.1.3 憩室出血

23.1.3.1 概述

憩室出血约占下消化道出血的40%，占憩室病患者的3%~5%。当直小血管穿过憩室的穹顶时，血管内膜不对称增厚、向肠腔的血管壁中层变薄，导致动脉节段性变薄弱，容易破裂。据报道，使用非甾体抗炎药（NSAID）与憩室出血有关。有研究表明，服用非甾体抗炎药引起消化道出血风险与十二指肠溃疡相同。常规服用非甾体抗炎药增加憩室出血风险。因此，有憩室出血发作的患者使用非甾体抗炎药应该慎重考虑。

23.1.3.2 临床表现

憩室出血通常表现为突然的无痛发作。临床表现为间歇性地鲜红色血便（便血）、枣红色血便或血凝块。憩室出血更多发生于右半结肠而非左半结肠，黑粪提示病变出血缓慢，而慢性或隐匿性出血罕见。患者常无腹痛或不适症状，但随着出血流经肠壁，可能会伴有轻微的下腹绞痛。80%的患者憩室出血会自发停止，有出血史的患者再出血率为25%。

23.1.3.3 内镜下表现

对于下消化道出血患者，特别是大出血的患者需行急诊结肠镜检查。此时，在急诊结肠镜检查之前，使用泻药进行结肠准备是安全有效的。但如果患者的状态不能耐受肠道准备，可以由经验丰富的内镜医师进行急诊结肠镜检查，以便快速做出治疗策略。由于憩室常多发且出血多为间断性，出血来源多难以确定。此外若无肠道准备，由于粪便及血凝块影响，内镜下视野差，严重干扰检查。靠近出血部位的憩室也充满血块，检查者应注意找到正在出血的憩室。用水冲洗肠腔是必要的，水浸泡有助于发现出血病变（图23.13）。一旦发现出血憩室，应仔细清除病变憩室内的血块，以评估憩室的基底和边缘。在出血憩室周围注射肾上腺素可以减少出血，以便更清楚地显示出血的来源。在10%~20%的患者中，内镜可以找到活动性出血或近期特定部位出血的证据。结肠镜检查发现出血憩室后，可以根据出血的情况和部位（如憩室边缘或基底部出血）采用不同内镜止血方法。肾上腺素注射、电凝、止血夹、纤维蛋白封闭剂和束带结扎术均能实现憩室出血患者止血（图23.14）。如内镜治疗无效，可通过结肠镜检查确定出血部位，采用血管造影或手术切除进行适当的治疗。因此，在大多数情况下，有必要在入院后48h内进行结肠镜检查。手术治疗多在内镜及血管造影治疗失败后采用。

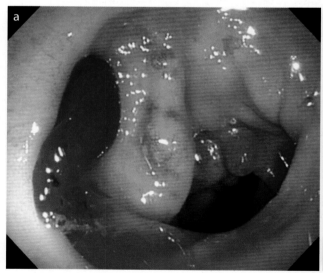
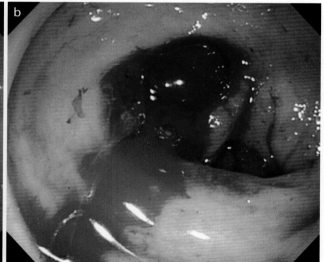

图23.13 憩室出血

a. 憩室内有新鲜的血液凝块，高度怀疑憩室出血；b、c. 活动性出血发生于新鲜血块下，清除血块后可清晰可见憩室出血；d. 注水检查，用水浸泡可以发现憩室渗血或缓慢出血。

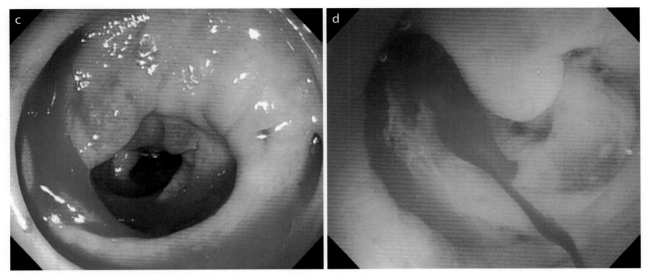

图 23.13（续）

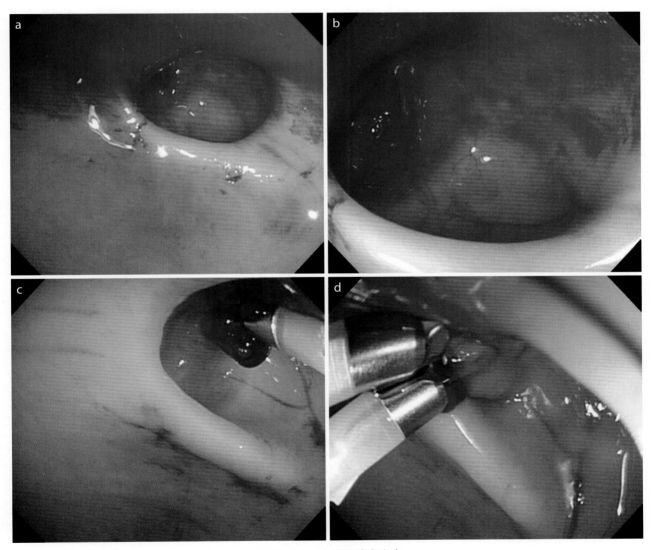

图 23.14　升结肠憩室出血

a、b. 憩室底部穹窿动脉出血；c、d. 止血夹成功止血。

23.2　结肠血管异常

23.2.1　血管发育不良

23.2.1.1　概述

了解血管异常的命名非常重要（表 23.1）。血管扩张是指血管扩张或延长，毛细血管扩张是指血管末端扩张引起的病变。血管发育不良是一系列血管形态不良病变的统称，包括血管异常扩张、扭曲。血管发育不良和血管扩张实际上可通用。动静脉畸形是一种先天性病变，而血管瘤是一种肿瘤。

结肠血管发育不良是一种常见的血管异常，是 60 岁以上老年人慢性间歇性或反复下消化道出血的常见原因。血管发育不良常是后天获得性的，与衰老有关，常局限于盲肠或升结肠，常多发而非单发，直径＜10mm（图 23.14 至图 23.17）。结肠血管发育不良发生的机制已明确。首先，穿透肌层的静脉因结肠肌肉收缩或腔内压力增加而部分受阻，经过多年反复发生的梗阻，黏膜下静脉变得扩张和弯曲。随后，流入异常黏膜下静脉的黏膜静脉和小

表 23.1　结肠血管异常

原发性血管病变
• 血管发育不良（血管扩张、血管曲张）
• 动静脉畸形
• 毛细血管扩张
• Dieulafoy's 病
• 血管瘤，血管瘤病
• 血管肉瘤
• 痔疮
• Kaposi's 肉瘤
血管病变综合征
• 蓝色橡皮泡痣综合征
• 先天性结缔组织发育不全综合征
• 遗传性出血性毛细血管扩张（Rendu-Osler-Weber 综合征）
• Marfan 综合征
系统性（全身性）疾病的血管病变
• 门静脉高压病，结肠静脉曲张
• 肾衰竭
• 脉（血）管炎
• 放射性毛细血管扩张症

静脉也变得扩张，最终毛细血管环扩张，出现小的动静脉交通。

23.2.1.2　临床表现

结肠是血管发育不良最常见的部位。众所周知，在无症状健康成年人中，结肠血管发育不良的患病率不到 1%，但在老年人和患有慢性肾脏疾病或肝硬化等系统性疾病的人中，这一发病率可能会升高。血管发育不良引起的出血通常是轻微的、慢性的和反复的。约 20% 的患者出血表现黑粪，10%~15% 的患者是缺铁性贫血伴有大便隐血，超过 90% 的血管发育不良出血会自发停止，但也有约 15% 的患者出现大出血并危及生命。高龄、心血管疾病或抗凝剂的使用可能会增加出血的风险。在无症状的健康人群中，结肠血管发育不良形成过程是良性的，出血的风险很低，因此，对于常规结肠镜检查偶尔发现无出血的血管发育不良，不推荐内镜治疗。

23.2.1.3　内镜下表现

结肠镜检查是发现和诊断血管发育不良最有效的方法。血管发育不良表现为黏膜和黏膜下层缠结的小血管形成的片状红斑病变，大小从 1 毫米到几厘米不等，但大多数＜5mm。小的血管发育不良时，病变看起来像一个圆形的红斑（图 23.16）。大的血管发育不良表现为病变下黏膜下静脉扭曲增厚相互交联在一起，被认为是血管发育不良的早期表现（图 23.15）。血管病变的外观受患者血流动力学的影响（如血压和血容量），因此，血流动力学改变、血容量减少或休克的患者，病变可能不明显（图 23.17）。约 30% 的患者，结肠血管发育不良为多发病变，累及多节段。大多数患者病变活动性出血时可以通过结肠镜或血管造影止血。结肠镜下止血方法有氩离子凝固术或电凝、肾上腺素注射和止血夹止血（图 23.18）。然而，即便明显的下消化道出血，也不容易通过结肠镜检查找到确切的正在出血的血管发育异常的病变，原因是结肠血管发育不良病变过小及形态多样。此外，腔内出血造成的视野差，以及血流动力学改变（如间歇性出血）引起不同的出血表现也可能阻碍发现出血病灶。因此，对于高度可疑的血管发育不良出血患者，若结肠镜检查未发现明确的出血灶，应根据出血的临床病程考虑再次检查。

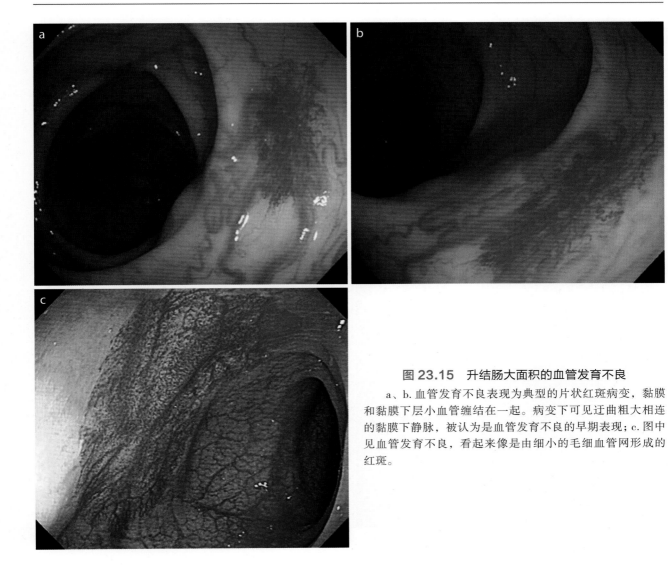

图 23.15　升结肠大面积的血管发育不良

a、b. 血管发育不良表现为典型的片状红斑病变,黏膜和黏膜下层小血管缠结在一起。病变下可见迂曲粗大相连的黏膜下静脉,被认为是血管发育不良的早期表现;c. 图中见血管发育不良,看起来像是由细小的毛细血管网形成的红斑。

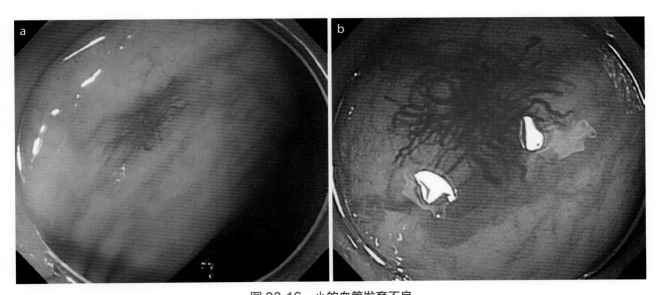

图 23.16　小的血管发育不良

a. 可见迂曲的血管发育不良病变;b. 血管发育不良下方可见扩张的回流静脉。

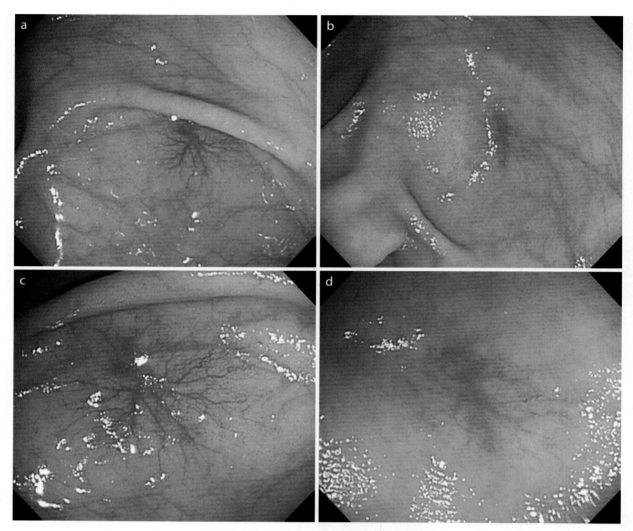

图 23.17　血管发育不良形态的动态变化

　　a. 盲肠血管发育不良，起初为深红色的树枝状血管病变；b. 1min 后病变变得苍白、模糊，血管外观不明显；c、d. 随着时间的推移，病变在可见和不可见间反复。

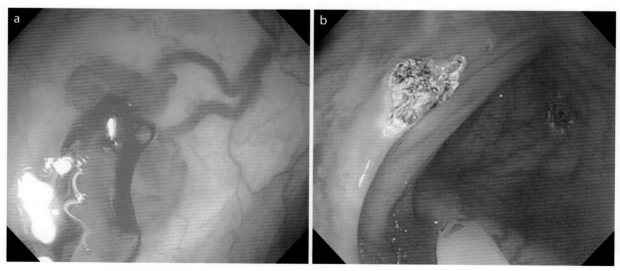

图 23.18　血管发育不良出血

　　a. 肝硬化患者血管发育不良活动性出血；b. 采用氩离子凝固术止血并根治血管发育不良。

23.2.2 放射性毛细血管扩张症

放射性毛细血管扩张症可见于慢性放射性结直肠炎患者。放射可引起血管损伤是晚期放射性肠病的主要病理生理机制。放射治疗引起的内皮细胞变性会导致小血管闭塞性动脉内膜炎和毛细血管闭塞。毛细血管扩张症是血管损伤的新生血管反应，可表现为黏膜中螺旋状的末端血管。多发性弥漫性毛细血管扩张和黏膜苍白是慢性放射性直肠炎的典型表现（图 23.19，图 23.20）。

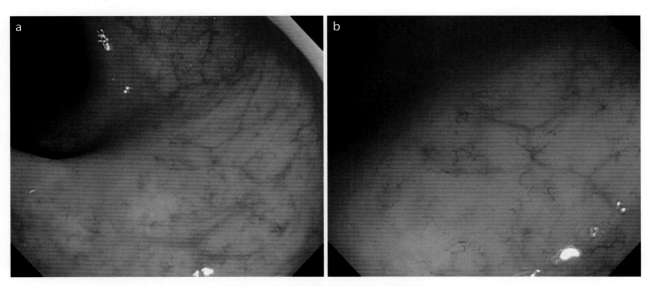

图 23.19　放射引起的毛细血管扩张
a、b. 血管末梢可见多发的弥漫扭曲扩张，中间黏膜看起来更苍白。

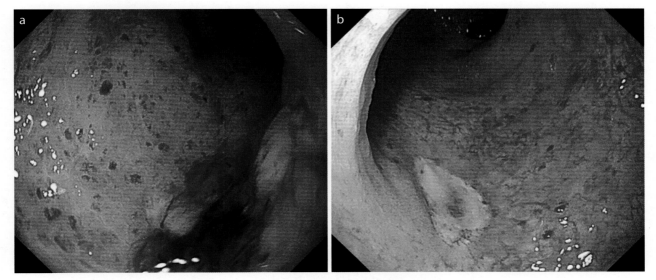

图 23.20　慢性放射性直肠炎导致严重毛细血管扩张
a. 直肠黏膜水肿，多发性弥漫性、斑片状毛细血管扩张，溃疡伴新鲜血块；b. 清洁的直肠溃疡、红色斑点状的毛细血管和扭曲不规则的毛细血管网；c. 可见多个红色斑块和斑点，中间黏膜苍白；d、e. 抵近观察这些斑块和斑点，可见血管末梢呈扭曲和螺旋状；f～h. 1 例便血患者，因放射性毛细血管扩张新鲜出血，氩离子凝固术止血。

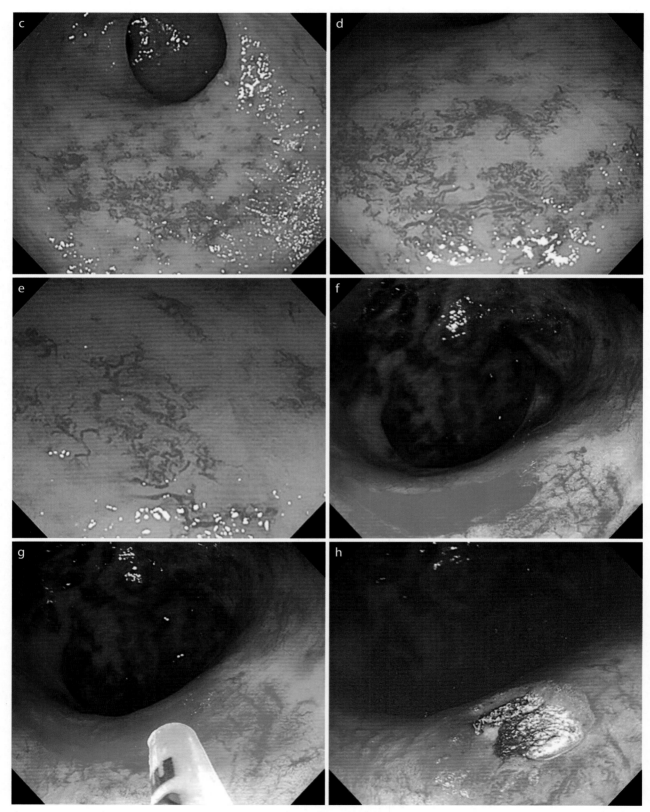

图 23.20（续）

23.2.3　血管瘤

血管瘤是结肠第二常见的血管病变，可单发或多发在结肠或弥漫在胃肠道内，大多数病变的直径从几毫米到 2 厘米不等，但直肠可出现更大的病变。内镜下可见红紫色隆起结节或血管充血（图23.21）。有时会伴有溃疡和炎症。根据组织学结果，血管瘤可分为海绵状、毛细血管型或混合型。海绵状血管瘤有许多扩张的、不规则的、充满血液的血窦，而毛细血管瘤则为细小而致密的毛细血管，由少量间质隔开。血管瘤出血时，小的血管瘤可以在内镜下消融。对于大的或多发的血管瘤，需要手术切除血管瘤或受累的部分结肠。

23.2.3.1　蓝色橡皮泡痣综合征

蓝色橡皮泡痣综合征是一种包括皮肤血管痣、肠道血管瘤和消化道出血的综合征。不仅是胃肠道，其他部位，如眼、肺、肝、脾、心、脑、骨骼肌、骨骼和膀胱，也可能受到影响。病变呈蓝色、隆起、表面有褶皱、大小从 0.1~5cm 不等（图23.22）。皮肤病变可以是单发或多发，通常发生在躯干、四肢和面部。胃肠道的任何部位都可能受累，但小肠是最常见的部位。在结肠中，病变主要位于左侧结肠和直肠，如果反复消化道出血，建议手术切除受累的肠段。内镜下使用电凝和套扎病变止血已有相关报道。

23.2.4　其他血管异常

23.2.4.1　门静脉高压性肠病

门静脉高压的结肠静脉表现包括痔疮、肿胀、静脉曲张和毛细血管扩张。门静脉高压性结肠病的黏膜表现与门静脉高压性胃病相似，可表现为弥漫性颗粒、红斑、毛细血管扩张和脆性增加（图23.23）。

23.2.4.2　Dieulafoy 病

Dieulafoy 病是黏膜下层持续存在的大口径动脉，并有小的黏膜缺损覆盖（图 23.24）。持续性大口径动脉局灶性压迫可使覆盖的黏膜变薄，导致病变处血管壁裸露，而导致出血。Dieulafoy 病的内镜治疗包括肾上腺素注射、电凝、氩离子凝固术、圈套套扎和止血夹。

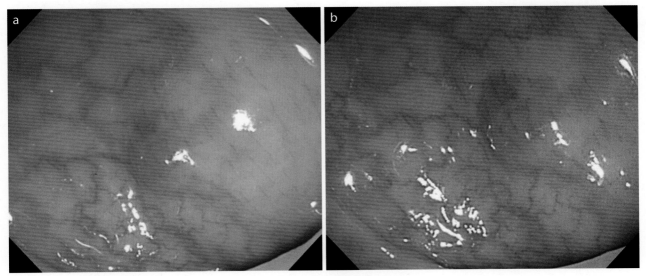

图 23.21　乙状结肠单发血管瘤

a、b. 黏膜层下可见丘状卵圆形紫色病变。

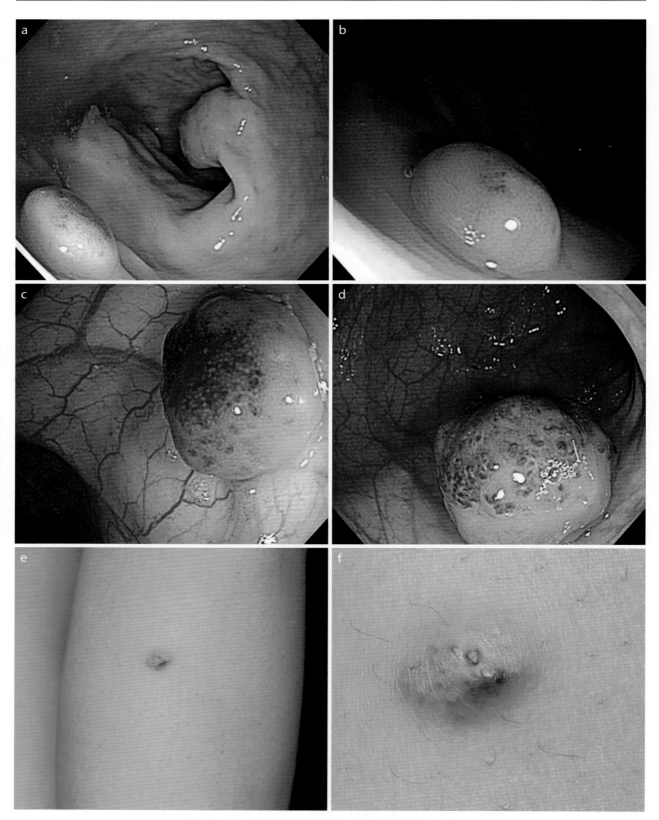

图 23.22　蓝色橡皮泡痣综合征的多发性结肠血管瘤

　　a. 乙状结肠见两个血管瘤；b. 血管瘤表面黏膜色白伴顶部红色斑点；c、d. 多发性血管瘤内富含血液，呈蓝色囊状；病变的顶部见点状红斑，表面褶皱；e、f. 患者四肢皮肤见淡蓝色血管瘤。

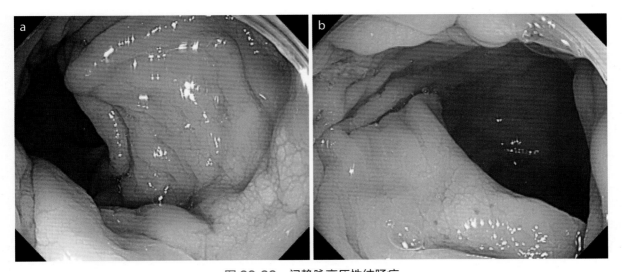

图 23.23　门静脉高压性结肠病

a、b. 乙状结肠可见弥漫性结肠黏膜肿胀，背景黏膜疑有红色斑点状毛细血管扩张。

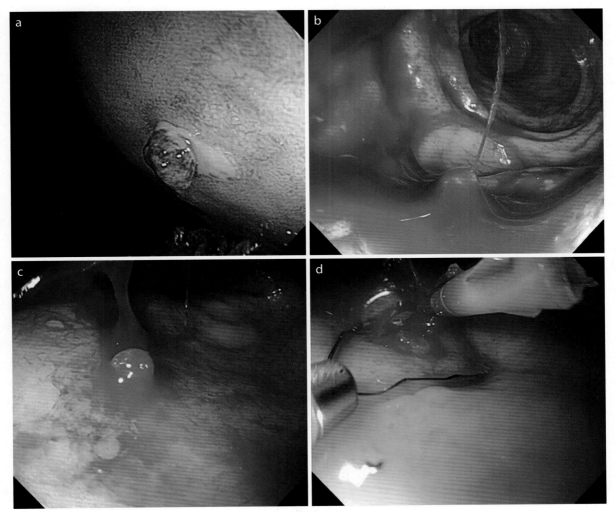

图 23.24　直肠 Dieulafoy 病

a. 裸露的血管有血凝块和覆盖黏膜缺损。b~d. 可见间歇性动脉喷射，为了进行正确的内镜治疗，应该通过结肠镜检查来确认出血的确切来源和外观。有时，患者的体位变化可以使覆盖在病变表面的血液在重力作用下流至另一侧，有助于清楚地观察病变；发现黏膜缺损和破裂动脉，并用止血夹治疗。

第 24 章　肛肠病变

Sung Noh Hong

导读

24.1　肛门直肠的解剖

肛管是胃肠道最远端的部分，位于会阴下方的肛缘（肛门、肛缘、肛口）和上方的直肠之间（表24.1）。肛管长约为 4cm（范围为 3~5cm）。肛管虽短，但由于其复杂的解剖和组织结构易患多种疾病（图 24.1）。

肛管最重要的内镜标志是齿状线，它是起源于内胚层的柱状上皮和起源于外胚层的鳞状上皮的黏膜皮肤连接处。2/3 的肛管位于齿状线之上，1/3 位于齿状线以下。齿状线内镜下表现是位于肛柱最下端的肛瓣（黏膜的横向皱褶）形成的波状分界，有时伴有肥大的肛门乳头（图 24.2）。在齿状线的上部，肛柱（morgagni）显示为 6~10 个纵向黏膜皱褶。肛柱之间的底部是肛窦或隐窝，里面有着肛腺和肛门乳头开口（图 24.2g）。肛门腺的感染或炎症被认为是引起肛周脓肿和瘘管的原因。

组织学上，肛管可分为 3 个区，上部被柱状上皮样结肠黏膜覆盖，中部是移行区，在这里鳞状上皮逐渐转变为立方上皮，再变为柱状上皮。下部从齿状线向下延伸至肛缘，被称为肛膜（肛门皮肤、肛管皮肤）。肛膜是无皮肤附属物（毛囊、皮脂腺和汗腺）的鳞状上皮，可部分角化，尤其是在黏膜脱垂的时候。内镜倒镜下可见移行区是齿状线正上方一个长度为 6~12mm 黏膜略带白色或灰色的区域（图 24.3a）。肛周皮肤轻微回缩时，可观察到肛膜与肛周皮肤（角化复层鳞状上皮）之间的肛缘。因为与肛周皮肤相比，肛膜无角质层看起来苍白、光滑、有光泽且无毛，因此可以勾勒出肛缘（图 24.3b）。

表 24.1　肛管和直肠解剖（图 24.1）

结构	边界
直肠（图 24.5）	直肠乙状结肠交界处 ~ 肛门直肠环 – 通常有三个 Houston's 瓣膜（直肠横皱襞）
（外科）肛管	肛门直肠环 ~ 肛缘 – 平均长 4cm – 被肛门括约肌包围机制 * 解剖肛管 　齿状线 ~ 肛缘，平均长 2cm 　覆盖着鳞状上皮（肛门外胚层）
肛门直肠环（肛门直肠连接处，肛门直肠弯曲，图 24.4）	肛门内括约肌上缘和耻骨直肠肌上界 – 内镜下无法看到肛门直肠环，但直肠指诊可在齿状线近端 1~2cm 处触到
齿状线（梳状线，图 24.2a）	柱状上皮和鳞状上皮之间的黏膜皮肤连接 – 内镜下可以见齿状线，但直肠指诊时无法感触到 – 齿状线上下的神经支配、血供和淋巴引流都不同
肛缘（肛门、肛口、肛缘，图 24.3b）	肛门上皮和肛周皮肤之间的交界处

直肠和肛管之间的分界线是肛门直肠环（肛门直肠连接，肛门直肠弯曲），耻骨直肠肌在肛门直肠连接的后部形成悬带，向前扭曲。肛门直肠环位于距肛门为 4~5cm 处，内镜检查看不到，但直肠检查可摸到（图 24.4）。

直肠在肛门直肠环的正上方扩大，形成直肠壶腹，直肠长约 12cm，通常有直肠壁的 3 个半月形横向皱襞伸入直肠。爱尔兰裔英国解剖学家约翰·休斯顿（John Houston）于 1830 年首次描述了这些横向皱襞，并称之为休斯顿瓣膜（直肠瓣膜、直肠皱襞、直肠横向皱襞，图 24.5a）。它们的生理功能尚不清楚，可能起到支持粪便重量并阻止其向肛门推进的作用。这些瓣膜由覆盖有直肠黏膜的环行肌组成，它们通常有 3 个（低位、中位和上位休斯顿瓣膜），有时会发现第 4 个瓣膜，有时只有 2 个。下瓣膜位于肛缘上方约 5cm。中瓣（Houston 或 Kohlrausch 褶）通常更突出，位置更恒定，位于距肛缘为 5~9cm 处（约与直肠 - 子宫或直肠 - 膀胱袋的底部水平）。上瓣位于中瓣上方 3~4cm，靠近直肠乙状结肠交界处，当存在第 4 个时，它位于肛缘上方近 2.5cm 处（图 24.5b）。休斯顿瓣膜相互重叠，内镜检查通过时需要一定的操作技巧。直肠乙状结肠交界处约位于骶岬的水平，由于结肠的三条纵向肌肉结肠带被重新排列到直肠的纵行肌层，看上去管腔变窄（图 24.5c）。当患者左侧体位，内镜伸直后，就有可能辨别直肠壁和直肠病变的位置（图 24.5d），当患者处于仰卧位时，解剖位置会改变（图 24.5e）。

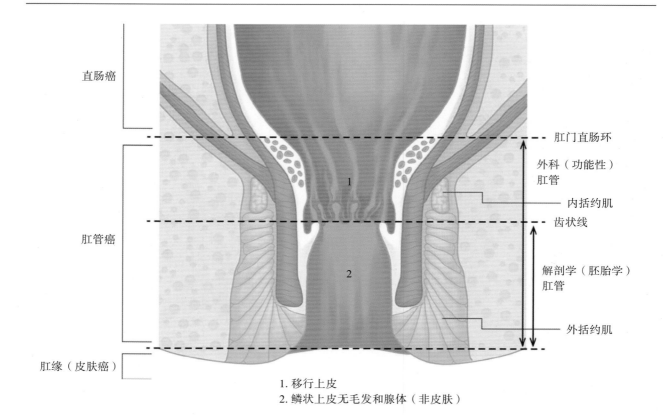

1. 移行上皮
2. 鳞状上皮无毛发和腺体（非皮肤）

图 24.1　肛门直肠解剖

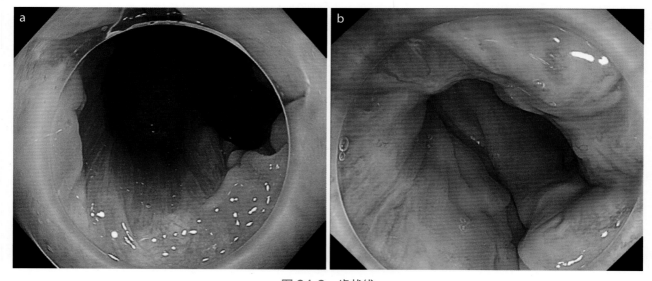

图 24.2　齿状线

　　a、b. 齿状线表现为波形分界的小瓣状黏膜横褶，它是粉红色柱状上皮和白色鳞状上皮的黏膜皮肤交界处；c、d. 窄带成像有助于明确识别齿状线；e. 齿状线反转视图，白色箭头表示齿状线；f. 齿状线有时伴有肛门乳头肥大；g. 齿状线位于莫尔加尼肛柱底部（白色箭头→）和肛门隐窝（黄色箭头→）之间。

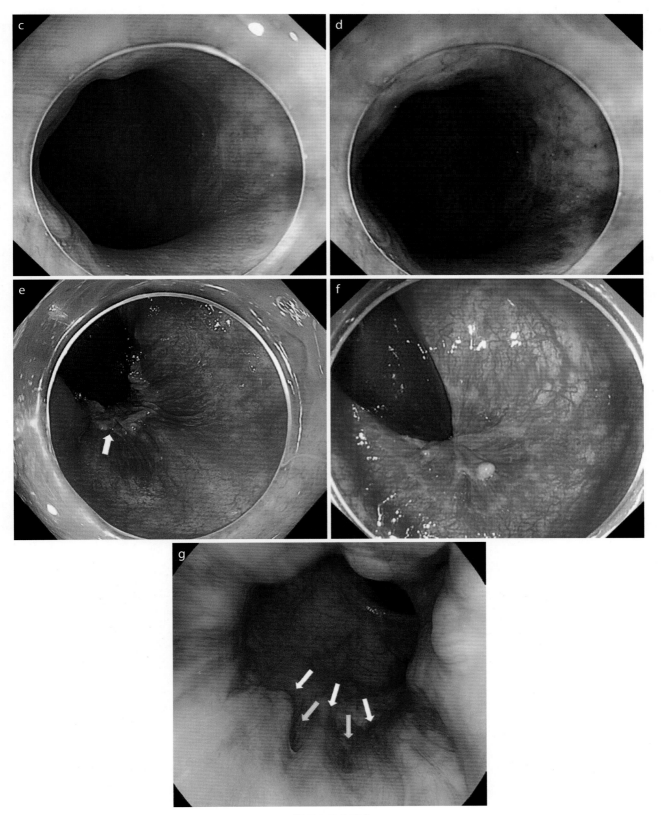

图 24.2（续）

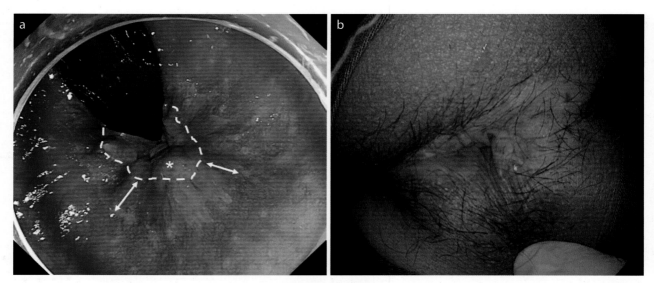

图 24.3　肛管

a. 直肠远端反转视图，白点线表示齿状线；双箭头（←→）表示过渡区，星形区域（*）表示肛膜（无皮肤附属物的鳞状上皮）；b. 检查肛缘，肛缘可以描述为肛膜（改良的鳞状上皮）和肛周皮肤（角化复层鳞状上皮）的交界处。

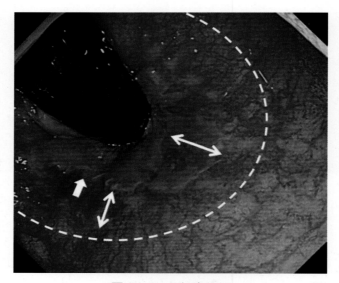

图 24.4　肛门直肠环

肛门直肠环位于移行区近端 1~2cm 处（----），直肠指诊可摸到，内镜检查不能准确显示。

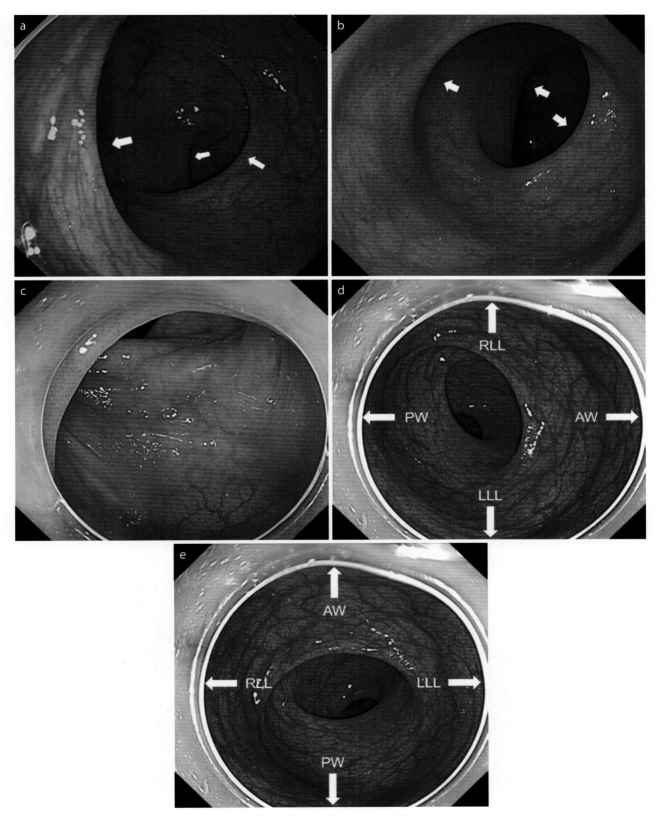

图 24.5　正常直肠内镜解剖

　　a、b. 直肠通常有 3 个休斯顿瓣膜；c. 直肠 - 乙状结肠交界处；d. 患者左侧卧位，内镜伸直，右侧直肠前壁（AW），左侧直肠后壁（PW），上方可见右外侧壁（RLW），向下可见左侧侧壁（LLW）；e. 患者仰卧位，内镜伸直，右侧可见直肠左外侧壁（LLW），左侧为右外侧壁（RLL），向上为前壁（AW），下为后壁（PW）。

24.2 肛门癌

肛门癌仅占所有胃肠道癌的 1.5%。近 80% 是鳞状细胞癌，16% 是腺癌，4% 是其他类型。虽然发病率仍然很低，但在过去的 50 年里，鳞状细胞癌的发病率有了显著的增长。肛门癌的发生与人类乳头瘤病毒（HPV）和人类免疫缺陷病毒（HIV）感染、接受肛交史、性传播疾病史、宫颈癌史，以及实体器官移植后免疫抑制剂药物的使用有关。

肛门出血是最常见的症状，其次是肛门疼痛或肿块感觉。不幸的是，这些症状经常被错误地归因于痔疮，从而延误了诊断和治疗。临床医师应该记住，痔疮很少引起疼痛（除非有血栓），因此，应该仔细评估出现肛门疼痛的患者。此外，20% 的患者在诊断时没有任何症状，大多数早期病变是无症状的，有症状时通常是晚期。对于肛门癌的早期诊断，应在内镜检查前进行仔细的体格检查和直肠指诊，并在内镜检查中完整检查远端直肠和肛管（图 24.3）。

24.2.1 恶性肛门直肠疾病的解剖亚型

确定重叠在肛门直肠交界处癌的解剖位置可能是有疑问的。位于肛门直肠交界处癌，如果其中心

距齿状线小于或等于 2cm，则应归类为肛管癌；如果直肠指诊发现，其中心位于齿状线近端或肛门直肠环的近端 2cm 以上，则应将其归类为直肠癌（图 24.1）。发生在远端肛管的肿瘤通常是角化性鳞癌，而发生在移行黏膜的肿瘤通常是非角化性鳞癌，一般分为移行细胞癌或泄殖腔细胞癌。最近，因为与角化性鳞状细胞癌生物学行为相似，所有的肛管非角化性鳞状细胞癌都被认为是鳞状细胞癌的变种。

24.2.2 肛管癌

在内镜检查前的直肠指检中，肛管癌可被识别为硬结、硬块或肿块，通常表面粗糙或溃烂，不能自由活动。在内镜检查中，肛管癌可能表现为一个小的溃疡或裂隙，边缘轻微外生和硬化，肛门外皮和肛缘不规则增厚（图 24.6a~c）。肛门癌还表现为有着不规则表面突入肛管的结节（图 24.6d~h）。病变的颜色可能与周围组织不同。在晚期，病变表现为：肿块、溃疡、浸润、固定，可能出血（图 24.7）。为了获得完整的肛管癌图像，应将内镜反转以检查远端直肠和肛管。有时，小肿瘤只能在内镜反转检查中被发现。

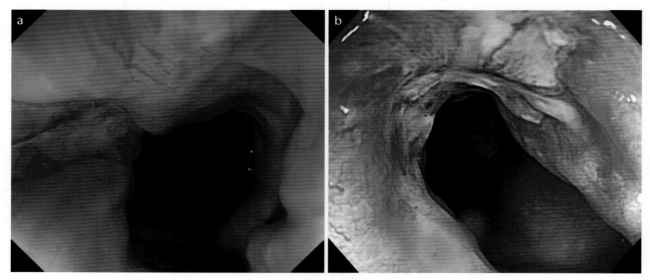

图 24.6　肛管癌
　　a. 边缘稍硬的裂隙状鳞状细胞癌；b. 小的溃烂状鳞状细胞癌，肛膜不规则增厚；c. 浅表散发凹陷型鳞癌，黏膜易碎，在排便和内镜检查时容易碰触出血；d. 起源于肛管的不均匀结节表面的腺癌；e. 反转观察，病变中心距齿状线 2cm 或不足 2cm；f. 扁平隆起的鳞状细胞癌，反转观察其中心距齿状线不超过 2 cm；g. 息肉状鳞状细胞癌，表面充血、覆盖易脆的黏膜；h. 覆盖绒毛表面的结节性息肉状鳞状细胞癌。

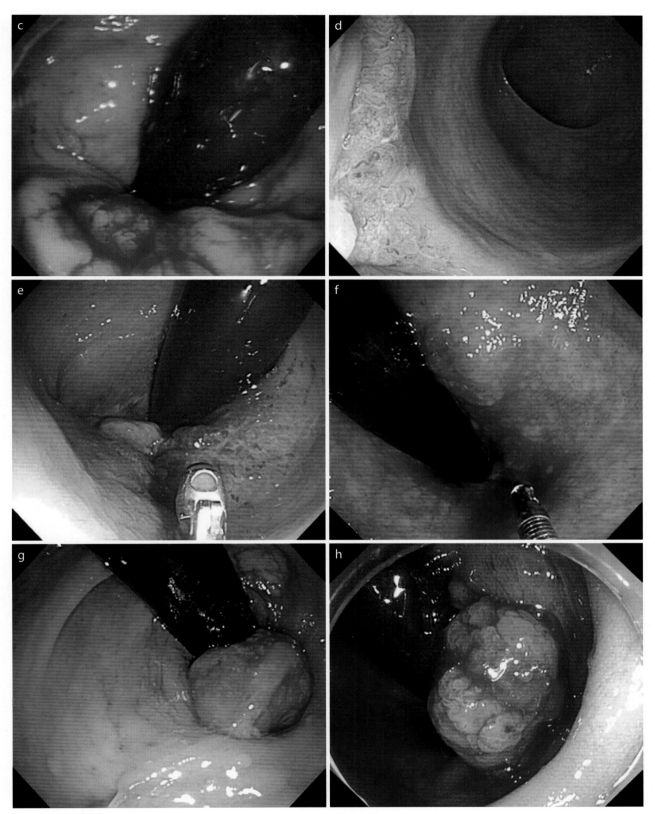

图 24.6（续）

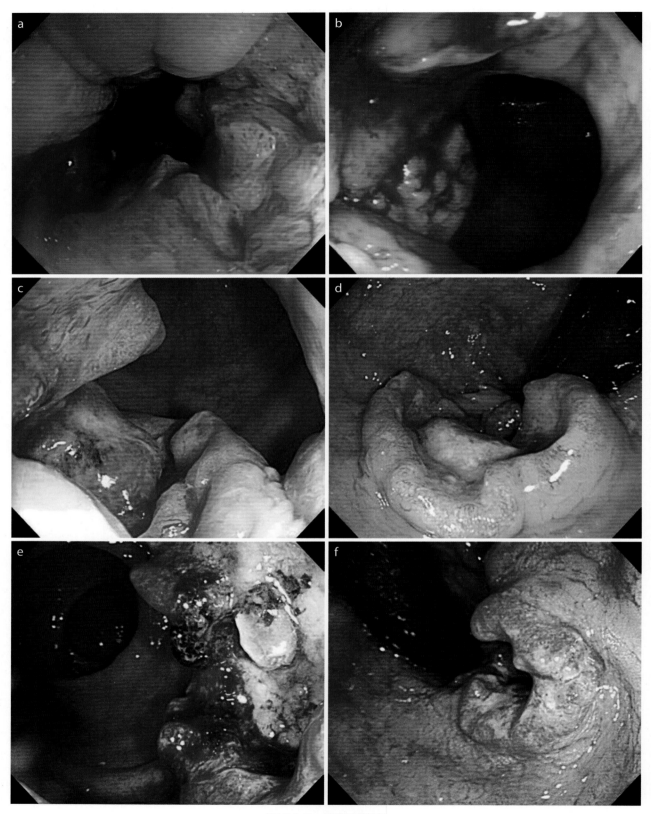

图 24.7 晚期肛管癌

a.菜花状鳞状细胞癌触摸时容易出血；b.结节状表面不规则凸起的鳞状细胞癌被易脆的黏膜覆盖；c.深溃疡浸润型鳞癌；d.3cm 大小的溃疡型鳞状细胞癌；e.浸润溃疡型鳞癌底部出血；f.深溃疡浸润型鳞癌肿块。

24.2.3 肛缘癌

肛缘癌是一种罕见的发生在肛缘远端的鳞状细胞癌。它被认为是皮肤癌，并按此治疗。对深层组织无浸润的小病灶予以扩大切除，而深部浸润的肛缘鳞状细胞癌则采用放化疗治疗。在插入内镜前必须仔细检查肛周皮肤（图 24.8）。

24.2.4 肛门黑色素瘤

肛门黑色素瘤是一种罕见但侵袭性强的恶性肿瘤。肛门黑色素瘤是仅次于皮肤和眼部的第三大常见黑色素瘤。肛门直肠黑色素瘤起源于肛管鳞状黏膜内的黑色素细胞，内镜诊断可以通过肉眼检查边缘隆起和硬化的黑色结节或溃疡性病变来判断（图24.9）。早期诊断和手术切除是治愈的唯一机会，但是当患者有症状时通常为晚期，甚至发生转移。

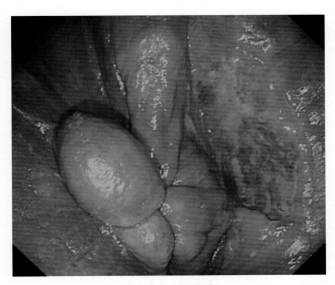

图 24.8　肛缘癌

在肛缘远端的肛周皮肤上可见表面糜烂充血、呈鲑鱼色的质硬的斑块。

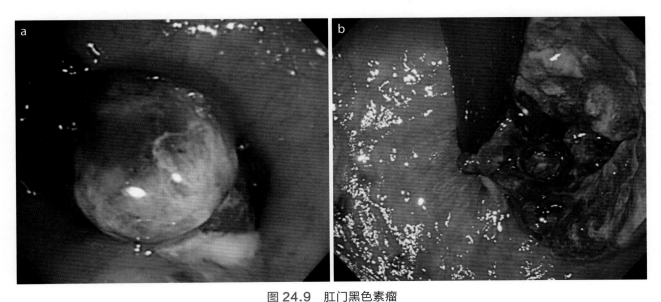

图 24.9　肛门黑色素瘤

a.肛管黑色息肉样病变；b.肛管产生的渗出物覆盖黑色溃疡浸润性肿块。

24.2.5 肛门上皮内瘤变

肛门上皮内瘤变（anal intraepithelial neoplasia，AIN）定义为肛管和会阴皮肤上皮的发育不良。这种情况还有其他几个常用的术语，如原位鳞状细胞癌、肛门鳞状上皮内病变和鲍恩病。肛门鳞状细胞癌之前被认为是一系列上皮内病变，肛门上皮内瘤变（AIN），具有不同的细胞学和组织学严重程度。

有强有力的证据表明，高级别的 AIN 是肛门癌的先兆，也有一些关于 AIN 向浸润性癌症发展的数据。AIN 与 HPV 感染有关，在 HIV 阳性者中更为常见。AIN 典型表现为红斑，边界不规则，表面结皮或结垢（图 24.10）。治疗方法主要是手术切除、红外线凝固和肛门镜引导的病变消融等。在治疗之前，应该进行彻底的评估，以排除肛门癌。

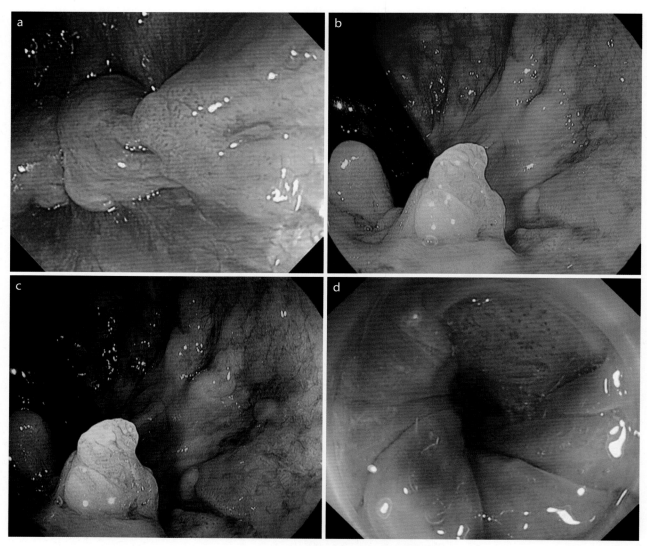

图 24.10　肛门高级别上皮内瘤变（原位鳞状细胞癌）

a. 0.5cm 大小的扁平隆起黏膜病变，pit pattern 形态不规则；b. 齿状线上可见表面不规则的边界清晰的疣状隆起；c. 使用 I-SCAN 增强图像；d. 诊断为扁平隆起的高级别肛门上皮内瘤变的病变切除活检后诊断升级为浸润型癌。

24.3　尖锐湿疣

尖锐湿疣，也就是所谓的肛门疣，是由性传播 HPV 引起的，但也可能是非性传播。尖锐湿疣可出现色素减退的疣状丘疹或斑块，从非常小的丘疹到菜花样大小不等（图 24.11）。这些病变不会直接发展为侵袭性的癌症，因而治疗只是一种选择。然而，患者可能出于多种原因，包括症状（灼热、瘙痒和出血）或心理困扰，倾向于接受治疗。

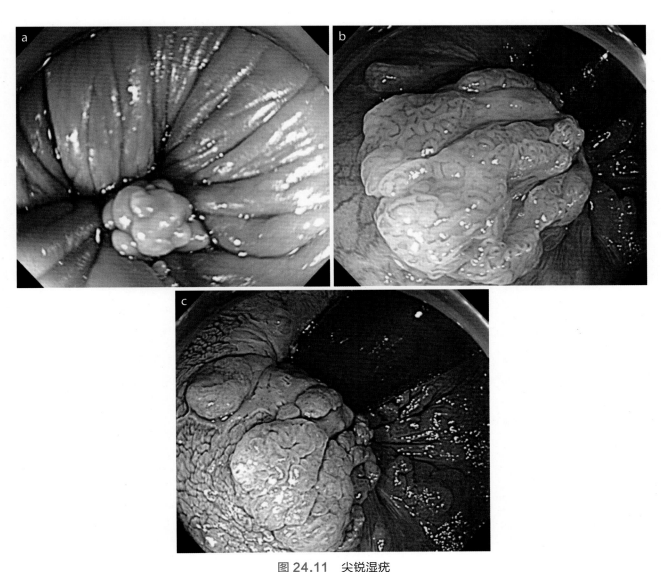

图 24.11　尖锐湿疣

a. 小的菜花状表面息肉样病变；b. 地图状的扁平疣、肛门疣；c. 使用靛胭脂的染色内镜观察。

24.4 痔疮

痔疮在一般人群中是一种非常常见的肛门直肠疾病。痔疮根据它们的位置和脱垂的程度来分类。内痔位于齿状线以上，由柱状或移行上皮覆盖，可引起无痛性出血、脱垂、瘙痒和贫血。外痔出现在齿状线的远侧，覆盖着鳞状上皮，很少出血，尽管它们确实会肿胀并引起疼痛。混合（内外混合）痔出现在齿状线上方和下方（图24.12）。

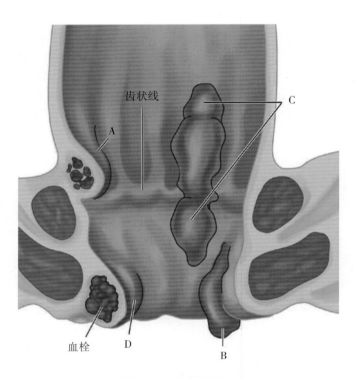

图24.12 痔疮类型
A.内痔；B.外痔；C.混合痔；D.血栓痔。

24.4.1　内痔

内痔的定义是正常肛门垫处血管有症状的肿大和下移，肛门垫位于肛管可防止排便时肛管撕裂，有助于防止肛门失禁，并能完全封闭肛门。肛垫通常位于 3 点（左侧）、7 点（右后）和 11 点（右前）钟位。其含有直肠（痔）上动脉和静脉的分支、肛垫内直肠静脉丛的异常扩张和扭曲，以及肛垫内起支撑作用的结缔组织破坏性改变是痔病的最重要的表现。

出血是最常见的症状，通常无痛。患者描述通常可以在卫生纸上看到鲜红的血液，鲜血滴入马桶，或者覆在硬大便表面。如果患者有慢性痔脱垂，血液或黏液贴在肛门皮肤上可能会导致瘙痒。根据内痔的外观和脱垂程度可对内痔进行进一步分

级，称为 Goligher 分级（图 24.13）。内痔的诊断最好使用斜面肛门镜，但可曲式内镜，可以通过对肛门直肠交界处的直视和反转观察来评估内痔。内镜下可见血管垫突入肛腔，或组织从肛管脱出（图 24.14 至图 24.16）。

根据症状的严重程度，痔疮可以通过内科治疗或手术治疗。对于 I 级和 II 级内痔，首选内科治疗，包括饮食改变和硬化剂。硬化剂可以改善症状和出血，可推荐用于痔病的各个阶段。圈套结扎术对 II 级和 III 级内痔患者最有效，虽然圈套结扎术通常在硬性肛门镜的辅助下进行，但对于有症状的内痔患者，软式内镜结扎术是一种有效而安全的治疗方法，手术治疗用于 IV 级内痔或保守治疗无效的内痔。

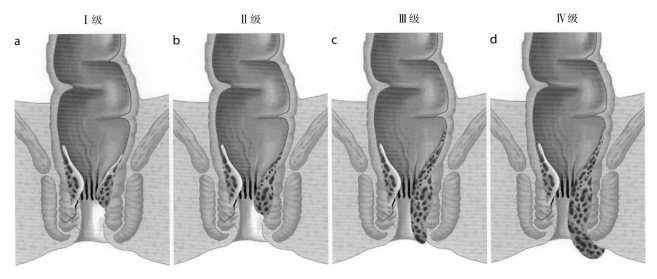

图 24.13　内痔分级

a. I 级：肛垫伸入肛管，出血少或无症状，但不脱垂；b. II 级：用力或排便时肛垫伸出肛缘外，当用力停止时会自动回缩；c. III 级：肛垫自发或因用力而突出，需要人手将其复位至肛管内；d. IV 级：脱垂在任何时候都是外露的，并且是不可恢复，当它们复位时，它们就会再次脱落。

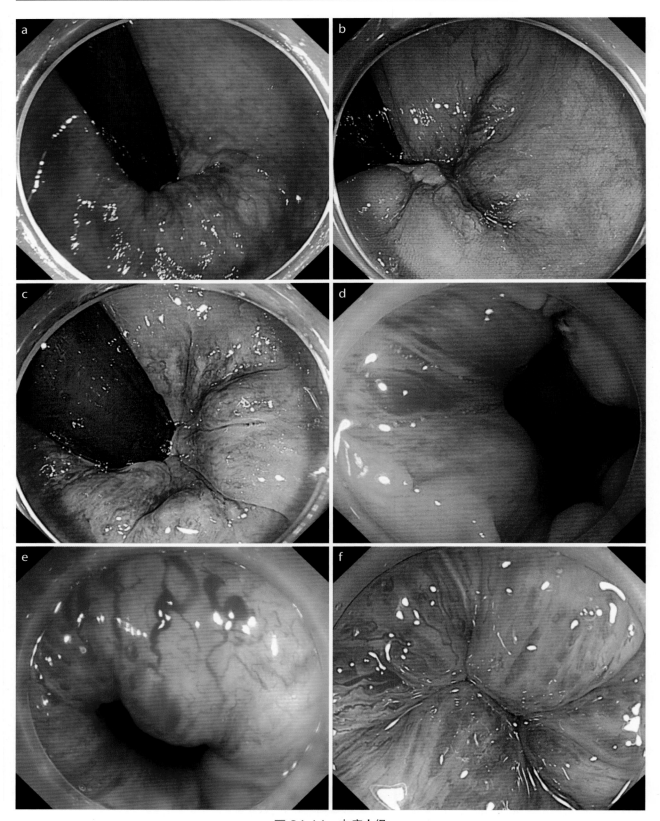

图 24.14 内痔Ⅰ级

a~c. 小而无出血的内痔呈屈曲状；d~f. 血管管腔扩张的非出血性小内痔的正镜图像。

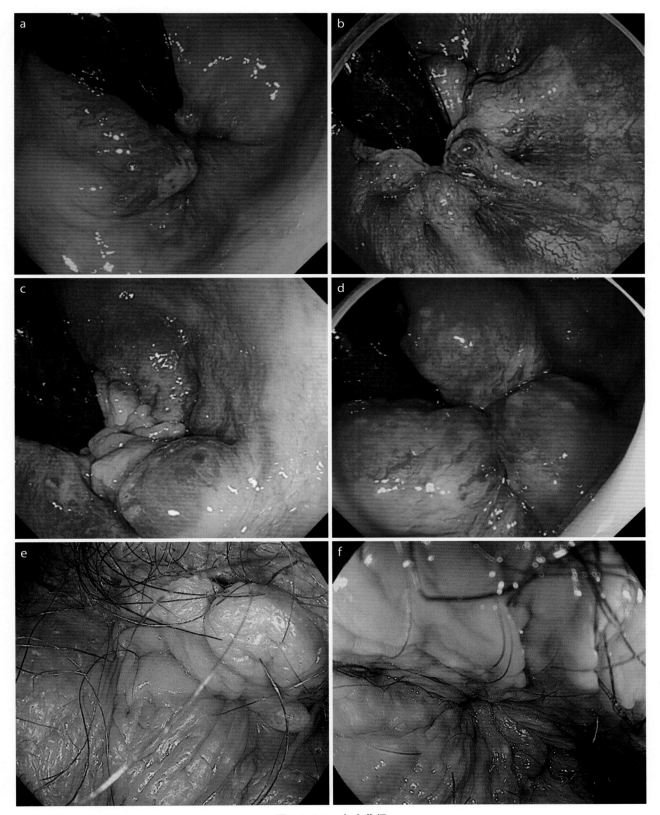

图 24.15 内痔 Ⅱ 级

a~d. 明显无出血的 Ⅱ 级内痔；e、f. 肛垫超出肛缘，并自发收缩和恢复。

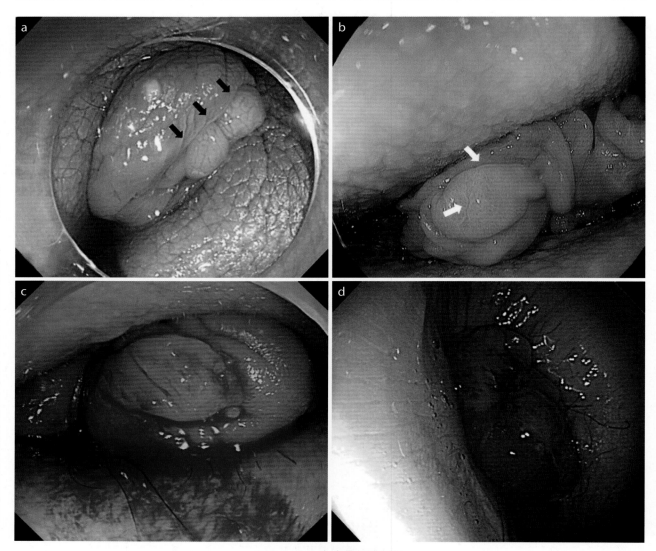

图 24.16　内痔Ⅲ级或Ⅳ级

　　a. 可复位的脱垂痔，但再次脱出。观察到的齿状线（→）表明混合内痔和外痔；b. 脱垂性痔疮在任何时候都会留在外面，而且无法还原；c. 脱垂的Ⅲ级内痔并出血；d. 涉及环状直肠黏膜脱垂的血栓内痔。

24.4.2　外痔

外痔在肛门边缘可见，实际是以前外痔炎症和水肿后残留的皮赘。因为覆盖着鳞状上皮，外痔通常无症状，也不会出血。然而，有些人在擦拭肛门时会因为刺激或皮赘的不适感而感到不舒服。内镜检查前，肛周皮肤轻微回缩视诊肛缘，可见外痔突出（图 24.17）。当能辨认出齿状线时，痔是内痔和外痔的混合痔，或者是Ⅳ级脱垂的内痔。治疗通常是保持肛门卫生，包括仔细清洗肛门区域，避免用粗糙的卫生纸用力擦拭。然而血栓性外痔会导致严重的肛周疼痛。肛周检查可见疼痛、水肿、色蓝而坚硬的肿块或结节（图 24.17d），通常坐浴、冰袋、大便软化剂和口服镇痛就足够了，但及时手术切除血栓可以缩短恢复期。

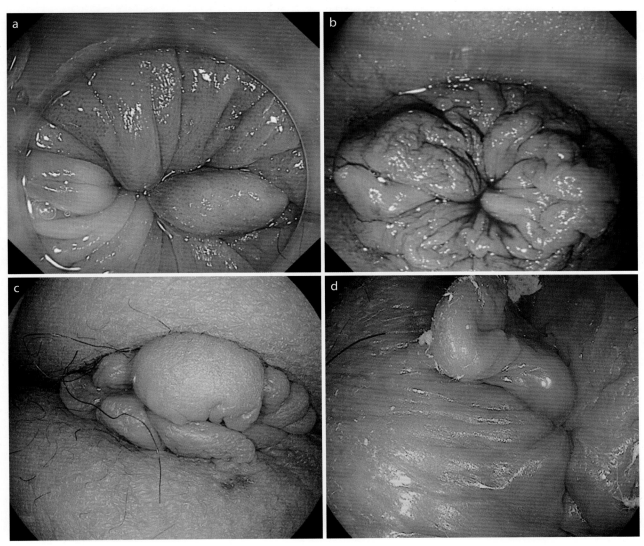

图 24.17　外痔

a. 覆盖有鳞状上皮的小外痔；b. 覆盖有鳞状上皮的大外痔；c. 覆盖有鳞状上皮的大外痔；d. 有血栓的外痔，肛周检查可见触痛、水肿、色蓝且坚硬的结节。

24.5　肛裂

肛裂被定义为肛管的撕裂、裂缝或溃疡（图24.18）。它通常是由大而硬的粪便引起的。它们最常见于肛管的后中线部分，其次为前中线（图24.19）。这一区域可能由于肛门血管结构特点致血流量较少，并由于肛门肌的排列疏松而缺乏对肛门的支持。当侧方发现肛裂时，克罗恩病、隐匿性脓肿、梅毒、肺结核、白血病浸润、癌、疱疹或HIV感染应被认为是肛裂的危险因素（图24.20）。疼痛和出血与排便有关，疼痛引起的肛门内括约肌痉挛可能会加重症状，造成更大的损伤。

外部检查通常就足以做出诊断。轻轻分开臀部，露出肛周区域可能会方便检查。直肠指诊会产生极度疼痛，括约肌张力明显增加。内镜检查可能导致急性肛裂疼痛，可能需要麻醉。在内镜检查中，急性肛裂仅表现为外露内括约肌纤维的裂开，而慢性肛裂表现为边缘卷曲、边缘纤维化、深溃疡并暴露内括约肌、齿状线上的组织增大（肥大的肛门乳头）和远端肛门边缘的水肿性皮赘（前哨绒毛）。经典的三联症包括暴露内括约肌纤维的线状黏膜撕裂、肥大的肛门乳头和前哨皮赘（图24.18）。大便软化剂和局部麻醉剂是急慢性肛裂的一线治疗方法，内镜下肛门内括约肌内注射肉毒素或外科肛门内括约肌切开术对难治性病例都是有效的。

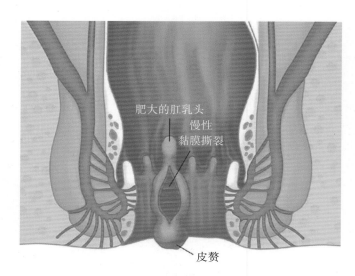

肥大的肛乳头
慢性
黏膜撕裂

皮赘

图24.18　典型的慢性肛裂三联征
虽然急性肛裂是单纯的肛门部撕裂，但慢性肛裂有边缘卷曲、近端肥大的肛门乳头、远端皮赘和裸露肛门内侧肌肉的溃疡。

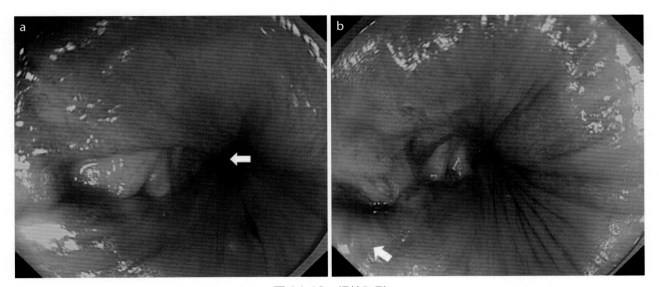

图 24.19　慢性肛裂

a. 肛管后中线部分（→）下层内括约肌外露的肛门外膜撕裂；b. 在慢性肛裂的远端或尾端经常可以看到一个小的皮赘。

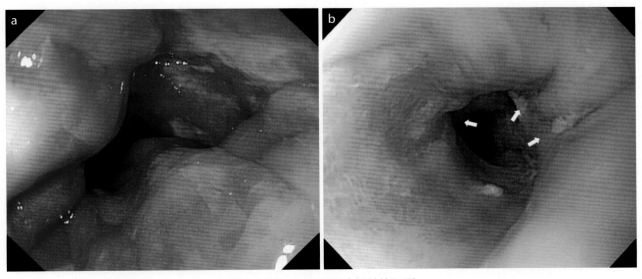

图 24.20　与克罗恩病相关的肛裂

a. 肛管外侧的肛膜溃烂；b. 与克罗恩病有关的多发性肛裂。

24.6 肥大的肛门乳头和纤维上皮息肉

肥大的肛门乳头，称为纤维性息肉或肛门赘生物，是从齿状线向上突出，从 Morgagni 直肠柱底部长出的皮赘。虽然它是内镜检查中最常见的肛门病变之一，但肥大的肛门乳头传统上被认为是典型的慢性肛裂三联征之一。然而，它们可能是由慢性局部炎症发展而来，并在血栓性痔疮的末期形成。在临床实践中，肥大的肛门乳头必须与息肉、痔疮或其他肿瘤相鉴别，内镜下可通过白色或灰色的光滑表面以及起源于肛管齿状线的下端来区别于腺瘤性息肉（图 24.21）。他们通常没有症状，通常不需要治疗。

随着时间的推移，乳头不断增大。肥大的肛门乳头呈球形或拉长，直径从几毫米到 4 厘米不等，随着时间推移，乳头很容易因为显著的纤维增生形成圆形膨大的顶端，即纤维上皮息肉，这是由于齿状线上溃疡近端反复慢性炎症所致。内镜下纤维上皮息肉相对较大，表面通常碎裂粗糙，常伴有慢性炎症所致的色素沉着（图 24.22），表面可能有浅表溃疡。因此，通常要进行活检以病理评估。当活检钳抓住肥大的肛门乳头或纤维上皮息肉时，由于躯体感觉神经的支配，患者会有像捏皮肤一样的痛感。组织学上，它由一层纤维间质组成，由鳞状上皮覆盖，通常轻度增生并角化。

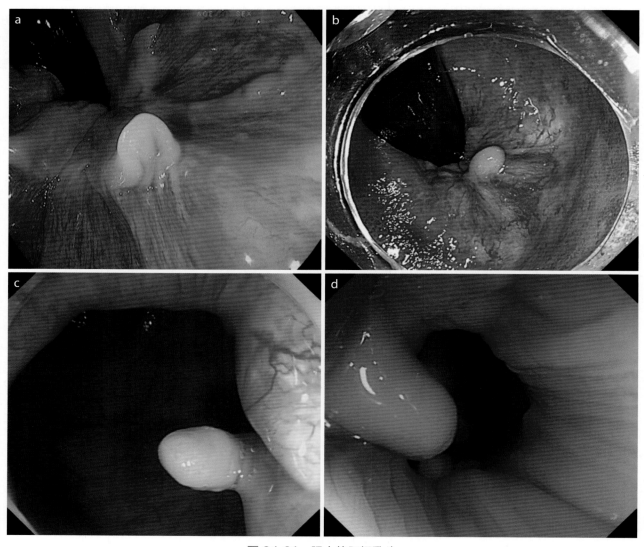

图 24.21　肥大的肛门乳头

a、b. 小的白色、表面光滑、肥大的乳头，突出于齿状线；c、d. 小而肥大肛门乳头正视图，白色光滑表面可与息肉相鉴别；e. 细长肥大的肛门乳头伴内痔；f. 起源于齿状线的多发肥大的肛门乳头。

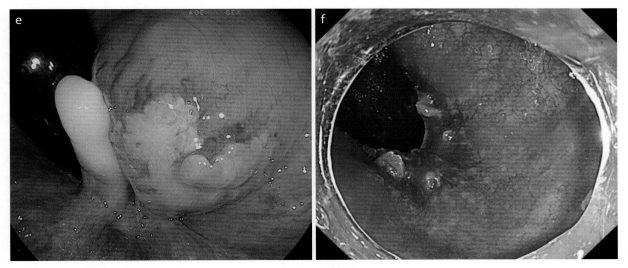

图 24.21（续）

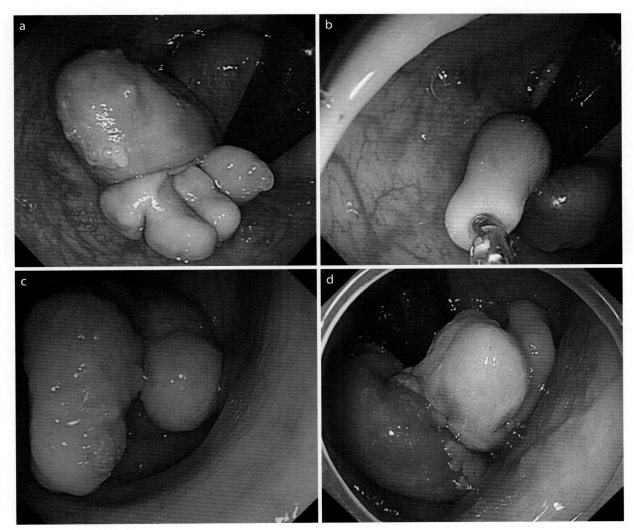

图 24.22　纤维上皮息肉

　　a. 1~4cm 大小的多发性纤维上皮息肉；b. 当活检钳夹住纤维上皮息肉时，患者感到疼痛；c. 表面粗糙易碎的纤维上皮息肉；d. 起源于齿状线的纤维上皮息肉。

24.7 肛周脓肿和肛瘘

大多数由肛门腺感染引起的肛门直肠化脓性疾病都是从肛门隐窝延伸出来的。肛门腺的感染或炎症被认为会导致肛周脓肿并导致瘘管。此外，肛瘘与克罗恩病、血液系统恶性肿瘤、肺结核、放线菌病、创伤和肛门手术有关。肛门直肠脓肿可以根据典型的症状，如肿胀、搏动和持续性疼痛，以及体征（如红斑、肿胀）、肛门直肠和肛周皮肤的明显压痛来诊断（图 24.23）。单用抗生素是不够的，应该切开引流（图 24.23c）。

肛瘘是一种连接内部开口（通常位于肛门隐窝）和外部开口（通常位于肛周皮肤）的隧道。瘘管是通过看到血液、脓液，有时还有从其外部开口排出的粪便来诊断的。如果管道封闭，脓液可能会在管道内积聚进而引起疼痛。当触诊瘘管时，脓液有时可能会从开口排出（图 24.24）。克罗恩病肛周瘘的累积发病率在 1 年时约为 10%，5 年时约为 15%，10 年时约为 20%。在克罗恩病患者中，肛周瘘的治疗因瘘管位置、有无脓肿和疾病活动性而异。单纯性克罗恩瘘位于齿状线以下，只有一个外部开口，没有肛周并发症，而复杂的克罗恩瘘位于齿状线上方，可以有多个瘘口，并与并发症有关，如肛周脓肿、直肠狭窄、直肠炎、直肠膀胱或直肠阴道瘘（图 24.24c、d）。

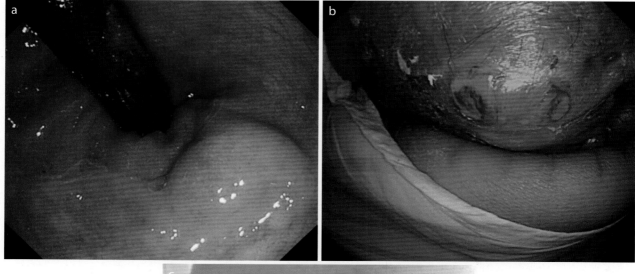

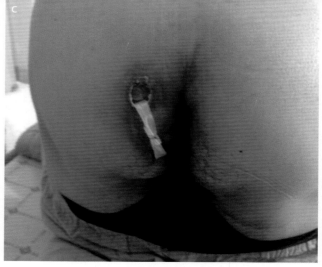

图 24.23　肛周脓肿

a. 克罗恩病患者肛周脓肿引起的远端直肠肿胀；b. 臀部红斑、肿胀、明显压痛；c. 脓肿引流。

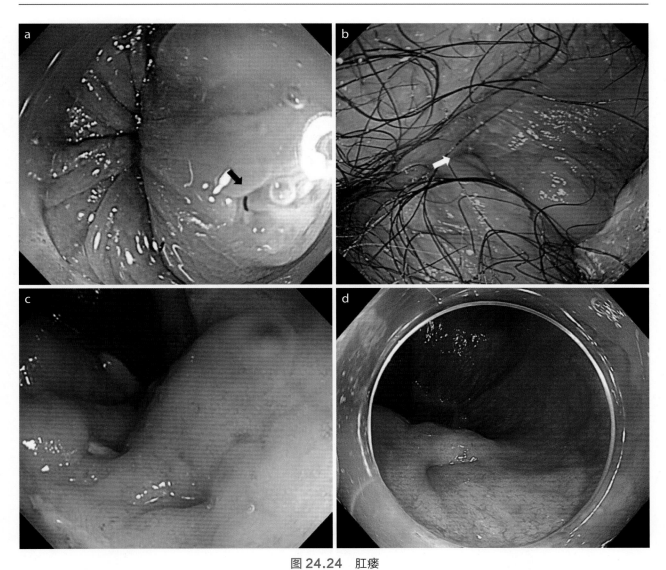

图 24.24 肛瘘

a. 肛周皮肤瘘管的外口（→）；b. 肛瘘外口（→）引流脓液；c. 克罗恩病患者的内口；d. 克罗恩病患者的肠瘘闭合性内口。

24.8 直肠炎

直肠炎的定义是肛门和直肠的炎症。它可以由多种感染性和非感染性病因引起（表24.2）。其中许多疾病的症状和内镜表现与其他疾病相似，所以常引起诊断困难。

24.8.1 感染性直肠炎

直肠痛（直肠疼痛）、排便习惯的改变，以及两次排便之间的黏液或血性肛门分泌物提示感染性直肠炎。感染性直肠炎有多种病因，大多数感染性直肠炎伴随有引起痢疾的微生物引起的感染性结肠炎（图24.25）。有肛交的男性或女性，其局限性远端直肠炎通常是由性传播感染引起的，如沙眼衣原体、淋球菌、梅毒或单纯疱疹病毒。衣原体是最常见的性传播微生物，可引起直肠炎，与其他性传播直肠炎相比，它表现出轻微的肛门瘙痒、肛门黏液脓性分泌物等症状。衣原体直肠炎的内镜表现通常是非特异性红斑、弥漫性质脆、小溃疡和淋巴滤泡增生引起的大量结节状病变（图24.25g、h）。诊断是通过PCR检测直肠活检标本中的特定DNA序列来进行的。

表 24.2　直肠炎病因

感染性直肠炎	
– 远端直肠炎	– 近端结肠炎
沙眼衣原体	溶组织内阿米巴
淋球菌	弯曲杆菌属
梅毒（梅毒螺旋体）	沙门氏菌属
单纯疱疹病毒	志贺氏菌属
	艰难梭状芽孢杆菌
	巨细胞病毒
慢性放射性直肠病	
缺血性直肠炎	
脱垂直肠炎	
– 孤立性直肠溃疡综合征（黏膜脱垂综合征）	
特发性出血性直肠炎（溃疡性直肠炎）	
非特异性直肠炎	

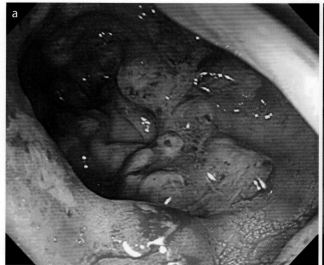
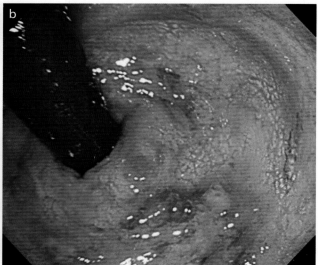

图 24.25　感染性直肠炎

a、b.阿米巴直肠炎；c、d.艰难梭菌相关性假膜性直肠炎；e.溃疡性直肠炎；f.溃疡性直肠炎合并巨细胞病毒感染；g.直肠衣原体感染；h.直肠衣原体靛胭脂染色。

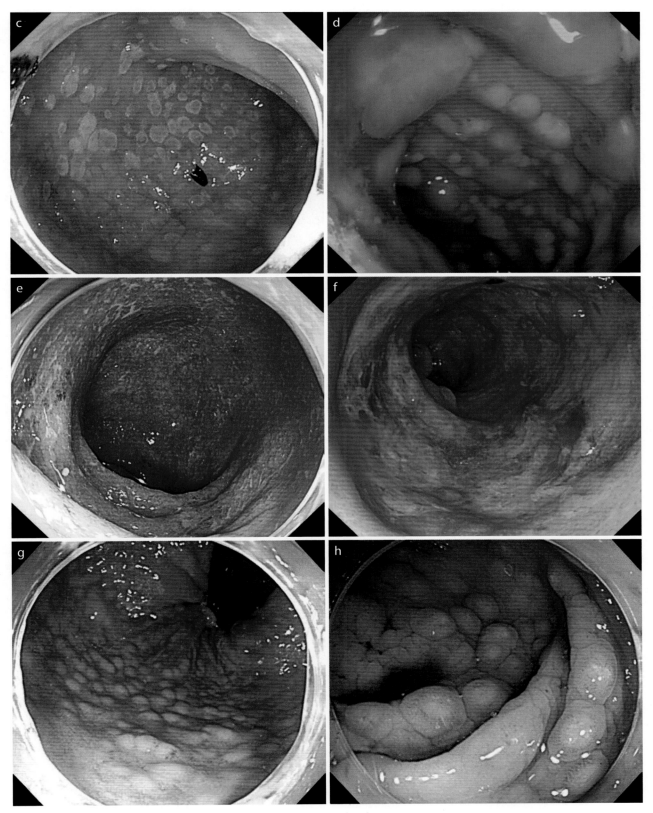

图 24.25（续）

24.8.2　慢性放射性直肠炎

在接受过盆腔放射治疗的患者中，有 5%~10% 的患者可能会发生直肠黏膜的放射损伤。放射性直肠炎并不是真的炎症，因为在活检样本中没有发现炎性成分，但存在黏膜下小动脉的缺血性动脉内膜炎和黏膜下纤维化。黏膜血管内膜炎会导致慢性黏膜缺血和新生血管（毛细血管扩张的形成）。慢性

放射性直肠炎可在骨盆辐射损伤后 9 个月至 30 年发生，但患者通常在辐射后 2 年内出现。内镜所见从弥漫的、易碎的血管扩张性病变到平坦的溃疡等（图 24.26）。内镜下表现为苍白而脆弱的黏膜被多发性毛细血管扩张所覆盖，通常延伸至肛管（图 24.26a）。有症状的出血和贫血患者的首选治疗方法是用氩离子凝固术进行热凝（图 24.26b、c）。可能会导致直肠狭窄（图 24.26d~f）。

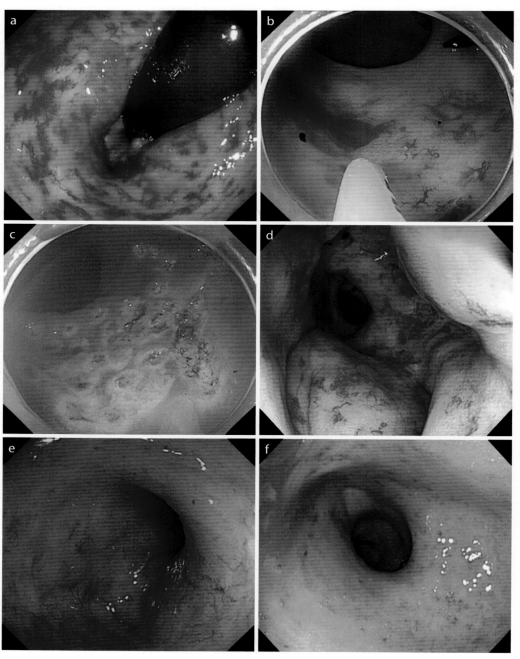

图 24.26　慢性放射性直肠炎

a. 直肠可见弥漫性、脆性血管扩张性病变，管腔狭窄；b、c. 用氩离子凝固术止血，以防止放射性直肠炎出血；d~f. 伴有血管扩张和直肠狭窄的瘢痕改变。

24.8.3　孤立性直肠溃疡综合征

孤立性直肠溃疡综合征是一种少见的疾病，临床表现为便血、黏液便、排便费力和排便不尽。该综合征的名称其实是不恰当的，通常会出现既不孤立也非溃疡的病变。大多数患者病变位于肛缘10cm 以内的直肠前壁。孤立性直肠溃疡综合征有多种病因，最常见的原因是直肠脱垂。推测原因是由于压力过大导致直肠前壁突出进入肛管，这种现象导致局部黏膜缺血，最终形成溃疡。严重便秘和排便费力是最常见的相关症状。

内镜检查结果可包括黏膜溃疡、息肉样病变和肿块病变，或仅有红斑（图 24.27）。孤立性直肠溃疡的组织学特征是黏膜增厚，隐窝结构扭曲。固有层被平滑肌和胶原蛋白取代，导致肥大。孤立性直肠溃疡的发病机制尚不完全清楚，常与排便用力或排便异常及直肠黏膜脱垂有关。孤立性直肠溃疡综合征的治疗方法从改变饮食和液体摄入量到手术，取决于症状和直肠脱垂是否存在。

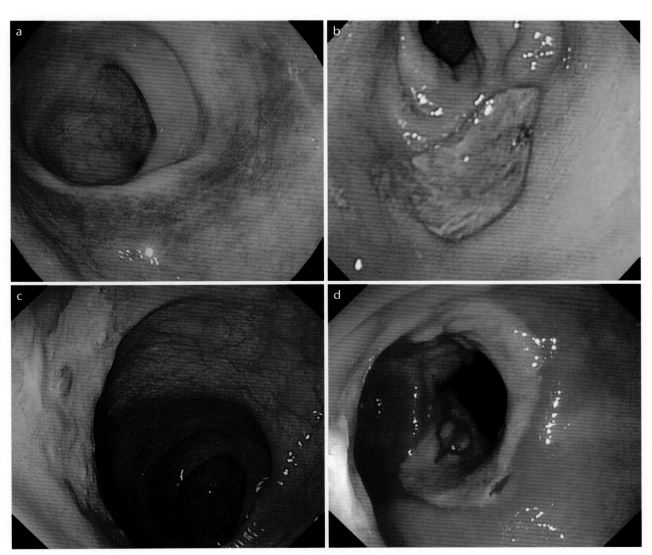

图 24.27　孤立性直肠溃疡综合征
　　a. 红斑性黏膜改变仅见于直肠中段；b、c. 边界清楚的孤立性溃疡，直肠中段底部平坦；d. 覆盖着白色渗出物的多个边界清楚的地图状溃疡。

趣味测验

一位 62 岁女性因肛门出现肿块就诊。检查发现肛缘外侧有一个 2cm 大小的硬结（图 24.28）。切除活检标本的组织病理学检查和 CT 与 PET 扫描结果如图 24.28 所示。

问题：这个患者的诊断是什么？

确诊后，她同时接受放化疗并获得完全缓解（图 24.29）。

同步放化疗是肛管鳞状细胞癌的标准治疗方法，而肛管腺癌的生物学行为和治疗方式与远端直肠腺癌相似。肛管癌的淋巴引流取决于肿瘤相对于齿状线的位置。由于齿状线以下的癌症会引流到腹股沟和股骨淋巴结，因此肛门癌的患者应该接受腹股沟淋巴结的体格检查和影像学检查。影像学检查通常包括腹部和盆腔 CT 扫描，但最近的研究表明，正电子发射断层扫描（PET）在识别结节疾病方面有更高的灵敏度。

答案：肛管浸润型鳞癌。

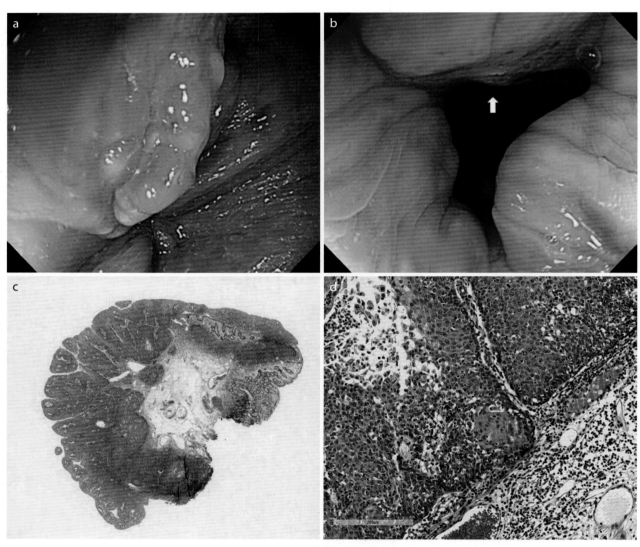

图 24.28 内镜和影像学检查

a、b. 可见 2cm 大小的硬结节，起源于肛管（→）；c、d. 切除活检标本的组织病理学；e、f. CT 和 PET 扫描发现左侧腹股沟淋巴结转移。

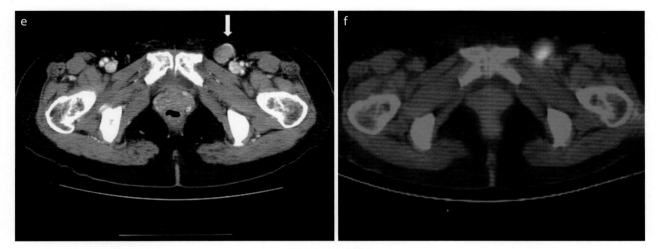

图 24.28（续）

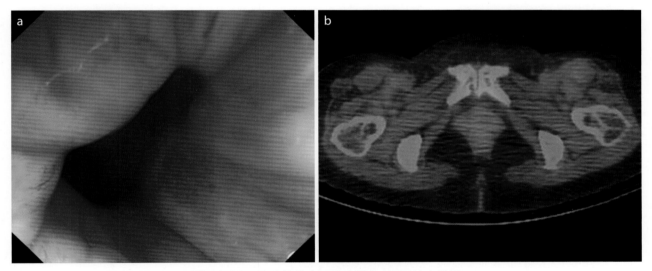

图 24.29　同步放化疗后的内镜和 PET 检查结果

　　a. 同步放化疗后，内镜下见结节硬化灶完全消失；b. 后续 PET 扫描显示左侧腹股沟淋巴结和肛门未见明显高代谢，患者被认为处于完全缓解状态。

第 25 章 其他结肠病变：淀粉样变性、子宫内膜异位症、移植物抗宿主病及其他

Hyun Gun Kim

导读

25.1　淀粉样变性

25.1.1　定义和临床表现

胃肠道淀粉样变性可表现为出血、吸收不良、蛋白缺失性肠病和肠道动力障碍。这些症状通常是由淀粉样物质引起的黏膜浸润或神经肌肉浸润造成的。结肠是淀粉样蛋白黏膜浸润的常见部位之一。

大多数出现累及结肠的淀粉样变性的患者患有全身性淀粉样变性。然而，据报道淀粉样蛋白沉积主要部位位于结肠。无论是全身性还是局部性结肠淀粉样变性通常表现出各种内镜特征，包括黏膜糜烂和溃疡。临床表现也多种多样，从无症状到出血和顽固性腹泻。

25.1.2　内镜下表现

由于淀粉样蛋白经常沉积在胃肠道黏膜下血管壁，弥漫性沉积物可能导致缺血性坏死和运动障碍。结肠淀粉样变性的结肠镜下表现可以根据淀粉样蛋白沉积的程度表现为：黏膜水肿、黏膜不规则伴皱襞消失、浅溃疡或深溃疡、糜烂伴出血等（图 25.1）。结肠淀粉样变性的确诊主要基于结肠镜检查中可疑病变的组织活检。刚果红染色显示淀粉样纤维清晰可见，偏振光显微镜下可以看到苹果绿双折射，这是诊断的组织化学标志（图 25.2）。

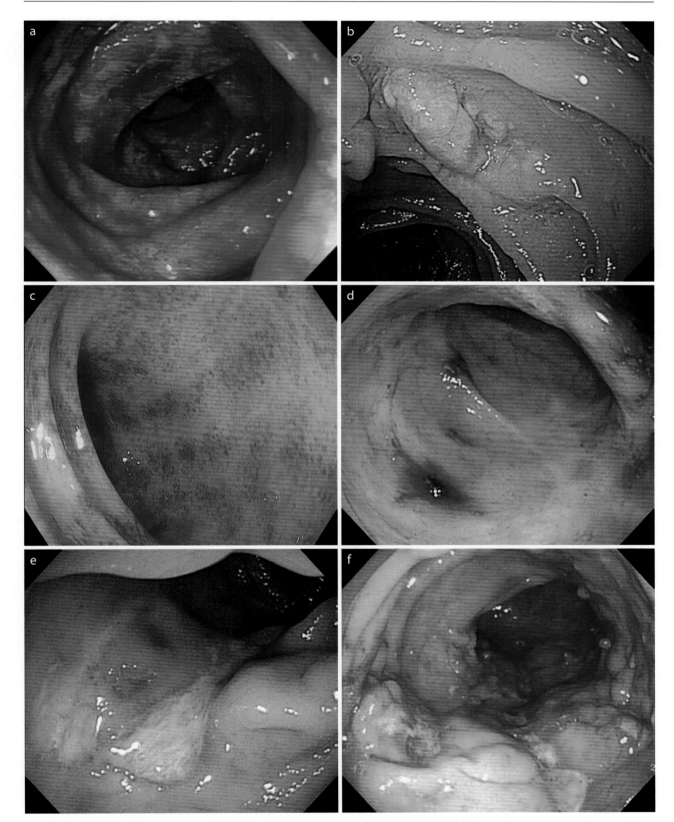

图 25.1 结肠淀粉样变性的各种结肠镜检查结果

a. 降结肠有黏膜红斑性改变和黏膜水肿；b. 横结肠局灶性脱色，黏膜不规则；c. 乙状结肠弥漫性瘀斑伴肠壁水肿；d. 降结肠黏膜轻度改变的溃疡瘢痕和浅表溃疡；e. 乙状结肠有较深的溃疡，皱褶不规则；f. 多发性溃疡，伴有结节和黏膜水肿，类似克罗恩病。

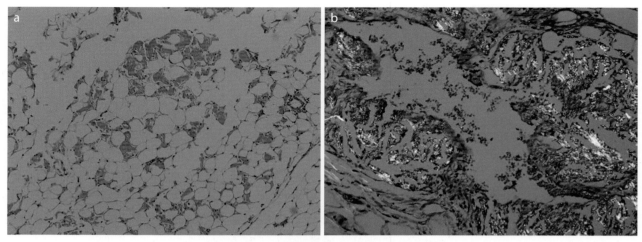

图 25.2 结肠淀粉样变性的组织病理学表现

a. 脂肪组织中嗜酸性无定形物质在肠道内堆积（H&E，×100）；b. 偏光显微镜下刚果红染色组织的双折射（刚果红，×200）。

25.2 子宫内膜异位症

25.2.1 临床表现

子宫内膜异位症是指子宫内膜组织生长在异常位置。子宫内膜异位症累及胃肠道并不常见，且通常无症状，临床上相对不严重。胃肠道受累最常见的是直肠乙状结肠，占所有胃肠道受累的 96%。虽然大多数累及胃肠道的子宫内膜异位症无症状，但有浆膜侵犯的子宫内膜异位症可引起局部压痛、腰痛或弥漫性腹痛。在黏膜受累的情况下，可能存在出血性息肉样肿块，肠腔环状子宫内膜异位症应与恶性疾病相鉴别。如果子宫内膜组织渗入肠壁，可能会出现便秘、腹泻和不全梗阻并伴有腹痛。

25.2.2 内镜下表现

子宫内膜异位症累及结肠分为两种临床类型（图 25.3，图 25.4）。一种是子宫内膜异位症，通常由嵌入黏膜下层或固有肌层的子宫内膜组织发展而来。结肠镜检查结果可能类似于其他结肠上皮下病变，表现为直肠乙状结肠正常黏膜覆盖的肿块样病变。如果子宫内膜组织靠近黏膜层，在黏膜表面可以看到糜烂、溃疡或黏膜凹陷。另一种是弥漫性子宫内膜异位症，子宫内膜组织从浆膜层渗入结肠壁。结肠镜检查可见子宫内膜组织粘连或纤维化引起的肠腔狭窄或单侧水肿性皱襞。这两种临床形式的内镜检查结果会随着月经周期变化。

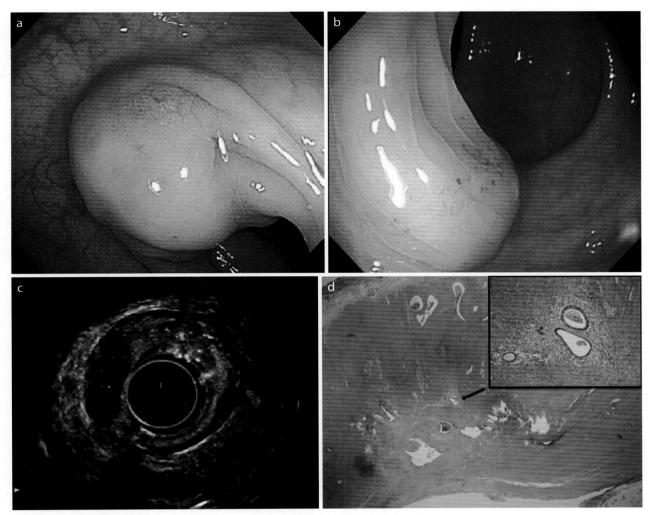

图 25.3　结肠镜检查发现乙状结肠子宫内膜异位症

　　a. 乙状结肠有微小糜烂和凹陷的正常黏膜覆盖的病变；b. 乙状结肠的病变看起来像是黏膜完整的外压肿块；c. 使用微型探头的内镜超声检查显示固有肌层有一个低回声的椭圆形病变；d. 显微镜下增厚的固有肌层中的子宫内膜腺体和间质细胞（H&E，×40；插图 ×200）。

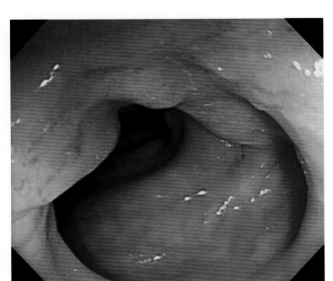

图 25.4　结肠镜下弥漫性子宫内膜异位症

　　子宫内膜组织粘连直肠引起的单侧水肿性皱襞，肠腔狭窄，浅表溃疡可见。

25.3 移植物抗宿主病

25.3.1 定义和临床表现

移植物抗宿主病（GVHD）是干细胞、骨髓或脐带血细胞移植后供体来源的免疫反应，其临床和组织学上表现涉及胃肠道、皮肤和肝。GVHD 的主要靶器官是皮肤、肝和肠道。下消化道受累通常表现为回肠、盲肠和升结肠的黏膜损伤，腹泻和腹痛是累及下消化道的急性移植物抗宿主病（GVHD）的主要临床特征。严重的下消化道移植物抗宿主病（GI GVHD）可能由于黏膜溃疡和（或）脱落而出现便血。腹泻有时每天会超过 10L，腹泻的量决定了胃肠道受累的严重程度。如果因腹泻而怀疑是肠道移植物抗宿主病（GVHD），应对粪便标本进行肠道病原体检测，包括艰难梭菌、巨细胞病毒和隐孢子虫，以排除感染性病因。

25.3.2 内镜下表现

对于怀疑患有下消化道 GVHD 的患者，结肠镜检查是最准确的诊断方法。下消化道移植物抗宿主病（GVHD）的结肠镜表现可能多种多样，从正常黏膜到黏膜脱落、黏膜水肿、充血、斑点红斑、口疮样糜烂、龟甲状黏膜等（图 25.5，图 25.6）。一些研究评估了下消化道移植物抗宿主病（GVHD）的结肠镜分级。在一项回顾性研究中，提出了下消化道移植物抗宿主病的内镜分级：1 级，血管纹理消失和（或）局灶性轻度红斑；2 级，中度水肿和（或）红斑；3 级，水肿、红斑、糜烂和（或）出血；4 级，溃疡、渗出和出血。在这项研究中，内镜分级与组织学严重程度呈正相关。然而，结肠移植物抗宿主病（GVHD）内镜分级的诊断标准尚未被广泛接受，因为有报道内镜检查结果与 GVHD 严重程度的组织学或临床分级没有很强的相关性。下消化道移植物抗宿主病（GVHD）的黏膜溃疡多为浅表溃疡，而非深部溃疡。如果观察到散在的深溃疡，CMV 肠炎应与 GVHD 鉴别。另一方面，龟壳样黏膜是胃肠道移植物抗宿主病的一种相对特异性的黏膜病变。下消化道感染，主要是巨细胞病毒感染，可能与下消化道移植物抗宿主病（GVHD），尤其是急性移植物抗宿主病（GVHD）的临床、内镜和组织学特征相似，因此，应对活检标本进行此类病原体的选择性染色。

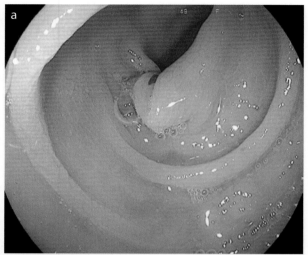
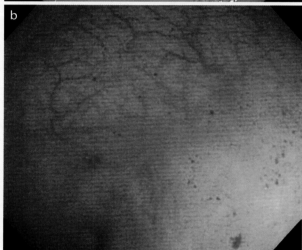
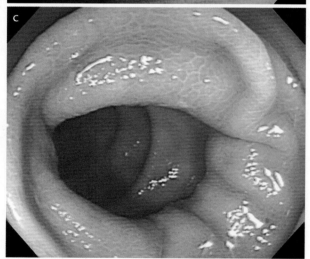

图 25.5 轻度下消化道移植物抗宿主病的结肠镜检查所见

a. 急性髓系白血病（AML）患者进行造血干细胞移植后，急性移植物抗宿主病（GVHD）患者的黏膜浅表血管消失，黏膜轻度龟甲样改变；b. 急性移植物抗宿主病（AML）患者乙状结肠黏膜毛细血管扩张伴血管缺失；c. 再生障碍性贫血患者急性移植物抗宿主病（GVHD）患者降结肠龟甲状黏膜。

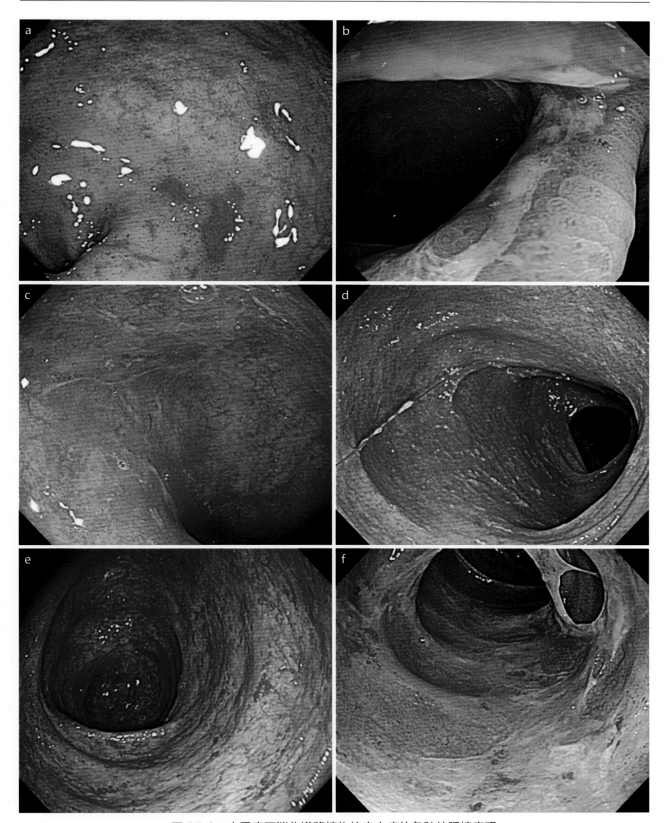

图 25.6　中重度下消化道移植物抗宿主病的各种结肠镜表现

a. 直肠乙状结肠有红斑伴血管缺失；b. 回盲瓣伴有渗出物的溃疡；c. 回肠末端渗出液和黏膜颗粒样水肿；d. 横结肠黏膜红斑；e. 升结肠颗粒状红斑、毛细血管扩张；f. 末端回肠黏膜剥脱和脱落。

25.4 结肠黑变病

25.4.1 定义

结肠黑变病是一种良性疾病，其中色素沉积在结肠黏膜的固有层，特别是有使用泻药史的患者。结肠黏膜的褐色变色是由固有层巨噬细胞中积累的脂褐素引起的。由于在19世纪初期首次描述深褐色色素沉着时，被认为是黑色素或类似黑色素的物质，所以术语"黑色素沉着病"被广泛使用，而不是"伪黑色素沉着病"。

25.4.2 临床表现

使用蒽醌类泻药（卡斯卡拉、芦荟、番泻叶、大黄和金合欢花）的人中，超过80%的人通常会在使用后4个月内发生结肠黑变病，平均为9个月。色素沉着一般在停用泻药后的一年内消失，这种情况被广泛认为是良性的和可逆的。

25.4.3 内镜下表现

色素沉着的范围可以仅限于直肠乙状结肠区域，也可以分布在结肠的所有区域，不同的蒽醌给药途径可能会有所不同，色素沉着的程度和颜色可以从浅棕色到深黑色（图25.7）。由于色素沉着不涉及小肠组织和结肠的一些病理损害，回盲瓣、回肠末端、结直肠息肉和炎症的黏膜很容易与背景深棕色的结肠黑变病相区分（图25.8）。

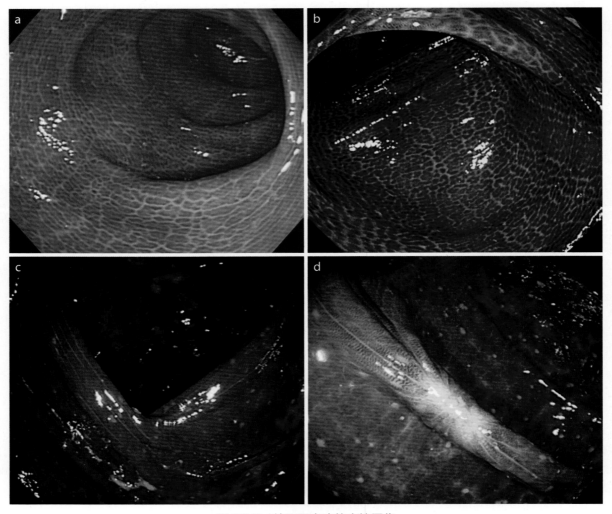

图 25.7 结肠黑变病的内镜图像

a. 呈深棕色色素沉着的马赛克状变色；b. 似豹皮的棕褐色黏膜；c. 结肠黑变病严重的黑色色素沉着影响的深色结肠腔；d. 深色黏膜背景上的息肉切除后瘢痕。

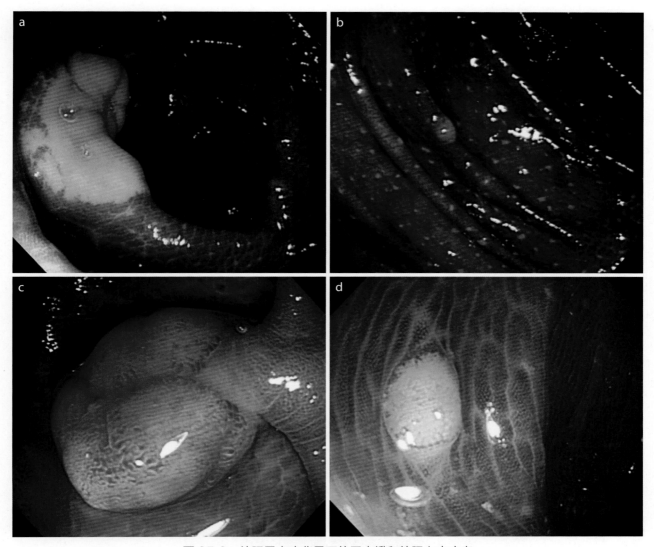

图 25.8　结肠黑变病背景下的回盲瓣和结肠上皮病变

a. 色素沉着不涉及回盲瓣的小肠组织；b. 结肠息肉和几个淋巴滤泡可以很容易地与背景深色黏膜区分开来；c. 色素沉着不涉及大息肉；d. 在有色素沉着的背景黏膜上可见无色素的小息肉。

25.5 急性阑尾炎

25.5.1 临床表现

尽管经腹超声和CT是诊断阑尾炎的主要方法，但在有非特异性模糊腹痛的病例中，通过结肠镜检查意外诊断急性阑尾炎也是可能的。这种情况可能与其他疾病混淆，如感染性小肠、结肠炎或憩室炎。

25.5.2 内镜下表现

临床上，结肠镜检查不是急性阑尾炎的诊断工具，而是鉴别各种非特异性腹痛原因的可选方法。因此，结肠镜诊断的阑尾炎通常是病情早期的阑尾炎。然而，急性坏疽阑尾炎可以在一些没有典型临床症状的病例中看到。急性阑尾炎分为急性单纯性阑尾炎、坏疽性阑尾炎和穿孔性阑尾炎。结肠镜检查急性阑尾炎的早期镜下表现是阑尾口黏膜水肿和渗液。在进展的病例中，阑尾开口更加肿胀并被充血黏膜覆盖。周围的盲肠黏膜肿胀、红斑样改变，有时可见黄色化脓性渗出液从开口渗出。根据先前的证据，常见用于诊断阑尾炎的结肠镜下表现是阑尾开口区充血、肿大，伴周围黏膜水肿和开口处脓性渗出液（图25.9）。

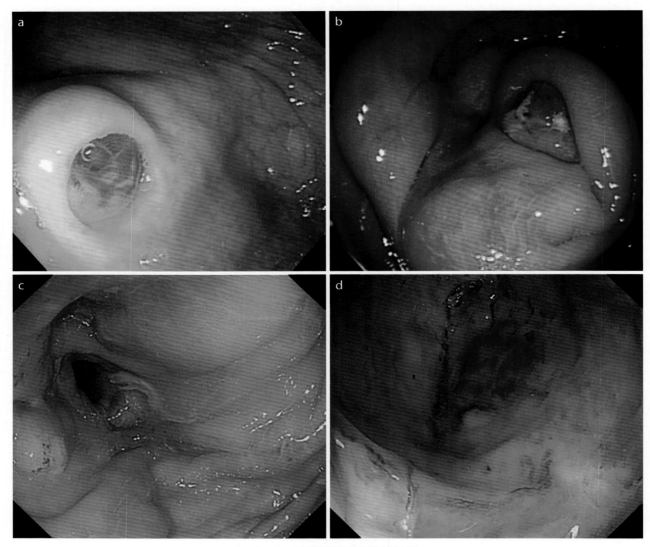

图25.9 结肠镜检查急性阑尾炎

a. 早期阑尾炎，阑尾口表面肿胀，被红斑黏膜覆盖；b. 阑尾口周围有红斑和水肿的盲肠黏膜；c. 开放的阑尾口流出黄色脓性分泌物和盲肠肿胀；d. 脓肿形成，阑尾口和盲肠有弥漫性黏膜改变和红斑。

25.6　阑尾黏液囊肿

25.6.1　临床表现

　　阑尾黏液囊肿是一组以阑尾腔扩张、黏膜改变和黏液高分泌为特征的病变。这是由黏液物质在阑尾腔内积聚引起的阑尾阻塞性扩张。阑尾黏液囊肿罕见，可在结肠镜检查中可偶然发现。因为症状不明显所以很少被早期诊断。最常见的症状是急性或慢性右下腹痛，较少见的症状包括黏液囊肿囊套套叠引起的间歇性绞痛和胃肠道出血、黏液囊肿肿块引起的肠梗阻，以及黏液囊肿破裂引起的急腹症。早期诊断和早期手术切除对防止恶性肿瘤和腹膜扩散十分必要。

25.6.2　内镜下表现

　　结肠镜检查时，如果阑尾口或盲肠有外源性或黏膜下病变，则可能怀疑有阑尾黏液囊肿。盲肠中央的阑尾孔呈"火山征"，被认为是黏液囊肿的典型标志，用活检钳触及病变时质地可能是坚硬的，也可能是柔软的，并有气垫征。内镜检查发现有阑尾口圆形气球状肿块突出，极具提示意义（图25.10），病变根据呼吸移动也是黏液囊肿的典型表现，如覆盖正常黏膜的不建议进行黏膜活检。

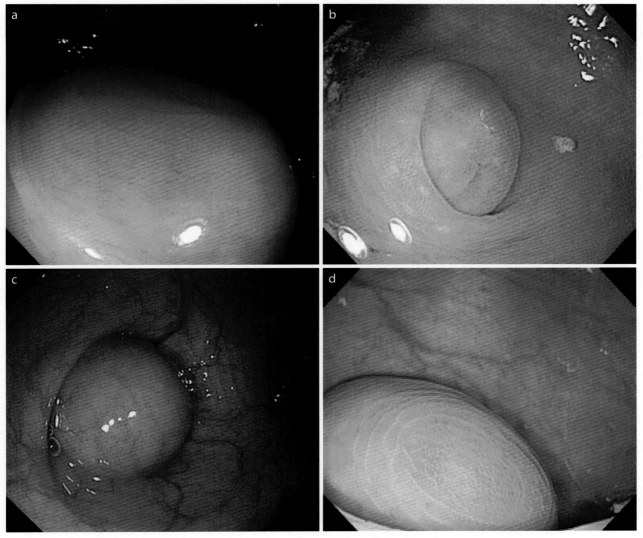

图 25.10　阑尾黏液囊肿的结肠镜表现

a~c. 阑尾口可见圆形至椭圆形黏膜下病变；d. 从阑尾口突出的圆形穹顶状肿块；e. 用活检钳触及时出现软垫征象；f. 阑尾口有折叠凸起的黏膜下病变；g. 有回声层的囊性肿块，"洋葱皮征"是超声内镜检查中是阑尾黏液囊肿的典型表现。

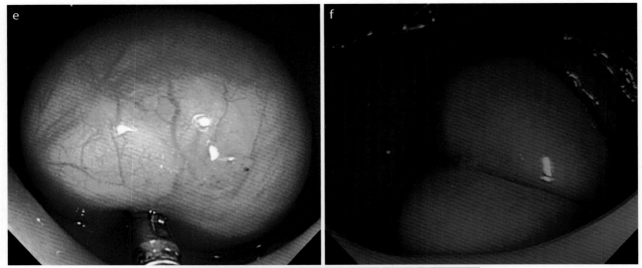

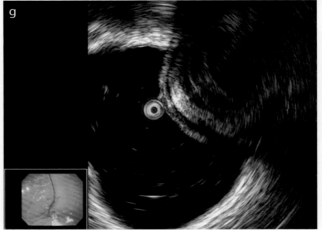

图 25.10（续）

25.7 肠气肿

25.7.1 临床表现

肠气肿（PI）的定义是小肠或大肠的肠壁内有气体存在。PI 与许多疾病有关，从良性到恶性等。引起 PI 的原因似乎是多种因素所致，但确切的原因仍然不清楚。大多数 PI 患者没有症状，多是在影像检查或内镜检查时偶然发现的。PI 可影响胃远端肠道的任何部分，含有肠壁内气体的囊肿可能局限于黏膜、黏膜下层或浆膜下，也可能累及肠壁的全层。

25.7.2 内镜下表现

PI 在结肠镜检查中看起来像一串葡萄，看起来像多个闪闪发光的充满气体的气泡。大体上，黏膜下囊肿呈息肉样，覆盖的黏膜呈蓝色（图 25.11），囊肿在活检时通常会出现塌陷。

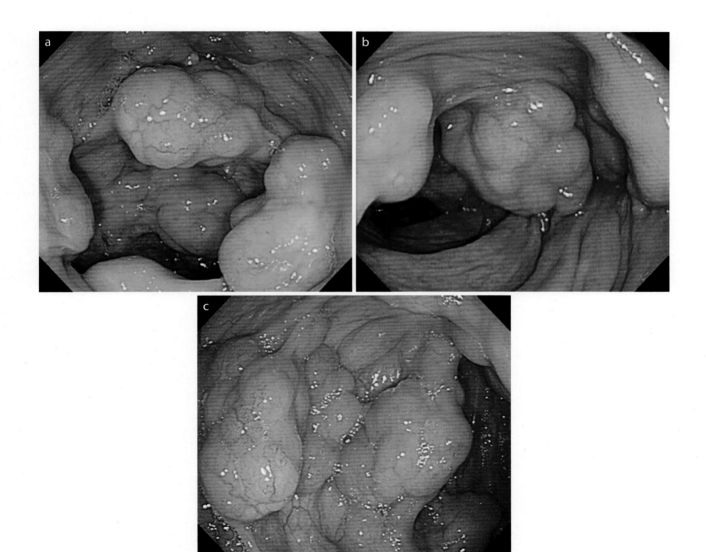

图 25.11 PI 的结肠镜下表现

a. 多处上皮下病变看起来像一串串葡萄；b. 可见多个充气气泡；c. 升结肠上显示的 PI 覆盖正常黏膜、闪闪发光。

第 26 章 正常小肠检查结果和小肠的正常变异

Ki-Nam Shim

导读

26.1　总体形态学特征

　　小肠是一长约 6m 的特殊管状结构，始于幽门，止于回盲瓣。作为小肠最近端的十二指肠，始于十二指肠球部，穿过腹膜后间隙，并在其返回腹膜腔时终止于十二指肠空肠弯曲部（即 Treitz 韧带）。小肠的其余部分通过肠系膜悬挂在腹膜腔内，从而允许小肠在腹腔内自由运动。小肠分为三个主要部分：十二指肠、空肠和回肠。空肠和回肠之间没有明确的界限。然而，空肠占腹膜内小肠近端2/5；回肠占远端 3/5。小肠的内腔被圆形的黏膜皱襞环包绕，即所谓的环形皱襞（Kerckring 皱襞），并逐渐向远端减小。黏膜表面的特征是手指状的绒毛。淋巴滤泡散布在整个小肠中，但在回肠远端最密集。小肠在回盲瓣处连接结肠，回盲瓣由突入于盲肠的上唇和下唇组成。

26.2　内镜下的小肠形态特征

检查小肠黏膜有几种方法，近年来，主要有两种方式，即胶囊内镜（CE）和器械辅助式小肠镜（DAE）。

CE 使用视频胶囊，可以对整个小肠进行无创性检查，简单易行。目前，市场上有几种市售的小肠 CE，它们在技术细节或软件功能方面有所不同。自 2000 年问世以来，小肠 CE 作为小肠疾病的检查方法一直发挥着举足轻重的作用。最近，PillCam®SB3 提高了图像分辨率并启用了可变帧频，可以自动识别其移动速度，并因此将相机调整为每秒拍摄 2~6 帧。摄取后，视频胶囊通过自然蠕动穿过肠道。因此，在检查过程中 CE 不能清洁黏液或残渣、气泡或胆汁。通过 CE 获得的图像可能与使用其他内镜检查获得的图像有所不同，这意味着使用 CE 时可能将正常所见解释为异常，并且可能难以将病理性改变从正常改变中区分出来。因此，确定小肠的正常表现很重要。CE 的分辨率使其能够详细观察肠黏膜，包括绒毛、血管和内容物。

就小肠影像学而言，CE 的主要局限性是胶囊不可操作及狭窄部位滞留的风险。为了开拓新的检查范围，可以看到大部分小肠黏膜，克服以前的内镜检查（包括 CE）的局限性，包括气囊辅助进镜的新的内镜检查技术已被开发，如双气囊小肠镜检查（DBE）或单气囊技术（SBE）已被开发，也被定义为气囊辅助小肠镜（BAE）。BAE 的内镜检查发现与常规内镜检查发现相同，但可能与 CE 不同。

26.3　小肠的正常表现

正常小肠的特征性内镜检查表现如表 26.1 所示。

表 26.1　正常小肠的特征性表现

橘黄色黏膜
圆形皱襞
绒毛
小血管，偶尔大静脉
蠕动：推进性和偶尔的逆向性收缩
胆汁，气泡，分泌物残渣
回肠末端淋巴滤泡

26.3.1　绒毛

小肠黏膜绒毛是纤细的指状结构，延伸到肠腔，长 0.5~1mm，在空肠中最高，在回肠逐渐变短。肠绒毛进一步增加了小肠的表面积和吸收能力。胶囊内镜检查能观察到独立的肠绒毛，证明了这种检查的图像的高分辨率。

视频胶囊可详细观察肠黏膜结构，该视频胶囊是在没有气体灌注的情况下依靠肠管的自然蠕动而穿过肠道。当以切线角度观察时，可以清楚地看到并评估充满液体的小肠中的绒毛（图 26.1）。相反，内镜检查很难区分空肠和回肠的绒毛结构（图 26.2a、b）。虽然通常可以很好地观察到黏膜皱襞和绒毛，但在胶囊内镜检查的某些甚至全部过程中，腔内视野可能较差。内腔可能因蠕动出现缩窄，从而限制了对黏膜的评估（图 26.3）。有时在褶皱的边缘观察到白线，它通常代表相对灌注不足的区域，而不是诸如淋巴通道之类的固定结构，因为它会随着收缩状态而变化，也会随着褶皱的变平而消失（图 26.4）。

DAE 看到的绒毛结构与 CE 差异不大。由于 DAE 必须使用充气来扩张管腔，因此绒毛很容易变平。所以，即使在检查过程中，也很难通过图片来区分空肠和回肠的绒毛（图 26.2c、d）。在特写视图中，可观察到空肠的细绒毛（图 26.5a、b）和远端回肠的扁平绒毛（图 26.5c）。通常，DAE 观察到的绒毛高度要低于 CE 观察到的绒毛高度。

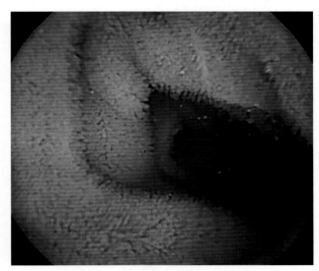

图 26.1　胶囊内镜下的小肠绒毛

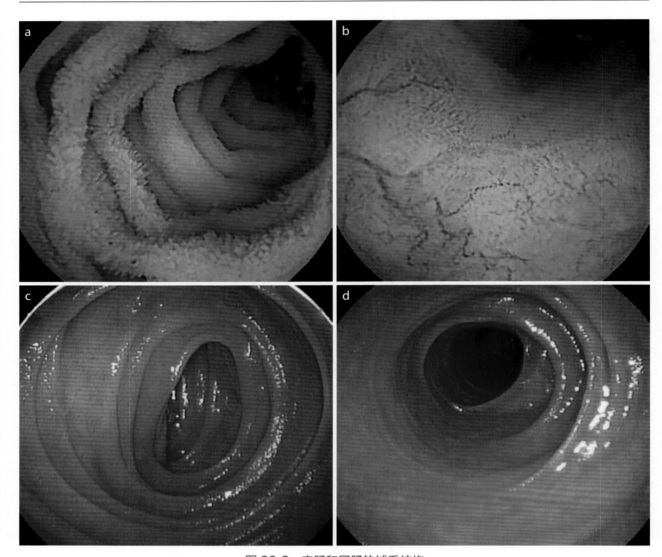

图 26.2 空肠和回肠的绒毛结构
a. 空肠（CE）；b. 回肠（CE）；c. 空肠（DAE）；d. 回肠（DAE）。

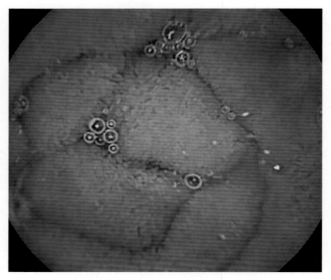

图 26.3 塌陷的小肠，无法获得肠腔视图

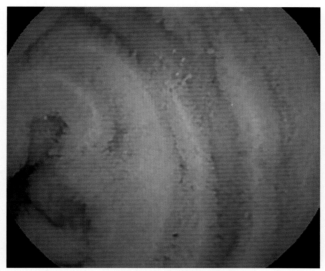

图 26.4　白线

在褶皱的边缘可观察到白线，它通常代表了在未扩张的小肠中相对低灌注的区域。

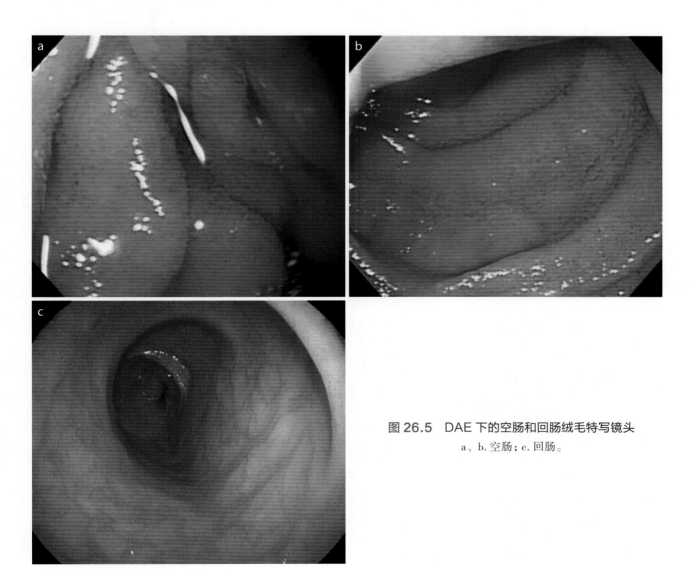

图 26.5　DAE 下的空肠和回肠绒毛特写镜头

a、b.空肠；c.回肠。

26.3.2 血管

当通过 CE 从上方直接观察时，血管最清晰可见。回肠中的血管形态比其他节段中更明显（图 26.6）。DAE 观察到的血管形态与 CE 并无太大差异。

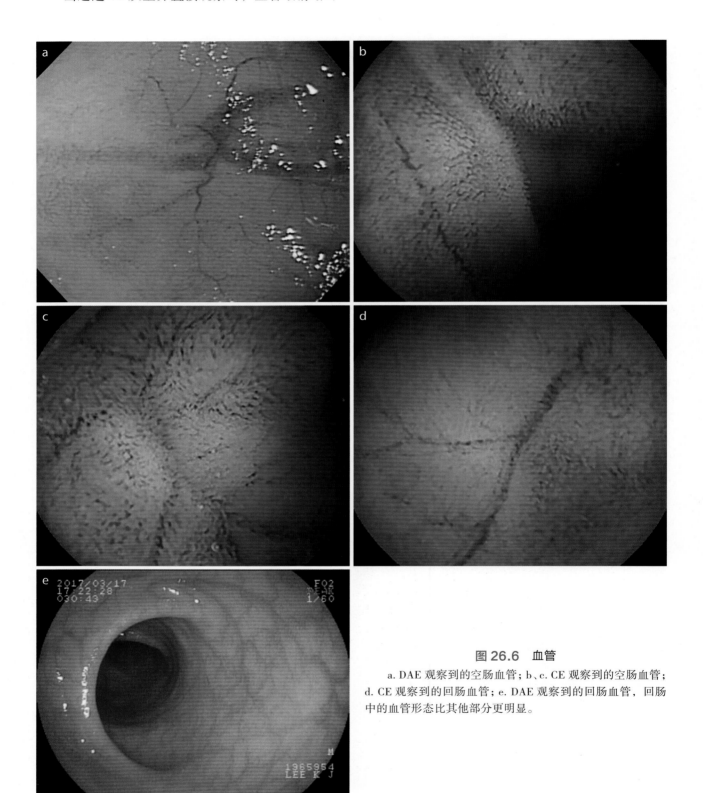

图 26.6 血管

a. DAE 观察到的空肠血管；b、c. CE 观察到的空肠血管；d. CE 观察到的回肠血管；e. DAE 观察到的回肠血管，回肠中的血管形态比其他部分更明显。

26.3.3　内容物

小肠腔内的分泌物可能含有液体、胆汁、气泡、碎屑或药物颗粒（图 26.7）。在 DAE 检查的时候，可以通过注水或吸水来清洁或清除分泌物和污秽物。但是胶囊内镜检查的时候，有时会由于气泡、污秽物、胆汁等引起的可视性差导致检查失败。

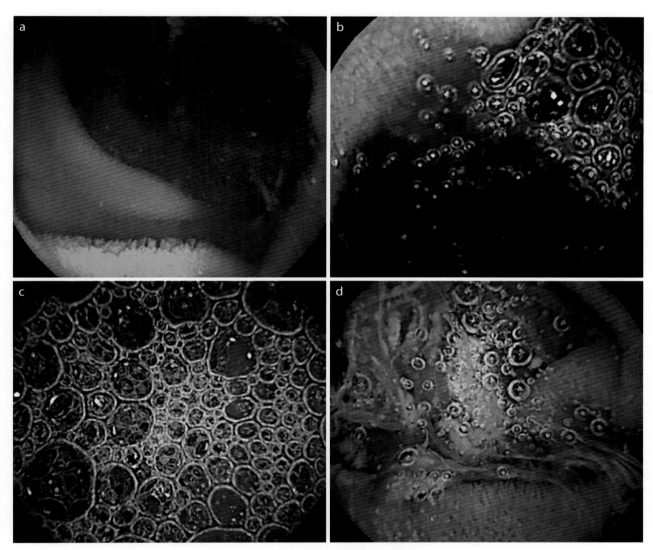

图 26.7　小肠腔内的内容物

a. 液体（CE）；b. 胆汁（CE）；c. 气泡（CE）；d. 残渣（CE）；e. 药物颗粒（CE）；f. 液体（DAE）；g. 胆汁（DAE）；h. 气泡（DAE）；i. 残渣（DAE）。

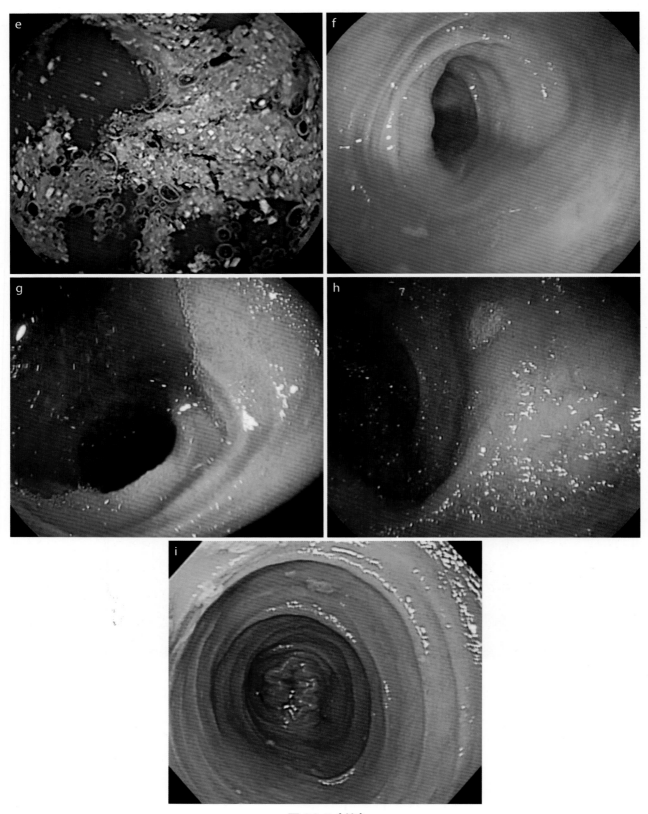

图 26.7（续）

26.3.4　运动

　　小肠呈现出活跃的蠕动，表现为环状皱襞和小褶皱的收缩和位移。收缩表现为不同的模式，较小的双向运动和间歇性的强有力的推进性收缩（图 26.8），这可能会导致胶囊暂时性的滞留、向前快速移动或偶尔向后移动。与软式内镜检查相反，CE 可以用于观察肠蠕动而无须受充气或镇静剂的影响。但是，极少情况下 CE 的检查会受到蠕动的干扰。由于双向蠕动，胶囊可能会经过同一病变多次，从而错误地提示存在多个病变。与 CE 不同，DAE 检查前必须使用抗胆碱药制剂，因此，在检查过程中动力会降低。尽管如此，仍然可以观察到一些肠蠕动。

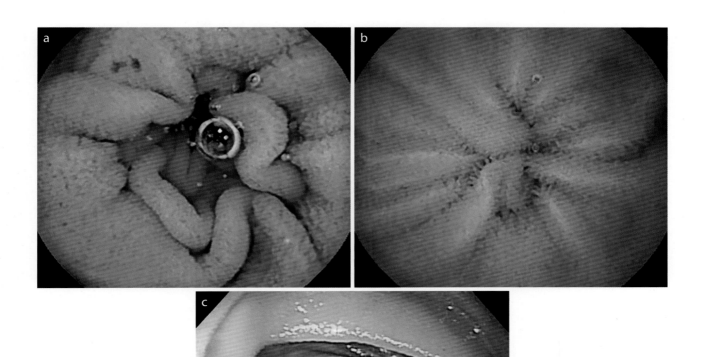

图 26.8　小肠的收缩

a、b. CE；c. DAE。

26.3.5 伪像

阅片医师应该知道通过气泡观察小肠黏膜时可能会出现的许多伪影；可能会出现代表大气泡边缘的空气／水界面的线条（图26.9）。审阅动态视频图像时应清楚地识别这种现象。空气／水界面旁边的光反射也提供了线索。由于相邻肠袢引起的肠腔受压是一种常见现象，而这种现象常被疑似为一个光滑的，圆形的隆起，这种隆起会随着肠蠕动而移动，因此可以提示其具有柔软性和外压性（图26.10）。

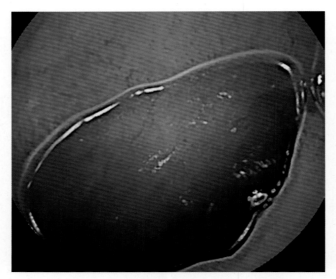

图 26.9 在大气泡的空气／水交界处产生的伪像线

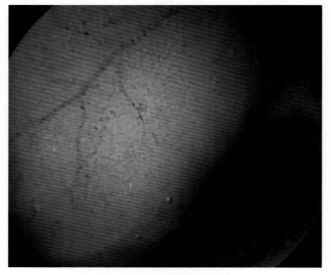

图 26.10 黏膜下隆起
由于小肠相邻袢而导致的外在挤压，产生黏膜下隆起的印象。

26.3.6　小肠的分段和解剖标志

26.3.6.1　十二指肠

当胶囊还在胃中时，有时可能会拍摄到经幽门观察到的十二指肠球部图片（图 26.11）。在十二指肠第二段，布氏腺可能会引起结节状的黏膜形态（图 26.12），在壶腹水平以下消失。首先在球部的顶点上方看到皱襞，在十二指肠降段中首先出现圆形褶皱（图 26.13）。通常在此水平的肠腔中可见到胆汁。从十二指肠的第二部分开始，Kerckring 皱襞很明显。在十二指肠的第二段可以观察到 Vater 乳头和副乳头（图 26.14）。然而，由于壶腹周围和 Kerckring 皱襞及十二指肠的快速转运，CE 很少能看到乳头。最新版本的 PillCam®SB3 胶囊的主乳头检出率明显高于先前的 PillCam®SB2 版本（42.7% vs 24%，$P = 0.015$）。尽管使用 PillCam®SB3 可以增加十二指肠主乳头的检出率，但仍有 57% 的主乳头无法观察到，这意味着近端小肠重要病变漏诊的风险减少了，但并未完全消除。

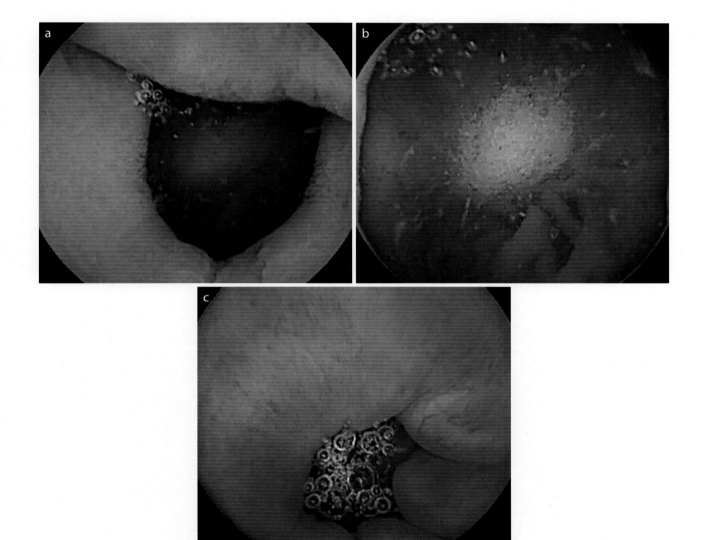

图 26.11　经幽门观察十二指肠球部（a~c）

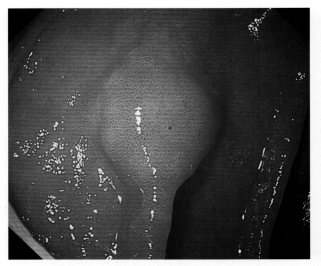

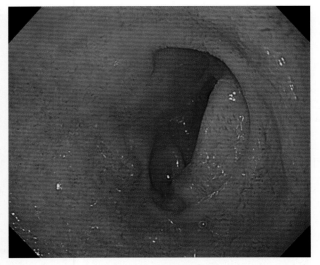

图 26.12　位于十二指肠第二段的布氏腺

图 26.13　十二指肠的皱襞（圆形褶皱首先出现在十二指肠降段）

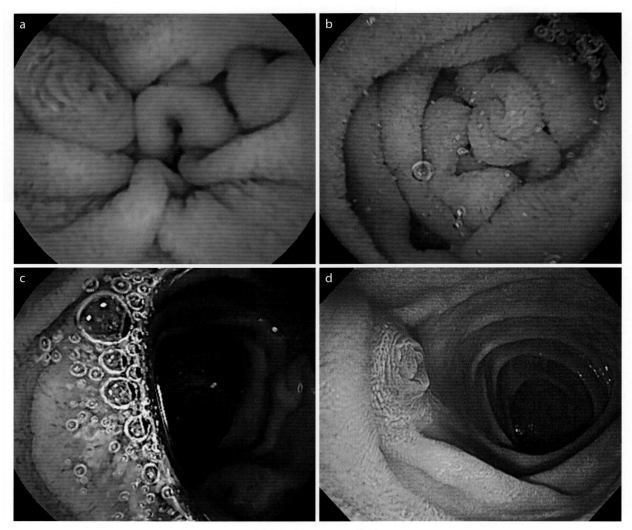

图 26.14　Vater 乳头

可以通过 CE 在十二指肠的第二部分进行拍摄；a. 胶囊内镜检查所见；b、c. CE 观察到的可疑 Vater 乳头；d~g. 内镜检查所见的各种 Vater 乳头；h. 副乳头。

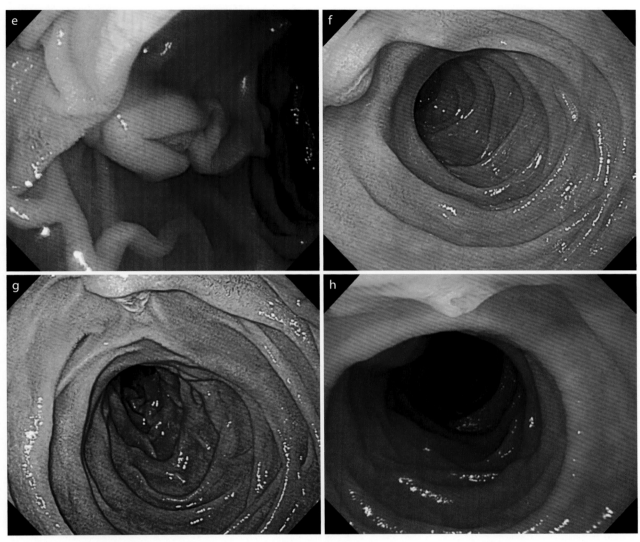

图 26.14（续）

26.3.6.2 空肠和回肠

空肠比回肠直径大，管壁厚，它通常位于腹部的左侧。回肠位于腹部的右下部，其活动性较空肠弱。小肠黏膜有很多黏膜的环形皱襞（Kerckring 皱襞），从十二指肠远端到空肠较为突出（图 26.15a~c），但在十二指肠球部和回肠远端却没有（图 26.15d~f）。实际上很难通过识别褶皱来区分空肠和回肠。

在十二指肠远端和空肠近端绒毛伸入肠腔较明显，在回肠远端变扁平（图 26.2）。在小肠的任何地方都可以看到淋巴滤泡，但在回肠末端最明显（图 26.16），尤其在年轻人或免疫功能低下的患者中较发达。当胶囊内镜或小肠镜检查进入小肠的远端时，由于存在高浓度的胆汁，因此无法观察到绒毛。此外，在回肠中也没有绒毛。

空肠远端可见明显的小肠血管（图 26.6）。健康人中有时会观察到粗大的静脉和动脉血管。区分空肠和回肠之间的血管形态也非常困难。

使用 CE 甚至肠镜检查时，没有明确的标记可区分空肠和回肠。通过计算胶囊通过时间和胶囊拍摄的不同结构的位置的图像，可以将空肠和回肠分为近段、中段和远段。胶囊从回肠远端到盲肠的转移通常很明显。但是，由于回盲瓣的关闭，有时可能会延迟胶囊进入盲肠的时间。回肠末端的一个显著特征是存在多个小的淋巴滤泡（图 26.16）。回肠末端的血管标记比近端小肠更明显。由于高浓度胆汁、气泡或粪便的存在，图像有时会失真（图 26.17）。

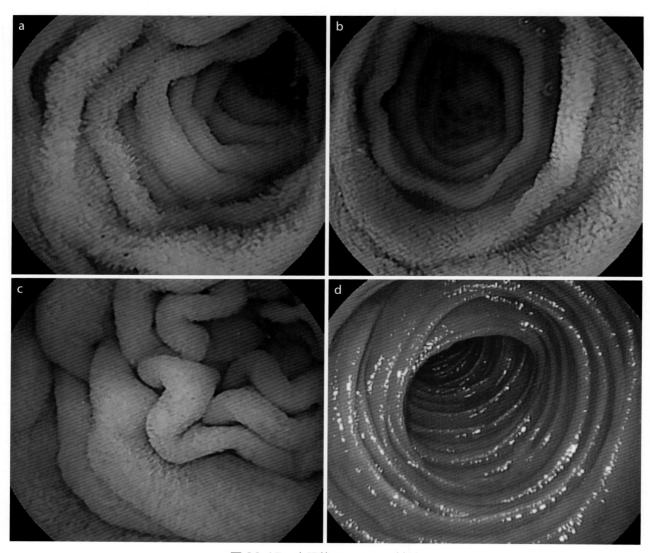

图 26.15　空肠的 Kerckring 皱襞

a~c. 空肠（CE）；d、e. 空肠（DAE）；f. 回肠（DAE）。

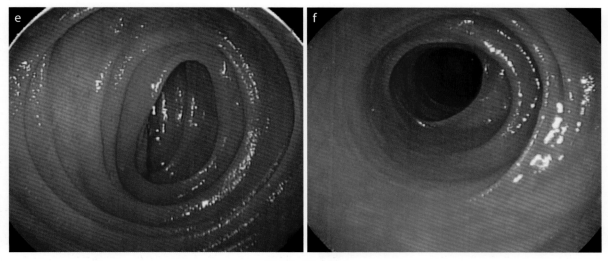

图 26.15（续）

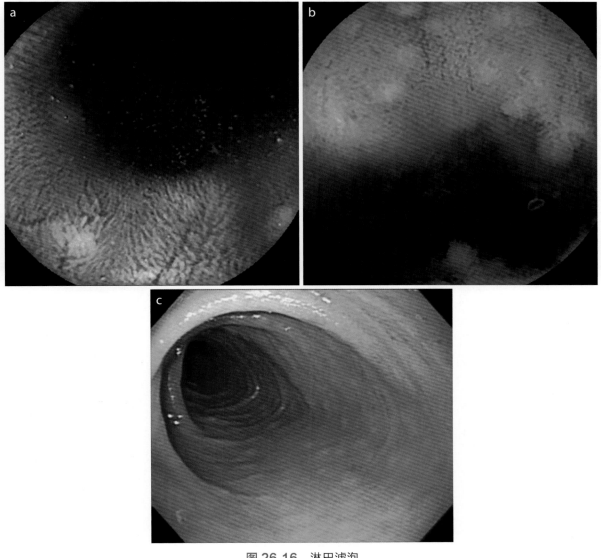

图 26.16　淋巴滤泡

a、b. CE；c. DAE。

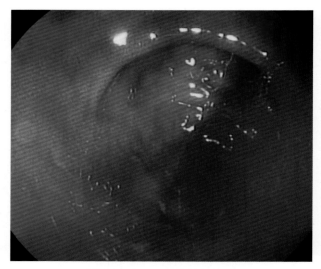

图 26.17　回肠末端的粪渣

26.3.6.3　回盲瓣

胶囊内镜无法连贯的显示回盲瓣（图 26.18）。胶囊可能在回肠末端来回移动一段时间，其通过瓣的过程通常非常突然，只抓拍结肠的初始图像（图 26.19）。以下总结了典型的正常内镜检查所见（表 26.2）和图示（图 26.20，图 26.21）。

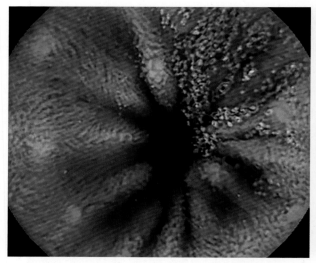

图 26.18　回盲瓣（CE 显示的开放的回盲瓣伴淋巴滤泡）

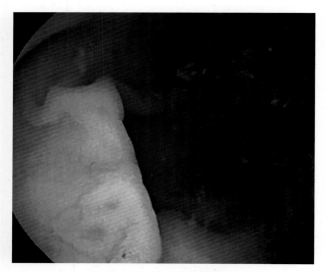

图 26.19　结肠起始段图像

表 26.2　根据小肠分段的内镜检查正常所见

部位	所见
十二指肠球部	自胃内观察可见色泽改变，并可见布氏腺和绒毛
Vater 壶腹	Kerckring 皱襞和伴有胆汁流出的主乳头
空肠 / 回肠	从十二指肠远端到空肠为数众多的 Kerckring 皱襞。空肠可见明显的绒毛，到回肠远端变扁平。回肠远端可见凸起的淋巴滤泡
远端回肠	CE 可见黑色浓缩的胆汁和淋巴滤泡

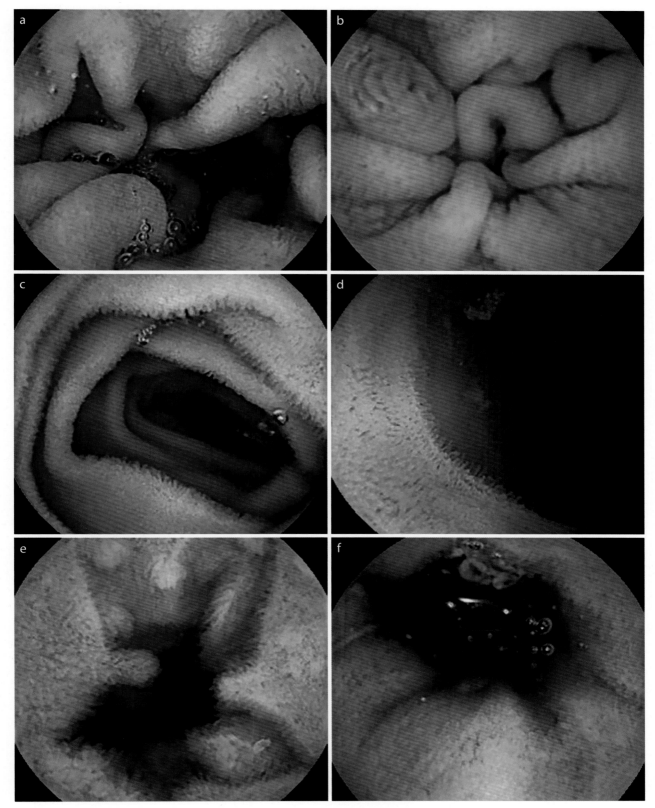

图 26.20　CE 观察到的小肠的典型图片

a. 十二指肠；b. Vater 壶腹；c. 空肠；d. 回肠；e. 回肠末端；f. 回盲瓣。

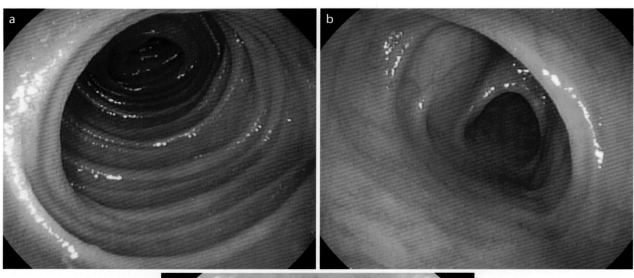

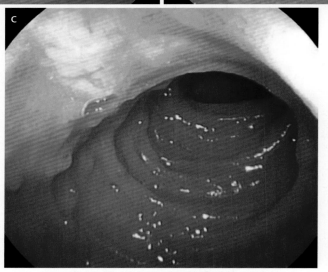

图 26.21 DAE 观察到的小肠的典型图片
a. 空肠；b. 回肠；c. 回肠末端。

趣味测验

一位 61 岁女性因在其他医院行盆腹部 CT（APCT）扫描异常而转诊。主诉为上腹部疼痛。APCT 怀疑空肠囊肿。应用胶囊内镜（CE）检查可疑异常小肠的病变。CE 检查提示为光滑的圆形隆起，随着蠕动可变形（图 26.22a~c）。

问题：你对这个病变有什么看法？

回答：由于肠道气体而引起的外在压迫。

解释：CE 提示为光滑圆形隆起，其形状随运动可变化，所以该病变不是真正的病变。进行了 CT 小肠扫描来证实是否真的存在小肠病变，结果显示空肠无上皮下病变（图 26.23a、b）。

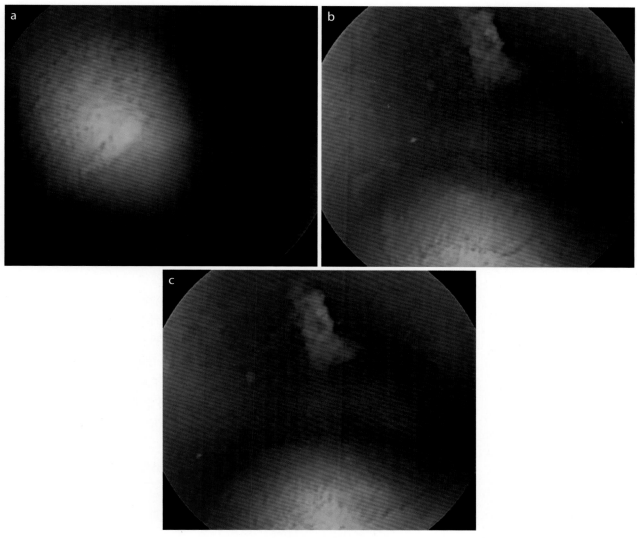

图 26.22　胶囊内镜检查结果（a~c）

CE 表现为光滑的圆形隆起，其形态随蠕动而变化。

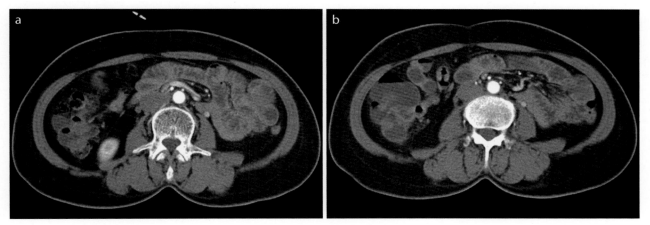

图 26.23　CT 扫描发现（a、b）

空肠无明确的上皮下病变（a、b）CT 肠图表现。

第 27 章　小肠炎症性病变

Jin-Oh Kim

导读

27.1　概述

　　小肠炎症性病变有多种病因（表 27.1）。近年来，胶囊内镜（CE）和器械辅助式小肠镜（DAE）等新的内镜检查方式使小肠成像发生了革命性的变化，许多临床试验已经评估了 CE 和 DAE 在各种小肠疾病中的作用。克罗恩病（CD）是最常见的疾病之一，CE 和 DAE 的出现对炎症性肠病（IBD）的诊断、分类、治疗决策和治疗结果具有重要意义。在本章中，我们将讨论 IBD 的小肠病变，特别是 CD，重点是 CE 和 DAE。

表 27.1　小肠炎症性疾病的病因

炎症性肠病	克罗恩病 溃疡性结肠炎
感染	细菌、病毒、真菌、寄生虫
局部缺血	—
药物	非甾体抗炎药所致肠病，其他：抗生素、化疗药物、钾片、口服避孕药、麦角胺、地高辛、利尿剂、降压药
门静脉高压性肠病	—
胶原性血管和其他免疫性疾病	系统性红斑狼疮、结节性多动脉炎、过敏性紫癜、白塞病等
浸润性疾病	嗜酸性肠炎、结节病、淀粉样变性
其他原因	放射性肠炎，子宫内膜异位症，酸相关疾病：卓 - 艾综合征、异位胃黏膜、隐源性多灶性溃疡性狭窄肠炎（CMUSE），腹腔疾病创伤和机械性损伤：异物摄入

27.2 克罗恩病

27.2.1 定义

克罗恩病（CD）是一种慢性、节段性、透壁性炎症性疾病，常累及小肠。CD 是由多种不同表型组成的异质体，可影响整个胃肠道。CD 和溃疡性结肠炎（UC）的诊断是基于临床、内镜、影像学、组织学和生化分析等进行综合判别。

27.2.2 诊断

胶囊内镜（CE）被推荐作为不明原因消化道出血（OGIB）患者的一线检查。CE 也是检测疑诊或确诊小肠 CD 患者黏膜病变最敏感的诊断检查。疑诊或确诊 CD 的 CE 适应证分类为：①对有 CD 征象或症状的患者进行初步诊断；②鉴别诊断不明原因结肠炎；③评估病变程度（范围和活动度）；④用于评估药物治疗后黏膜愈合情况；⑤评估术后复发。符合下列至少两项标准的患者可进行 CE 检查以诊断可疑 CD：①腹痛或腹泻；②缺铁性贫血；③红细胞沉降率和 C 反应蛋白升高；④低蛋白血症；⑤肠外表现；⑥ IBD 家族史。对于有梗阻症状和（或）体征的患者，由于有胶囊滞留的风险，CE 可能是禁忌证。对于有梗阻症状或可疑狭窄的 CD 患者，可进行小肠成像以确认小肠通畅。虽然 CE 不能证实组织学表现，但 DAE 可用于狭窄/狭窄的诊断或组织病理学的确认。在溃疡愈合之前，应该避免 DAE，因为在越过深且活动性溃疡之处后进一步插入内镜会有相当大的穿孔风险。

27.2.3 内镜检查

最常用于 CD 诊断的是在无口服非甾体抗炎药（NSAID）的情况下有 3 个以上的溃疡，或在 CE 上有 10 个糜烂性病变，呈连续或节段性分布或环状溃疡狭窄。CD 的早期或轻微表现包括几种小改变（如绒毛水肿、绒毛剥落、红斑、糜烂、鹅卵石样改变、结节性淋巴组织增生、淋巴管扩张等），但是目前还没有标准化的 CE 诊断 CD 内镜标准。NSAID 引起的肠病很难与 CD 区分开来。一些被描述为 CD 的病变实际上是非特异性的，多达 14% 的健康个体也会出现小肠黏膜破裂和阿弗他溃疡/糜烂。

27.2.3.1 绒毛剥落（绒毛脱落）

局灶性绒毛剥落或绒毛丢失可能是 CD 的先兆，也可能是该病的早期征兆（图 27.1）。

27.2.3.2 阿弗他溃疡/糜烂

阿弗他溃疡/糜烂被视为小而浅的凹陷性病变，伴有绒毛丢失，它们被认为是 CD 的初始病变。内镜图像显示周围发红的小糜烂或溃疡（图 27.2）。当从侧面观察时，皱襞上的凹陷病变有一个缺口结构（图 27.3）。

图 27.1 克罗恩病患者的胶囊内镜图像（空肠绒毛灶性丢失）

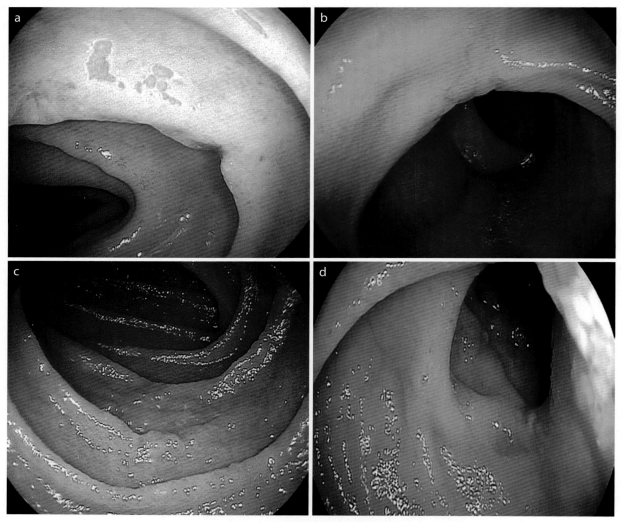

图 27.2　克罗恩病患者的内镜图像

a. 空肠周围发红的小的阿弗他溃疡（DBE 图像）；b. 回肠多发阿弗他溃疡（CE 图像）。DBE. 双气囊小肠镜；CE. 胶囊内镜。

图 27.3　克罗恩病患者的内镜图像

a~c. 空肠 Kerckring 皱襞上凹陷的小溃疡；d. 回肠内凹陷性溃疡和黏膜颗粒。

27.2.3.3 线性／纵向溃疡的特点

特点是，CD 的溃疡成散在的倾向于纵向排列
（图 27.4）。

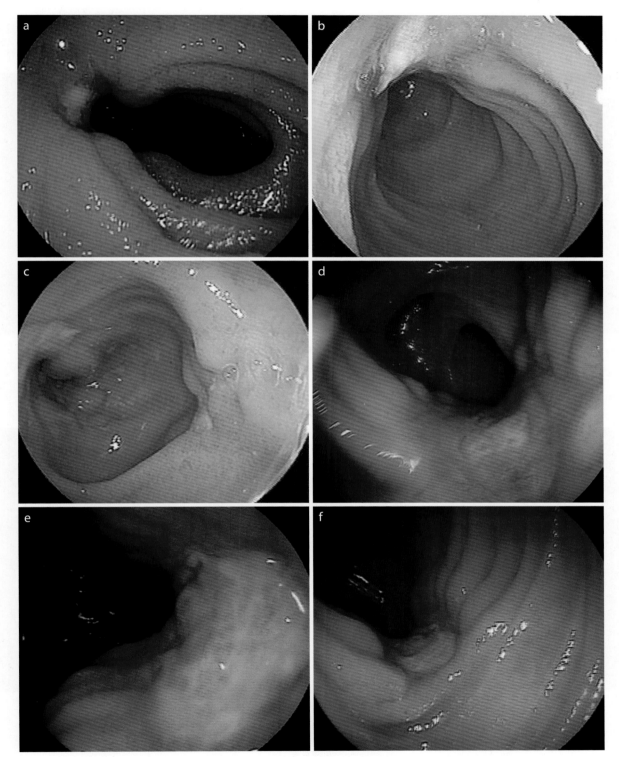

图 27.4 克罗恩病患者的内镜图像

a. 回肠内线状溃疡周围黏膜结节样隆起；b. 回肠黏膜水肿的纵向溃疡；c、d. 空肠纵向溃疡；e、
f. 空肠的纵向溃疡，边缘黏膜正常。

27.2.3.4　其他形状的溃疡

溃疡形状从圆形（图 27.5）到不规则（图 27.6）多种多样。因此，仅仅基于这些表现确诊有时是困难的，因为这些溃疡可能与其他各种疾病有关。

27.2.3.5　鹅卵石外观

鹅卵石外观是由于不规则的溃疡留下的黏膜中的炎症变化和水肿引起，并呈丘状隆起（图 27.7）。典型的鹅卵石外观在结肠中很常见，但除了回肠末端在小肠中很少见。

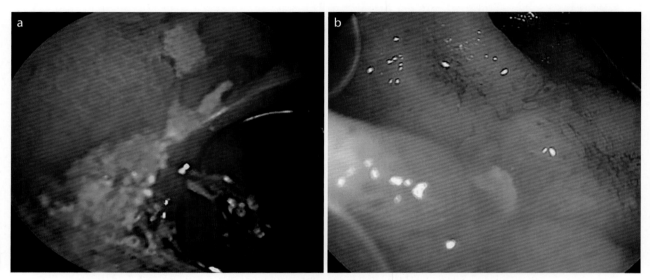

图 27.5　克罗恩病患者的内镜图像

a. 回肠圆形溃疡伴红斑（CE 图像）；b. 回肠的圆形溃疡伴黏膜结节（DBE 图像）。DBE. 双气囊小肠镜；CE. 胶囊内镜。

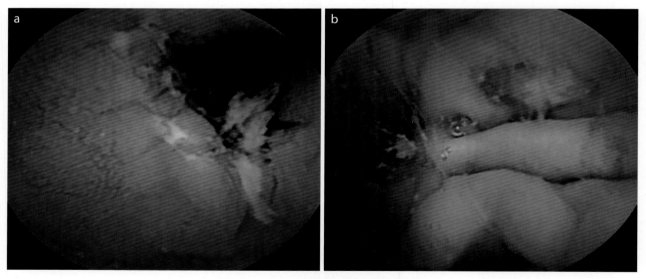

图 27.6　克罗恩病患者的胶囊内镜图像

a. 回肠星状溃疡；b. 空肠边缘不规则溃疡；c、d. 回肠不规则溃疡，周围有红斑。

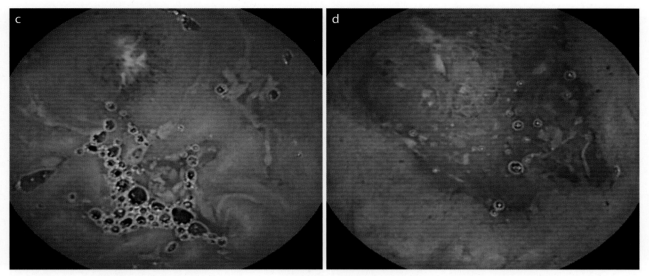

图 27.6（续）

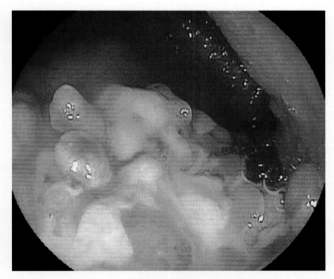

图 27.7 克罗恩病患者的内镜图像（有溃疡的鹅卵石外观）

27.2.3.6 假性息肉

炎性假性息肉是 IBD 黏膜溃疡后再生所致残留的不规则形岛，表面覆正常黏膜息肉样隆起（图 27.8）。它们通常数量众多，通常呈丝状或散在分布，并且在近期炎症活跃的区域中可能更孤立和无蒂存在。

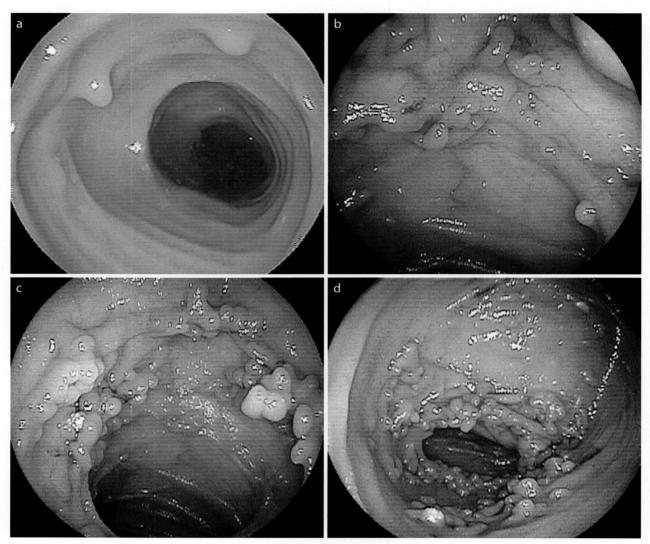

图 27.8 克罗恩病患者的内镜图像

a. 回肠假性息肉；b. 回肠假性息肉伴血凝块；c. 回肠假性息肉伴周围溃疡瘢痕形成；d. 肠腔狭窄伴炎性假性息肉形成。

27.2.3.7　结节性淋巴增生

结节性淋巴增生定义为＞10个淋巴结节肿大。内镜下，结节性淋巴组织增生表现为直径达2mm的光滑黄白色结节（图27.9）。

27.2.3.8　狭窄

狭窄代表了长期炎症的发生，可发生在胃肠道的任何部分。它们被萎缩的、水肿性的、鹅卵石外观的假性息肉的黏膜所包围（图27.10），狭窄程度呈多样化（图27.11），当在小范围内有多个狭窄和弯曲时狭窄形状多样。胶囊滞留的定义是指胶囊在肠管狭窄附近滞留至少2周，在未确诊的CD患者中发生率是1%~2%，但在确诊CD的患者中，发生率为4%~13%。最常见的部位是回肠，如果CE未能通过肠狭窄并被滞留，则需要内镜或手术干预（图27.12），胶囊滞留少有症状，但可能导致小肠梗阻或穿孔。

27.2.3.9　瘘

瘘管是指身体两个器官之间或一个器官与身体外部之间的异常通道。在CD中，它们不仅从病变处发展到附近的肠道，还发展到附近的皮肤、膀胱和阴道（图27.13）。

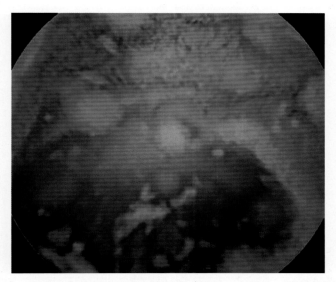

图27.9　克罗恩病患者的胶囊内镜图像（圆的、光滑的、淡黄色的结节）

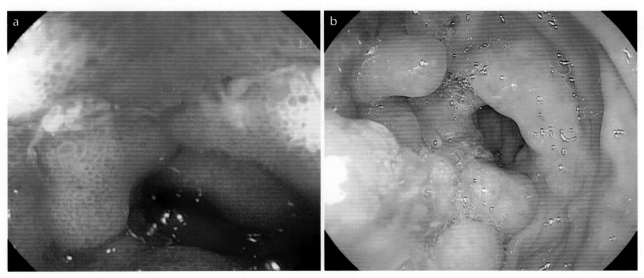

图27.10　克罗恩病患者的内镜图像
a.因溃疡和水肿造成的回肠狭窄；b.回肠狭窄，周围有假性息肉黏膜伴溃疡。

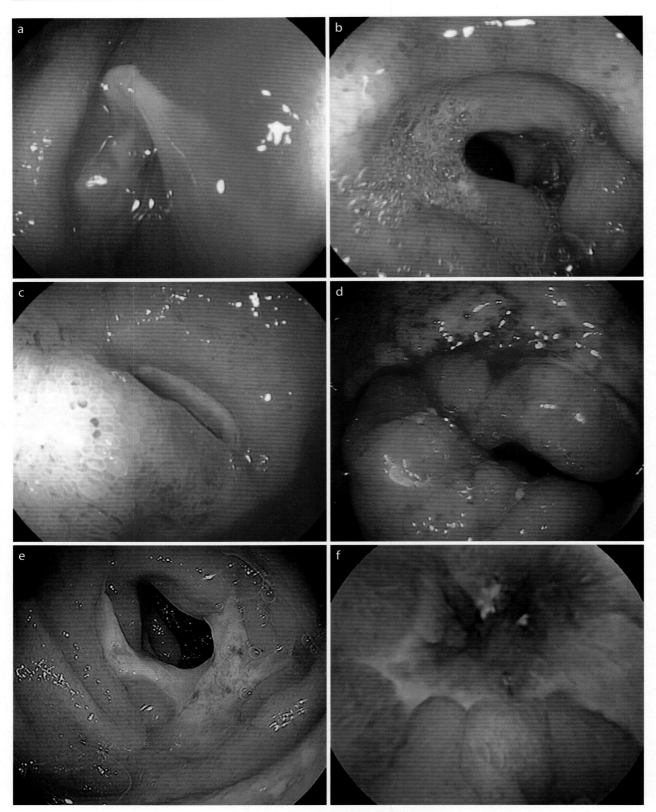

图 27.11　克罗恩病患者的内镜图像

　　a~d. 狭窄周围黏膜水肿伴溃疡（DBE 图像）；e. 环状溃疡（DBE 图像）；f. 溃疡合并肠腔狭窄（CE 图像）；DBE. 双气囊小肠镜；CE. 胶囊内镜。

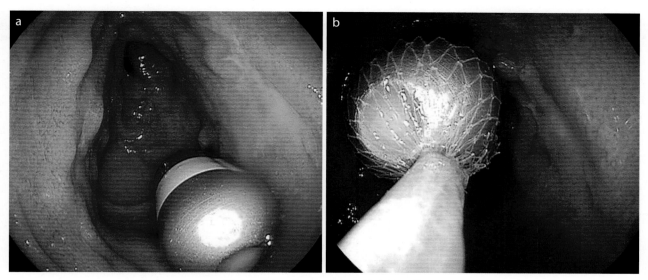

图 27.12　克罗恩病患者的内镜图像
a. 管腔狭窄处的胶囊滞留；b. 通过小肠镜取出胶囊。

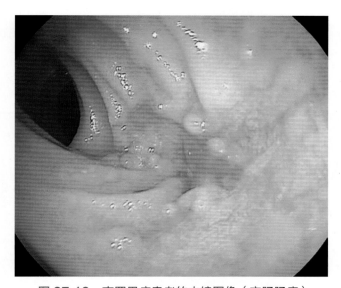

图 27.13　克罗恩病患者的内镜图像（空肠肠瘘）

27.2.4 严重程度评估

黏膜愈合是与 IBD 并发症或手术风险相关长期预后最重要的终点之一。最近，它被认为是 CD 治疗的新目标。有 2 个基于胶囊内镜的评分系统被建议用于小肠 CD 病变程度和范围的定量评估，Lewis 胶囊内镜评分（LS）是第一个用于评估 CD 严重程度的指标，它是使用 CE 的 5 个结构化定义参数：红斑、水肿、结节、溃疡和狭窄。LS 按区域（十二指肠、空肠、近端回肠和远端回肠）对单个点数求和以获得最终分数。值得注意的是，该评分系统是黏膜疾病活动性的指标，但不是小肠 CD 的诊断指标。2008 年 Gralnek 等提出根据 3 个内镜参数（绒毛水肿、溃疡和狭窄）建立了一个更简单、用户友好的 CE 评分指数，范围从 8~4800 分。该评分用于将炎症活动分为三个级别：①正常或临床不显著（＜135）；②轻度（135~790）；③中度或重度（＞790）。RAPID（以色列 Yokneam 图像公司）已经整合了评分计算器，这种评分指数不能用于 CD 的诊断和鉴别诊断，然而，可用于 CD 治疗后黏膜愈合率的评估。2008 年 Gal 等创立了一种活动指数，被称作胶囊内镜 CD 活动指数（CECDAI），它是由 3 个参数：炎症、范围、狭窄组成的评分系统，范围从 0~36（表 27.2），总分是两个部分得分之和。CECDAI 的设计目的是帮助临床医师诊断 CD，识别非甾体抗炎药造成的损害，测量疾病活动和药物反应，并指导医疗管理。

27.3 溃疡性结肠炎

27.3.1 定义

溃疡性结肠炎是一种慢性炎症性疾病，导致结肠黏膜弥漫性和持续性炎症。溃疡性结肠炎传统上累及直肠并向近端扩散，一般不累及回盲瓣近端的消化道。然而，在 UC 病例中也有胃十二指肠病变、反流性回肠炎、结肠切除术后隐窝炎和结肠切除术后弥漫性肠炎的报道。

表 27.2 胶囊内镜克罗恩病活动性指数评分系统

	近端	远端
（A）炎症评分	0= 无 1= 轻度至中度水肿 / 充血 / 剥脱 2= 严重水肿 / 充血 / 剥脱 3= 出血、渗出、口疮、糜烂性小溃疡（＜0.5cm） 4= 中度溃疡（0.5~2cm），假性息肉 5= 大溃疡（＞2cm）	
（B）疾病范围评分	0= 无 1= 局灶性疾病（单节段） 2= 斑块状疾病（多节段） 3= 弥漫性疾病	
（C）狭窄	0= 无 1= 单次通过 2= 多次通过 3= 不能通过	
分段得分 =A×B+C 总分 =（A1×B1+C1）+（A2×B2+C2）		

27.3.2　内镜检查

27.3.2.1　反流性回肠炎

反流性回肠炎是指 UC 患者回肠末端几厘米的炎症（图 27.14）。当组织学上出现肉芽肿或口疮、鹅卵石和跳跃性病变时，很容易区分 CD 和反流性回肠炎。然而，当这些征象缺乏时，临床上鉴别就不容易了。

27.3.2.2　弥漫性十二指肠炎

弥漫性溃疡性十二指肠炎在外观上与 UC 相似（例如，见第 21 章）。

27.3.2.3　结肠切除术后隐窝炎

隐窝炎是结肠切除并回肠 J 型储袋肛管吻合术（IPAA）后，患者回肠的一种特发性炎症性疾病。内镜检查显示黏膜水肿、颗粒、血管消失、黏液渗出和溃疡（图 27.15）。

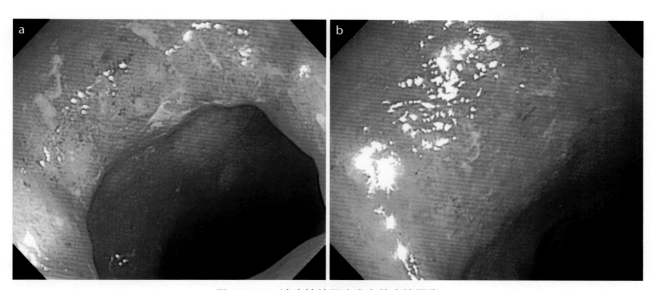

图 27.14　溃疡性结肠炎患者的内镜图像

a. 回盲瓣见黏膜浅表溃疡，触之易出血；b. 回肠末端见黏膜浅表溃疡伴血管缺失。

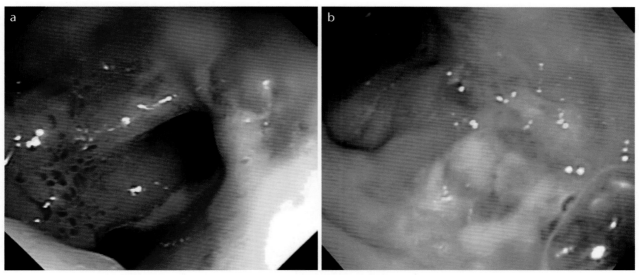

图 27.15　溃疡性结肠炎患者的内镜图像

a、b. 全结肠切除术后剩余盲袋和远端小肠炎。

趣味测验

一名 41 岁男性在 3 周前因无痛性血便住进一家三级医院进行检查。几周来，他一直使用非甾体抗炎药（NSAID）来缓解牙痛。在进入三级医院后，他接受了常规的上下消化道内镜检查，没有发现任何出血灶。胶囊内镜检查结果如图 27.16 所示。3 周后，被转到我们医院进行胶囊内镜滞留的治疗（图 27.17），对他进行了双气囊小肠镜检查（DBE），但由于肠腔狭窄胶囊没能被取出（图 27.18），因为他没有临床症状，所以在停止非甾体抗炎药后进行了保守治疗。

问题：诊断结果是什么？

答案：小肠克罗恩病。

停用非甾体抗炎药后，非甾体抗炎药引起的小肠狭窄得到改善或完全缓解。8 个月后，他接受了腹部 X 线片检查，影像学结果如图 27.19 所示。因此，他接受了手术，取出胶囊内镜并明确诊断，组织病理学结果显示溃疡伴局部透壁性慢性炎和纤维化伴幽门化生，最终诊断是小肠克罗恩病。

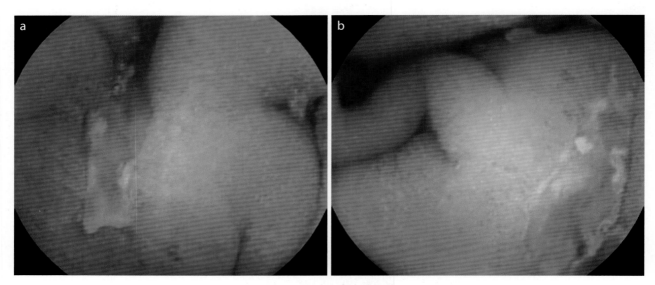

图 27.16　胶囊内镜图像

a、b. 空肠远端无活动性出血边缘清晰整洁的溃疡。

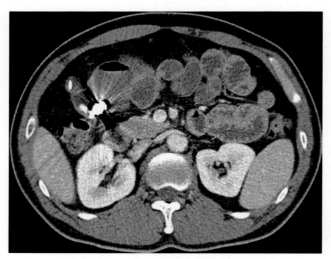

图 27.17　计算机断层扫描小肠造影图像

空肠远端有一个胶囊滞留，远端部分管腔扩张 / 局灶性强化壁增厚。

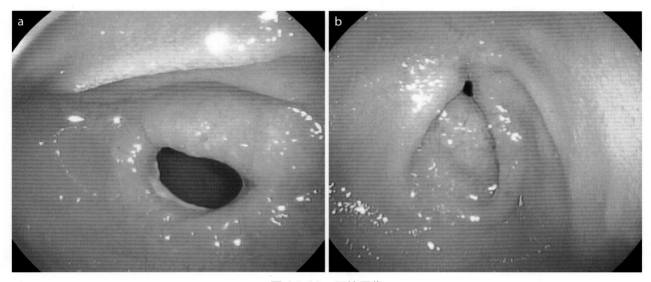

图 27.18　肠镜图像

a、b. 薄壁同心性溃疡伴狭窄。

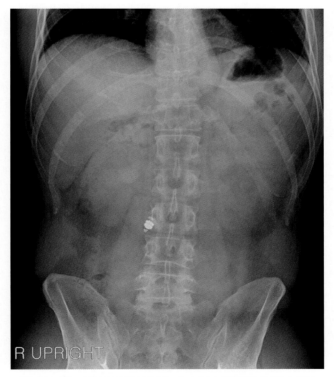

图 27.19　腹部 X 线片图像（小肠内滞留的胶囊内镜）

第28章 非甾体抗炎药相关性小肠疾病和其他小肠炎症性病变

Seong Ran Jeon

28.1 概述

　　肠炎可表现为腹痛、腹泻、梗阻和出血。除克罗恩病（CD）以外的各种疾病都与小肠的炎症性病变有关（例如，见第27章，表27.1）。这些疾病包括非甾体抗炎药（NSAID）相关性小肠疾病、感染性疾病，特别是结核性肠炎、缺血、门静脉高压性肠病等。肠炎病因的诊断很重要，因为误诊可能会导致患者治疗的延误或错误。胶囊内镜（CE）对于诊断小肠病变和指导使用器械辅助式小肠镜（DAE）获得病理或提供治疗是非常有用的。因此，CE和DAE的正确应用使人们对小肠炎症性病变的认识和诊断有了很大的进步。本章将重点介绍以下情况：①非甾体抗炎药相关性小肠疾病；②感染性疾病，包括结核、巨细胞病毒（CMV）和寄生虫；③缺血；④门静脉高压引起的黏膜异常。

28.2　非甾体抗炎药相关性小肠疾病

28.2.1　临床表现

在胶囊内镜出现之前，NSAID 的损害在临床上还不是很清楚。非甾体抗炎药应用者可能有非特异性的小肠溃疡，但非甾体抗炎药的损伤并不局限于溃疡。因此，术语"非甾体抗炎药相关性小肠疾病"包括一种临床综合征，可表现为糜烂、溃疡，或偶尔出血、穿孔、狭窄或梗阻。非甾体抗炎药在肠道和胃中的作用不同，因为它们改变了肠道的通透性，从而被暴露于细菌、腔内毒素和胆汁等而导致炎症。质子泵抑制剂（PPI）抑制胃酸不太可能预防非甾体抗炎药（NSAID）引起的小肠疾病。在最近的动物研究中，PPI 已被证明可以加重非甾体抗炎药引起的小肠疾病。

28.2.2　内镜下表现

内镜下的病变范围从绒毛萎缩、糜烂 / 溃疡到严重病变，如穿孔和隔膜式狭窄等。非甾体抗炎药肠道损伤的特异性病变是隔膜式狭窄，这些为数众多的、薄壁的、同心分布的类似隔膜样的黏膜凸起，使肠腔变窄至针孔大小，而相间的黏膜通常是正常的（图 28.1），这可能是溃疡性损伤形成的瘢痕反应引起的。CE 检查结果分为五类：①红色皱襞；②裸露的区域（变红的无绒毛的区域）；③红斑；④黏膜破损（溃疡）；⑤出血（图 28.2）。CE 检查结果还分为红斑、小糜烂、大糜烂和溃疡（图 28.3）。红斑被定义为有绒毛的红色黏膜区域，糜烂被定义为黏膜破坏的区域，即绒毛脱落并伴有或不伴有渗出物。CE 比 DAE 更容易发现这些小病灶。溃疡的定义是有中心渗出物和周围边缘隆起的大的黏膜侵蚀灶。

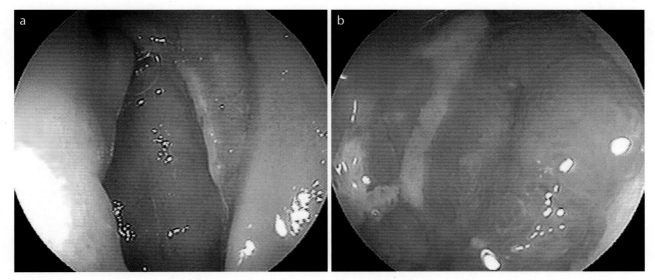

图 28.1　非甾体抗炎药相关性小肠疾病患者的内镜图像

a~d. 带状溃疡（DBE 和 CE 图像）；e~h. 各种无狭窄或有狭窄的周围性溃疡（CE 图像）。DBE. 双气囊小肠镜；CE. 胶囊内镜。

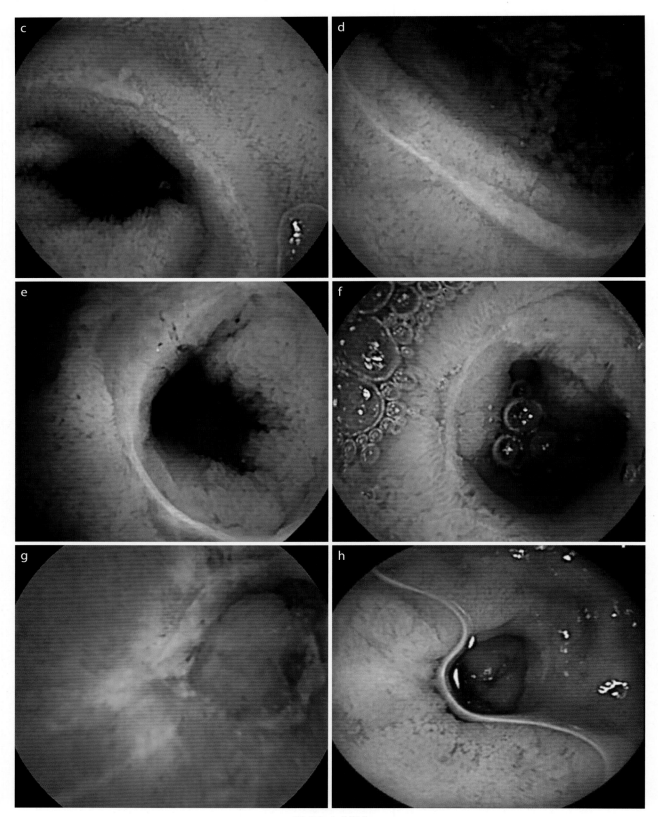

图 28.1（续）

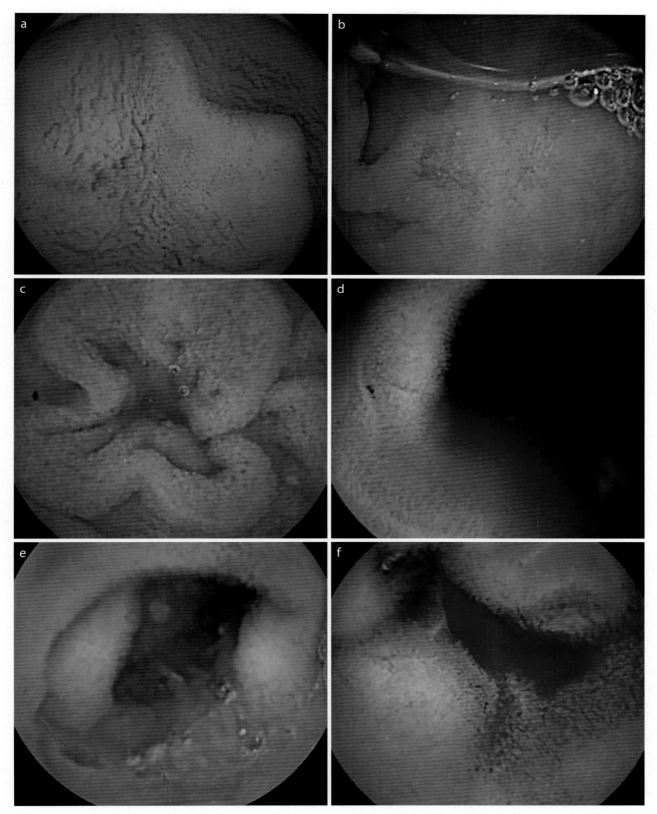

图 28.2　非甾体抗炎药相关性小肠疾病患者的胶囊内镜图像
a. 红色皱襞；b. 裸露区域；c、d. 红斑；e. 黏膜破损（箭头）；f. 渗血。

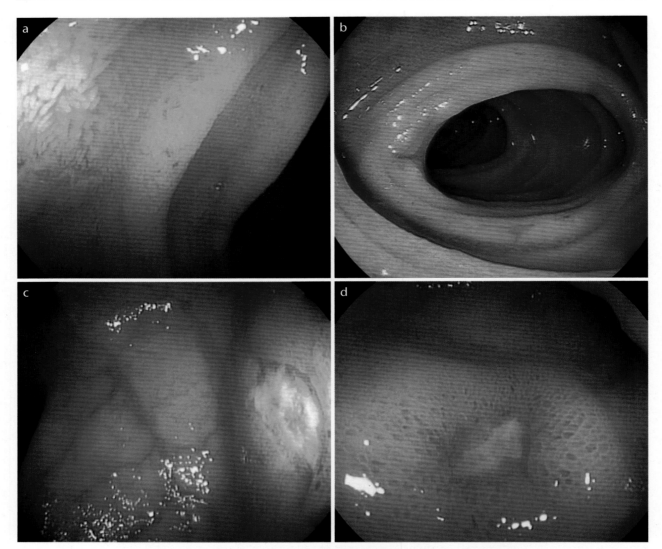

图 28.3 非甾体抗炎药相关性小肠疾病患者的双气囊小肠镜图像

a. 红斑；b. 红色斑点的小溃疡；c、d. 有中心渗出物和周围黏膜隆起的溃疡。

28.3 感染性疾病

28.3.1 小肠结核

28.3.1.1 临床表现及诊断

结核可累及胃肠道的任何部位，肠道结核（ITB）是肺外结核（EPTB）的严重后果。肺结核约占免疫功能正常患者病例的 20%，占人类免疫缺陷病毒（HIV）阳性患者病例的 50%。因此，区分 ITB 和 CD 或恶性肿瘤比以往任何时候都更重要。当在内镜活检标本的组织学检查中发现干酪性肉芽肿或抗酸杆菌，或从活检标本的培养中分离出结核分枝杆菌时，可以确认 ITB 的诊断。然而，很难区分 ITB 和 CD，因为上述发现在低于 50% 的病例中呈阳性，而且临床、病理、影像学和内镜检查结果相似。

28.3.1.2 内镜下表现

ITB 患者可能有溃疡、假性息肉、肠腔狭窄、回盲瓣结节和瘢痕改变（图 28.4）。因为淋巴聚集密度高和生理性淤滞，回盲部和空、回肠是最常见的受累部位。与 CD 相比，ITB 对直肠、乙状结肠和肛管的影响较小，因为 CD 溃疡往往发生在肠系膜一侧。CD 更常见的临床症状是肛门直肠病变、纵向溃疡、口疮和鹅卵石外观。相反，ITB 更常发生在肠系膜侧的对侧，少于 4 个节段的受累，更容易观察到扩张的回盲瓣、横向溃疡和瘢痕或假性息肉。

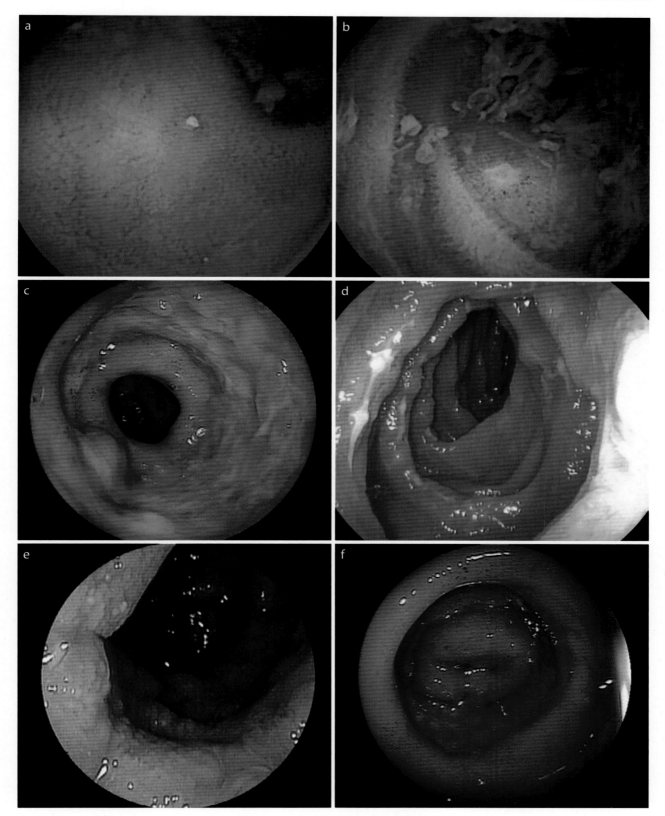

图 28.4　小肠结核患者的内镜图像

　　a、b. 回肠阿弗他溃疡（CE 图像）；c. 回肠远端横向溃疡（DBE 图像）；d. 空肠远端有黏膜结节的横向溃疡（DBE 图像）；e、f. 回肠远端狭窄的横行溃疡（DBE 图像）；g、h. 回肠末端巨大的特殊溃疡（CE 图像）；I. 回肠远端假性息肉（DBE 图像）；J. 空肠远端有黏膜结节的瘢痕改变（DBE 图像）；k、l. 盲肠瘢痕改变（CE 图像）。DBE. 双气囊小肠镜；CE. 胶囊内镜。

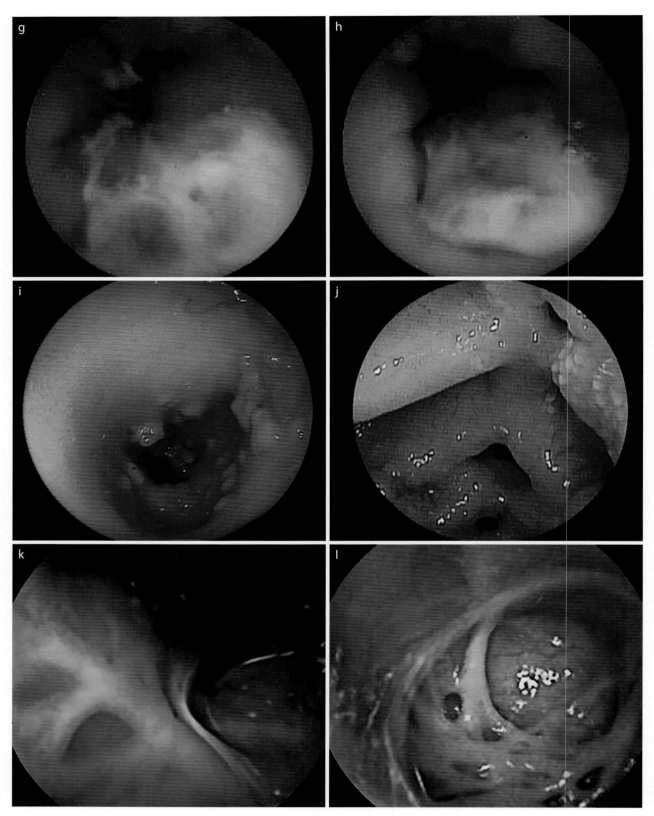

图 28.4（续）

28.3.2　巨细胞病毒性肠炎

28.3.2.1　临床表现

近年来，HIV 感染或免疫抑制治疗导致的免疫缺陷患者的病毒感染发生率有所上升。肠道巨细胞病毒感染仅发生在 4% 的胃肠道感染病例中。症状包括发热、腹痛、水样腹泻或出血。诊断是通过检测典型的巨细胞包涵体或活检组织上的巨细胞抗原染色来确定的。

28.3.2.2　内镜下表现

内镜检查发现包括糜烂、溃疡和黏膜出血，也可能出现肿块病变（图 28.5）。巨细胞病毒溃疡是便血的缘由，可以有明确的、凹凸不平的外观和不规则的溃疡。

28.3.3　绦虫病

28.3.3.1　临床特征

据估计，全球有 5000 万人感染牛带绦虫或猪带绦虫。牛带绦虫感染率高达 70%，因为食用了含有囊尾蚴的未煮熟牛肉。绦虫病的常见临床症状包括轻度腹痛、恶心和食欲缺乏，无腹泻，但是大多数患者没有症状。

28.3.3.2　内镜下表现

回肠末端的黏膜损伤可能是由于寄生虫的运动或间接的宿主免疫反应造成的（图 28.6）。

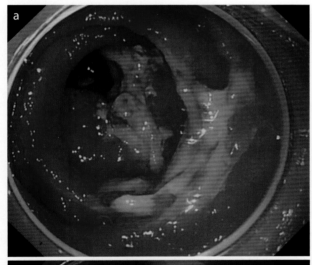

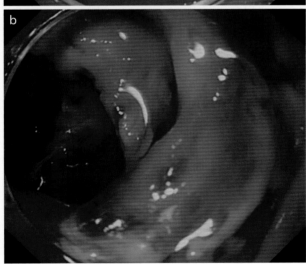

图 28.5　巨细胞病毒性肠炎患者的单气囊小肠镜图像

a. 出血性溃疡的地图样分布；b. 弥漫性不规则形溃疡，有渗出物和黏膜出血。

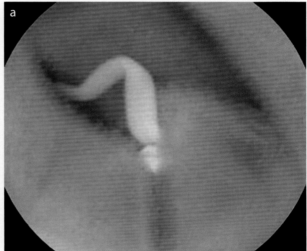

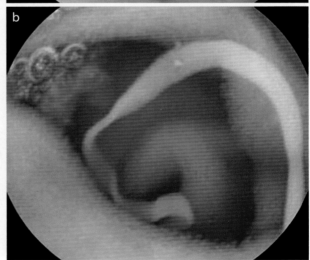

图 28.6　寄生虫感染患者的胶囊内镜图像

a. 小肠绦虫；b. 绦虫感染，黏膜轻度损伤。

28.4　缺血性肠病

28.4.1　临床表现

急性缺血可由自发性或治疗性干预引起的肠系膜动脉栓塞或血栓引起。慢性缺血的一个重要原因是内脏低灌注引起的非闭塞性肠系膜缺血和以低流量状态为主的血管痉挛。高危患者包括50岁以上的充血性心力衰竭、心律失常、近期心肌梗死、低血容量、低血压或败血症患者，临床症状无特异性（即腹痛、恶心、呕吐、腹泻、肠梗阻和体重减轻），肠梗阻前做出诊断是改善不良预后的关键因素。

28.4.2　内镜下表现

回盲部最易受缺血影响，因为回结肠分支是肠系膜上动脉最长的分支，长期缺血的患者内镜可出现溃疡性出血和狭窄，并可观察到明显的水肿性黏膜病变（图28.7）。

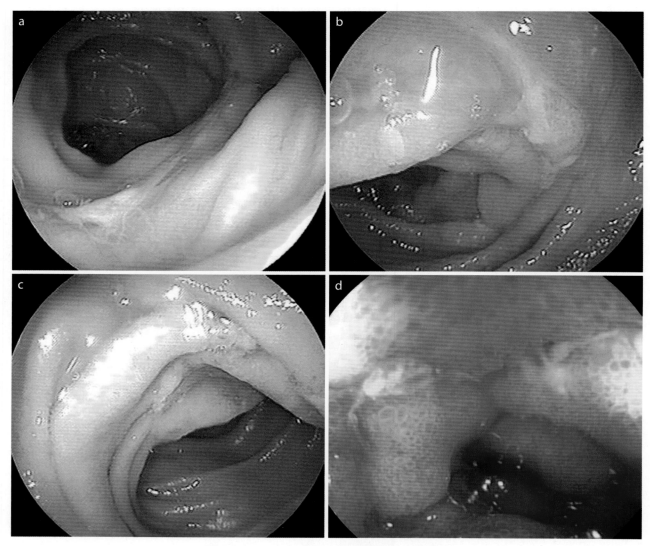

图 28.7　小肠缺血患者的双气囊小肠镜图像

a. 空肠内有暗红色溃疡；b、c. 空肠内有暗红色溃疡，黏膜轻度水肿；d. 回肠远端有明显的黏膜水肿病变，血管脆性消失。

28.5　门静脉高压性肠病

28.5.1　临床表现

门静脉高压症（PH）会导致各种黏膜异常。尽管 PH 大出血一般起源于食管或胃底静脉曲张，但门静脉高压性肠病（PHE）可导致肝硬化患者消化道出血或贫血，PHE 是一种小肠黏膜异常，可在肝硬化 PH 患者中观察到。在肝硬化合并 PH 的患者中，PHE 的患病率还没有定论，但根据一些小型研究的数据其患病率高于 60%。

28.5.2　内镜下表现

PHE 可分为两级：1 级，黏膜炎症性表现，如水肿、红斑、颗粒和质脆；2 级，血管病变，包括樱桃红斑、毛细血管扩张、血管发育不良样病变和静脉曲张。网状结构的黏膜区域在 PH 患者中明显更常见（图 28.8）。小肠表面黏膜外观呈鲱鱼卵样，可见水肿的圆形绒毛是 PHE 的内镜特征之一（图 28.9）。红斑界线不清或非常小，有时很难区分 PHE 与血管发育不良或其他表现（图 28.10）。血管发育不良表现为扁平或略高于黏膜表面，呈红色，边缘清晰，呈蕨状或星状，或有扩张、曲折、球状的静脉曲张时，呈蓝色或不呈蓝色，锯齿状（图 28.11）。但是由于征象的多样性，有些征象可能也无法诊断。

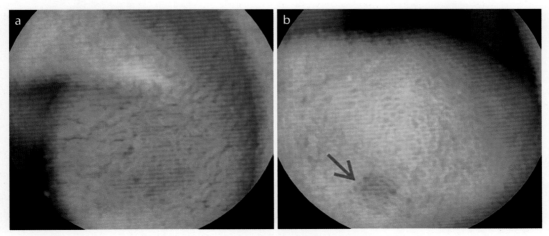

图 28.8　门静脉高压性肠病患者的胶囊内镜图像

a、b. 空肠网状充血黏膜改变（箭头）。

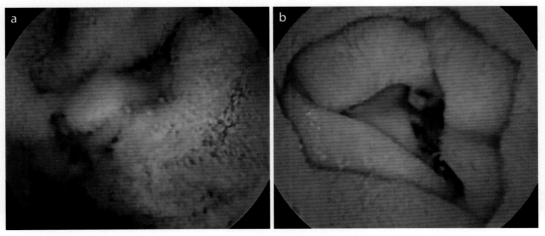

图 28.9　门静脉高压性肠病患者的胶囊内镜图像

a. 可见鲱鱼卵样黏膜，空肠内有静脉曲张；b. 空肠黏膜颗粒样。

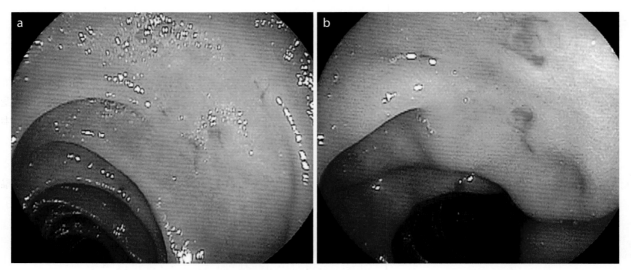

图 28.10　门静脉高压性肠病患者的双气囊小肠镜图像（a、b.空肠红斑和血管发育不良）

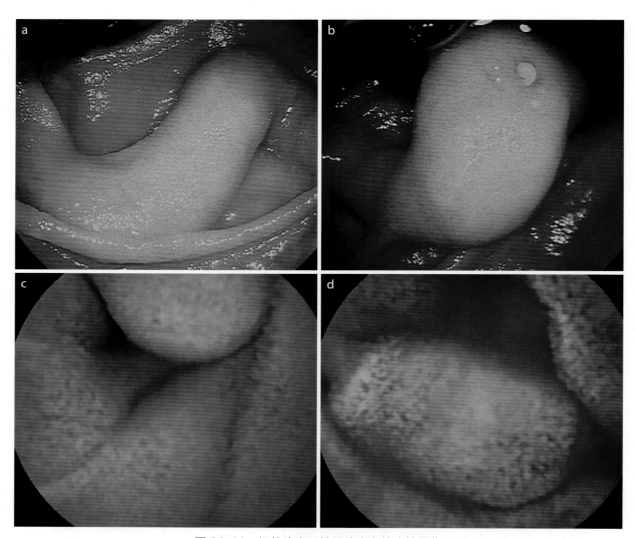

图 28.11　门静脉高压性肠病患者的内镜图像

a.空肠内扩张的曲张静脉（DBE 图像）；b.空肠内有小溃疡的囊状曲张静脉（DBE 图像）；c.空肠内带蓝色的囊状曲张静脉（CE 图像）；d.空肠内活动性曲张静脉出血（CE 图像）；DBE. 双气囊小肠镜；CE. 胶囊内镜。

趣味测验

一名 52 岁男性酒精性肝硬化合并门静脉高压的患者因便血到本院就诊。15 年前，他因外伤接受了小肠切除术。3 个月前因胃底静脉曲张出血行经静脉球囊逆行闭塞治疗。入院时，他的生命体征稳定，血红蛋白水平为 5.5g/dl。食管胃十二指肠镜检查显示 1 级食管静脉曲张，无出血。乙状结肠镜检查可见近期出血，但无活动性出血，胶囊内镜显示小肠有活动性出血（图 28.12），但很难确定出血的确切原因和位置。腹部 CT 表现如图 28.13 所示。

问题：诊断结果是什么？

答案：小肠静脉曲张出血。

诊断为空肠静脉曲张出血后，患者接受了肠系膜上静脉弹簧圈栓塞术（图 28.14）。术后患者情况稳定，没有再出血。

（感谢首尔成均馆大学医学院医学系 Sung Noh Hong、韩国济州元州延世大学元州医学院内科朴洪俊、韩国济州济州国立大学医学院内科宋贤珠。）

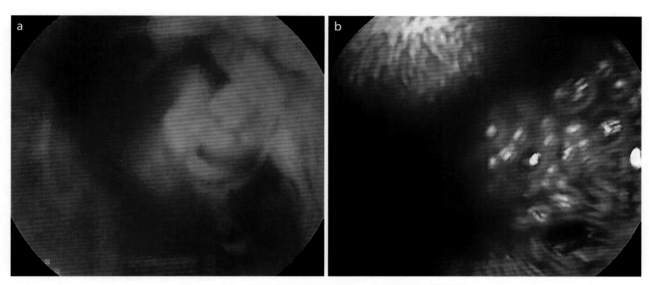

图 28.12　肝硬化门静脉高压症患者的胶囊内镜图像

a. 小肠活动性出血；b. 染血的小肠黏膜。

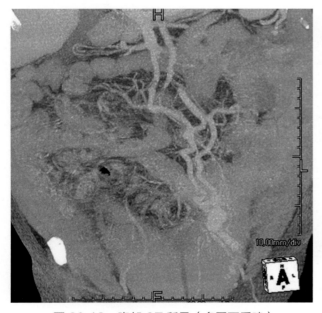

图 28.13　腹部 CT 所见（多平面重建）

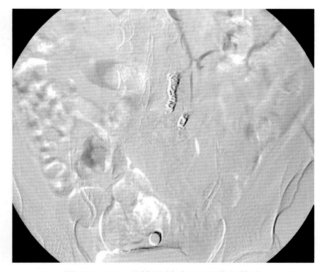

图 28.14　弹簧圈栓塞肠系膜上静脉

第 29 章　小肠良恶性肿瘤

Hwang Choi

导读

29.1　概述

虽然小肠占胃肠道总长度的 75%，占整个黏膜表面积的 90%，但小肠的良、恶性肿瘤很少见，占所有原发性胃肠道肿瘤 5% 以下。在不同的人群中，小肠各组织类型肿瘤的发生率和患病率各不相同。小肠肿瘤的发病率在北美和西欧较高，在亚洲较低。小肠肿瘤分为良性和恶性上皮肿瘤、间叶组织肿瘤、淋巴组织增生性疾病和转移性肿瘤（表 29.1）。恶性肿瘤的 4 种主要组织学类型是腺癌、神经内分泌肿瘤（类癌）、淋巴瘤和患病率较高的间质瘤（胃肠道间质瘤，GIST）。类癌的诊断在美国越来越多，但在亚洲国家却很少。十二指肠腺癌是小肠最常见的肿瘤（见第 16 章）。恶性淋巴瘤和胃肠道间质瘤被认为是空肠和回肠最常见的肿瘤，尽管其发病率因诊断方式和研究人群而异。小肠良恶性肿瘤的诊断常较晚，甚至是偶然发现的。因为大多数患者无症状或只有非特异性的症状。他们常见的临床症状是肠梗阻和出血。小肠肿瘤是仅次于血管病变的小肠出血的第二大常见原因，也是 50 岁以下患者出血的主要原因。小肠肿瘤未能早期诊断的另一个原因是直到最近小肠筛查才可行。胶囊内镜、器械辅助内镜（如球囊辅助肠镜、螺旋肠镜）和横断面影像（如 CT 或 MR enterography or enteroclysis）的发展开创了小肠肿瘤诊断和治疗的新时代。

　　胶囊内镜在无创性和全肠道探查方便性方面优于器械辅助式小肠镜。然而，在许多回顾性研究中，胶囊内镜对于肿瘤病变的漏检率比血管和溃疡病变的漏检率高。而小肠肿瘤患者发生胶囊潴留的发生率可达 9.7%~25%，高于其他类型患者。器械辅助式内镜能够获得组织样本，更准确地定位肿瘤，亦可用染色剂或金属夹来标记病变。但是，器械辅助式内镜有许多局限性，如侵入性、耗时长、完整检查难度大等。对于小肠肿瘤，胶囊内镜与双球囊内镜的诊断一致率 46%，低于血管性或炎症性病变，因为胶囊内镜的诊断仅基于肉眼，许多小肠肿瘤位于上皮下层。

表 29.1　小肠良、恶性肿瘤的分类

起源	细胞类型	良性	恶性
上皮组织	腺上皮细胞	腺瘤	腺癌
	神经内分泌细胞	分化良好的神经内分泌肿瘤（良性类癌）	高分化神经内分泌癌（恶性类癌） 低分化神经内分泌癌
间叶组织	血管	血管瘤 淋巴管瘤	血管肉瘤 卡波西肉瘤
	脂肪细胞	脂肪瘤 GIST	脂肪肉瘤 GIST
	Cajal 平滑肌细胞	平滑肌瘤 错构瘤	平滑肌肉瘤
	神经细胞	神经鞘瘤 神经纤维瘤	恶性神经鞘瘤
淋巴组织增生	B 淋巴细胞		弥漫大 B 细胞淋巴瘤 MALT 淋巴瘤 套细胞淋巴瘤 Burkitt 淋巴瘤
	T 淋巴细胞		肠病相关 T 细胞淋巴瘤
转移性			直接侵犯或远处转移

GIST. 胃肠道间质瘤

29.2 小肠良恶性上皮性肿瘤

29.2.1 腺瘤和腺癌

　　腺瘤和腺癌通常位于近端小肠。约70%的腺瘤和腺癌发生在十二指肠或空肠。腺瘤在组织学上分为管状、管状绒毛状或绒毛状。建议内镜下活检，也可选择内镜下黏膜切除术。小肠腺瘤的主要危险因素是家族性腺瘤性息肉病（FAP）。80%的FAP患者存在小肠腺瘤，息肉可呈多发或侧向生长（图29.1）。4%的FAP患者出现腺癌，主要发生于十二指肠或空肠。在FAP中，应加强筛查和监测小肠肿瘤。散发的小肠腺瘤是非常罕见的，因为肿瘤很少引起临床症状，而且通常不进行内镜检查。虽然小肠腺瘤的大体外观与结肠腺瘤相同，但通常呈扁平状，偶有侧向生长的情况（图29.2）。

　　小肠腺癌与结肠癌相似，呈环周生长或外向生长，常伴有溃疡（图29.3）。由于小肠壁良好的膨胀性和小肠内腔内容物的液体性状，梗阻性症状通常很晚才出现。小肠腺癌可能与克罗恩病或乳糜泻有关。小肠腺癌的主要部位是克罗恩病好发的回肠和乳糜泻好发的空肠。

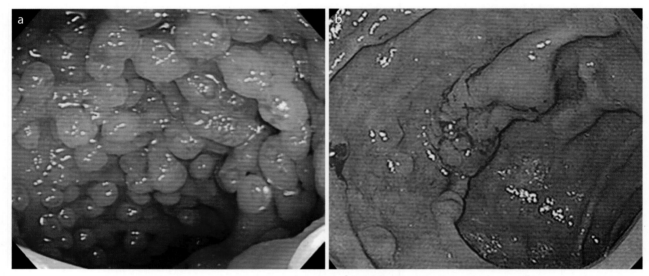

图 29.1　家族性腺瘤性息肉病患者的腺瘤性息肉
a. 回肠内大量无蒂息肉；b. 扁平隆起型腺瘤。

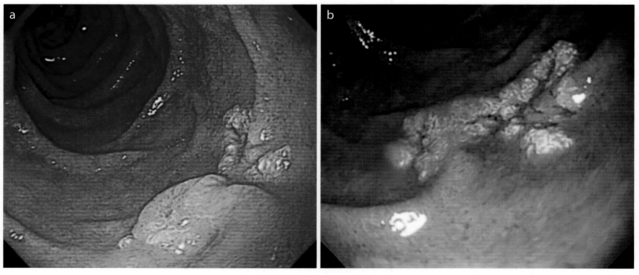

图 29.2　空肠近端散发腺瘤
肿瘤常呈扁平状，侧向生长，颜色苍白。a. 白光图像；b. NBI 图像。

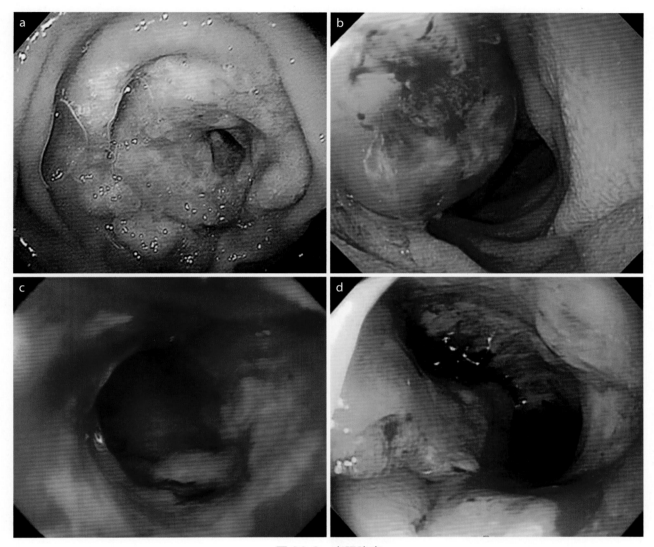

图 29.3　空肠腺癌

　　a. 浸润型肿块使肠腔变窄；b. 覆盖黏液和新鲜血液的球形隆起占位；c. 溃疡浸润型病变导致的肠腔狭窄；d. 溃疡型肿瘤导致的梗阻。

29.2.2 神经内分泌肿瘤（类癌）

小肠（特别是回肠）仅次于阑尾是神经内分泌肿瘤的第二好发部位。小肠类癌的体积增大缓慢，通常偶然发现，常表现为黏膜下占位性病变，很少伴有溃疡（图29.4）。小肠类癌通常局限于黏膜内，但局部可通过黏膜肌层向浆膜扩散。类癌浸润至浆膜可引起促纤维增生反应。虽然86%的小肠类癌分泌5-羟色胺，但典型的类癌综合征很少见的。3/4的原发性小肠类癌在诊断时直径<1.5cm，但约30%在诊断时已经有多灶性病变。<1cm的病灶很少出现转移。

29.3 小肠间叶组织肿瘤

29.3.1 间质瘤

小肠是胃肠道间质瘤最好发的部位之一，仅次于胃部。小肠间质瘤最常见于空肠，其次是回肠，然后是十二指肠。更多的以前诊断为"平滑肌瘤或平滑肌肉瘤"的病例，85%以上是间质瘤。胃肠道间质瘤起源于Cajal间质细胞，即肠肌间神经丛的起搏细胞。胃肠道间质瘤主要位于固有肌层，表现为黏膜下肿物，但有时发展为浆膜下占位（图29.5）。胃肠道间质瘤也是小肠最常见的出血性肿瘤，出血通常由中央坏死和溃疡引起（图29.6）。小肠间质瘤可长得很大但没有任何临床症状。

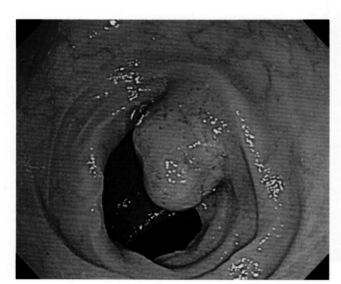

图 29.4 回肠末端神经内分泌肿瘤

该肿瘤表现为典型的黏膜下占位性隆起病变。表面有糜烂，直径1.5cm，病理结果可见肿瘤浸润至固有肌层。

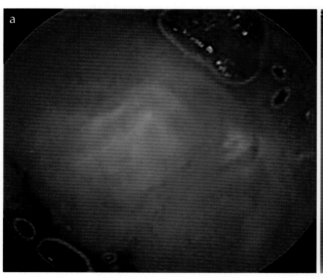
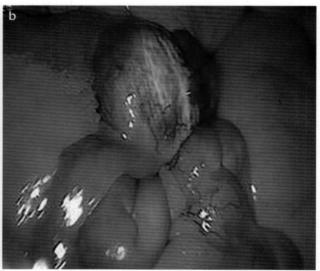

图 29.5 小肠间质瘤

a.胶囊内镜检查见黏膜下肿物轻微隆起，黏膜褪色，血管扭曲；b.腹腔镜下浆膜下肿块。

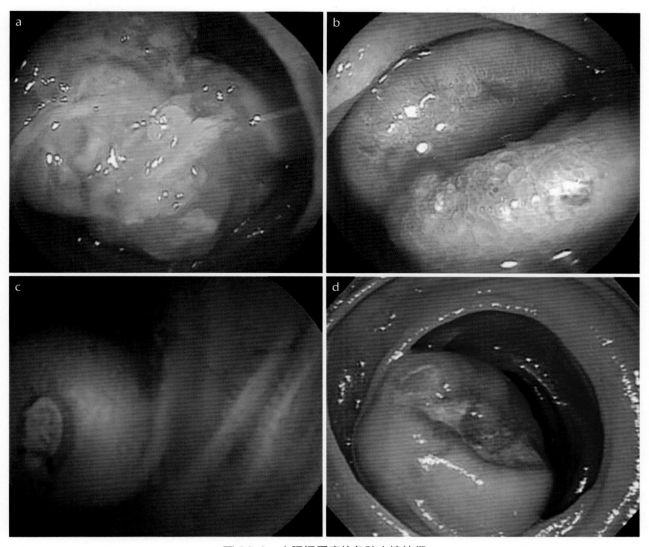

图 29.6　小肠间质瘤的各种内镜特征

　　a. 表面有溃疡和渗出的巨大肿物；b. 有中央深溃疡的黏膜下肿物；c、d. 胶囊内镜和单气囊内镜下胃肠道间质瘤合并溃疡的表现。

29.3.2　错构瘤

　　错构瘤性息肉见于小肠，常有蒂。小肠错构瘤性息肉最常见的综合征是 Peutz-Jeghers 综合征，这是一种由 *STK*11 抑制基因突变引起的常染色体显性遗传，以胃肠道多发良性错构瘤性息肉和口腔黏膜色素着色为特征。最近的一项荟萃分析发现，13% Peutz-Jeghers 综合征患者有发展为小肠癌的风险。错构瘤常呈分叶状，被非肿瘤上皮所覆盖。小肠错构瘤可引起肠梗阻、肠套叠、急性或慢性失血。内镜下切除小肠深部大息肉可采用器械辅助式

小肠镜或推进式肠镜（图 29.7）。幼年性息肉病综合征是另一种与小肠错构瘤性息肉病相关的综合征。

29.3.3　脂肪瘤

　　脂肪瘤起源于黏膜下脂肪组织，质软，色黄（图 29.8）。坐垫或枕状征是指当用活检钳推压肿瘤时，中心易凹陷。脂肪瘤是成年人肠套叠最常见的原因。内镜下去顶术是一种非外科手术切除的选择（图 29.9）。体积较大时可引起肠套叠或胃肠道大出血（图 29.10）。

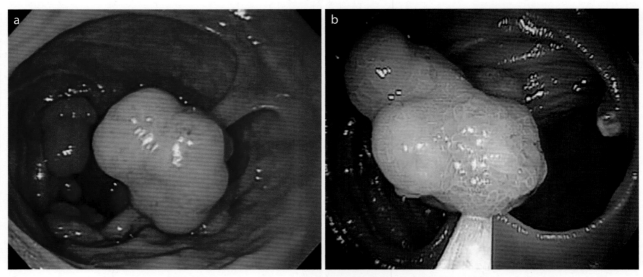

图 29.7　Peutz-Jeghers 综合征患者多发错构瘤性息肉

a. 大小不一，无蒂，有蒂的息肉，头部分叶；b. 利用器械辅助式的内镜进行息肉切除术。

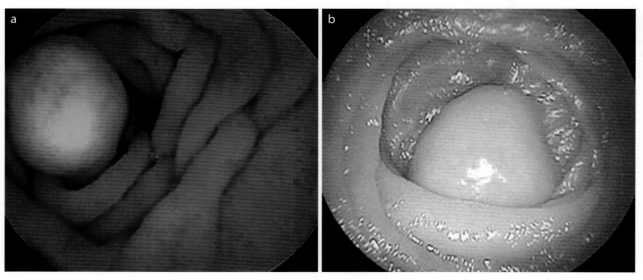

图 29.8　小肠脂肪瘤

肿瘤表面覆盖着正常的黏膜，可见黄色脂肪组织。a、b. 胶囊内镜和小肠镜下黏膜下淡黄色球形肿瘤。

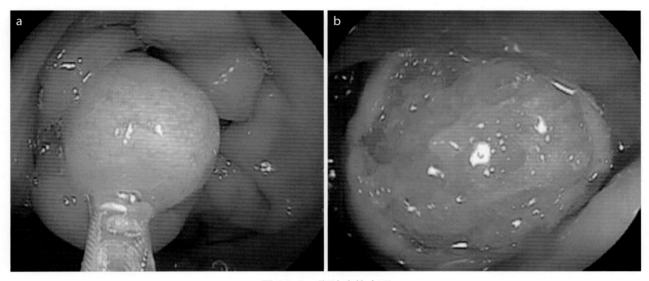

图 29.9　脂肪瘤的去顶

a、b. 圈套切除肿瘤顶部或中部常会导致内部脂肪组织暴露，并导致肿瘤消失。

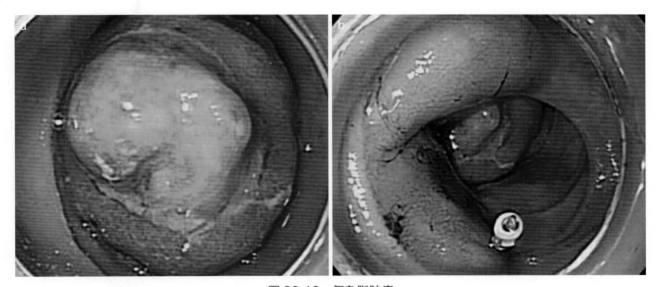

图 29.10　复杂脂肪瘤

a. 脂肪瘤溃疡引起出血；b. 内镜下标记病变后，手术切除。

29.3.4　血管瘤

血管瘤将在第 30 章讨论。

淋巴管瘤是淋巴系统的良性肿瘤，它很少发生在小肠。小肠淋巴管瘤通常是无症状的，但也有报道称它是引起胃肠道出血的原因。淋巴管瘤通常表现为黏膜下灰黄色囊性肿物（图 29.11）。

29.3.5　炎性纤维性息肉

炎性纤维性息肉是胃肠道的一种非肿瘤性增生性病变。其发病机制尚不清楚，但可能与异常的炎症反应有关。病变最常见于胃窦和回肠末端，大多位于黏膜下层（图 29.12）。组织学上由纤维组织组成，包括血管、梭形细胞和炎症细胞，尤其是嗜酸性粒细胞。患者通常无症状，直到出现并发症如小肠梗阻或出血等。

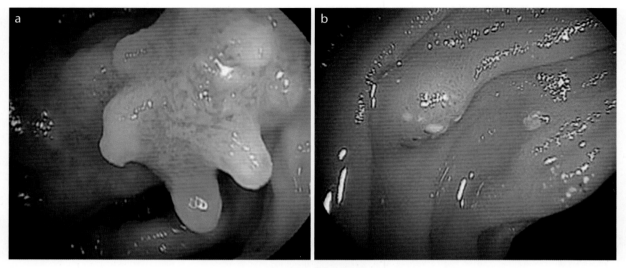

图 29.11　淋巴管瘤

　　a、b. Gorham 病患者小肠淋巴管瘤，其特征是血管或淋巴结构的良性增生，可出现骨质严重破坏，常累及周围软组织。Gorham 病很少出现胃肠道受累。

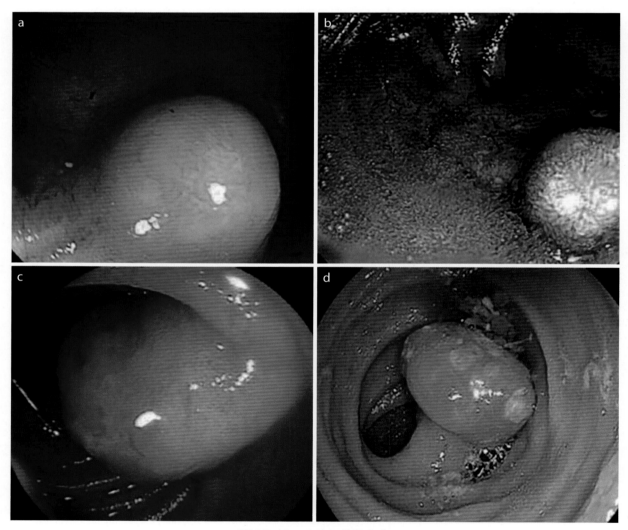

图 29.12　炎性纤维性息肉

　　a. 圆形、坚硬的黏膜下肿物；b. 靛胭脂染色黏膜正常；c. 另一个表面出血的炎性纤维性息肉；d. 带蒂的炎性纤维性息肉。

29.4 小肠淋巴组织增生性疾病

29.4.1 淋巴瘤

结外淋巴瘤最常见于胃肠道，小肠在胃肠淋巴瘤中仅次于胃。小肠淋巴瘤多发生在空肠或回肠远端。大多数胃肠道淋巴瘤起源于 B 淋巴细胞，包括黏膜相关淋巴组织（MALT）型（边缘区 B 细胞淋巴瘤，图 29.13）、弥漫性大 B 细胞淋巴瘤、套细胞淋巴瘤、滤泡性淋巴瘤、Burkitt 淋巴瘤和免疫增生性淋巴瘤。小肠 T 细胞淋巴瘤很少见，通常与乳糜泻有关。胶囊内镜对小肠淋巴瘤的检测是有用

的。器械辅助式小肠镜可避免手术获取组织。

据研究报道小肠淋巴瘤的大体类型：肿瘤型最常见，其次是浸润型、息肉型和溃疡型。小肠淋巴瘤有许多不同表现，包括外生性肿块形成、溃疡、浸润、结节状或炎症性渗出（图 29.14）。无溃疡的肿瘤隆起边缘可覆盖正常黏膜。小肠淋巴瘤并发症包括狭窄、出血、穿孔和瘘（图 29.15）。小肠 T 细胞淋巴瘤是一种罕见的侵袭性恶性肿瘤，起源于上皮内 T 细胞。它通常出现在乳糜泻患者的近端空肠。乳糜泻和 T 细胞淋巴瘤在亚洲非常罕见。小肠 T 细胞淋巴瘤典型的内镜表现为多发性浅溃疡和黏膜弥漫性增厚，呈马赛克状粗细颗粒状隆起（图 29.16）。

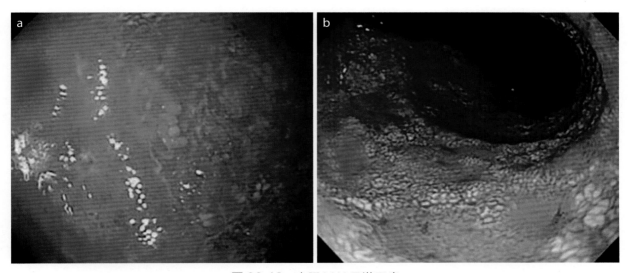

图 29.13 空肠 MALT 淋巴瘤

a、b. 绒毛变平、白斑、水肿、易碎和浅溃疡。

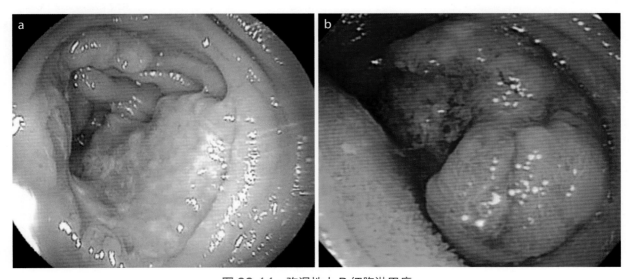

图 29.14 弥漫性大 B 细胞淋巴瘤

a. 空肠远端可见伴有溃疡、白色渗出和厚外翻边缘的结节性肿块；b. 回肠结节样肿块，中央溃疡。

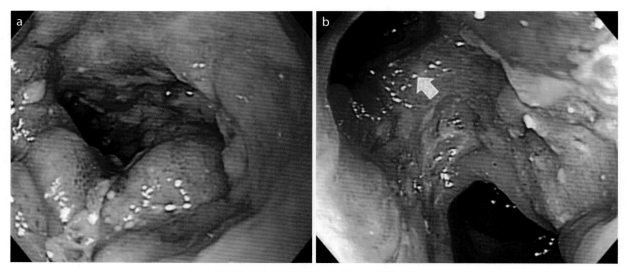

图 29.15　复杂的原发性小肠淋巴瘤

a. 因淋巴瘤浸润引起的肠腔狭窄；b. 淋巴瘤小肠 - 结肠瘘：从降结肠的视图。

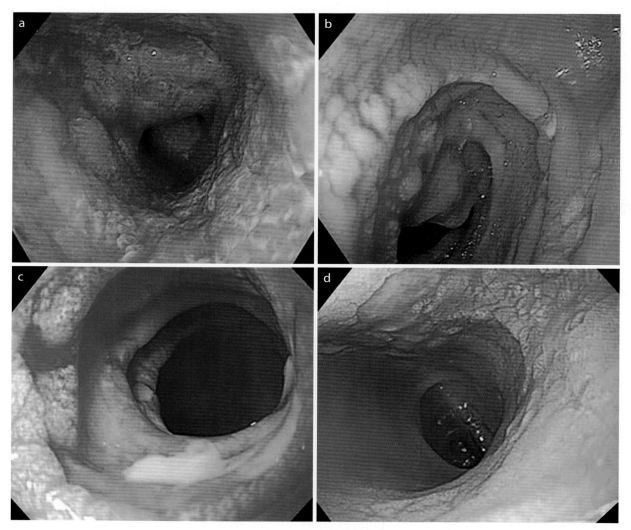

图 29.16　小肠 T 细胞淋巴瘤

a. 回肠弥漫性细颗粒黏膜、水肿，伴环周浅层溃疡；b. 空肠半圆形黏膜增厚、结节状、多处浅溃疡；c. 空肠弥漫性肿胀黏膜周围有浅层溃疡；d. 空肠细小颗粒隆起（天鹅绒状或沙粒样黏膜）。

29.5　转移性肿瘤

小肠转移瘤有两种发生方式：直接侵犯邻近器官或远处转移。直接侵袭见于胃、胰腺、肝、肾、肾上腺、宫颈和卵巢。远处转移可见于黑色素瘤、乳腺癌、肺癌、肾癌和睾丸癌（图 29.17）。转移性小肠肿瘤与原发性小肠癌的鉴别诊断可能并不容易。转移性肿瘤内镜表现包括黏膜下结节、腔内肿块、浸润性肿块、伴 / 不伴溃疡或纤维性狭窄。黑色素瘤是引发小肠远处转移的最常见的癌症。转移性黑色素瘤通常出现色素沉着，但这不是一个必要的特征（图 29.18）。

趣味测验

一名 23 岁的女性主诉恶心和消化不良数年。10 年前因肠套叠接受过小肠手术。依次进行了食管胃十二指肠镜、结肠镜和小肠镜检查（图 29.19）。

问题 1：最可能的诊断是什么？

问题 2：哪个基因突变与她有关？

问题 3：她一生中罹患小肠腺癌的累积风险是多少？

① 0% ②＜ 25% ③ 25%~75% ④＞ 75% ⑤ 100%

答案 1：Peutz-Jeghers 综合征。

答案 2：*STK*11 抑制基因。

答案 3：②。

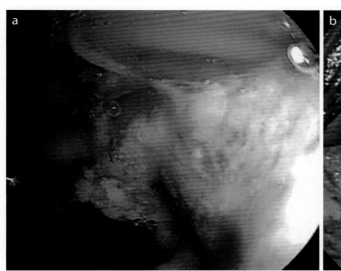
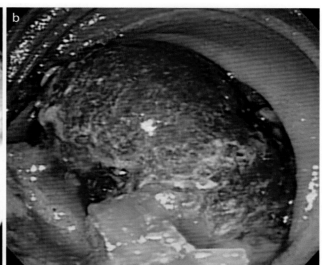

图 29.17　肺癌小肠转移灶

a. 因梗阻而行经口双气囊小肠镜检查，发现回肠中段有溃疡浸润型病变，活检证实为转移性鳞状上皮细胞癌。原发性小肠癌的内镜鉴别诊断有困难；b. 肺癌转移引起空肠上皮下水肿和空肠出血。

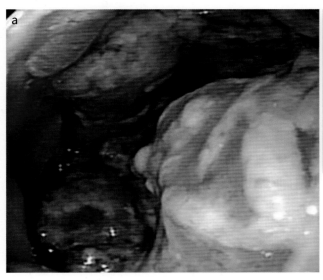
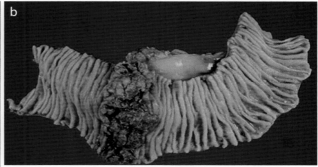

图 29.18　空肠转移性黑色素瘤

患者 5 年前被诊断为右足恶性黑色素瘤，肿瘤表面可见散在的色素沉着。a. 单气囊小肠镜检查；b. 手术标本。

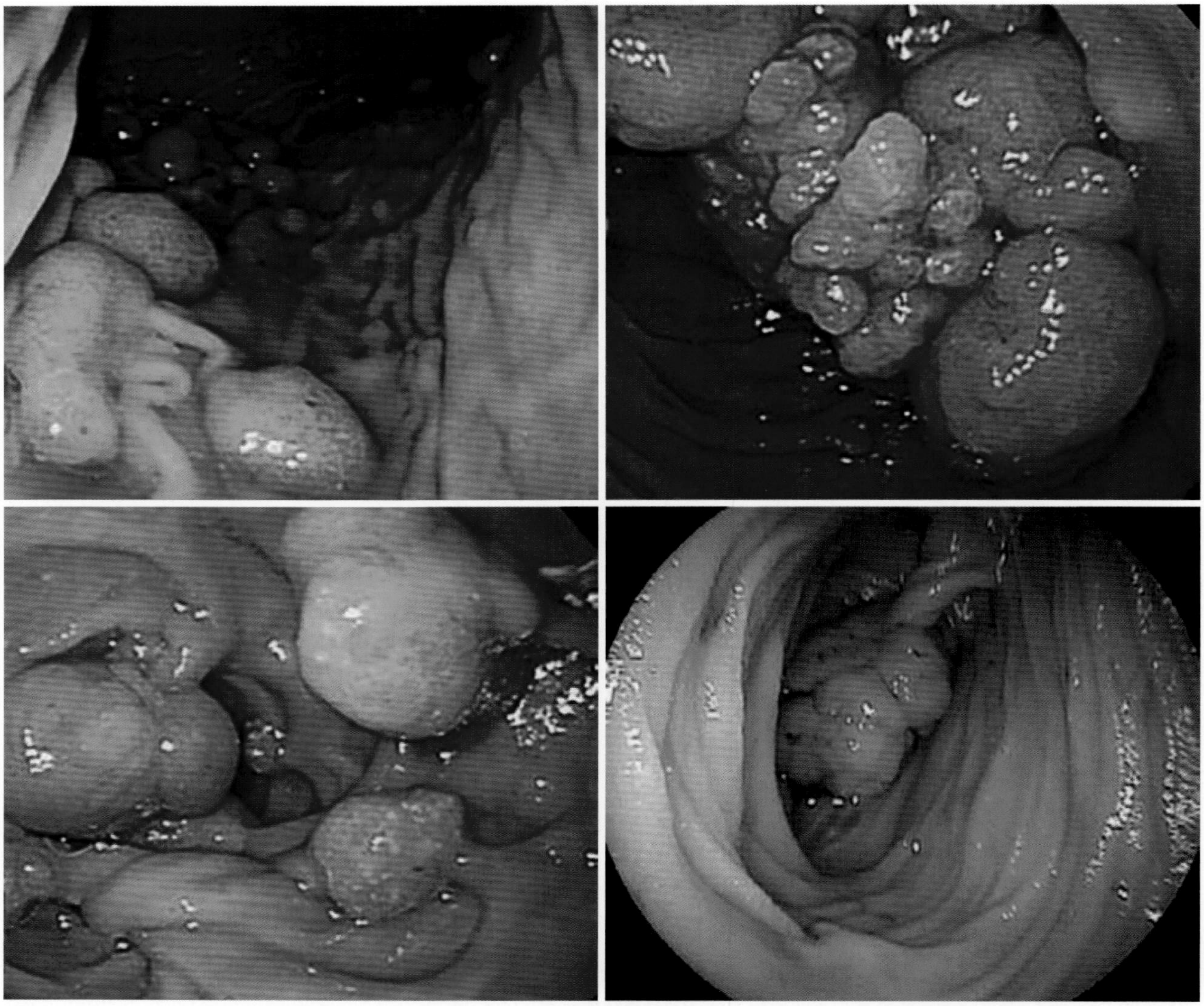

图 29.19　胃、结肠、空肠和回肠内大小不一、形状各异的息肉

第 30 章　小肠血管及其他病变：淋巴管扩张、憩室、淀粉样变、乳糜泻等

Bo-In Lee

导读

30.1　小肠血管异常

30.1.1　分类

肠血管异常的病理分类见表 30.1。Yano 和 Yamamoto 将小肠血管病变的内镜特征分为六组（图 30.1）。1a 型（图 30.2a）和 1b 型（图 30.2b、c）是典型的血管扩张症，包括扩张的静脉或毛细血管。2a 型和 2b 型代表 Dieulafoy 病变。3 型病变被认为是动静脉畸形（AVMs）（图 30.3），4 型病变是具有异常形态无法分类的。

表 30.1　肠道血管异常

Ⅰ. 血管扩张
Ⅱ. 静脉扩张
Ⅲ. 毛细血管扩张
Ⅳ. 血管瘤
Ⅴ. 动静脉血管畸形
Ⅵ. Dieulafoy 病变（恒径动脉）

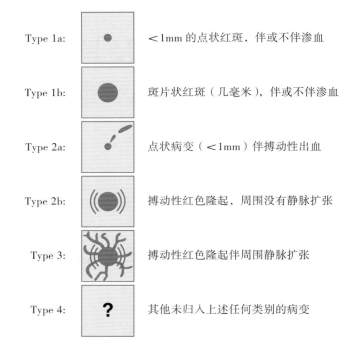

Type 1a:	<1mm 的点状红斑，伴或不伴渗血
Type 1b:	斑片状红斑（几毫米），伴或不伴渗血
Type 2a:	点状病变（<1mm）伴搏动性出血
Type 2b:	搏动性红色隆起，周围没有静脉扩张
Type 3:	搏动性红色隆起伴周围静脉扩张
Type 4:	其他未归入上述任何类别的病变

图 30.1　内镜下小肠血管异常的分类

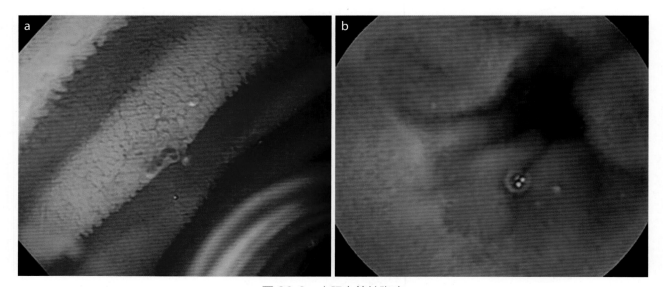

图 30.2　小肠血管扩张症

a. 单气囊小肠镜检查中的单个点状红斑；b. 胶囊内镜检查：红色斑点，由分支的小血管组成；c. 回肠血管扩张；d、e. 血管扩张伴渗血；f. 氩离子凝固术治疗后。

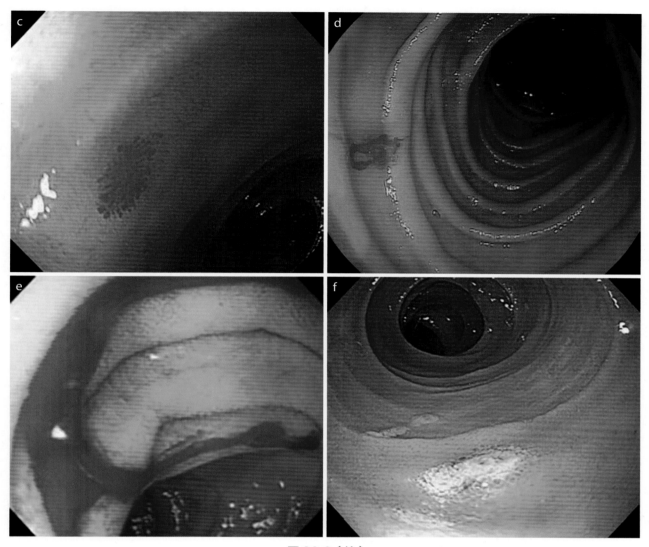

图 30.2（续）

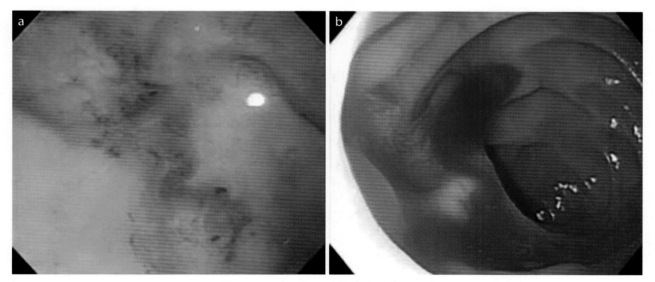

图 30.3　十二指肠动静脉畸形（AVM）

a. 黏膜隆起伴血管扩张；b. 动静脉畸形伴搏动性出血。

30.1.2 血管扩张

血管扩张症是指存在扩张的血管，包括毛细血管，但不包含发育不良组织。可能有多个病变，这是小肠出血最常见的原因。组织学上，病变仅在肠壁黏膜层和黏膜下层可见，表现为血管扩张、扭曲且管壁菲薄，几乎没有平滑肌。旧术语"血管发育不良"已被血管扩张所取代，因为病理检查未见异常发育。

散发性血管扩张通常被认为是衰老过程中的退化性疾病。小肠肿瘤是50岁以下患者小肠出血的最常见原因，而血管扩张是老年患者小肠出血的最常见原因（表30.2）。小肠血管扩张可能与肝硬化、慢性肾脏疾病或心脏瓣膜疾病有关。典型的血管扩张表现为几个毫米大小的红色区域，内有小的放射状血管（图30.2）；病灶偶尔被苍白的光晕包围。空肠比回肠更常见，60%的患者有不止一个部位的血管扩张。

表 30.2　小肠出血的病因

病变	发病率（%）
血管扩张	20~55
肿瘤	10~20
克罗恩病	2~10
腹腔疾病 a	0~5
梅克尔憩室	2~5
非甾体抗炎药肠病	5
Dieulafoy 病变	1~2
静脉曲张	1~2
门静脉高压性肠病	1~2
放射性肠炎	<1

a. 乳糜泻的发病率因国家而异

胶囊内镜或器械辅助式小肠镜在诊断小肠血管扩张症中起着重要作用。然而，当内镜检查结果为阴性但高度可疑时，可行肠系膜动脉血管造影。

30.1.3 静脉扩张症

静脉扩张症病变主要由扩张的黏膜下静脉和过薄的黏膜构成。它们通常在内镜下表现为蓝色结节，很少出血。

30.1.4 毛细血管扩张症

毛细血管扩张症是与血管扩张有相似或相同的血管病变，但毛细血管扩张病通常是全身性疾病或综合征的肠道表现。病理学上，这些遗传性病变表现为遍及肠壁的扩张血管，而血管扩张仅局限于黏膜或黏膜下。遗传性出血性毛细血管扩张症（HHT，Rendu-Osler-Weber综合征）是小肠毛细血管扩张症最常见的病因。它的特征是胃肠道和口鼻腔黏膜的多发性血管扩张。HHT患者易受外伤出血，最常见的是鼻出血。

30.1.5 动静脉畸形

动静脉畸形过去指血管扩张或血管发育不良，如今动静脉畸形是大动脉和静脉的先天性病变，而非毛细血管（动静脉瘘）。通常病变内膜与肌层增厚。AVM可以表现为息肉样，也可以表现为包含大血管的黏膜隆起。AVM典型的内镜特征是突出的搏动性病变，伴周围血管扩张（图30.3）。病变较大时应考虑手术治疗。

30.1.6 静脉曲张

虽然小肠静脉曲张很少见，但可引起严重的肠道出血。小肠静脉曲张内镜表现为隆起的静脉病变，类似于食管和胃静脉曲张特征（图30.4）。内镜下氰基丙烯酸酯胶注射、栓塞、经颈静脉肝内门静脉分流术或经静脉逆行球囊闭塞术均可控制出血。

30.1.7 血管瘤

血管瘤是一种增生血管的肿瘤，很少是恶性的。胃肠道血管瘤并不常见，仅占所有肠肿瘤的0.05%，占所有小肠良性肿瘤的7%~10%。血管瘤可表现为急性或慢性胃肠出血、贫血或梗阻，很少伴有血小板减少。组织学上，血管瘤可分为毛细血管型、海绵状或混合型血管瘤。内镜显示为小的红色息肉样病变（图30.5）。

化脓性肉芽肿（又称爆发性血管瘤或小叶状毛细血管瘤）是发生在黏膜和皮肤上的一种血管病变。其病因与刺激、创伤和激素因素有关。化脓性肉芽肿很少发生在肠黏膜包括小肠。内镜显示红色息肉样病变伴不透明或白色薄膜覆盖（图 30.6）。通常＜3cm。组织病理学特征为毛细血管增生和小叶排列伴有基质炎症水肿和内皮细胞肿胀。

血管瘤通常被认为是先天性的，可能是皮肤血管瘤综合征的表现之一，如蓝色橡胶泡痣综合征（BRBNS）。BRBNS 是一种罕见的系统性疾病，以皮肤海绵状血管瘤和胃肠道类似病变为特征。皮肤损害往往在出生或儿童早期出现，但晚发病例也有

报道。随着年龄的增长，病灶增大，最大可达数厘米。皮损的特征是结节状、橡胶状、蓝色的血管性病变，大小为几毫米至几厘米，受压后呈白色。血管病变可发生在胃肠道的任何部位，但主要发生在小肠和左半结肠（图 30.7）。与皮肤病变不同，胃肠道血管瘤常伴有明显的出血。病变的数量从几个到几百个不等，外观也不同（多分叶的，结节状的，无蒂 / 有蒂，溃疡状）。

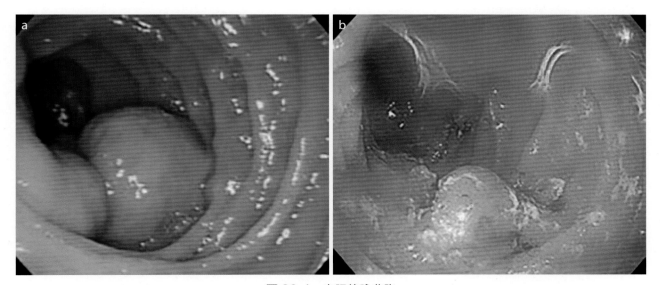

图 30.4　空肠静脉曲张

a. 静脉曲张充血引起环周黏膜升高；b. 氰基丙烯酸酯注入后。

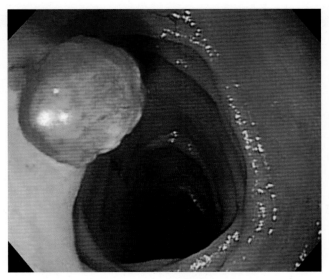

图 30.5　回肠毛细血管瘤

回肠近端可见 1cm 红色息肉样病变，肿瘤表面可见浅溃疡并伴渗血。

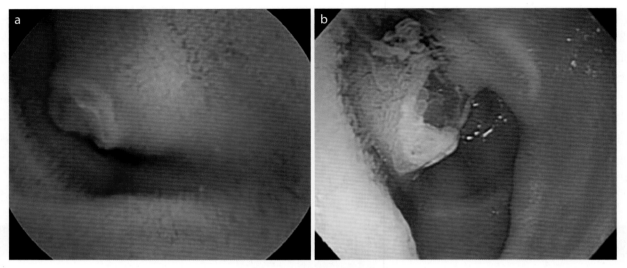

图 30.6 回肠化脓性肉芽肿

a、b.胶囊内镜和气囊辅助小肠镜示息肉样病变，红色，伴有白色渗出物。

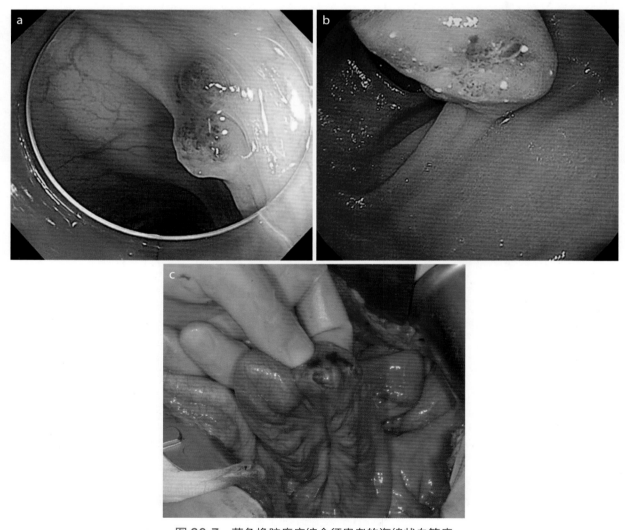

图 30.7 蓝色橡胶疱痣综合征患者的海绵状血管瘤

a.乙状结肠血管瘤；b.近端空肠血管瘤；c.术中所见：浆膜侧可见分叶状深蓝色病变。

30.2　肠淋巴管扩张症

　　肠淋巴管扩张症定义是扩张的肠道淋巴管可导致淋巴液进入管腔，引起低蛋白血症、低丙种球蛋白血症、低白蛋白血症和淋巴细胞减少。临床表现可能包括下肢水肿和腹泻伴脂肪泻，很少出现吸收不良。淋巴管扩张的病因包括原发性或继发性的

恶性肿瘤引起淋巴系统阻塞（如淋巴瘤）、炎症性疾病（如克罗恩病）、感染性疾病（如 whipple 病、腹膜后纤维化）或循环性疾病（如缩窄性心包炎）。内镜下可见顶部泛白的扩张的肠绒毛（图 30.8）。小肠内镜检查时偶尔会发现黏膜下黄色和白色斑块（图 30.9）。这些很可能是散发的淋巴管扩张，通常不需要进一步的检查。

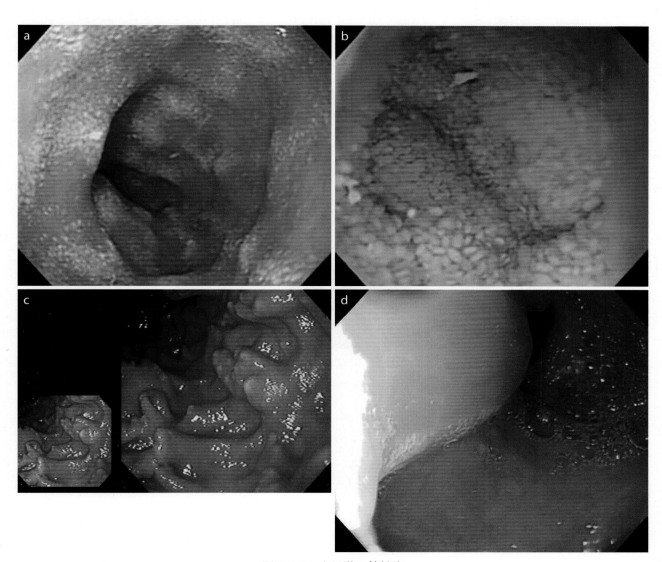

图 30.8　小肠淋巴管扩张
　　a. 典型特征：绒毛突出，绒毛顶部变白；b. 胶囊内镜：增厚的绒毛，白色顶部呈马赛克状；c. 长期缩窄性心包炎患者出现严重的淋巴扩张：在空肠近端可见多发结节状或息肉状凸起，顶部呈白色；d. 十二指肠可见淡黄色黏液。

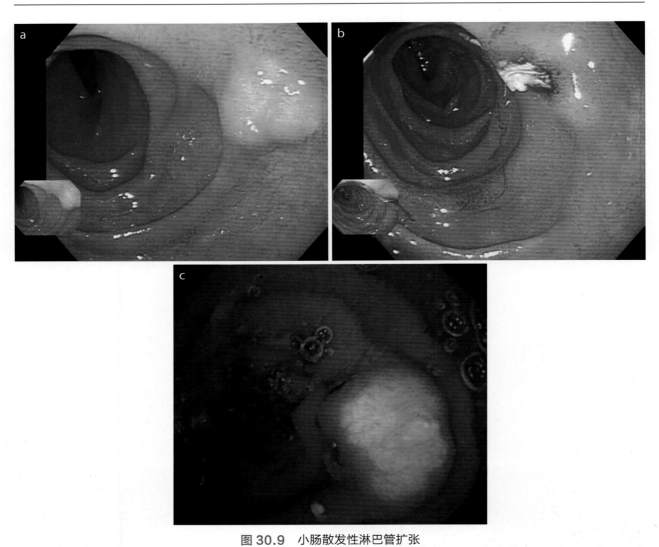

图 30.9 小肠散发性淋巴管扩张

a. 淡黄色的黏膜下斑块；b. 活检后引流白色乳糜液；c. 在胶囊内镜检查中偶然发现的另一例散发性淋巴管扩张。

30.3　小肠憩室病

小肠憩室病是罕见的，通常累及十二指肠，其次是空肠和回肠。大多数患者无症状。小肠憩室病的发生率为 0.02%~2.3%。并发症包括出血（图 30.10）、穿孔、憩室炎、细菌过度生长或肠梗阻。梅克尔憩室是卵黄管的残余，通常位于回肠肠系膜对侧，距回盲瓣 100cm 以内。约 2% 的人有梅克尔憩室。憩室或邻近回肠黏膜的溃疡是由于憩室内异位胃黏膜分泌的酸所致（图 30.11）。出血通常是由于邻近回肠黏膜的溃疡引起的。

30.4　重复囊肿

重复囊肿是一种先天性异常，可发生在口腔到肛门。小肠重复囊肿占消化道重复囊肿的 60%。梅克尔憩室位于回肠的肠系膜对侧，而重复囊肿常位于肠系膜侧。重复囊肿可以是球形的或管状的，球形的多见于小肠。小肠重复囊肿可能与异位胃黏膜有关（图 30.12）。

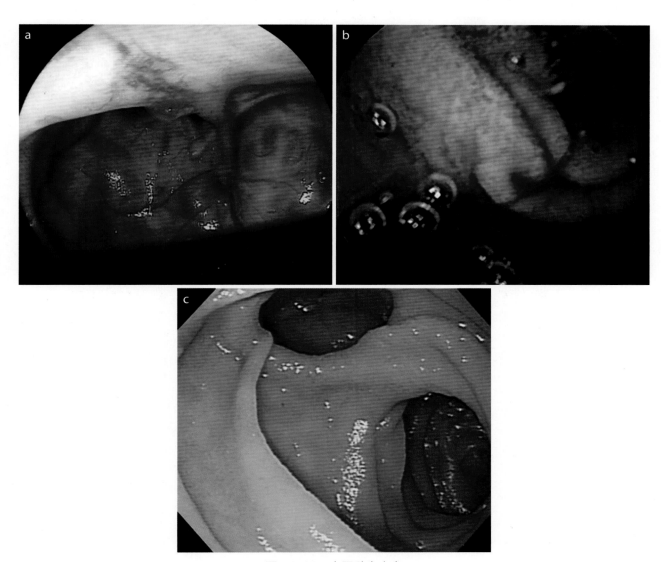

图 30.10　空肠憩室出血

a. 褶皱顶部偶尔可见血管；b. 另一例空肠憩室出血（胶囊内镜检查）；c. 在单气囊小肠镜检查时发现相同的憩室。

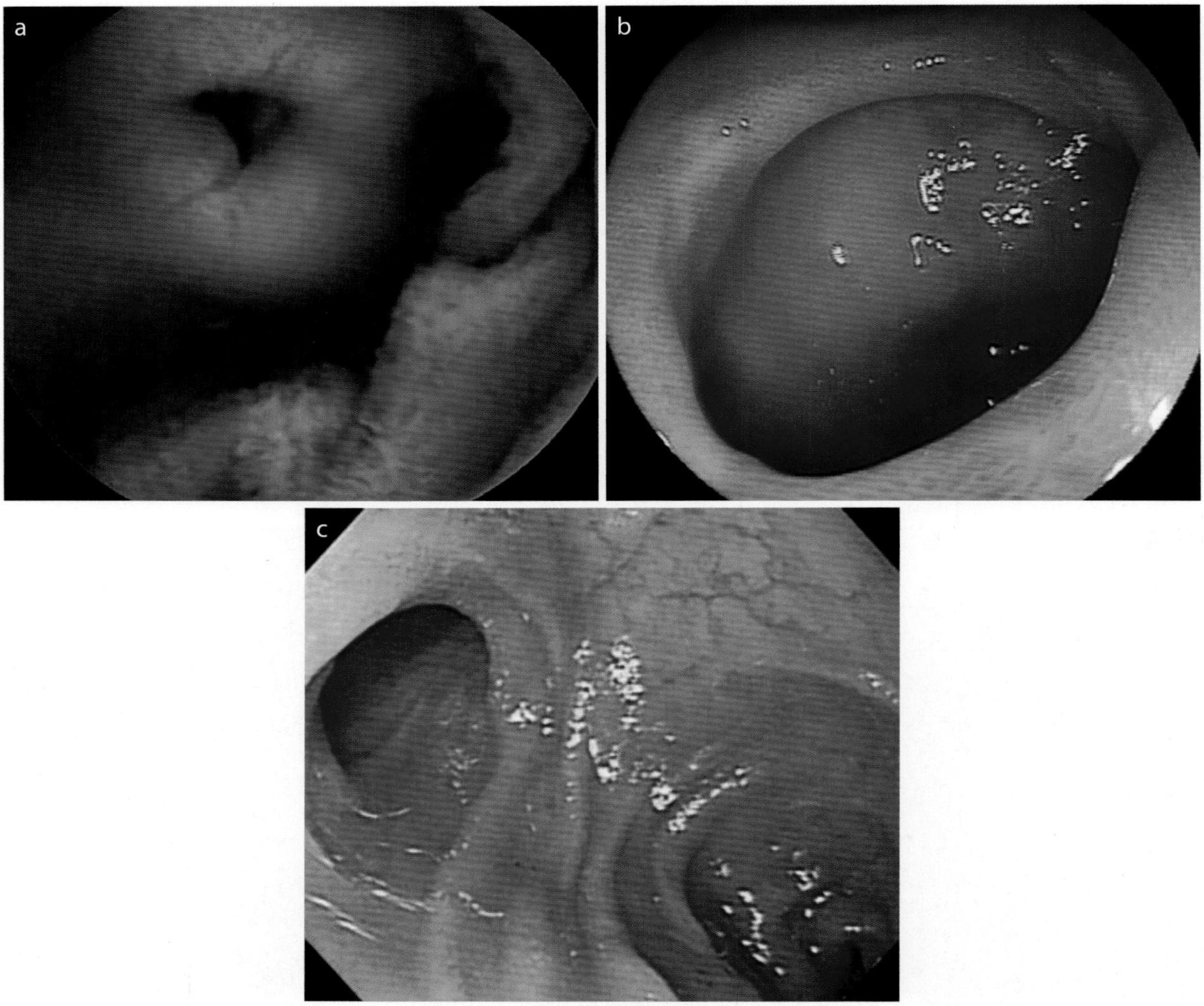

图 30.11 梅克尔憩室

a.胶囊内镜下的梅克尔憩室；b.经肛门双气囊小肠镜见邻近的回肠黏膜溃疡；c.另一个回肠远端梅克尔憩室，左侧开口为真腔，右侧开口为梅克尔憩室。

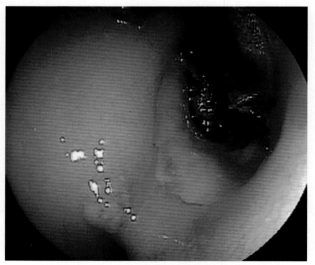

图 30.12 回肠近端重复囊肿

囊肿内有食物嵌顿和广泛的溃疡，真腔位于假腔的下侧。

30.5　淀粉样变

小肠淀粉样蛋白沉积比胃或结肠更常见。胃肠道淀粉样变性与多种临床表现有关，包括糜烂、溃疡、出血、腹泻、吸收不良、蠕动障碍引起的细菌过度生长和蛋白质丢失性肠病。内镜可见颗粒状、息肉样隆起、糜烂、溃疡。颗粒状黏膜和息肉样黏膜改变是最常见的表现。高清晰度内镜可以观察到黏膜表面的白色蜡样沉积物（图 30.13）。

30.6　乳糜泻

乳糜泻内镜下小肠活检显示绒毛萎缩，这是乳糜泻的诊断标志。不同地区的乳糜泻发病率差异很大。典型的十二指肠镜下的表现包括黏膜萎缩、扇贝状、结节状、黏膜皱襞丧失或马赛克图案。小肠胶囊内镜也显示黏膜皱褶消失，皱褶折叠和马赛克图案（图 30.14）。

30.7　胶囊内镜滞留

克罗恩病、既往腹部手术、肠缺血、扭转或腹部放疗史的患者，胶囊滞留的风险增加。治疗手段包括保守治疗或内镜治疗，这取决于患者的症状与是否可行内镜检查。气囊辅助小肠镜可成功取出超过 70% 的滞留胶囊（图 30.15）。无症状的患者不应行手术治疗。

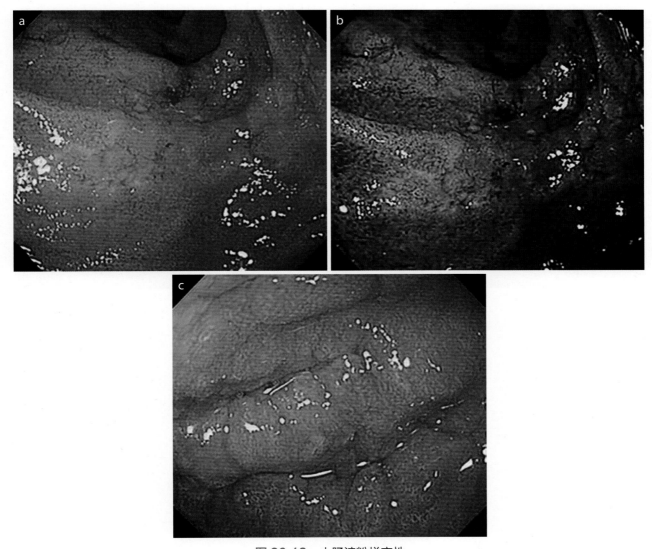

图 30.13　小肠淀粉样变性
a. 黏膜表面有颗粒状和蜡样沉积；b. NBI；c. 黏膜皱襞增厚、变钝和白色沉积物。

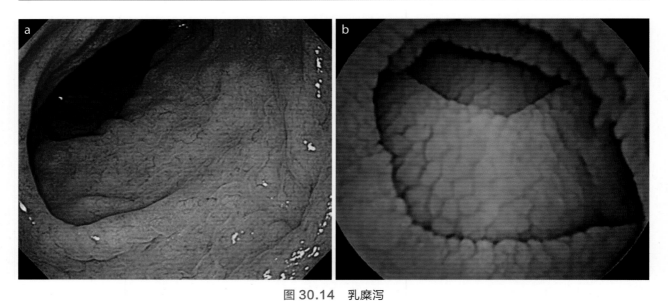

图 30.14　乳糜泻

a. 十二指肠镜检查显示绒毛平滑和消失；b. 胶囊内镜检查：小肠黏膜近端出现绒毛萎缩、扇贝状、赘生物和小结节。

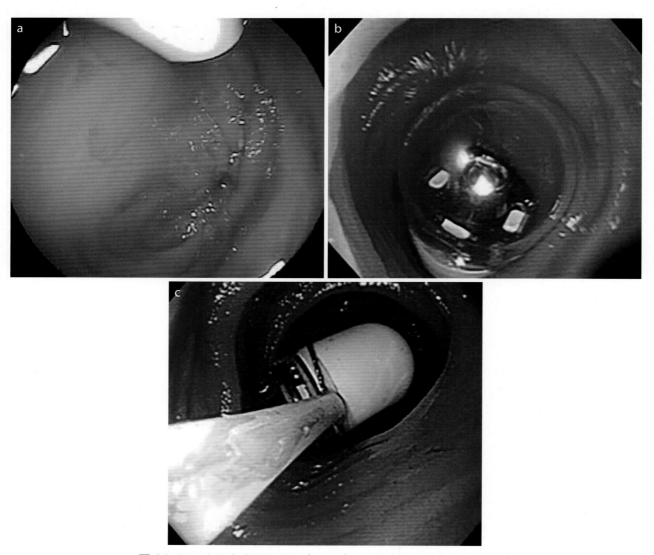

图 30.15　小肠中残留的胶囊（a，b）；用圈套取出残留的胶囊（c）

趣味测验

一位 78 岁的老太太因明显不明原因的消化道出血而接受胶囊内镜检查。约在胶囊摄入 40min 后，实时显示器显示如下图像（图 30.16a、b）。

问：胶囊内镜的解剖位置在哪里？

答：气管。

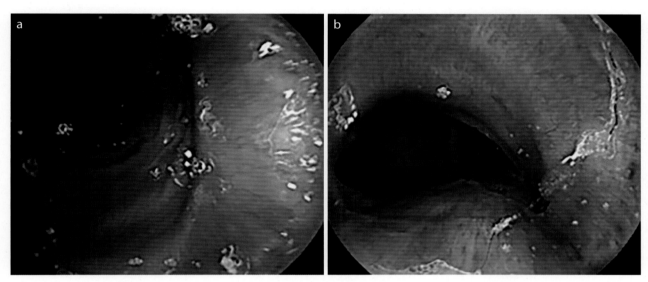

图 30.16　测验（a、b）

第 31 章　图像增强内镜

Jun-Hyung Cho

导读

31.1　窄带成像

31.1.1　原理

　　窄带成像（Narrow band Imaging，NBI）是创新的内镜光学技术，它使用窄带照明光源，波长和带宽为（415±30）nm 和（540±30）nm。此内镜系统采用红色（R）、绿色（G）和蓝色（B）顺序成像系统，通过旋转的 RGB 滤光轮 R、G、B 光对胃肠道黏膜进行顺序照射。当内镜医师按下内镜手柄部分的按钮时，窄带滤光片插入光源和 RGB 滤光片之间。长波长的红色光扩散广而深，而短波长的蓝色光扩散范围小而浅。由于这种波长较短的光在上皮表面反射强烈，适合观察黏膜表面形态。因此，该系统应用在生成清晰微血管结构和微表面结构图像方面具有优势。

31.1.2　临床应用

NBI 联合放大内镜广泛应用于食管病变的诊断（图 31.1）。在诊断 Barrett 食管（Barrett esophagus，BE）时，具有较高的准确性和可重复性。同时，NBI 适用于食管肿瘤的高危人群的筛查。NBI 与内镜下卢戈液染色在对食管高级别异型增生和食管鳞癌的检出率相同，但在食管肿瘤与其他黏膜病变的鉴别诊断上，NBI 优于卢戈液染色。NBI 也被应用于胃内病变的进一步诊断（图 31.2，图 31.3）。在无炎症的胃体黏膜内，NBI 放大内镜可观察到规律排列的集合小静脉及上皮下毛细血管网。它们的存在同样可提示无幽门螺杆菌感染的正常胃黏膜。诊断早期胃癌的 NBI 放大内镜（Magnifying NBI，M-NBI）特点是：①病变与背景黏膜之间有分界线；②病变内存在不规则的微血管或表面微结构。白光内镜（white light endoscopy，WLE）联合 M-NBI 诊断胃内较小的、凹陷型癌具有较高的准确性。此外，M-NBI 在内镜下剥离前，可以可靠的评估早期胃癌（early gastric cancer，ECG）的水平病变范围。

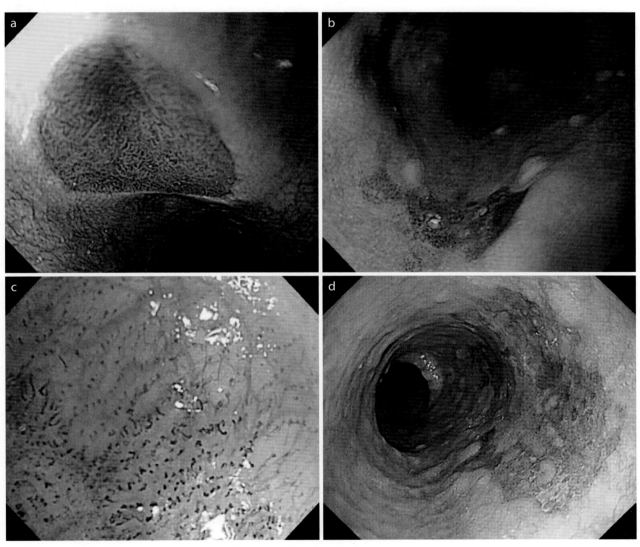

图 31.1　食管病变的 NBI 下表现

a. 胃黏膜异位。食管上段见椭圆形棕色病变，病变与食管鳞状黏膜之间边界清晰、光滑；b. 高级别异型增生。胃镜检查发现食管小病变（10mm×5mm）。NBI 可提高早期食管癌的检出率；c. 放大内镜发现。病变内见Ⅳ型乳头内毛细血管袢（intra-papillary capillary loop，IPCL）；d. 鳞状细胞癌．食管中段大病变（31mm×25mm），在未行卢戈液染色时可见边界清晰、不规则的褐色区域。

　　在筛查结肠镜中，NBI并不能提高结肠息肉、腺瘤或扁平腺瘤的检出率。在结肠息肉或结肠腺瘤的检出上，NBI可能优于标准白光结肠镜，可达到高清白光结肠镜的水平。在结肠镜检查发现小结肠息肉（＜10mm）时，仅有经光学表征确定为腺瘤的病灶允许进行切除，但目前不推荐NBI光学诊断应用于常规临床实践。

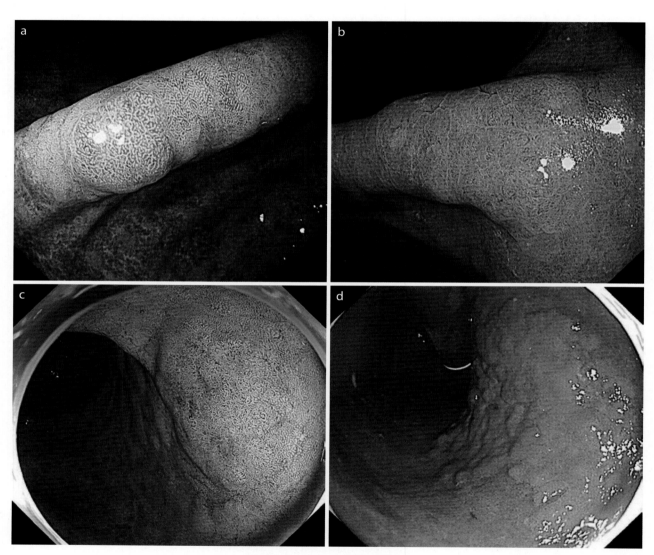

图 31.2　NBI下胃异型增生

　　NBI可清晰的鉴别肠上皮化生的背景黏膜和异型增生病变。a. 胃角小管状腺瘤；b. 胃角高级别异型增生（24mm×13mm）；c. 胃窦后壁高分化腺癌（15mm×9mm）；d. 胃体中段小弯管状绒毛状腺瘤（46mm×36mm）。

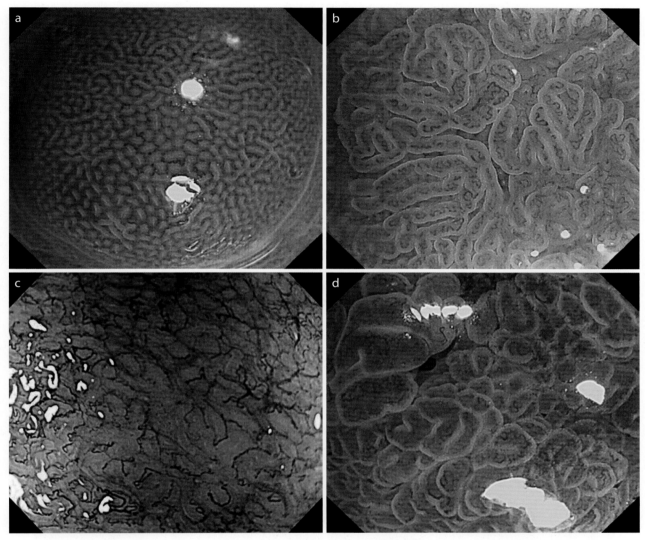

图 31.3 胃内病变的放大 NBI 内镜图像

a. 非肿瘤性息肉；b. 胃黏膜肠上皮化生表现为亮蓝脊；c. 萎缩胃黏膜表现为不规则排列的卷曲血管；d. 腺癌，正常的胃腺管被破坏。

31.2　I-Scan

31.2.1　原理

I-scan技术是由日本宾得公司新开发的内镜图像增强技术。它包含三种算法：表面增强（surface enhancement，SE）、对比度增强（contrast enhancement，CE）和色调增强（tone enhancement，TE）。SE模式可以对黏膜表面结构进行详细检查。CE模式可以近距离观察表面细微的不规则和黏膜血管形态。SE和CE模式适用于早期胃肠肿瘤的内镜筛查。TE包括三种模式：食管TE-e、胃TE-g、结肠TE-c。TE主要适用于在筛查内镜中发现病灶后的进一步观察，三种模式通过按钮串行转换，允许同时应用两种或更多模式。

31.2.2　临床应用

与卢戈液染色相比，I-scan在评估反流性食管炎时简单而实用。与WLE相比，I-scan通过检测食管鳞柱状交界处更多的微小变化提高了反流性食管炎的诊断率。在结肠息肉的诊断准确性上I-scan与亚甲蓝染色相当。I-scan较标准结肠镜检查可明显提高结直肠肿瘤的检出，同时也可以对结肠息肉性质进行有效的预估，这些都是可以经过短期的培训（图片学习等）实现的。在炎性肠病中，I-scan有可能增加对疾病严重程度和范围的评估，从而影响炎性肠病的管理决策。当<1cm的胃黏膜浅表性病变在WLE中发现，I-scan联合放大内镜进一步确诊胃异型增生（图31.4）。然而，只有有限的资料支持I-scan可用于胃病变，需要进一步的研究证实它的价值。

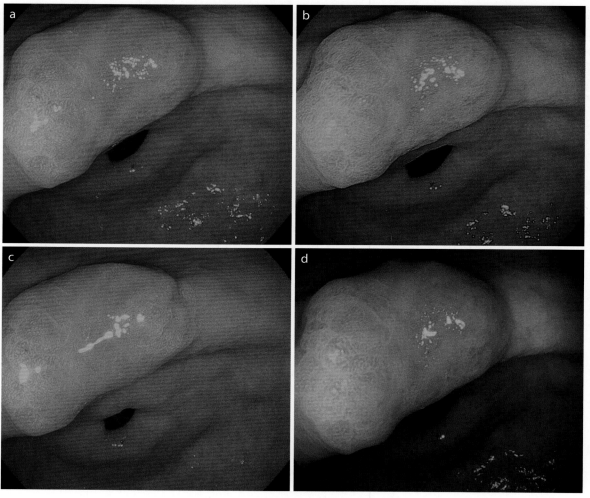

图31.4　胃异型增生的I-scan表现

a. 传统白光图像；b.I-scan SE模式图像；c.I-scan CE模式图像；d.I-scan TE模式图像。［图片来源：Cho JH. Advanced imaging technology other than narrow band imaging. Clin Endosc, 2015, 48(6): 506］

31.3 智能分光比色技术

智能分光比色技术（Flexible Spectral Imaging Color Enhancement，FICE）（译者注：目前富士公司已经推出了 LCI 联动成像技术和 BLI 蓝光成像技术取代 FICE）

31.3.1 原理

FICE 也称为多波段成像，是基于光谱图像的处理技术。不同于 NBI 使用物理滤片处理，FICE 从视频处理器获取普通的内镜图像，进行算数处理，并产生给定的、专用波长的光图像。通过内镜手柄上开关，FICE 系统可以为胃肠道选择适合的 400~700nm 的最佳波长。单波长的图像随机选择和分配到红、绿、蓝，以建立和现实虚拟增强的彩色图像。

31.3.2 临床应用

通过内镜诊断 BE 时，FICE 较 WLE 更能清晰显示栅栏样血管，白色的 BE 黏膜与褐色的胃黏膜在 FICE 上分界清晰，有助于 BE 的诊断。FICE 可用于评估隆起型及凹陷型 EGC 病变与周围黏膜的边界（图 31.5）。内镜医师通过 FICE 确定肿瘤切缘准确性显著高于 WLE，此适用于不同等级的内镜医师。此外，FICE 还可用于诊断胃内非肿瘤病变、腺瘤和癌。在结肠腺瘤的诊断中，FICE 联合放大与否，它的准确率均超过 80%（87% 和 80.4%）。在鉴别腺瘤方面，FICE 的敏感性和诊断准确性与传统的化学染色内镜相当，明显的高于 WLE。

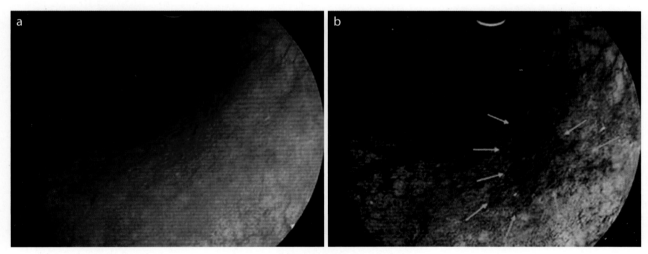

图 31.5 早期胃癌的 FICE 下图像
a. 白光；b. FICE。

第 32 章　放大内镜

Chul-Hyun Lim and Jun Chul Park

导读

32.1　放大内镜

32.1.1　概述

　　放大内镜是调整内镜前端的可移动镜头的位置来执行光学变焦。光学变焦后可提供一个目标的放大图像。光学变焦与电子或数字放大不同，后者仅放大显示器上的图像而降低像素密度和图像质量。虽然标准的内镜可将图像放大 30~35 倍，光学变焦最多却可以将图像放大 150 倍。通过放置镜帽或罩在内镜头端，可以使镜头固定在黏膜表面上，并获得稳定的镜头与病灶的距离，从而得到适当的图像质量。放大内镜可提供胃肠道黏膜病变的详细表面结构和血管形态。它可以描述病变的特征、诊断侵犯深度、确定边界，为正确诊断和成功治疗胃肠道病变提供依据。放大内镜评估和分类胃肠道病变的研究大多结合了染色、NBI、I-scan 和 FICE 等黏膜图像增强技术，难以评估其独立效果。

32.1.2　临床应用

32.1.2.1　食管

　　放大内镜已被用于诊断非糜烂性反流性食管炎，一些食管黏膜的不同表现似乎与其相关（图 32.1）据报道，放大内镜对鉴别 Barrett 食管有无异型增生的黏膜非常有用（图 32.2）。NBI 联合放大内镜根据不规则的黏膜腺管结构和不规则的微血管结构，对高级别异型增生的诊断具有较高的准确性（图 32.3）。放大内镜下观察浅表型食管癌的微血管结构被认为有助于判断侵犯的深度（图 32.4，图 32.5）。

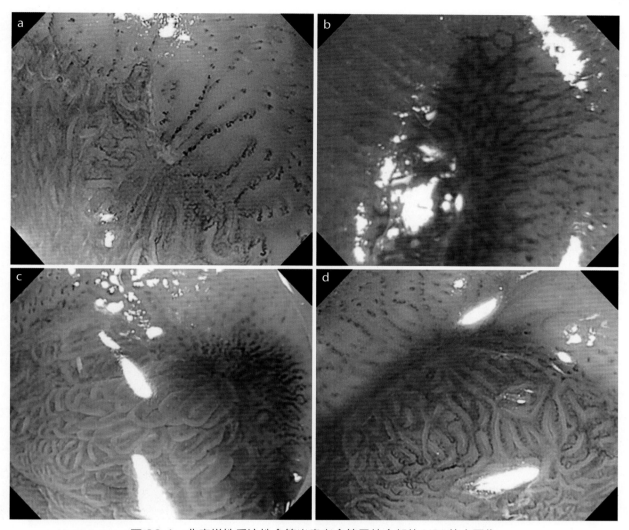

图 32.1　非糜烂性反流性食管炎患者食管胃结合部的 NBI 放大图像
a. 血管密度增加；b. 线性的微小糜烂；c. 环形的微小糜烂；d. 绒毛状或脊样腺管形态。

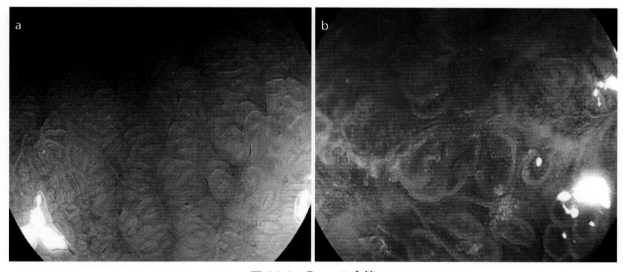

图 32.2　Barrett 食管
a. 正常食管腺管；b. 高级别异型增生的肿瘤腺管（I-scan）。改编自 Raf Bisschops, University Hospitals Leuven, leuven, Belgium, with permission from Pentax Medical

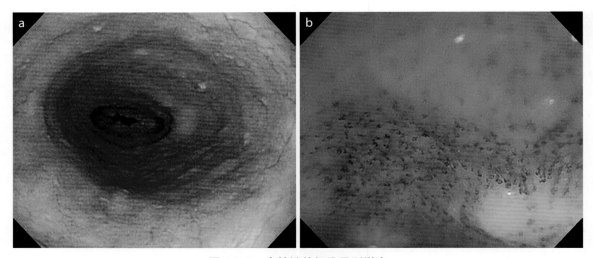

图 32.3　食管鳞状细胞异型增生

a. 白光下成斑片状黏膜颜色改变；b. NBI 放大下微血管增多、变形。

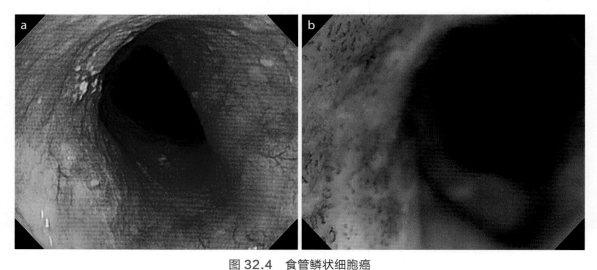

图 32.4　食管鳞状细胞癌

a. 白光下黏膜形态不规则、色调发生变化；b. NBI 放大下见无血管区和异常的微血管。

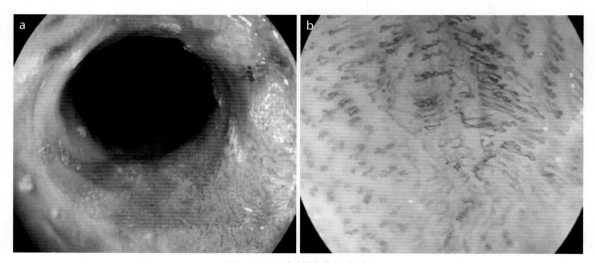

图 32.5　食管鳞状细胞癌

a. I-scan 模式食管鳞癌的非放大图像；b. I-scan 放大下异常形态 IPCL 图像。图片源于英国伦敦大学学院医院 Rehan Haidry，经 Pentax Medical 许可。

32.1.2.2　胃

文献报道，NBI 放大胃镜对鉴别局灶胃炎和小的凹陷型肿瘤，以及确定早期胃癌的水平边界对内镜下成功切除有临床价值（图 32.6 至图 32.8）。

I-scan 联合放大内镜可行性研究报道了胃肿瘤显像质量得到了改善。据报道，放大内镜可应用于确诊正常胃黏膜、HP 感染和萎缩性胃炎。亚甲蓝联合放大内镜可重复且有效，可用于检测肠上皮化生和异型增生。

32.1.2.3　结肠

放大内镜检查提高了结肠肿瘤的检出和分型判定（图 32.9 至图 32.12）。放大肠镜下表面腺体结构可用于鉴别结肠肿瘤和非肿瘤性病变，且提高了单纯白光下诊断的准确性。NBI 联合放大肠镜和染色内镜可应用在预测病变病理性质及浸润深度方面。当溃疡性结肠炎合并高级别上皮内瘤变时可使用放大内镜联合亚甲蓝或 NBI 进行诊断。

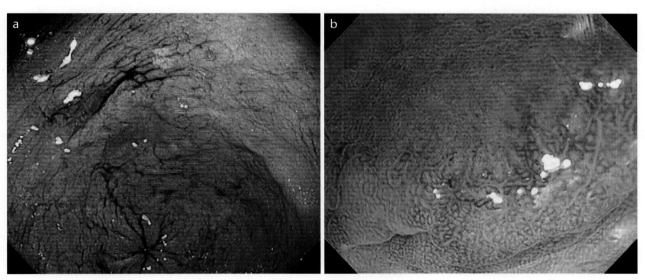

图 32.6　胃腺瘤伴高级别异型增生

a. 染色内镜下胃窦小弯色泽改变的凹陷型黏膜病灶；b. NBI 放大下见无肿瘤的规则腺管区和不规则的表面微结构形成清晰的界线。

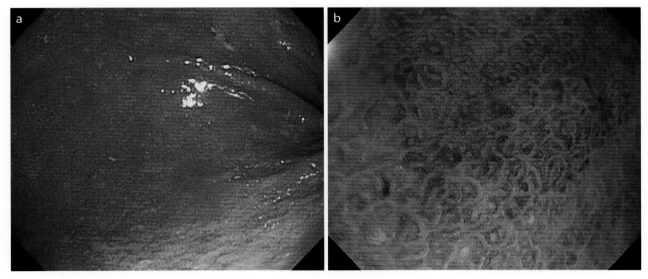

图 32.7　胃高分化腺癌

a. 白光图像中胃体处色调改变的扁平病灶；b. NBI 放大下见无肿瘤的规则腺管和不规则的表面微结构、微血管间的边界清晰。

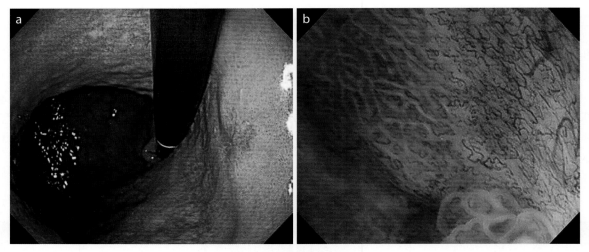

图 32.8 胃印戒细胞癌
a. 白光下胃体—Ⅱb + Ⅱc病灶；b. NBI 放大下表面微结构消失，微血管不规则。

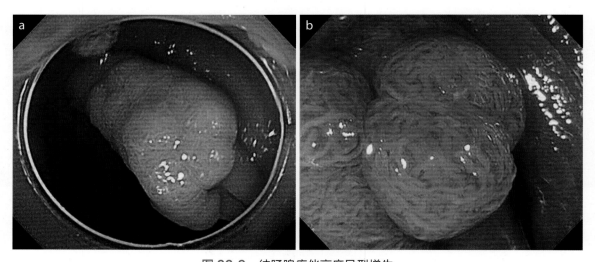

图 32.9 结肠腺瘤伴高度异型增生
a. 白光下结肠Ⅱa 型病变；b. NBI 放大下 pit pattern 呈分枝状或脑回状。

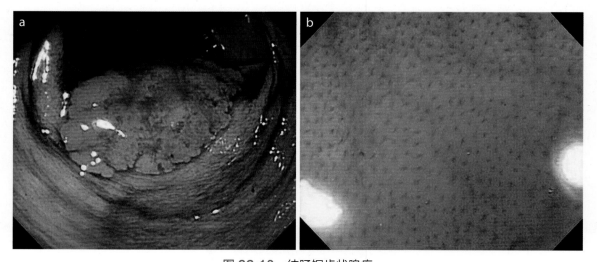

图 32.10 结肠锯齿状腺瘤
a. 染色内镜下Ⅱa 型病变；b. 染色内镜联合放大内镜下星状腺管开口。

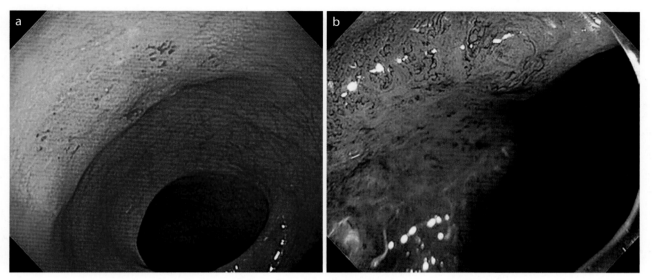

图 32.11　结肠管状腺瘤伴高级别上皮内瘤变及高分化腺癌

a. 白光下结肠 Ⅱ b 型病灶；b.NBI 放大下中央凹陷区域腺管结构消失。

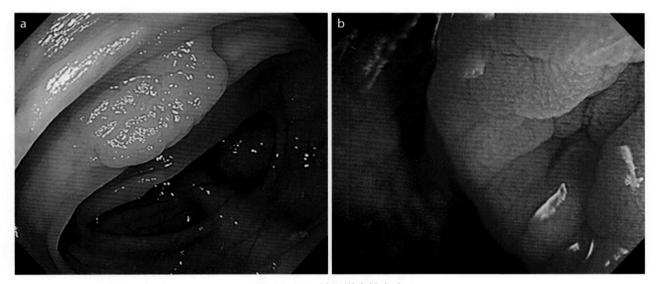

图 32.12　结肠增生性息肉

a. 白光下结肠 Ⅱ a 型白色病变；b.NBI 放大内镜下星形的腺管结构，微血管罕见。

32.1.3 展望

进一步完善现有的胃肠异常黏膜病变的内镜分类，继续研究放大内镜与病理组织学的关系，将有助于胃肠疾病的精细诊断和制订治疗策略。

32.2 共聚焦内镜

32.2.1 基本原理

共聚焦激光显微内镜（confocal laser endomicroscopy，CLE）技术是一种新发展的实时活体胃肠黏膜成像技术。CLE 可获得极高的放大倍数，能通过"共聚焦"方法进行 1000 倍的实时体内组织学放大评估。"共焦"的定义是照明平面和检测平面处于同一焦平面的状态。一个特定的低功率激光波聚焦在单个感兴趣的病灶上，反射光通过同一个物镜重新聚焦在探测平面上。在其反射过程中，采用针孔系统排除失焦或散射光的检测，提高了 CLE 的分辨率（图 32.13）。

为了获得高质量的图像，必须使用额外的荧光造影剂。有潜在应用价值的试剂是荧光素（AK Fluor，Akom Pharmaceutical，Lake Forest，USA），吖啶黄素（Sigma Pharmaceuticals，Clayton，Victoria，Australia），四环素或甲酚紫（AnaSpec，Inc.，San Jose，CA，USA）。荧光素可静脉滴注，其余可局部使用。静脉注射荧光素扩散到整个黏膜，并突出了表层和固有层的细胞外基质，但不能染色细胞核，而局部注射荧光素可染色包括细胞核在内的浅表上皮，但不能扩散到黏膜的深层。尽管有不同，荧光造影剂是使高分辨率图像类似于传统组织学检查的必要条件。

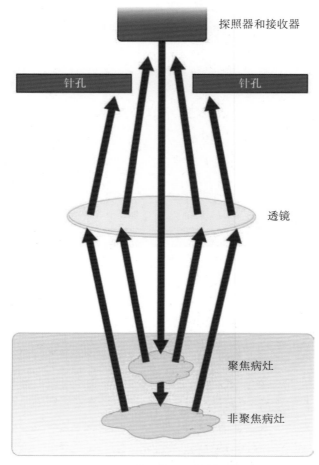

图 32.13 共聚焦显微内镜的原理

一个特定的低功率激光波聚焦在单个感兴趣病灶上，反射光通过同一个物镜重新聚焦在探测平面上。在其反射过程中，采用针孔系统来排除失焦或散射光的检测，从而提高 CLE 的分辨率。

目前，CLE 有两种类型：基于内镜的共聚焦显微内镜（endoscope-based CLE，eCLE）和探头式的共聚焦显微内镜（probe-based CLE，pCLE）。eCLE 是一种特殊设计的整体式内镜，共聚焦内镜位于传统内镜的末端。而 pCLE 有一个细长的探针，其尖端装有共聚焦显微镜，探头可通过传统内镜工作通道（表 32.1，表 32.2）。

表 32.1　CLE 内镜（Pentax, Tokyo, Japan）

分辨率（μm）	0.7
图像深度（μm）	0~250（动态）
视野（直径，μm）	475×475
外管直径（mm）	12.8mm（内镜）
长度（cm）	120；180

表 32.2　pCLE（Cellvizio, Mauna Kea Technologies, France）

探测器	胃	肠	十二指肠镜	胆道镜
工作孔道（mm）	≥2.8	≥2.8	≥0.91	≥1.0
长度（m）	3	4	4	4
最大使用，次数	20	20	10	10
视野（直径，μm）	240	240	325	325
分辨率（μm）	1	1	3.5	3.5
深度（μm）	55~65	55~65	40~70	32~70

32.2.2　研究目的

对胃肠道黏膜的准确鉴定对于包括异型增生和癌症在内的疾病的早期发现是非常重要的。色素内镜、高分辨率和放大内镜、窄带成像、自体荧光成像等先进技术有助于鉴别胃肠道黏膜病变。尽管如此活检后的组织病理学结果依然是最精确的诊断方法。但活检有出血、感染、耗时长等缺点，而非代表性活检对诊断的价值不足。CLE 是为了获得胃肠道黏膜层的活体实时成像而开发的。CLE 可以使内镜医师注意观察到血管、结缔组织、细胞或亚细胞结构的改变，而这些以前是通过活检组织病理学完

成的。此外，传统组织学可以在垂直层面上分离胃肠道各层，而 CLE 提供在水平层面上的图像。

32.2.3　研究综述

CLE 因其对 Barrett 食管监测、胃肠化生诊断、不明原因胆管狭窄诊断和结肠病变切除后随访而闻名。此外，它也应用于研究鉴别结肠息肉，炎性肠病和胰腺囊肿。

在 Barrett 食管中，CLE 可用于区分良性上皮细胞分化为发育不良和肿瘤上皮细胞。BE 和 BE 相关肿瘤在 CLE 下的预测敏感性分别为 98.1% 和 92.9%，特异性分别为 94.1% 和 98.4%。

在胃内病变中，CLE 可以通过杯状细胞、柱状细胞和独特的绒毛状结构来可靠地诊断胃 IM。因此，与白光内镜和标准活检相比，CLE 靶向活检对 IM 的诊断率更高。此外，CLE 对癌前病变和胃癌的诊断价值，敏感性分别为：81%vs91% 和特异性分别为：81% 和 98%。基于其在检测胃肿瘤中的诊断准确性，PCLE 有潜力用于内镜切除前鉴别胃肿瘤的边界。

CLE 目前已经应用于结肠的各个领域，如息肉的分类、息肉切除术后切缘的评估，以及炎症性肠病的评估。在许多研究中，CLE 鉴别结直肠息肉的敏感性为 88.4%~96.2%，特异性为 81.8%~94.6%。

如今，CLE 的应用研究广泛，如鉴别胰胆管狭窄并胰腺囊肿原因，检测腹腔疾病，解释壶腹部病变等。

32.2.4　图像

图 32.14 至图 32.18。

32.2.5　展望

CLE 是一种新型的技术，可实现对消化道黏膜的活体实时成像。但是它存在一些限制掣肘其扩大临床应用，如视野狭窄、成本高、学习曲线陡峭、额外耗时的特征。尽管 CLE 有其局限性，但如上所述，CLE 应用于各种疾病有许多优点。此外，还有更多的领域有待研究，如利用靶分子进行活体分子成像。因此，需要更多的研究来证实其有效性并发现其进一步的实际用途。

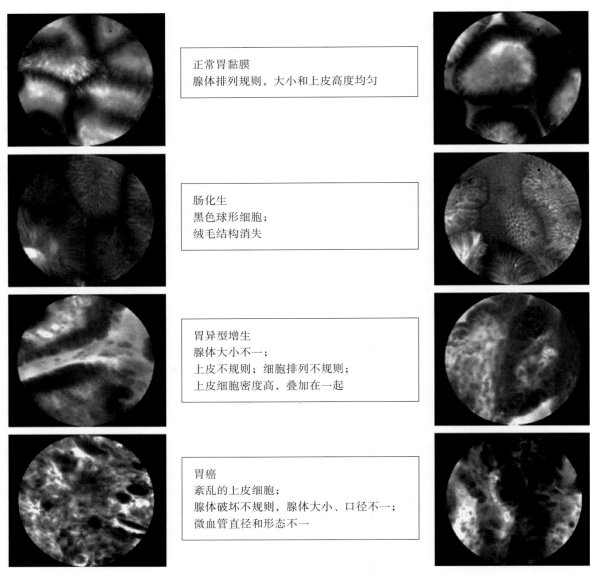

正常胃黏膜
腺体排列规则，大小和上皮高度均匀

肠化生
黑色球形细胞；
绒毛结构消失

胃异型增生
腺体大小不一；
上皮不规则；细胞排列不规则；
上皮细胞密度高，叠加在一起

胃癌
紊乱的上皮细胞；
腺体破坏不规则，腺体大小、口径不一；
微血管直径和形态不一

图 32.14　CLE 的胃内表现（正常胃、肠上皮化生、异型增生、癌症）

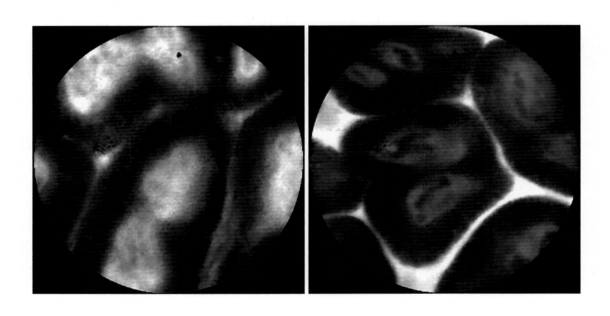

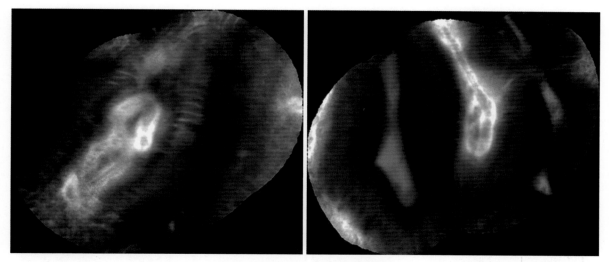

图 32.15　pCLE 正常胃黏膜像

正常胃黏膜可见上皮细胞均匀，腺体排列规则，大小均匀，上皮高度均匀。

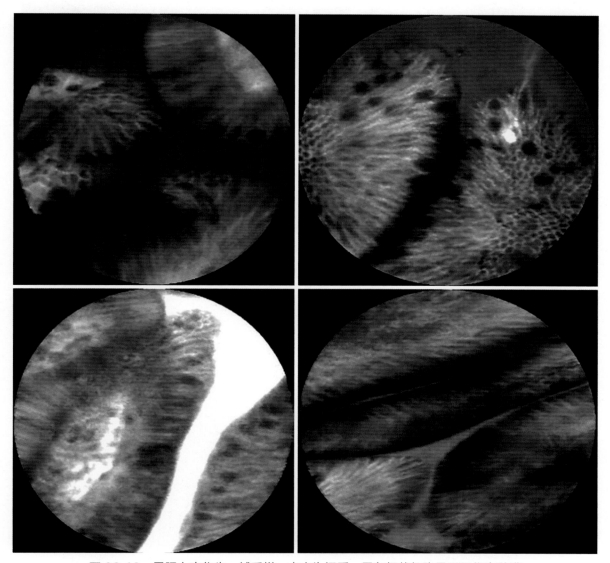

图 32.16　胃肠上皮化生；绒毛样，中央为间质，黑色杯状细胞显示肠化生黏膜

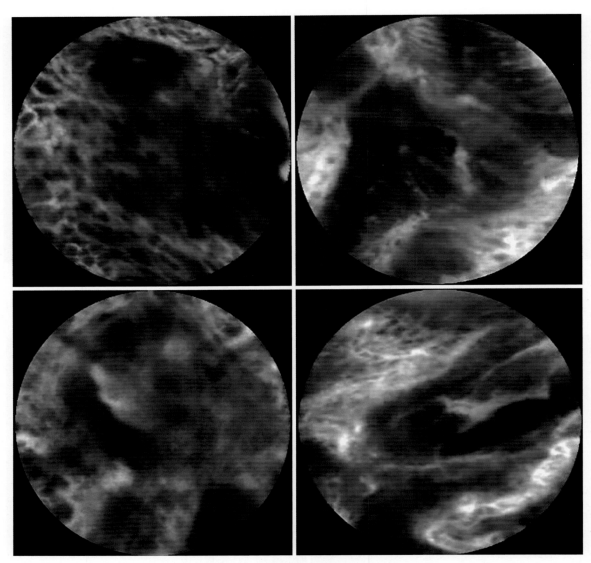

图 32.17　胃发育不良的 pCLE 显像

可见腺体大小、上皮高度和细胞排列不规则，上皮细胞重叠。

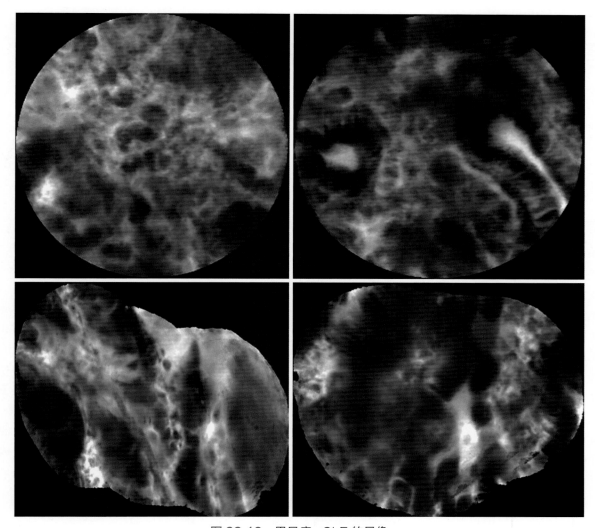

图 32.18　胃早癌 pCLE 的显像

胃腺癌表现为正常胃结构完全破坏，细胞形状不规则，大小不一，结构紊乱，血管形状、管径不规则。

第 33 章　新型内镜临床应用前景

Jeong-Yeop Song and Han Hee Lee

导读

33.1　全视野内镜

33.1.1　基本原理

全视野内镜（full-spectrum endoscopy，FUSE）是一种具有多组成像仪的新平台，包括：①由 3 个透镜和发光二极管（LED）组成，位于结肠镜前端的前面和两侧（图 33.1）；②胃镜前端的前面和左侧有 2 个透镜和 LED。结肠镜的 3 个成像仪覆盖了 330°的视角，显示在 3 个并排的视频显示器上，提供了整个结肠腔全面的图像，包括传统的弯曲部分的盲点或黏膜皱襞的近端边缘。胃镜的 2 个成像仪覆盖了 245°的视角，显示在 2 个显示器上，可以提供隐藏区域的检查，如十二指肠壶腹部。

33.1.2　应用

结肠腺瘤检出率（colon adenoma detection rate，ADR）的增加与结直肠癌风险的降低有关。在传统的结肠镜检查中，由于隐蔽性的病变，总体的腺瘤漏诊率约是 20%，从 6% 到 48% 不等。与包括 140°~170° 视角的传统的标准前视型内镜相比，最近推出的 FUSE 内镜包括多个镜头，提供了更广泛的视野：胃镜中 2 个透镜有 245°，肠镜中 3 个透镜有 330°，提高对十二指肠和结直肠隐蔽性病变的检出率（图 33.2）。

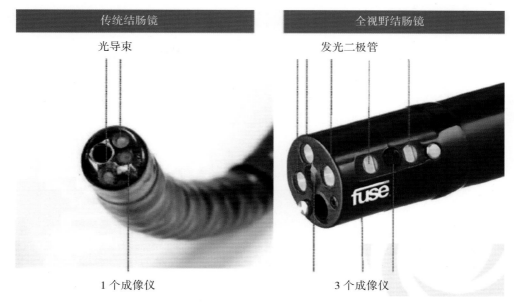

| 传统结肠镜 | 全视野结肠镜 |

光导束　　　　　　　　　　　发光二极管

1 个成像仪　　　　　　　　　　3 个成像仪

图 33.1　传统单镜头结肠镜与融合 3 个镜头的全视野结肠镜的成像仪的区别

通过 FUSE 结肠镜中前透镜的视野提供了一个类似于标准结肠镜平台的视角，并且每一侧观察到的额外的图像显示在两侧视图中。FUSE Korea 授权使用上述图片。

奥林巴斯 / 宾得 / 富士结肠镜 170° 视角的有限的视野　　　　　　FUSE 内镜全景 330° 视角的视野

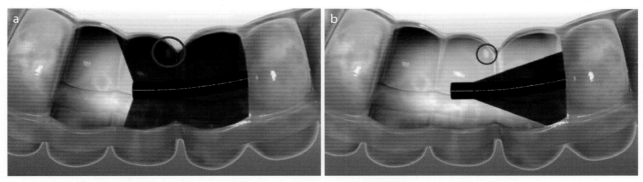

图 33.2　传统的单镜头结肠镜 vs FUSE 结肠镜视野差异

传统的单镜头结肠镜图 a 和 FUSE 结肠镜图 b 的视野差异。与传统内镜（170°）相比，FUSE 内镜提供了更大的视野（结肠镜 330° / 胃镜 245°），使得内镜医师看到的解剖结构几乎是传统内镜的 2 倍。FUSE Korea 授权使用以上图片。

33.1.3　研究综述

33.1.3.1　FUSE 结肠镜

与传统的前视型结肠镜检查相比，FUSE 有望显著提高结肠腺瘤的检出率。然而，以往的研究并没有显示腺瘤发现率（ADR），在所有报告中都有一致的改善。表 33.1 总结了有代表性的研究。

33.1.3.2　FUSE 胃镜

十二指肠壶腹周围憩室（duodenal peri-ampullary diverticula，DPAD）的发病率是 20%。FUSE 胃镜检查可以更容易发现 DPAD（图 33.3）。

表 33.1　全视野结肠镜与传统结肠镜检查腺瘤检出率的比较

研究者（国家）	N	腺瘤检出率		
		FUSE	传统前视型结肠镜	P
Nulsen（美国）	4118	28.9%	23.5%	<0.0001
Gralnek（以色列，美国）	185	34%	28%	0.41
Hassan（意大利）	628	45.4%	45.7%	NS
de Moura（巴西）	390	29%	24%	NS
Manes（意大利）	515	35.5%	29.9%	NR
Giovannini（法国）	83	男性 40%	35%	NR
		女性 27%	17%	
Neumann（德国）	109	36%	24%	NR
Song（韩国）	252	36.3%	17%~25%（文献）	NR

在大多数研究中，FUSE 比标准的前视结肠镜检查明显地提高了结肠的腺瘤检出率。（NS. 非特异性；NR. 不相关）

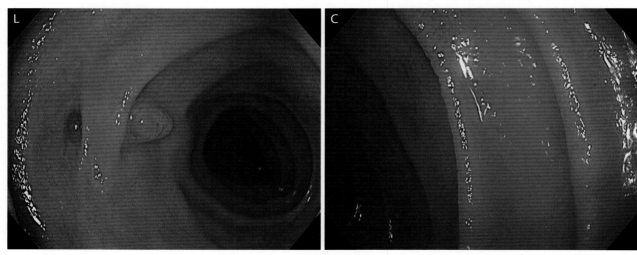

图 33.3　FUSE 胃镜检查可完全发现十二指肠壶腹周围憩室

33.1.4　示例

示例见图 33.4 和图 33.5。

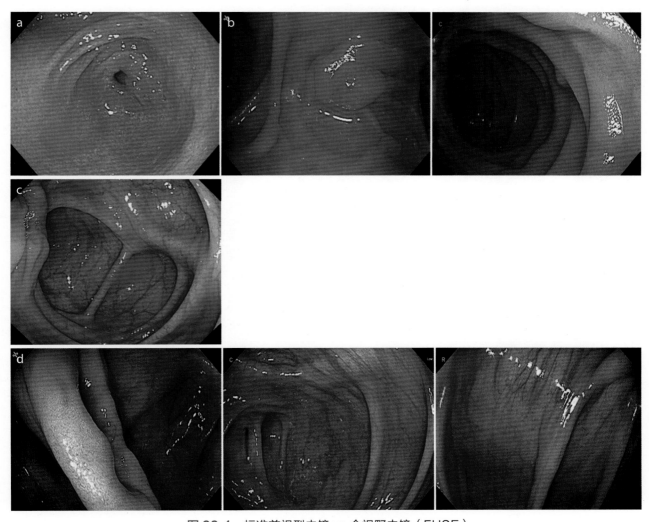

图 33.4　标准前视型内镜 vs 全视野内镜（FUSE）

标准前视型内镜有 150°（胃镜）或 170°（结肠镜）视角的视野显示在一个单一显示屏上（a、c）。FUSE 系统以额外的成像器为特点，并提供了一个 245°（胃镜）或 330°（结肠镜）的视野，呈现在 2 个（胃镜）或 3 个（结肠镜）连续的显示屏上（b、d）。

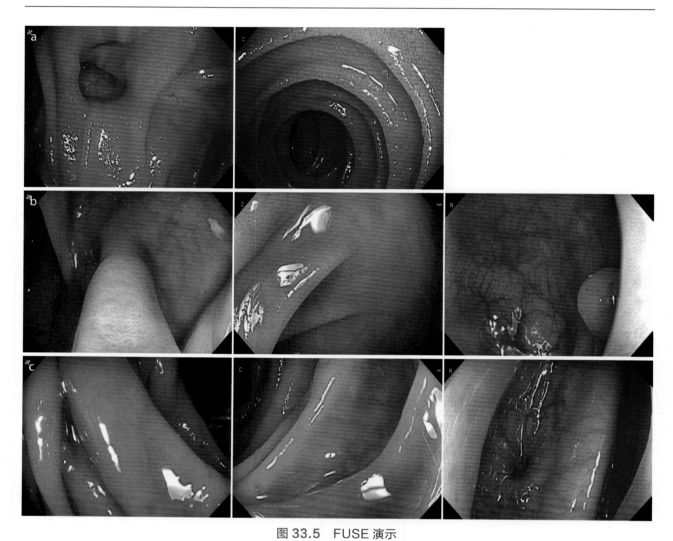

图 33.5　FUSE 演示

FUSE 显示：a. 隐藏的十二指肠壶腹周围憩室；b. 结肠息肉；c. 结肠憩室。这些都是传统标准前视型内镜未检测到的。

33.1.5　展望

如果 FUSE 结肠镜两侧有其他的工作通道，则可以更舒适、更短时间的切除息肉。此外，在 FUSE 胃镜的侧镜部分额外增加的工作通道，可以插入子镜，如 spyglass DS，通过侧面的工作通道可以用子镜做乳头插管，这意味着可以进行直接经口胆道镜检查。在将来，下一代改良的 FUSE 胃镜可用于直接胆道镜检查，而没有 ERCP 中的辐射暴露，多通道的结肠镜看起来像著名的人物 "G 型神探" 具有多种用途。

33.2　光学相干断层成像

33.2.1　基本原理

光学相干断层成像（OCT）是一种研究活体组织和细胞的活体成像方法。它通过测量活体组织和生物体的光学反射，提供了无创的横断层面成像。自从 1991 年 OCT 被首次应用于人类视网膜和动脉粥样硬化斑块以来，它已经取得了巨大的技术进步，并在眼科学、心脏病学、胃肠病学、泌尿外科、妇科学的诊断应用中得到了临床采用。

典型的 OCT 系统通常由光源、干涉仪、成像导管组成，导管将光传递到被成像的目标，并收集反射。干涉仪的原理如图 33.6 所示。光学干涉仪通过分束器测量来自于单一光源的两束入射光的干涉。一束光束射到活体组织样本上，另一束光束指向精确定位的参考镜上。从组织反射的光和参考光束在探测器上重新组合，并测量两束光之间的干涉。只有当光源的延迟与光源的相干长度相匹配时，来自参考和组织的光才会发生光学干涉。光源的相干长度决定了 OCT 的纵向分辨率。利用这一原理，OCT 可以产生具有微米分辨率的三维图像，提供组织的精确形态学信息。

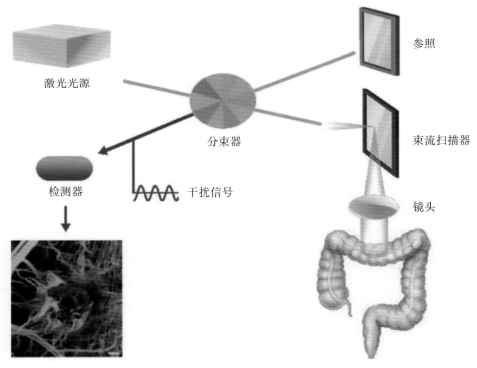

图 33.6　OCT 的原理

33.2.2 OCT 的优势

相比其他活体成像方式，OCT 有 3 个独特的优势。首先，OCT 是一种无标记的光学成像技术，因为它的对比来源于细胞、基质和其他组织结构的光散射属性。其次，OCT 使用 700~1500nm 范围内近红外波段较长的波长，因为散射随着波长的增加而减少，OCT 拥有高分辨率的图像，并且比用较短波长的光学显微镜可以穿透更深的组织。第三，因为 OCT 可以用低数值孔径的透镜进行操作，所以 OCT 的机械部件可以微型化，它可以集成到小探头、导管、内镜中，用于生物体内部部位的成像。因此，OCT 探头可以插入到内镜的工作孔道中，并且与组织表面保持接触，分辨率为 7~10μm，成像深度为 2~3mm。这允许实时成像各种上皮结构的组织学形态，包括绒毛、隐窝、鳞状上皮和肠上皮。

胃肠道恶性肿瘤的早期诊断是相当重要的。然而，在消化道系统中不同程度的炎症是常见的，所以内镜医师很难区分肿瘤组织的早期阶段和有炎症的胃肠黏膜。广泛的区域随机活检（比如巴雷特食管的整体长度或炎症性肠病患者的整个结肠）是检测早期肿瘤的标准，但是不方便而且不精确。OCT 可以通过提供活体组织内部微结构的高分辨率横断面成像来帮助定位，从而可以定位活检和消融的区域。

33.2.3 研究综述

33.2.3.1 食管

在其他胃肠道器官中，关于 OCT 用于食管成像的研究已经有很多，OCT 可以证实食管壁的整个 5 层结构，与组织学结构有良好的相关性。特别是，OCT 在黏膜层和黏膜下层的显示中有优于 EUS 的分辨率，它可以实时生成肿瘤组织的高分辨率横断面图像，因为它使用比超声更短波长的红外光（图 33.7）。

OCT 对巴雷特食管和它的并发症包括异型增生和腺癌的实时成像已经表现出良好的可行性。Chen 等应用超高分辨率 OCT 显示了与隐窝状腺管结构一致的巴雷特食管图像（图 33.8），还显示了高级别异型增生和食管腺癌图像存在更多的异质结构，对应于来自扭曲的、筛状或绒毛状结构的不规则的、异型组织形态。

OCT 可以有效指导巴雷特食管活检，目前的监测指南《西雅图巴雷特食管治疗方案》建议每 1~2cm 柱状段应进行随机四象限活检。然而，在随机活检中遗漏异型增生区域，可能会出现取样误差。OCT 可以获得可视活检，从而减少取样误差。它可以提供分辨率 5~30μm 的食管横断面图像，并且准确地检测各种食管病变。

有各种各样的努力以扩大 OCT 在食管疾病领域的发展。OCT 可以用来确定射频消融术（radiofrequency ablation，RFA）是否可以成功根除

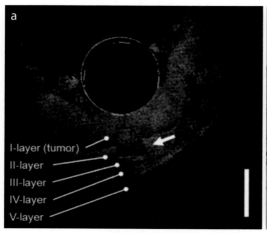 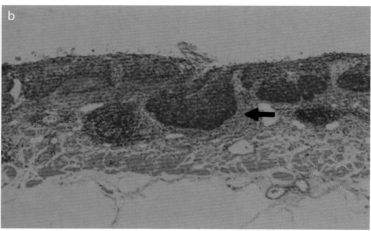

图 33.7　一例典型的固有层黏膜（lamina propria mucosa，LPM）肿瘤浸润

a. OCT 图像显示高肿瘤信号侵入第 2 层（LPM，箭头），第 3 层（肌层）无变化（bar=1000μm）。b. 相应的组织学发现（H&E，orig.Mag.×80），最初发表于 Hatta 等。

巴雷特食管患者的肠上皮化生。Tsai 等在 RFA 治疗前后分别在食管胃结合部进行了 3D-OCT，他们报道，在随访中肠上皮化生完全根除的患者的巴雷特食管黏膜明显薄于肠上皮化生未完全根除的患者（257 μm ± 60 μm vs 403 μm ± 86 μm；$P<0.0001$）。这些发现意味着 OCT 可能预测巴雷特食管对 RFA 的反应。在肿瘤性巴雷特食管内镜治疗后，消融部位恢复，顶部覆盖新鳞状上皮。在新鳞状上皮下，观察到鳞状上皮下肠化生（subsquamous intestinal metaplasia，SSIM），这意味着化生的柱状组织区域出现在正常的鳞状黏膜下。SSIM 在经过各种消融治疗比如 RFA、冷冻治疗、光动力治疗后可持续存在，并且可发展为异型增生和腺癌。OCT 可以评估扁平鳞状黏膜下的区域，并发现 SSIM。Adler 等证实 OCT 在射频消融后的患者中发现有少量孤立的腺体埋藏在新鳞状上皮和固有层下 300~500 μm。这些结果表明 OCT 对随访有潜在的作用，包括巴雷特食管消融治疗后表皮下的评估。

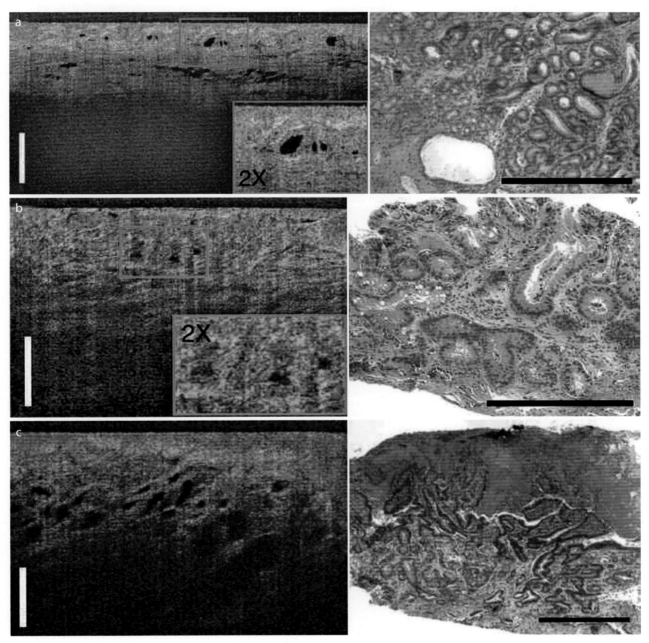

图 33.8　巴雷特食管及其转归的内镜超高分辨率 OCT

a. 巴雷特食管；b. 高级别异型增生显示不规则的腺体结构及整体减弱的散射信号；c. 腺癌，最初发表于 Chen 等。

33.2.3.2 小肠

虽然关于 OCT 在评估小肠中的作用研究不多，但是 OCT 可以用于检测小肠中的绒毛结构。Masci 等证明，与组织学比，OCT 鉴别肠绒毛形态和萎缩程度有很好的准确性，可鉴别乳糜泻和缺铁性贫血。

33.2.3.3 结肠

OCT 可以对结肠壁的更深层进行成像，用于诊断克罗恩病的透壁性炎症，并且区分克罗恩病和溃疡性结肠炎。Shen 等发现 OCT 成像可以识别结肠壁层状结构的破坏，提示克罗恩病的透壁性炎症（图 33.9），这是非常有价值的，因为活检通常不足以评估透壁性炎症。OCT 也可以区分腺瘤性息肉和增生性息肉，因为异型增生表现为组织结构消失和光散射减少。

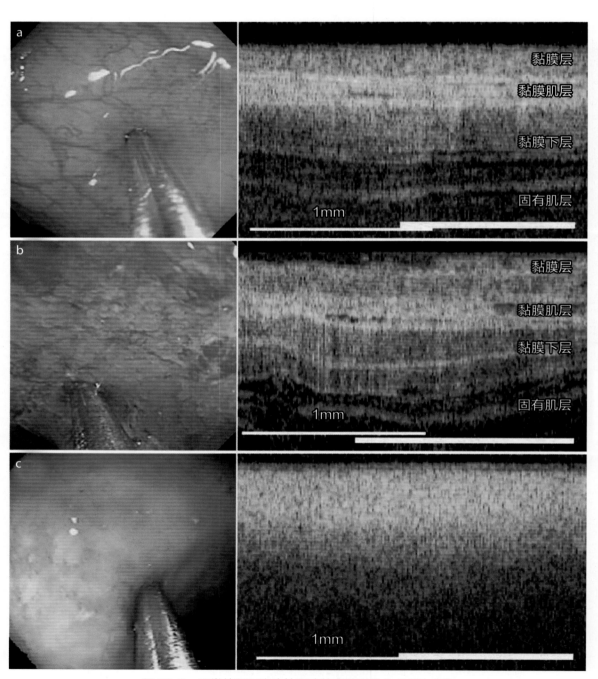

图 33.9 正常结肠和炎症性肠病的内镜和体内 OCT 成像
a. 正常结肠；b. 溃疡性结肠炎；c. 克罗恩病。最初发表于 Shen 等（CGH）。

33.2.3.4　胆管和胰管

　　胆管和胰管是应用 OCT 很好的选择，因为它的探头很细，在 ERCP 中可以很容易地插入，并且用于评估管内病变。事实上，人类胆管的结缔组织层清晰可见，后向散射较少，并且分层结构与组织学切片的结构非常相似。在所有正常的主胰管或慢性胰腺炎的病例中，OCT 成像也可以很好地显示胰管的三层结构。

　　导管内 OCT 可以提高恶性胆道狭窄的细胞刷检阳性率。尽管刷检细胞学是检测胆道狭窄恶性肿瘤的一种广泛应用的方法，但它灵敏度低。在恶性胆道狭窄的病例中，OCT 显示难以辨认的层结构，并且大的、无反射区域与肿瘤血管并存（图33.10）。通过结合胆道刷洗 / 活检这两种标准中的至少一种，对胆道狭窄的诊断敏感度可提高到84%。在区分主胰管节段性狭窄患者的非肿瘤性和肿瘤性病变时，OCT 可以显示肿瘤性病变完全破坏的层结构。

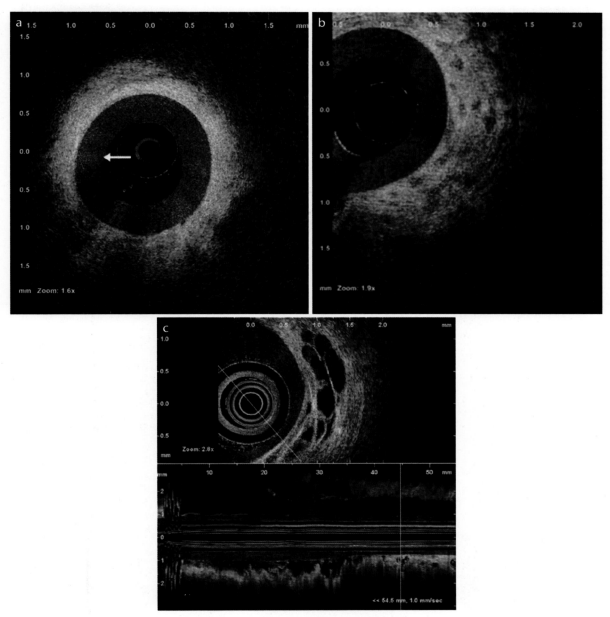

图 33.10　OCT 显示胆总管的轴向横断面成像

　　a. 良性狭窄，胆道壁的三层结构清晰可见；b. 恶性肿瘤，紊乱的层次结构，边缘无法辨认，强烈不均一的后向散射信号；c. 恶性肿瘤，中间层大的、无反射区域，提示有肿瘤血管，最初发表于 Arvanitakis 等。

33.2.4 展望

OCT 与现有的内镜手术相结合，可以提供关于胃肠道目标组织的额外实时诊断信息。EUS 引导的细针抽吸活检（fine-needle aspiration biopsy，FNAB）是一项重要的技术，用于明确细胞或组织诊断。然而，FNAB 获得标本有时质量太差，并且会发生取样误差。OCT 可以为 FNAB 标本提供快速、无创的成像，可用于细胞学标本的现场评估，以确定 FNAB 的充分性。

为了拓宽 OCT 的应用范围，已经尝试 OCT 与其他成像方式的整合。第一种是 OCT 与荧光分子成像（fluorescence molecular imaging，FMI）相结合的光学系统。这个系统证明它可以成功地获得与在 APC（min）小鼠模型的结肠息肉中同时获得的 FMI 图像共同配准的正面 OCT 图像。在其他研究中，双光子荧光（two-photon fluorescence，TPF）提供了亚微米级别的图像，成像对比来自于内源性或外源性荧光分子，因此产生了 OCT 无法获得的关于生物组织的分子或生化信息。一种可同时进行 OCT 和 TPF 的多模式显微内镜平台已被研制出来，它可以用同样的微型光线探头，选择两种不同波长中的一种（1310nmOCT 和 1550nmTPF 成像）。该系统对细胞培养和小鼠体外组织的初步实验结果证明，可以利用集成光纤成像平台同时获得组织形态学成像（通过 OCT）和分子信息成像（通过 TPF）是可行的。其次，OCT 与纳米粒子的结合可以提高对胃肠道肿瘤的诊断能力。通过在离体人体乳腺组织中光热激发金纳米壳层产生局部热调制，利用相敏 OCT 可以检测目标区域的相位变化。这项技术能够使用纳米粒子对癌症标志物进行结构和分子的集成成像。